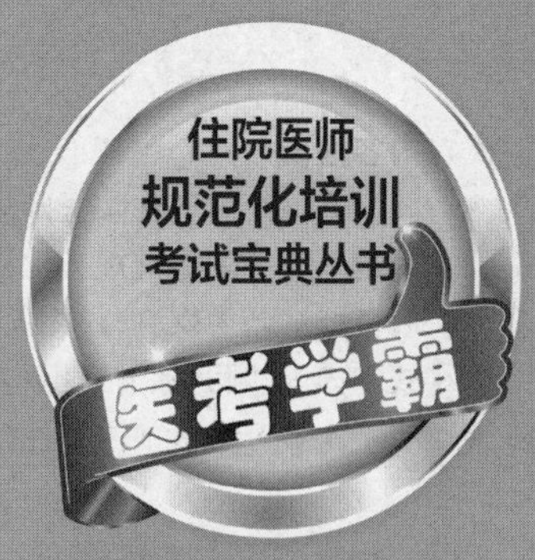

住院医师规范化培训

内科

模拟试题及精析

住院医师规范化培训考试宝典编委会　编

第2版

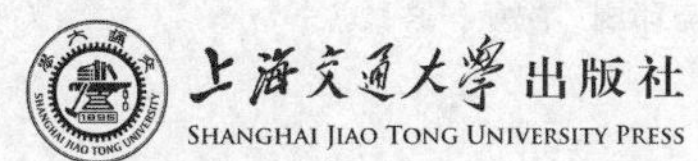

内容提要

本书系内科住院医师规范化培训考试辅导教材，试题设计紧扣《住院医师规范化培训结业理论考核大纲》和《住院医师规范化培训结业实践技能考核指导标准》，总结全国住院医师规范化培训考试的经验，以模拟试题为媒介，对相关考点进行解析，并对相对较难的知识点进行扩展解读，以帮助考生了解考试形式和内容，顺利地通过出科考核。

本书可供参加内科住院医师规范化培训的住院医师及相关带教老师参考。

图书在版编目(CIP)数据

住院医师规范化培训内科模拟试题及精析/马艳芳，付桥桥，梁轶群主编. —2版. —上海：上海交通大学出版社，2022.1

(住院医师规范化培训考试宝典丛书)

ISBN 978-7-313-26103-8

Ⅰ.①住… Ⅱ.①马…②付…③梁… Ⅲ.①内科学—岗位培训—解题 Ⅳ.①R5-44

中国版本图书馆CIP数据核字(2021)第256816号

住院医师规范化培训内科模拟试题及精析(第2版)
ZHUYUAN YISHI GUIFANHUA PEIXUN NEIKE MONI SHITI JI JINGXI

主　　编：马艳芳　付桥桥　梁轶群
出版发行：上海交通大学出版社　　地　　址：上海市番禺路951号
邮政编码：200030　　电　　话：021-64071208
印　　制：苏州市越洋印刷有限公司　　经　　销：全国新华书店
开　　本：787mm×1092mm　1/16　　印　　张：28.75
字　　数：725千字
版　　次：2019年1月第1版　2022年1月第2版　　印　　次：2022年1月第7次印刷
书　　号：ISBN 978-7-313-26103-8
定　　价：69.00元

住院医师规范化培训内科模拟试题及精析

编 委 会

主　审　罗世杰

主　编　马艳芳　付桥桥　梁铁群

编　者　周程成　焦　丽　荆涢岂

编　委　（按汉语拼音排序）

陈佳敏　陈张敏　付桥桥　关健斌　郭亚雄　何梦娟
焦　丽　靳　丹　荆涢岂　雷筱菁　李飞虎　李　敏
李　瑞　李卫斌　李智山　梁铁群　蔺　扬　刘乾生
刘先洪　刘　鑫　刘云昊　罗世杰　马艳芳　孟令玉
苗　咪　莫勇军　倪朋芸　欧国峰　潘凯婷　平英瑶
任小朋　孙艳玲　邰迎春　汤　巧　王　甜　薛瑶瑶
荀世宁　闫　歌　杨　丹　杨锦欣　杨志宏　姚秀芬
殷宏振　余金文　岳聪聪　张　津　张夏青　张小侠
张玉勤　赵二伟　赵　静　周程成

前　言

医疗是关系国人身家性命的大事。完整的医学教育包括院校教育、毕业后教育和继续教育，而住院医师规范化培训是毕业后教育的重要组成部分，是医学生成长为合格医生的必由阶段，是合格医师成才的关键培养时期。培训水平的高低直接决定了医生今后的医疗水平，其重要性不言而喻。根据《关于建立住院医师规范化培训制度的指导意见》，要求到2015年，各省(区、市)全面启动住院医师规范化培训工作；到2020年，基本建立住院医师规范化培训制度，所有新进医疗岗位的本科及以上学历临床医师均接受住院医师规范化培训。参加住院医师规范化培训对全国各地的新进住院医师来说已是大势所趋。

对参加培训的年轻医师来说，培训考核(包括过程考核和结业考核)则是一道必经的门槛，未能通过结业考核的医师则可能面临延期出站甚至重新培训的后果。但是，目前国内关于住院医师规范化培训考核的辅导教材尚不多见，考生往往缺乏理想的复习资料。为此，上海交通大学出版社在上海市卫生和计划生育委员会的支持下，汇集多年住院医师规范化培训的经验，组织300多位专家，编写了一套《住院医师规范化培训示范案例》。图书一经推出，获得了巨大反响，深受住院医师欢迎，为解决住院医师实践不足的问题提供了抓手。但也有反馈，希望能够获得指导住院医师规范化培训考试的专门指导书。为此，在充分调研的基础上，上海交通大学出版社委托本丛书编委会，以国家出台的《住院医师规范化培训结业理论考核大纲》和《住院医师规范化培训结业实践技能考核指导标准》要求掌握的考点为标准，总结全国住院医师规范化培训考试的经验，以广西英腾教育股份有限公司《住院医师考试宝典》的庞大题库为平台，强调高效、精准的练习，编写了此套"住院医师规范化培训考试宝典"丛书，以适应住院医师规范化培训考核的需要，帮助住院医师了解考试形式和内容，更好地掌握相关知识点，顺利地通过出科考核。

本套图书有以下特点：

(1) 学科体系完整。本套丛书暂定推出10册，包括内科、外科、妇产科、儿科、全科医学科、急诊科等9个住院医师规范化培训热门专业以及实践技能的训练。今后还将陆续出版精神科、耳鼻咽喉科、眼科、医学检验科、临床病理科等，全面涵盖住院医师规范化培训所要求的各个专业。

(2) 题量丰富，题型全面。本套丛书所选题目经历了市场的多年检验，不乏各省乃至全国住院医师规范化培训考试中的仿真题，题量大，涵盖各个科目结业考核的各种题型。

(3) 模拟真实考试，精准复习。本套丛书以《住院医师规范化培训结业理论考核大纲》所要求掌握的内容进行章节练习，同时附有模拟考卷，不仅包含专业理论知识考核，还有公共理论、心电图及X线结果判读等，题型接近真实考试，覆盖各类知识点，以达到高效、全面、精准的复习效果。

本套丛书的编者来自全国各地的高校及医院，具有丰富的教学及临床工作经验，为本系列丛书的编写提供了质量保证。本书在编写过程中得到了上海交通大学出版社和广西英腾教育股份有限公司的大力支持，在此表示感谢。本版次对第1版中存在的一些差错和疏漏之处进行了修正，请广大读者继续对本书的编写提出宝贵建议，以便我们不断修改完善。

“住院医师规范化培训考试宝典”编委会

目　录

题 型 说 明

A1 型题：单句型最佳选择题

每道试题由一个题干和 A、B、C、D、E 五个备选答案组成。备选答案中只有一个答案为正确答案，其余四个均为干扰答案。

例：心动周期中，室内压升高速率最快的时相是

A. 心房收缩期

B. 等容收缩期

C. 快速射血期

D. 减慢射血期

E. 快速充盈期

正确答案：B

A2 型题：病历摘要型最佳选择题

每道试题由一个简要病历作为题干，一个引导性问题和 A、B、C、D、E 五个备选答案组成。备选答案中只有一个答案为正确答案，其余四个均为干扰答案。

例：男性，19 岁，2 天前淋雨后出现咽干、咽痒，随后出现打喷嚏、鼻塞、流清水样鼻涕。查体：鼻腔黏膜充血、水肿，咽部轻度充血，最可能的诊断是

A. 肺炎

B. 支气管炎

C. 肺结核

D. 肺癌

E. 普通感冒

正确答案：E

A3 型题：病历组型最佳选择题

每道试题先叙述一个以患者为中心的临床场景，然后提出若干个相关问题，每个问题均与开始叙述的临床场景有关，但测试要点不同，且问题之间相互独立。每个问题下面都有 A、B、C、D、

E五个备选答案。备选答案中只有一个答案为正确答案,其余四个均为干扰答案。

例:女性,38岁,反复上腹痛伴反酸10多年,近来疼痛加剧,服抗酸药等不能缓解。近1周来上腹痛伴呕吐,呕吐物有隔夜宿食。

1. 以下治疗错误的是
A. 奥美拉唑
B. 西咪替丁
C. 硫糖铝
D. 枸橼酸铋钾
E. 山莨菪碱
正确答案:E
2. 为明确诊断,上述病例需采取的措施是
A. 腹部B超
B. 上消化道气钡双重造影
C. 立即行内镜检查
D. 胃肠减压后内镜检查
E. 腹部CT
正确答案:D
3. 上述病例最可能的诊断是
A. 复合性溃疡
B. 胃窦癌伴幽门梗阻
C. 神经性呕吐
D. 胆汁反流性胃炎
E. 十二指肠溃疡伴幽门梗阻
正确答案:E

A4型题:病历串型最佳选择题

每道试题先叙述一个以患者为中心的临床场景,然后提出若干个相关问题。当病情逐渐展开时,可以逐步增加新的信息。每个问题均与开始叙述的临床场景有关,也与新增加的信息有关,但测试要点不同,且问题之间相互独立。每个问题下面都有A、B、C、D、E五个备选答案。备选答案中只有一个答案为正确答案,其余四个均为干扰答案。

例:女性,32岁。门诊就诊,2个月来干咳、胸闷憋气,心悸,呼吸困难,夜间发作明显,影响睡眠,既往有过敏性鼻炎,有类似发作病史。听诊双肺散在哮鸣音,心率110次/分。

1. 治疗的方法是
A. 给予地西泮,使患者得到休息
B. 给予吸入糖皮质激素和支气管舒张剂,解痉平喘
C. 给予普萘洛尔及胺碘酮,改善心悸

D. 1%肾上腺素 1 ml 皮下注射,使症状迅速缓解

E. 吸入色甘酸钠气雾剂

正确答案:B

2. 患者门诊治疗后病情好转,但 2 周后喘息发作,气促明显,心悸加重,急诊就医。体检:烦躁不安,端坐位,心率 120 次/分,双肺满布哮鸣音,首先考虑的诊断是

A. 心源性哮喘

B. 合并气胸

C. 急性细支气管炎

D. 支气管哮喘急性发作

E. 喘息型支气管炎急性发作

正确答案:D

3. 患者因病情较重收入病房,经用大剂量氢化可的松、氨茶碱等药物静脉滴注,症状未能缓解,痰黏稠难以咳出,进食极少。查体:汗多,心率 120 次/分,呼吸音低,双肺哮鸣音明显减少。WBC 6.9×10^9/L, Hct 56%。血气分析:$PaCO_2$ 45 mmHg, PaO_2 60 mmHg, pH 7.33。此时首选的治疗是

A. 静脉推注毛花苷丙以减慢心率

B. 增加激素的用量

C. 进一步积极补充液体

D. 应用广谱抗生素

E. 气管插管,机械通气治疗

正确答案:C

B1 型题:配伍题

每组试题由若干道题和 A、B、C、D、E 五个备选答案组成。所有试题共用备选答案。每个备选答案可能被选择一次、多次或不被选择。

例:(1~5 题共用备选答案)

A. 提前出现的 QRS 波群,宽大畸形

B. P 波与 QRS 波群无关

C. PR 间期逐渐延长,继之 QRS 波群脱落,呈周期性

D. PR 间期固定,时有 QRS 波群脱落

E. PR 间期延长

1. 室性期前收缩

2. 三度房室传导阻滞

3. 一度房室传导阻滞

4. 二度Ⅰ型房室传导阻滞

5. 二度Ⅱ型房室传导阻滞

正确答案:**1.** A **2.** B **3.** E **4.** C **5.** D

X型题：多项选择题

每道试题由一个题干和A、B、C、D、E五个备选答案组成。备选答案中有两个或两个以上的正确答案。多选、少选、错选均不得分。

例：痛风患者急性痛风性关节炎期的治疗药物包括

A. 别嘌呤醇

B. 秋水仙碱

C. 吲哚美辛

D. 苯溴马隆

E. 糖皮质激素

正确答案：BCE

第一章

心血管系统

一、A1/A2 型题

1. 女性，50 岁，患风湿性心脏病 6 年，晨起突感呼吸困难、心悸。查体：端坐呼吸，呼吸浅快，咳大量泡沫样痰，心率 125 次/分，双肺满布湿啰音。诊断为急性左心衰竭，应给予何种药物治疗？
   A. 阿托品
   B. 地西泮
   C. 肾上腺素
   D. 地高辛
   E. 利多卡因

2. 男性，60 岁，高血压多年，目前出现充血性心力衰竭，为了既缓解症状又能逆转心肌肥厚，提高生活质量，治疗最好选择的基础用药是
   A. 地高辛
   B. 哌唑嗪
   C. 氢氯噻嗪
   D. 硝酸甘油
   E. 卡托普利

3. 引起左室后负荷增高的主要因素是
   A. 肺循环高压
   B. 体循环高压
   C. 回心血量增加
   D. 主动脉瓣关闭不全
   E. 血细胞比容增大

4. 右心衰竭的患者常因组织液生成过多而致下肢水肿，其主要原因是
   A. 血浆胶体渗透压降低
   B. 毛细血管静水压增高
   C. 组织液静水压降低
   D. 组织液胶体渗透压升高
   E. 淋巴回流受阻

5. 不是由前负荷增加所致心力衰竭的疾病是
   A. 主动脉瓣狭窄
   B. 甲状腺功能亢进症
   C. 二尖瓣反流
   D. 室间隔缺损
   E. 动静脉瘘

6. 慢性心力衰竭时推荐使用的 β 受体阻滞剂是
   A. 所有已上市的 β 受体阻滞剂
   B. 美托洛尔
   C. 阿替洛尔
   D. 普萘洛尔
   E. 吲哚洛尔

7. 男性，68 岁。陈旧性前壁心肌梗死 5 年，劳累后心悸、气短 3 年，双下肢水肿半年，近 1 周气短加重，体力活动明显受限，从事一般家务活动即感喘憋，入院时心电图与 2 月前相比无变化。该患者的心功能分级为

A. NYHA 分级Ⅱ级
B. NYHA 分级Ⅲ级
C. Killip 分级Ⅱ级
D. Killip 分级Ⅲ级
E. Killip 分级Ⅳ级

8. 心动周期中，室内压升高速率最快的时相是
A. 心房收缩期
B. 等容收缩期
C. 快速射血期
D. 减慢射血期
E. 快速充盈期

9. 男性，50 岁，突起呼吸困难，咳粉红色泡沫痰，血压 190/100 mmHg。该患者的最佳治疗药物是
A. 毛花苷丙
B. 氨茶碱
C. 硝普钠
D. 多巴酚丁胺
E. 硝酸甘油

10. 男性，56 岁，充血性心力衰竭，心率长期维持在 100～110 次/分，口服地高辛 0.25 mg 1次/日，治疗 2 周后心率无明显下降。为了控制心率首先的措施是
A. 增加地高辛用量
B. 加用普罗帕酮
C. 加用胺碘酮
D. 加用维拉帕米
E. 加用 β 受体阻滞剂

11. 强心苷对下列哪种原因所致的充血性心力衰竭疗效较好?
A. 甲状腺功能亢进症
B. 维生素 B_1 缺乏
C. 严重二尖瓣狭窄
D. 先天性心脏病
E. 缩窄性心包炎

12. 洋地黄中毒出现室性心律失常，首选的治疗措施为
A. 电复律
B. β 受体阻滞剂——口服普罗帕酮
C. 钙通道阻滞剂——静脉滴注胺碘酮
D. 停用洋地黄
E. 静脉注射利多卡因

13. 女性，56 岁，轻度血压升高，伴心动过速和轻度充血性心力衰竭症状，有气喘和痛风史。治疗药物首选
A. β 受体阻滞剂
B. α 受体阻滞剂
C. 血管紧张素转换酶抑制剂
D. 利尿剂
E. 钙通道阻滞剂

14. 心力衰竭诱发因素中一般最常见的为
A. 有效循环血容量增加
B. 心律失常
C. 过度劳累或情绪激动
D. 严重贫血或大出血
E. 感染

15. 高血压患者，伴有糖尿病、左心室肥厚，该患者首选的降压药物是
A. 氢氯噻嗪
B. 硝苯地平
C. 卡托普利
D. 普萘洛尔
E. 吲达帕胺

16. 关于卡托普利，下列说法错误的是
A. 降低外周血管阻力
B. 可用于治疗心衰
C. 与利尿药合用可加强其作用
D. 可增加体内醛固酮水平
E. 双侧肾动脉狭窄的患者忌用

17. 男性，45 岁，1 个月来先后两次平静状态下血压 140/90 mmHg，最可能的诊断为
A. 轻度原发性高血压
B. 肾性高血压
C. 正常血压高值
D. 正常血压
E. 原发性醛固酮增多症

18. 高血压伴心绞痛及哮喘患者，出现肾功能不全时，下列最适合的治疗药物是
A. 卡托普利
B. 普萘洛尔
C. 硝苯地平
D. 氢氯噻嗪
E. 哌唑嗪

19. 男性，35 岁。入院诊断为扩张型心肌病，心功能Ⅳ级(NYHA)。心电图示心率 96 次/分，心房颤动。血清钾 6.5 mmol/L，血清钠 130 mmol/L。该患者不宜应用
A. 硝普钠
B. 呋塞米
C. 螺内酯
D. 地高辛
E. 阿司匹林

20. 男性，67 岁，高血压 18 年，2 年前患急性前壁心肌梗死，门诊测血压 170/100 mmHg，心率 96 次/分。该患者的最佳药物选择是
A. 美托洛尔
B. 维拉帕米
C. 卡托普利
D. 吲达帕胺
E. 哌唑嗪

21. 男性，61 岁，患有高血压，同时伴有 2 型糖尿病，尿蛋白(+)。选择最佳降压药物为
A. 利尿剂
B. 钙通道阻滞剂
C. ACEI
D. α受体阻滞剂
E. β受体阻滞剂

22. 男，32 岁，高血压 3 年，既往无心肺疾病和糖尿病史，查体：血压 150/90 mmHg，心率 98 次/分，该患者最适宜的治疗药物为
A. 利尿剂
B. β受体阻滞剂
C. 二氢吡啶类钙通道阻滞剂
D. 中枢交感神经抑制剂
E. 周围交感神经抑制剂

23. 下列降压药物中便秘发生率最高的是
A. 硝苯地平
B. 维拉帕米
C. 氯沙坦
D. 普萘洛尔
E. 卡托普利

24. 某钙通道阻滞剂可抑制房室结传导，大剂量可致窦房结、房室结电活动消失，还可舒张冠状血管及外周血管，并可降低血压，在下列最可能的药物是
A. 地尔硫草
B. 维拉帕米
C. 硝苯地平
D. 氟桂利嗪
E. 尼卡地平

25. 高血压病最严重的病变是
A. 左心室肥大
B. 颗粒性固缩肾
C. 脑软化
D. 脑出血
E. 视网膜出血

26. 洋地黄类药物治疗心房颤动的机制主要是
A. 缩短心房有效不应期
B. 减慢房室传导
C. 抑制窦房结

D. 直接抑制心房颤动
E. 延长心房不应期

27. 阵发性房颤的治疗原则是
A. 预防复发,发作时控制室率
B. 抗凝治疗,发作时控制室率
C. 抗凝治疗,发作时转复窦律
D. 转复窦律,发作时控制室率
E. 预防复发,发作时转复窦律

28. 属于Ⅰ$_C$类的抗心律失常药物是
A. 奎尼丁
B. 利多卡因
C. 普罗帕酮
D. 胺碘酮
E. 维拉帕米

29. 心房颤动患者服用华法林,凝血酶原时间的国际标准化率(INR)应控制在
A. 1.0～1.9
B. 2.0～3.0
C. 3.1～3.5
D. 3.6～4.0
E. >4.0

30. 风湿性心脏病二尖瓣狭窄患者,突然出现心悸、脉搏短绌,立即行心电图描记,显示如图。该患者的心律是

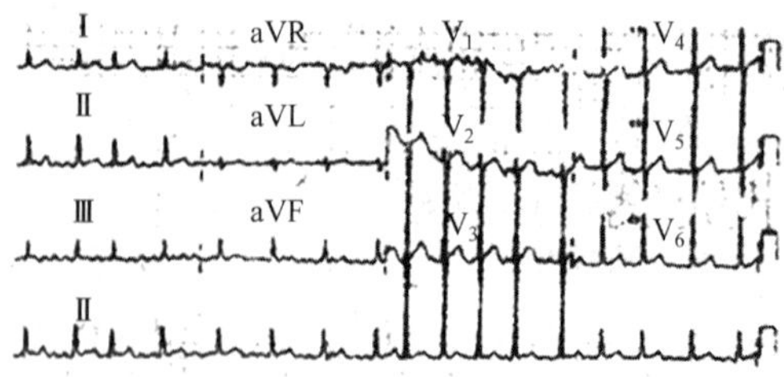

A. 正常心律
B. 心房颤动
C. 心房扑动
D. 心室颤动
E. 房性期前收缩

31. 男性,36岁,心悸3年,既往体健,查体:BP 130/80 mmHg,双肺未闻及湿啰音,心脏各瓣膜区未闻及杂音。心律不齐,心电图示心室率140次/分,P波消失,代之大小不等的f波。该患者最可能出现的体征是
A. 发绀
B. 二尖瓣面容
C. 脉搏短绌
D. A_2 亢进
E. 双下肢水肿

32. 男性,45岁,有高血压病史。因阵发性心悸2天来诊。体检:血压120/70 mmHg,心率180次/分,律齐,心音正常,无杂音。1 min后心率降至80次/分,律齐。30 s后又回复至180次/分。最可能的诊断为
A. 窦性心动过速
B. 阵发性心房颤动
C. 阵发性室上性心动过速
D. 阵发性心房扑动
E. 三度房室传导阻滞

33. 男性,20岁,因阵发性心悸2年,急性发作2 h入院,查心电图显示:心率180次/分,节律规则,QRS波群时限0.11 s,可见逆行P波。该患者最可能的诊断为
A. 阵发性室上性心动过速
B. 阵发性室性心动过速
C. 窦性心动过速
D. 心房扑动
E. 非阵发性房室交界区心动过速

34. 男性,18岁。运动员常规体检时心电图示心室率50次/分。PR间期0.21 s, PR间期及RR间期恒定不变,QRS波群形态和时限正常。最可能的诊断为
A. 二度Ⅰ型房室传导阻滞
B. 二度Ⅱ型房室传导阻滞
C. 三度房室传导阻滞

D. 心房颤动伴差异性传导
E. 一度房室传导阻滞

35. 男性，18 岁，阵发性心悸 2 年。每次突然发作，持续时间 1 h 左右，有时呕吐可以突然终止。心电图：QRS 波正常，频率为 210 次/分，P 波不明显。可能性最大的诊断为
A. 阵发性室上性心动过速
B. 特发性室性心动过速
C. 窦性心动过速
D. 房性心动过速
E. 心房扑动

36. 慢性心房颤动是指心房颤动病史
A. 大于 24 h
B. 大于 48 h
C. 大于 3 天
D. 大于 1 个月
E. 大于 3 个月

37. 不属于阵发性室上性心动过速临床特点的是
A. 突发突止
B. 心率＞150 次/分
C. 心律绝对规则
D. 第一心音强弱不等
E. 大部分由折返机制引起

38. 鉴别室速与阵发性室上速最有力的证据是
A. QRS 波群宽大畸形的程度
B. 是否存在房室分离
C. 心室率的快慢
D. 静脉应用普罗帕酮是否可终止
E. 对迷走神经刺激的反应

39. 二度Ⅰ型房室传导阻滞的心电图特征是
A. PR 间期进行性缩短，直至一个 P 波受阻不能下传到心室
B. RR 间期进行性延长，直至一个 P 波受阻不能下传到心室
C. PR 间期进行性延长，直至一个 P 波受阻不能下传到心室
D. PR 间期＞0.20 s，P 波无受阻
E. PR 间期固定，P 波间断受阻不能下传到心室

40. 合并冠状动脉痉挛性心绞痛的高血压患者宜首选
A. β 受体阻滞剂
B. 利尿剂
C. 血管紧张素转换酶抑制剂
D. 钙通道阻滞剂
E. α 受体阻滞剂

41. 急性心肌梗死发生心源性休克的主要机制是
A. 心输出量急剧下降
B. 快速性心律失常
C. 血容量不足
D. 周围血管扩张
E. 迷走神经张力过高

42. 严重冠状动脉狭窄是指冠脉狭窄程度达
A. 50%以上
B. 60%以上
C. 70%以上
D. 80%以上
E. 90%以上

43. 不能用于判断急性心肌梗死后溶栓成功的临床指标为
A. 胸痛缓解
B. 心电图示 ST 段下降
C. 频发的室性早搏
D. CK－MB 峰值前移
E. 窦性心动过速

44. 急性下壁心肌梗死最易合并
A. 室性早搏
B. 房室传导阻滞

C. 心房颤动
D. 房性心动过速
E. 右束支传导阻滞

45. 最易引起房室传导阻滞的是
A. 前壁心肌梗死
B. 下壁心肌梗死
C. 侧壁心肌梗死
D. 后壁心肌梗死
E. 广泛前壁心肌梗死

46. 男性,48岁,发作性胸痛1个月,每次发作含硝酸甘油后缓解,考虑冠心病心绞痛。最常用的检查方法是
A. 心脏X线摄片
B. 心电图运动负荷试验
C. 放射性核素检查
D. 动态心电图
E. 超声心动图

47. 男性,40岁,半年来剧烈活动时诱发胸骨后疼痛,休息数分钟可自行缓解,近3天来发作频繁,且于上楼或步行时均可诱发,夜间也有发作。血压130/80 mmHg,心率60次/分。该患者的最佳治疗方案是
A. 硝酸甘油+肝素静脉滴注
B. 硝酸异山梨酯+美托洛尔+阿司匹林口服
C. 硝酸异山梨酯+硝苯地平口服
D. 尿激酶溶栓治疗
E. 主动脉内球囊反搏泵

48. 男性,40岁,因心前区剧痛12 h诊为急性前壁心肌梗死住院。心电监护示频发室性早搏和短阵室性心动过速。首选的抗心律失常药物是
A. 胺碘酮
B. 利多卡因
C. 溴苄胺
D. 美托洛尔
E. 美西律

49. 患者58岁,因突发胸痛,以急性心肌梗死收入院。查体:平卧位,BP 120/80 mmHg,双肺底闻及少量湿啰音。该患者的心功能分级为
A. Ⅱ级(NYHA分级)
B. Ⅲ级(NYHA分级)
C. Ⅱ级(Killip分级)
D. Ⅲ级(Killip分级)
E. Ⅰ级(NYHA分级)

50. 男性,50岁,1周前心前区剧烈疼痛,随后心悸、气促,怀疑急性心肌梗死。为确诊最有帮助的酶学检查是
A. LDH
B. AST
C. CK
D. 肌钙蛋白T
E. CK同工酶

51. 男性,72岁。因持续性胸痛6 h入院,查体双肺底有少量湿啰音,诊断为急性心肌梗死。该患者心功能分级为
A. NYHA分级Ⅰ级
B. NYHA分级Ⅳ级
C. NYHA分级Ⅱ级
D. Killip分级Ⅱ级
E. Killip分级Ⅲ级

52. 下列哪种药物最常应用于治疗冠心病变异型心绞痛发作?
A. α受体阻滞剂
B. β受体阻滞剂
C. 钙通道阻滞剂
D. 硝酸酯类
E. 血管紧张素转换酶抑制剂

53. 下述是急性心肌梗死的全身症状,除了
A. 发热

B. 心动过速
C. 白细胞计数增高
D. 血沉增快
E. 镜下血尿

54. 溶栓疗法最有效的药物是
A. 阿司匹林
B. 肝素
C. 噻氯匹定
D. 尿激酶
E. 双嘧达莫

55. 冠心病心绞痛需要与以下疾病鉴别,除了
A. 心脏神经官能症
B. 急性心肌梗死
C. 肋间神经痛
D. 主动脉夹层
E. 肺源性心脏病

56. 不稳定型心绞痛的治疗原则不包括
A. 住院卧床休息
B. 静脉滴注硝酸甘油
C. 口服β受体阻滞剂
D. 口服洋地黄制剂
E. 抗凝、抗血小板制剂

57. 诊断急性心肌梗死时,以下酶特异性最高的是
A. AST
B. CK
C. LDH
D. CK-MB
E. α-HBDH

58. 下列检查最常用于确定心肌梗死的部位的是
A. 超声心动图
B. 心电图
C. 放射性核素扫描
D. 心向量图
E. 血清心肌酶

59. 下列符合下壁Q波心肌梗死的心电图改变的是
A. V_1～V_3导联宽而深的Q波形成
B. V_7～V_9导联宽而深的Q波形成
C. Ⅱ、Ⅲ、aVF导联宽而深的Q波形成
D. V_3R～V_6R导联宽而深的Q波形成
E. Ⅰ、aVL导联宽而深的Q波形成

60. 下列哪项不是亚急性细菌性心内膜炎的心脏并发症?
A. 冠心病
B. 心脏破裂
C. 缩窄性心包炎
D. 房室传导阻滞
E. 心肌炎

61. 男性,18岁,运动员,身体健壮。体检:血压120/80 mmHg,心率50次/分,心电图示窦性心动过缓。为初步判断其窦性心动过缓是否为生理性,应让其进行下列哪项动作后再测心率?
A. 深吸气
B. 深呼吸
C. Valsalva动作
D. 运动
E. 安静休息

62. 女性,28岁,2周前有上呼吸道感染病史,近日出现心悸、胸闷,多次发生昏厥,心率34次/分,律齐,可闻及大炮音,无杂音,给予异丙肾上腺素治疗效果不佳。下一步最恰当的处理是
A. 阿托品
B. 麻黄碱
C. 安装临时起搏器
D. 异丙肾上腺素+阿托品
E. 异丙肾上腺素+地高辛

63. 心室颤动时,首次直流电除颤用
A. 100 J
B. 150 J
C. 200 J
D. 300 J
E. 360 J 或以上

64. 诊断变异型心绞痛,下述错误的是
A. 安静时可以发病
B. 发作时心电图 ST 段明显压低
C. 每天可在同一时间发病
D. 疼痛时间延长
E. 发作时可有室性早搏

65. 急性感染性心内膜炎最常见的致病菌是
A. 草绿色链球菌
B. 金黄色葡萄球菌
C. 淋球菌
D. 肺炎链球菌
E. 肠球菌

66. 诊断感染性心内膜炎的最重要方法是
A. 免疫学检查
B. 心电图检查
C. X 线检查
D. 血培养
E. 常规生化检查

67. 女性,28 岁,发热半月,弛张热型,伴畏寒、关节痛。体检:皮肤瘀点、Osler 结节,心脏有杂音,考虑为感染性心内膜炎。确诊的直接证据来自
A. 血液学检查
B. X 线和心电图检查
C. 超声心动图
D. 免疫学检查
E. 组织学和细菌学检查

68. 确诊感染性心内膜炎除血培养多次阳性外,还应有
A. 指甲下裂片状出血
B. 新出现的心脏病理性杂音
C. Janeway 损害
D. Roth 斑
E. 转移性脓肿

69. 风湿性心瓣膜病并发感染性心内膜炎时,最支持感染性心内膜炎诊断的是
A. 体温 38.5℃
B. 胸痛并有胸膜摩擦音
C. 超声心动图显示有赘生物
D. 白细胞增高
E. 心电图 ST－T 改变

70. 男性,28 岁,风湿性心脏病患者,近半月来发热,T 38.3℃,右下睑结膜见一出血点,双肺无啰音,脾肋下可扪及边缘,双下肢皮肤少数紫癜。血红蛋白 100 g/L,白细胞 12×10^9/L,中性粒白细胞 75%,血小板 150×10^9/L。可能的诊断是
A. 脾功能亢进
B. 过敏性紫癜
C. 急性白血病
D. 再生障碍性贫血
E. 亚急性感染性心内膜炎

71. 女性,30 岁,持续发热 2 周,有先天性心脏病病史。入院查体:贫血貌,胸骨左缘 3~4 肋间 4/6 级粗糙收缩期杂音伴震颤,脾肋下 2 cm,血培养两次阳性。入院后 3 天突感呼吸困难、胸痛,咯血多次,可能性最大的诊断是
A. 室间隔缺损合并急性心衰
B. 感染性心内膜炎合并急性肺栓塞
C. 感染性心内膜炎合并肺部感染
D. 室间隔缺损合并肺部感染
E. 室间隔缺损合并支气管扩张症

72. 亚急性感染性心内膜炎最常见的致病菌是
A. 乙型溶血性链球菌

B. 肠球菌
C. 金黄色葡萄球菌
D. 草绿色链球菌
E. 白色念珠菌

73. 肺心病患者出现心室颤动、心脏骤停以致突然死亡最常见的原因是
A. 急性广泛心肌梗死
B. 急性严重心肌缺氧
C. 右心功能不全
D. 左心功能不全
E. 合并脑血管意外

74. 心绞痛发作时最有效、作用最快、使用最简便的药物是
A. 阿司匹林
B. 阿替洛尔
C. 硝苯地平
D. 硝酸甘油舌下含化
E. 速效救心丸

75. 导致急性心肌梗死患者早期(24 h 内)死亡的主要原因为
A. 心功能不全
B. 心源性休克
C. 心律失常
D. 心脏破裂
E. 肺栓塞

76. 有关二尖瓣狭窄的早期病理生理改变，错误的是
A. 肺静脉压升高
B. 左房压升高
C. 肺毛细血管楔压升高
D. 低心排血量
E. 肺淤血征象

77. 慢性肺心病引起肺动脉高压最主要的原因是
A. 血液黏稠度增加
B. 血容量增加
C. 慢性炎症所致的肺动脉狭窄
D. 高碳酸血症
E. 缺氧性肺血管收缩

78. 心肌梗死 24 h 内并发急性左心衰竭时，最不宜应用
A. 吗啡
B. 洋地黄
C. 利尿剂
D. 硝酸甘油
E. 多巴酚丁胺

79. 急性下壁心肌梗死时血清 CK－MB 浓度的典型变化为发病后
A. 6～12 h 达高峰
B. 13～15 h 达高峰
C. 16～24 h 达高峰
D. 25～35 h 达高峰
E. 36～48 h 达高峰

80. 最容易发生房室传导阻滞的是
A. 急性前壁心肌梗死
B. 急性前间壁心肌梗死
C. 急性高侧壁心肌梗死
D. 急性后壁心肌梗死
E. 急性下壁心肌梗死

81. 男性，60 岁，心前区阵发性疼痛 1 个月，多在夜间发作。与活动无关。每次发作 15 min，发作时心电图Ⅱ、Ⅲ、aVF 导联 ST 段抬高。首选治疗的药物是
A. 硝酸酯类
B. β受体阻滞剂
C. 钙通道阻滞剂
D. 洋地黄类
E. 胺碘酮

82. 急性心肌梗死患者，疑有早期心源性休克末梢循环改变，血压 90/70 mmHg，尿比重

1.016,中心静脉压 13 cmH_2O。治疗时应首选
A. 肾上腺素
B. 低分子右旋糖酐
C. 毛花苷丙
D. 硝普钠
E. 硝苯地平

83. 慢性肺源性心脏病所致心力衰竭首要的治疗措施为
A. 卧床休息、低盐饮食
B. 使用小剂量强心剂
C. 使用小剂量作用缓和的利尿剂
D. 应用血管扩张剂减轻心脏负荷
E. 积极控制感染和改善呼吸功能

84. 女性,65 岁。反复咳嗽、咳痰、气促 20 年,心悸、水肿 6 年,近 1 周来症状加重入院。查体:呼吸急促,双肺可闻及干湿啰音,P_2 亢进,三尖瓣区闻及 3/6 级收缩期杂音。肝右肋下 4 cm,压痛(+),肝颈回流征阳性,下肢水肿。首选的治疗是使用
A. 强心剂
B. 利尿剂
C. 心血管扩张剂
D. 抗生素
E. 祛痰剂

85. 引起慢性肺心病失代偿最常见的诱因是
A. 过度劳累
B. 营养不良
C. 空气污染
D. 哮喘发作
E. 急性呼吸道感染

86. 慢性肺心病急性加重期治疗措施中最重要的是
A. 抗菌药物
B. 解痉、平喘药
C. 化痰药
D. 利尿剂
E. 呼吸中枢兴奋剂

87. 慢性肺心病最常见的酸碱失衡类型是
A. 代谢性酸中毒
B. 代谢性碱中毒
C. 呼吸性酸中毒
D. 呼吸性碱中毒
E. 代谢性酸中毒合并呼吸性碱中毒

88. 急性肺源性心脏病最常见的病因是
A. ARDS
B. 肺间质纤维化
C. 肺动脉栓塞
D. 重症肺炎
E. COPD

89. 慢性肺源性心脏病心力衰竭时,以下是右心扩大的体征的是
A. 肝大
B. 双下肢水肿
C. $P_2 > A_2$
D. 剑突下抬举样搏动
E. 双侧胸腔积液

90. 多数急性心肌梗死患者最早出现和最突出的症状是
A. 剧烈而持久的胸骨后疼痛
B. 心力衰竭
C. 胃肠道反应
D. 心源性休克
E. 发热

91. 急性心肌梗死时最常见的心律失常是
A. 心房颤动
B. 室性早搏及室性心动过速
C. 房室传导阻滞
D. 预激综合征
E. 非阵发性交界性心动过速

92. 哪个部位的急性心肌梗死最易发生房室传

导阻滞？
A. 前壁心肌梗死
B. 后壁心肌梗死
C. 侧壁心肌梗死
D. 下壁心肌梗死
E. 左房心肌梗死

93. 急性心肌梗死 4 h，最适宜的治疗方案是
A. 哌替啶
B. 硝酸甘油
C. 射频消融治疗
D. 溶栓治疗
E. 糖皮质激素＋扩血管药物

94. 关于心底部解剖的描述，不正确的是
A. 由左心房和小部分右心房组成
B. 心底朝向左后上方
C. 上、下腔静脉分别注入右心房
D. 左、右肺静脉从两侧注入左心房
E. 心底后膈面、心包后壁与食管、迷走神经和胸主动脉等毗邻

95. 关于心脏膈面（下面）解剖的描述，不正确的是
A. 主要由左心房和小部分右心房构成
B. 几乎呈水平位
C. 与膈肌毗邻
D. 2/3 由左心室构成
E. 1/3 由右心室构成

96. 右心室是
A. 最靠右侧的心腔
B. 最前方的心腔
C. 最后方的心腔
D. 最靠左侧的心腔
E. 最靠食管的心腔

97. 有关右心室和肺动脉之间的关系，错误的是
A. 右心室借右室流出道与肺动脉相连
B. 肺动脉瓣由 3 个半月形的瓣叶组成
C. 肺动脉 3 个瓣叶分为大、中、小三叶
D. 肺动脉 3 个瓣叶袋口朝上，每个瓣叶游离缘中央有一半月小结
E. 右室流出道为一光滑的肌性管状结构

98. 心脏的生理特性不包括
A. 自律性
B. 兴奋性
C. 传导性
D. 收缩性
E. 应激性

99. 局灶性心房颤动的好发部位是
A. 肺动脉
B. 室上嵴
C. 上腔静脉
D. 左上肺静脉
E. 冠状静脉窦

100. 室性期前收缩的好发部位是
A. 右心室流出道
B. 界嵴
C. 右心室流入道
D. Koch 三角
E. 冠状静脉窦

101. 左前降支主要支配以下心肌部位，但除外
A. 左心室前壁
B. 前乳头肌
C. 左心室后壁
D. 室间隔前 2/3
E. 心尖部

102. 左心室后壁和侧壁同时发生心肌梗死主要是由于
A. 右冠状动脉近端闭塞
B. 左回旋支闭塞
C. 左前降支闭塞
D. 右冠状动脉圆锥支闭塞

E. 右冠状动脉远端闭塞

103. 关于窦房结的描述,错误的是
A. 窦房结位于上腔静脉和右心房结合部心外膜下
B. 呈椭圆形
C. 血液供应来自窦房结动脉
D. 窦房结内有普肯耶细胞
E. 主要受左侧神经的支配

104. 以下不属于心脏传导系统的是
A. 窦房结和结间束
B. 房室结和希氏束
C. 左、右束支及其分支
D. 心房肌和心室肌
E. 浦肯野纤维

105. 关于房室结的血流供应的描述,不正确的是
A. 大多由右冠状动脉供血
B. 5%~10%的人由左回旋支供血
C. 主要由左前降支的对角支供血
D. 房室结的供血较丰富
E. 急性下壁心肌梗死时可出现一过性房室传导阻滞

106. 男性,41岁,既往心电图正常。本次体检心电图示完全性左束支传导阻滞,提示其可能的原因是
A. 左束支粗大
B. 左束支分三组纤维从不同路径进入心室肌,有一组有病变
C. 常提示左前分支、左后分支和间隔支均有病变或病变在左束支主干部位
D. 左束支分布广
E. 左束支发出时呈扁带状

107. 心室处于充盈状态的心动周期是
A. 快速充盈期、缓慢充盈期、等容收缩期
B. 快速射血期、快速充盈期、心房收缩期
C. 快速射血期、快速充盈期、缓慢充盈期
D. 缓慢射血期、缓慢充盈期、快速射血期
E. 缓慢射血期、缓慢充盈期、等容舒张期

108. 心室充盈过程中的主要阶段是
A. 心房收缩期
B. 等容收缩期
C. 等容舒张期
D. 快速充盈期
E. 快速射血期

109. 在心动周期中,等容收缩期是指
A. 左心室被快速充盈的时间
B. 二尖瓣关闭到主动脉瓣开放的时间
C. 左心室血液快速射入主动脉的时间
D. 左心室被缓慢充盈的时间
E. 肺动脉被右心室血液充盈的时间

110. 以下关于相对不应期的表述,正确的是
A. 心肌细胞对阈刺激不发生任何兴奋反应的时期,称为相对不应期
B. 应用比阈刺激值低的刺激能引起兴奋反应的时期,称为相对不应期
C. 应用比阈刺激值高出2~4倍强度的刺激,可以引起扩布性激动反应的时期,称为相对不应期
D. 应用比阈刺激值高出2~4倍强度的刺激,不能引起兴奋反应的时期,称为相对不应期
E. 应用大于阈刺激值100倍强度的刺激也不引起兴奋反应的时期,称为相对不应期

111. 关于心肌细胞静息电位的描述,不正确的是
A. 静息时,K^+可外渗而Na^+不能自由渗入
B. 膜外排列一定数量阳离子,而膜内排列相同数量的阴离子
C. 普通心肌细胞的静息电位大约在−90

mV

D. 心肌细胞极化状态时是内负外正

E. 静息状态时细胞内液的 K^+ 浓度远低于细胞外液，而 Na^+ 浓度相反

112. 女性，33 岁，慢性肾衰竭，心电图示 ST 段显著延长，提示心室肌细胞动作电位异常的时相为

A. 0 相

B. 1 相

C. 2 相

D. 3 相

E. 4 相

113. 男性，23 岁，大面积烧伤。心电图示 T 波高尖、双支对称、基底部狭窄，提示心室肌细胞动作电位异常的时相为

A. 0 相

B. 1 相

C. 2 相

D. 3 相

E. 4 相

114. 关于心肌除极与复极的描述，不正确的是

A. 心房的复极是先除极的部位最后复极

B. 心室的复极是从心外膜向心内膜方向推进

C. 除极的扩布是被动的

D. 复极的扩布是主动的

E. 正常人心室除极波(QRS 波群)与复极波(T 波)方向相同

115. “二尖瓣型 P 波”可见于多种病理状态，但不包括

A. 左心房肥大

B. 右心功能不全

C. 心房梗死

D. 房间阻滞

E. 慢性缩窄性心包炎

116. 关于窦房折返性心动过速与自律性增高的窦性心动过速的鉴别要点，不正确的表述是

A. 后者心率逐渐加快和逐渐减慢

B. 前者心动过速发作有突发突止的特点

C. 后者经电生理刺激不能诱发和终止

D. 后者用刺激迷走神经的方法可终止其发作

E. 用刺激迷走神经的方法可减慢后者的频率

117. 关于长 QT 间期综合征的描述，不正确的是

A. 体表心电图表现为 QT 间期延长

B. 易发生尖端扭转型室性心动过速、心室颤动和心脏性猝死

C. 可分为先天遗传性和后天获得性两类

D. 反复晕厥

E. 体表心电图上常有 J 波

118. 诊断高血压性心脏病必须有

A. 心尖区收缩期吹风样杂音

B. 右心室增大

C. 左心室增大

D. 左心房、右心室增大

E. 右心房、肺动脉干突出

119. 风湿性心脏病最常见瓣膜病变是

A. 右房室瓣狭窄

B. 左房室瓣狭窄

C. 左房室瓣关闭不全

D. 主动脉瓣关闭不全

E. 右房室瓣关闭不全

120. 患儿，男，6 岁，发热、咳嗽、心悸、乏力。胸片示：双肺纹理增粗，下肺野见片状阴影，肺动脉搏动增强，心脏呈二尖瓣型，主动脉结正常，心后食管前间隙消失，肺动脉段突。最可能的诊断是

A. 房间隔缺损

B. 室间隔缺损
C. 动脉导管未闭
D. 单纯肺动脉狭窄
E. 法洛四联症

121. 下列各项中不符合肥厚型心肌病诊断要点的是
A. 心脏可呈主动脉型
B. 肺血管纹理多属正常范围
C. 心脏多明显增大
D. 心脏搏动情况无特殊,可增强,减弱或正常
E. 部分病例可见左房,右室增大

122. 女性,26岁,端坐呼吸、乏力、腹胀,心音遥远,胸部正侧位摄片示心影增大如图,最可能的诊断是

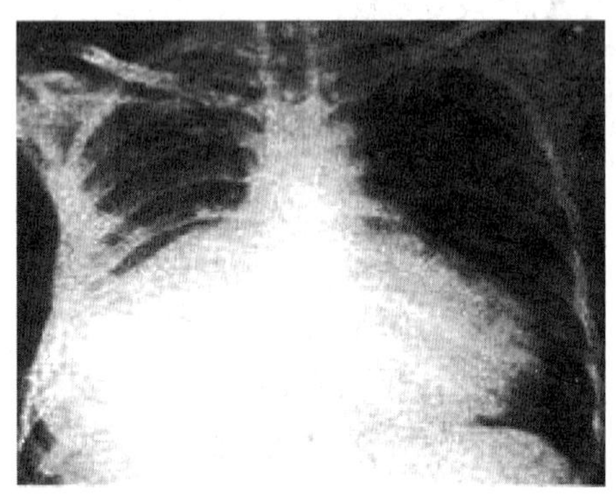

A. 心包积液
B. 缩窄性心包炎
C. 扩张性心肌病
D. 肥厚性心肌病
E. 风湿性心脏病二尖瓣狭窄

123. 下列主动脉瓣关闭不全的诊断要点,错误的是
A. 主动脉瓣区舒张期吹风样杂音
B. 主动脉弓弯曲、延长,搏动增强
C. 心尖圆钝、上抬
D. 侧位胸片示食管和心后下缘间的透亮间隙消失
E. 心尖向左下方移位

124. "心脏局部出现矛盾运动"是下列哪种疾病的特点?
A. 心肌炎
B. 心包积液
C. 室壁瘤
D. 克山病
E. 缩窄性心包炎

125. 关于Fallot四联症,下列正确的是
A. 肺动脉狭窄、右心房增大、室间隔缺损、主动脉骑跨
B. 肺动脉狭窄、右心室肥厚、室间隔缺损、主动脉骑跨
C. 右心室增大、室间隔缺损、主动脉骑跨、动脉导管未闭
D. 肺动脉狭窄、右心室肥厚、室间隔缺损、动脉导管未闭
E. 肺动脉狭窄、左心房增大、室间隔缺损、主动脉骑跨

126. 关于室间隔缺损的描述,错误的是
A. 肺循环血量增加
B. 心电图可见不完全性右束支传导阻滞
C. 左、右心室均可增大
D. 患者早期出现Eisenmenger综合征表现
E. 胸骨左缘第3~4肋间可闻及收缩期吹风样杂音

127. 血管紧张素转化酶抑制剂(ACEI)的特点为
A. 可用于各型高血压,有反射性心率加快
B. 对肾脏无保护作用
C. 可防治高血压患者心肌细胞肥大
D. 长期用药易引起电解质紊乱
E. 对高血压患者的血管壁增厚无防治作用

128. 下列不是钙通道阻滞剂的适应证的是
A. 高血压
B. 心绞痛
C. 心律失常
D. 水钠潴留
E. 雷诺综合征

129. 硝酸甘油为临床常用抗心绞痛药物，常与β受体阻滞剂合用，其重要理由为
A. 两者均可使心率减慢
B. 在心室压力改变方面可相互拮抗
C. 两者均可使心室容积减小
D. 两者均可使心肌收缩减弱
E. 两者均可使心肌耗氧量下降有协同作用

130. 男性，54 岁，1 年前日常活动后出现胸骨后疼痛，每日 2～3 次，近 2 月发作次数增多，每日 5～6 次，轻微活动也能诱发，发作的心电图 ST 段呈一过性水平压低，应诊断为
A. 稳定性心绞痛
B. 不稳定性心绞痛
C. 心内膜下心肌梗死
D. 中间综合征
E. 变异型心绞痛

131. 急性心梗第 2 周出现发热和心包摩擦音，血沉 30 mm/h，血白细胞 6.1×10^9/L，中性粒细胞 55%，可能是
A. 急性心肌梗死的反应性心包炎
B. 心脏破裂
C. 急性心肌梗死后综合征
D. 伴发病毒性心包炎
E. 室壁瘤

132. 男，48 岁，急性前壁心肌梗死 15 h，合并急性左心功能不全，BP 170/100 mmHg，治疗其心功能不全应首选
A. β受体阻滞剂
B. 地高辛
C. 硝普钠
D. α受体阻滞剂
E. 卡托普利

133. 张某，女，50 岁，单位体检时心电图示：ST 段压低，T 波倒置，测血压 150/90 mmHg，有吸烟史。此患者可诊断为
A. 无症状性心肌缺血
B. 心脏神经症
C. 心绞痛
D. 心肌梗死
E. 缺血性心肌病

134. 稳定型心绞痛的疼痛特点是
A. 压榨性疼痛
B. 针刺样疼痛
C. 隐痛
D. 阵痛
E. 刀割样疼痛

135. 室性期前收缩频发(每分钟 5 次以上)，成对出现或呈短阵室性心动过速，多源性或落在前一心搏的易损期时(R on T)，为
A. 室颤的先兆
B. 传导阻滞的先兆
C. 房速的先兆
D. 室速的先兆
E. 房颤的先兆

136. 前壁心肌梗死合并房室传导阻滞表明
A. 梗死面缩小
B. 心肌损伤缓解
C. 病情缓解
D. 梗死范围广泛
E. 心肌缺血加重

137. 心肌梗死后，由于反应性纤维性心包炎所致，心脏听诊最可能出现
A. 摩擦音

B. 舒张期杂音
C. 心律不齐
D. 奔马律
E. 收缩期杂音

138. 男性,65岁,高血压10年,近半年经常半夜胸闷、胸痛。心电图:$V_1 \sim V_3$导联ST段下移。诊断为
A. 早期左心衰
B. 变异型心绞痛
C. 卧位型心绞痛
D. 食管裂孔疝
E. 混合型心绞痛

139. 女性,24岁。2周前发热,体温38℃,伴咽痛、流涕,治疗后好转。2天来感胸闷、气促。心电图示普遍导联ST-T段改变,三度房室传导阻滞。化验血沉增快,CK增高。其原因最可能是
A. 扩张型心肌病
B. 急性心肌炎
C. 急性心肌梗死
D. 急性心包炎
E. 心脏神经官能症

140. 男性,45岁,扩张型心肌病,阵发性心房颤动,现又发作两小时,心室率120次/分,脉率80次/分,此时首选的药物是
A. 毛花苷丙
B. 维拉帕米
C. β受体阻滞剂
D. ACEI
E. 利尿剂

141. 男性,67岁,发现高血压20年,近日活动后胸闷气短,心电图显示左室高电压,运动试验阴性,超声心动图检查左室射血分数52%。该患者可能发生了
A. 全心衰竭
B. 右心衰竭
C. 收缩功能不全性心力衰竭
D. 舒张功能不全性心力衰竭
E. 冠心病

142. 男性,59岁。约有10年高血压病史,经强心、利尿治疗好转,但近日病情加重,出现心悸、气短,下肢水肿加重。诊断为原发性高血压,慢性心功能不全,心肌肥大,最好加用哪种药物继续治疗?
A. 卡托普利
B. 硝苯地平
C. 肼屈嗪
D. 哌唑嗪
E. 氨茶碱

143. 女性,56岁。因风湿性心脏病给予地高辛0.5 mg/d,连续治疗1个月后,病情好转,但患者出现恶心呕吐、黄视等症状。经检查心电图示P-P间期和P-R间期延长;地高辛血浓度为3.2 ng/ml,诊断为地高辛中毒。除立即停药外,还应采用什么药物治疗?
A. 苯妥英钠
B. 利多卡因
C. 普萘洛尔
D. 钾盐
E. 阿托品

144. 59岁风湿性心脏病男性患者伴发房颤,用地高辛治疗后,房颤变成正常心律,最可能的作用机制是
A. 缩短心肌不应期
B. 缩短心肌收缩速率
C. 降低房室结的传导速度
D. 降低心房肌最大舒张电位
E. 降低浦氏纤维的自律性

145. 预激综合征最易引起的心律失常是
A. 室性阵发性心动过速
B. 心房颤动

C. 心室颤动
D. 心房扑动
E. 室上性阵发性心动过速

146. 男性，56 岁，反复胸闷 4 年，2 周来晕厥 3 次，普通心电图正常，就诊后首选的检查是
A. 超声心动图
B. 心内电生理检查
C. Holter 心电图
D. 阿托品试验
E. 冠状动脉造影

147. 在正常人和各种心脏病患者中，最为常见的心律失常为
A. 房性期前收缩
B. 房性心动过速
C. 室性期前收缩
D. 室性心动过速
E. 阵发性室上性心动过速

148. 急性前壁心肌梗死发生心律失常时，最多见的是
A. 房性心律失常
B. 室性心律失常
C. 房室结传导阻滞
D. 束支传导阻滞
E. 房室交界性期前收缩

149. 男性，58 岁，反复咳嗽、咳痰 15 年，心悸、气急 3 年。体检：双肺叩诊呈过清音，呼吸音减弱，肺底部有湿啰音，剑突下心尖搏动明显，该处可闻及 3/6 级收缩期杂音，肺动脉瓣区第二心音亢进。该病例最可能的诊断为
A. 慢性支气管炎
B. 慢性支气管炎＋肺气肿
C. 慢性支气管炎＋肺气肿＋肺心病
D. 慢性支气管炎＋风湿性心瓣膜病
E. 慢性支气管炎＋冠心病

150. 冠心病患者出现心前区收缩期喀喇音及收缩中期吹风样杂音，是由于
A. 心肌硬化
B. 室间隔穿孔
C. 二尖瓣脱垂
D. 二尖瓣相对关闭不全
E. 心力衰竭

151. 变异型心绞痛的最主要特征是
A. 平卧或休息时发生心绞痛
B. 疼痛时间长
C. 口含硝酸甘油不易缓解
D. 心绞痛发作时 ST 段抬高
E. 疼痛程度重

152. 女性，54 岁。3 个月来生气后感左胸乳房下心尖附近针刺样疼痛，持续 2～3 s，伴心悸、乏力，阵发性出汗，喜长叹气。进行重体力活动时从无类似疼痛。其原因最可能是
A. 自发性心绞痛
B. 心肌炎
C. 心脏神经官能症
D. 肋间神经痛
E. 胸膜炎

153. 诊断冠心病最常用的非创伤性检查方法是
A. 休息时心电图
B. 24 小时动态心电图
C. 心电图运动负荷试验
D. 超声心动图
E. 心脏 CT 检查

154. 慢性左心功能不全最早出现的是
A. 劳力性呼吸困难
B. 心源性哮喘
C. 水肿
D. 咳粉红色泡沫痰
E. 食欲缺乏

155. 男性,69岁,急性广泛前壁心肌梗死,入院后出现夜间阵发性呼吸困难,心率126次/分,心尖区闻及舒张早期奔马律,两肺底闻及湿性啰音。正确的诊断是急性心肌梗死伴有
A. 左心衰竭
B. 右心衰竭
C. 全心衰竭
D. 支气管哮喘
E. 急性心包填塞

156. 75岁男性患者,数月来头晕、乏力、心悸,近1周发生两次晕厥。心电图检查为窦性心动过缓,Holter检查示24 h内出现多次长间歇,最长达6 s,长间歇内无P波存在。为防止再次发生晕厥,最佳的治疗措施是
A. 阿托品
B. 异丙肾上腺素
C. AAI心脏起搏器
D. VVI心脏起搏器
E. VDD心脏起搏器

157. 女性,73岁,高血压病患者,平时活动后有心悸、呼吸困难,曾有阵发性房颤发作史,今和家人生气后突发呼吸困难而端坐。体格检查:心律不齐,心音强弱不等,心率170次/分,两肺底闻及湿啰音。最可能的诊断为
A. 支气管哮喘
B. 急性左心衰竭
C. 自发性气胸
D. 肺梗死
E. 成人呼吸窘迫综合征

158. 女性,36岁,近2年活动后感胸闷、呼吸困难,胸骨左侧第2肋间可闻及3/6级喷射性收缩期杂音,肺动脉瓣第二心音亢进。彩超:左房、右室增大,房间隔连续中断约13 mm,于此探及左向右分流。可能诊断为
A. 室间隔缺损
B. 法洛四联症
C. 主动脉瓣关闭不全
D. 动脉导管末闭
E. 房间隔缺损

159. 急性心肌梗死与急性非特异性心包炎的鉴别诊断中,对前者有意义的是
A. 发热与心前区疼痛同时出现
B. 心电图普遍导联ST段弓背向上抬高
C. 呼吸及咳嗽时疼痛出现
D. 心电图有异常Q波出现
E. 心前区心包摩擦音

160. 下列哪项心电图表现是确诊室性心动过速的最重要依据?
A. P与QRS波无关
B. PR间期相等
C. RR间期相等
D. 可见心室夺获波与室性融合波
E. 心室率在100～250次/分

161. 室性心动过速的临床症状不包括
A. 低血压
B. 气促
C. 晕厥
D. 多尿
E. 可无临床症状

162. 以按压颈动脉窦法治疗室上性心动过速,下列不正确的是
A. 老年人宜用此法
B. 左、右两侧轮流按压
C. 取胸锁乳突肌前缘平甲状软骨上缘搏动处按压
D. 每次按压时间不超过10～15 s
E. 听到心律减慢立即停压

163. 男性,59岁,血压140/95 mmHg,他的血

压属于
A. 正常血压范围
B. 临界高血压
C. 1 级高血压
D. 2 级高血压
E. 3 级高血压

164. 男性，55 岁，血压 180/110 mmHg，服降压药后血压控制在 130～140/80～90 mmHg，心电图示左室肥厚，眼底视网膜动脉变窄，尿蛋白微量。该例最可能的诊断是
A. 高血压病Ⅰ期
B. 高血压病Ⅱ期
C. 高血压病Ⅲ期
D. 肾动脉狭窄
E. 慢性肾小球肾炎

165. 男性，56 岁，劳累后心前区闷痛 6 年，近 1 周常因夜间胸痛而惊醒。发作时心电图特征为：Ⅱ、Ⅲ、AVF 导联 ST 段呈单向曲线型上抬 0.2 mV，缓解后上抬消失。发作时最不宜使用
A. β受体阻滞剂
B. 卡托普利
C. 硝酸甘油
D. 硝苯地平
E. 丹参制剂

166. 女性，58 岁，近半年来自觉心前区阵发性疼痛，常在休息或清晨时发作，持续时间 15 min，含服硝酸甘油后缓解，疼痛发作时，心电图胸前导联 ST 段抬高，运动负荷试验阴性。其诊断为
A. 初发型心绞痛
B. 卧位型心绞痛
C. 稳定型心绞痛
D. 变异型心绞痛
E. 恶化型心绞痛

167. 男性，27 岁，劳动时常有胸闷、气短等症状，有时突然站起时会发生眩晕，甚至神志丧失，查体：胸骨左缘第 3～4 肋间闻及 3/6 级粗糙的喷射性收缩期杂音，超声心动图示室间隔肥厚。应考虑为
A. 冠状动脉粥样硬化性心脏病伴心绞痛
B. 急性心肌梗死
C. 主动脉瓣狭窄
D. 高血压性心脏病
E. 肥厚型梗阻性心肌病

168. 男性，40 岁，气促、下肢水肿 2 个月。体检发现心脏扩大，室性奔马律，心尖部 3～4/6 级收缩期吹风样杂音，双肺少许湿啰音，肝大，下肢水肿。B 超：左房、左室扩大明显。可能诊断是
A. 扩张型心肌病
B. 冠心病
C. 急性病毒性心肌炎
D. 风心病二尖瓣关闭不全
E. 二尖瓣脱垂

169. 男性，57 岁，因急性下壁心肌梗死入院。检查：血压 90/60 mmHg，心率 42 次/分，律齐。最可能的心律失常是
A. 心房颤动
B. 房性期前收缩
C. 室性心动过速
D. 三度房室传导阻滞
E. 完全右束支传导阻滞

170. 确诊主动脉夹层最可靠、安全的首选方法是
A. 心电图
B. DSA
C. 选择性动脉造影
D. 经胸超声心动图
E. MRI 或 CT

171. 渗出性心包炎最突出的症状是

A. 发绀
B. 干咳
C. 呼吸困难
D. 声嘶
E. 吞咽困难

172. 同时出现双室增大的疾病是
A. 二尖瓣狭窄
B. 心包炎
C. 室间隔缺损
D. 主动脉瓣狭窄
E. 三尖瓣关闭不全

173. 当心脏功能减低,血液流动缓慢时,心脏内最易形成血栓的位置是
A. 左心房
B. 左心耳
C. 左心室
D. 右心房
E. 右心耳

174. 关于心房扑动的描述,不正确的是
A. 心房扑动是一种室上性心律失常,可分为Ⅰ型和Ⅱ型
B. 心房扑动的发生机制有折返机制和自律性机制
C. 部分患者可表现为心房扑动-颤动或不纯性心房扑动
D. 心房扑动不会发生于预激综合征患者
E. 心房扑动的下传比例可为1∶1、2∶1、3∶1、4∶1等

175. 不属于心力衰竭基本用药的是
A. β受体阻滞剂
B. 洋地黄制剂
C. 利尿剂
D. ACEI或ARB
E. 钙通道阻滞剂

176. 不是心力衰竭代偿机制的是
A. Frank-Starling机制
B. 心肌肥厚
C. 交感神经兴奋性增强
D. RAS激活
E. 心肌耗氧增加

177. 右心衰竭和肝硬化主要鉴别点是
A. 低白蛋白血症
B. 水肿
C. 腹腔积液
D. 颈静脉怒张,肝颈静脉回流征(+)
E. 黄疸

178. 男性,60岁,冠心病,左心室扩大,快速走路或上四楼时感心悸、气短,超声心动图示左心室射血分数30%。该患者的心功能分级是
A. Ⅰ级
B. Ⅱ级
C. Ⅲ级
D. Ⅳ级
E. 介于Ⅲ级和Ⅳ级之间

179. 男性,38岁,左胸痛伴呼吸困难1周。呼吸频率30次/分,血氧分压62 mmHg。体检发现颈静脉充盈,左下肢水肿。超声心动图提示右心室、右心房扩大,心电图和X线胸片无明显异常。下一步最佳检查是
A. 右心室造影
B. Holter
C. 运动试验
D. 64排CT肺血管成像
E. 冠状动脉造影

180. 下述不属于急性冠状动脉综合征的是
A. 初发劳力性心绞痛
B. 变异性心绞痛
C. 急性ST抬高型心肌梗死
D. 稳定型劳力性心绞痛

E. 急性非 ST 抬高型心肌梗死

181. 下列应首先考虑急性心肌梗死可能的情况是
A. 患者虽无症状但Ⅲ导联出现 Q 波
B. 夜间发生心绞痛
C. 缺血性胸痛持续大于 30 min
D. 不明原因晕厥
E. 下肢深静脉血栓形成,患者突发胸痛、呼吸困难

182. 主要药理作用是扩张冠状动脉,增加冠状动脉血流的药物是
A. 氯沙坦
B. 美托洛尔
C. 卡托普利
D. 阿司匹林
E. 硝酸异山梨酯

183. 下列不是心肌梗死后二级预防药物的是
A. β受体阻滞剂
B. 调脂药
C. ACEI
D. ARB
E. 钙通道阻滞剂

184. 急性心肌梗死溶栓治疗的直接依据是
A. 多伴有斑块破裂
B. 多伴有闭塞性血栓形成且成分以纤维蛋白为主
C. 多伴有闭塞性血栓形成且成分以血小板为主
D. 多伴有闭塞性血栓形成且凝血酶激活
E. 多为严重的冠状动脉病变

185. 急性非 ST 段抬高型心肌梗死,以下处理方式不正确的是
A. 低分子肝素抗凝
B. 氯吡格雷抗血小板
C. 尿激酶溶栓
D. 有心源性休克时给予升压药维持血压
E. 三度房室传导阻滞时安置临时心脏起搏器

186. 心肌梗死的二级预防不包括
A. 戒烟
B. 降脂
C. 阿司匹林
D. ACEI
E. 短效钙通道阻滞剂

187. 急性冠脉综合征的病理基础最可能为
A. 冠状动脉狭窄
B. 冠状动脉内炎症
C. 冠状动脉痉挛
D. 冠状动脉内粥样斑块破裂、出血、不全或完全血栓形成
E. 冠状动脉粥样斑块形成

188. 下列不是心肌梗死溶栓禁忌证的是
A. 出血性脑卒中
B. 主动脉夹层
C. 年龄大于 75 岁
D. 头皮血肿
E. 严重肾功能不全

189. 冠心病心绞痛发生的原因是
A. 主动脉瓣狭窄
B. 梅毒性主动脉炎
C. 主动脉瓣闭锁不全
D. 肥厚型心肌病
E. 冠状动脉粥样硬化

190. 冠状动脉粥样硬化,最常受累的动脉分支是
A. 右冠状动脉主干
B. 左冠状动脉主干
C. 右冠状动脉内旋支
D. 左冠状动脉内旋支
E. 左冠状动脉前降支

191. 男性,60岁,冠心病患者,行直接支架植入术过程中突然出现胸痛、胸闷、烦躁、呼吸困难,血压70/50 mmHg,两肺呼吸音清,心界向两侧扩大,心率125次/分,心音减弱,各瓣膜听诊区未闻及杂音。该患者最可能的诊断是
A. 心包压塞
B. 心肌梗死
C. 肺栓塞
D. 主动脉窦瘤破裂
E. 血气胸

192. 男性,72岁,因活动后心悸、气短2周入院。查体:BP 145/90 mmHg,心界扩大,心率110次/分,心音减弱,可闻及舒张期奔马律。1年前曾行冠状动脉造影示三支血管严重病变。最可能的诊断是
A. 高血压性心脏病
B. 缺血性心肌病
C. 甲状腺功能亢进性心肌病
D. 原发性扩张型心肌病
E. 炎症性心肌病

193. 男性,68岁,因患急性广泛前壁心肌梗死合并急性肺水肿入院,下列药物不宜应用的是
A. 美托洛尔
B. 吗啡
C. 硝酸甘油
D. 呋塞米
E. 硝普钠

194. 男性,68岁,因胸痛、呼吸困难以急性广泛前壁心肌梗死合并急性肺水肿入院,下列药物应作为首选的是
A. 毛花苷丙
B. 吗啡
C. 硝酸甘油
D. 呋塞米
E. 硝普钠

195. 男性,68岁,2周前曾发生急性心肌梗死,现出现心前区跳动性疼痛,闻及心包摩擦音,肌钙蛋白正常。治疗首选
A. 异烟肼
B. 阿司匹林
C. 糖皮质激素
D. 地高辛
E. 呋塞米

196. 男性,48岁,突发胸痛,怀疑急性心肌梗死。下列对心肌梗死的诊断最可靠的是
A. ST段抬高
B. 冠状T波
C. aVR导联呈QS型
D. CK-MB
E. 肌钙蛋白

197. 急性广泛前壁心肌梗死患者,75岁,发病3 h入院,首选的治疗是
A. 尿激酶
B. 替罗非班
C. 低分子右旋糖酐
D. 利多卡因
E. 硝酸甘油

198. 男性,72岁,突发胸闷,呼吸困难,不能平卧,四肢厥冷,急诊心电图示广泛前壁心肌梗死。查体:血压60/40 mmHg,心率128次/分。出现低血压的最可能的原因是
A. 心源性休克
B. 急性左心衰竭
C. 低血容量性休克
D. 迷走血管性休克
E. 心律失常

199. 男性,32岁,因发作性胸闷就诊,既往患高血压、糖尿病,吸烟12年,其父母均患冠心病。该患者患冠心病的危险因素不包括

A. 青年男性
B. 高血压病
C. 吸烟
D. 冠心病家族史
E. 糖尿病

200. 女性,65 岁,冠心病患者,有过心绞痛病史,病情较稳定,近半个月来心绞痛频繁发作,每日发作 3～4 次且发作时间延长。心电图示:V_3～V_6导联 ST 段水平型压低 1 mV, T 波倒置,发作停止后 ST 段即恢复。心肌酶谱仍在正常范围。应考虑为
A. 稳定型心绞痛
B. 恶化型心绞痛
C. 变异型心绞痛
D. 急性心肌梗死
E. 急性冠状动脉供血不全

201. 以下瓣膜病变常发生晕厥的是
A. 二尖瓣狭窄
B. 二尖瓣关闭不全
C. 主动脉瓣狭窄
D. 主动脉瓣关闭不全
E. 三尖瓣关闭不全

202. 以下疾病的胸片显示肺血减少的是
A. 二尖瓣关闭不全
B. 主动脉瓣关闭不全
C. 二尖瓣狭窄
D. 肺动脉瓣狭窄
E. 主动脉瓣狭窄

203. 二尖瓣狭窄发生大咯血时以下处理不正确的是
A. 采取坐位或患侧卧位
B. 酚妥拉明
C. 垂体后叶素
D. 利尿
E. 镇静

204. 二尖瓣球囊成形术的适应证有
A. 心功能Ⅱ～Ⅲ级
B. 瓣口面积 1.5～2.0 cm^2
C. 年龄 65 岁
D. 轻度二尖瓣狭窄
E. 近期有风湿活动

205. 风湿性心脏病伴重度二尖瓣狭窄严重的并发症是
A. 心房颤动
B. 脾栓塞
C. 急性肺水肿
D. 右心功能衰竭
E. 感染性心内膜炎

206. 下列哪项说明主动脉瓣关闭不全系风湿性?
A. 左心室乳头肌、腱索反射增强钙化
B. 主动脉瓣增厚钙化
C. 主动脉瓣根部扩张
D. 主动脉瓣与二尖瓣叶增厚钙化、缩短,二尖瓣口面积<1.2 cm^2
E. 主动脉瓣呈二叶瓣

207. 二尖瓣关闭不全的血流动力学障碍可引起下列哪种改变?
A. 左心房扩大
B. 左心房和右心室扩大
C. 左心室扩大
D. 左心房和左心室扩大
E. 全心扩大

208. 下列结果说明主动脉瓣关闭不全系风湿性的是
A. 主动脉瓣短缩,增厚粘连伴狭窄
B. 主动脉瓣环扩张
C. 主动脉瓣呈二叶瓣
D. 主动脉瓣增厚钙化
E. 主动脉瓣根部扩张

209. 为尽量减少心房颤动患者发生体循环栓塞的风险,应首选的药物是
A. 阿司匹林
B. 华法林
C. 氯吡格雷
D. 低分子肝素
E. 普通肝素

210. 诊断先天心血管疾病与心脏瓣膜病最可靠、最有价值的检查方法是
A. 放射性核素扫描
B. 胸部X线检查
C. 心电图和动态心电图
D. 超声心动图
E. 胸部CT

211. 女性,35岁,活动后心慌、气短2年,心功能评定为Ⅲ级,心尖区可闻及舒张期隆隆样杂音及二尖瓣开瓣音。超声心动图示单纯二尖瓣狭窄,二尖瓣口面积$<1.2\ cm^2$,目前无风湿活动和感染的表现。该患者最佳的治疗方案是
A. β受体阻滞剂
B. 经皮二尖瓣球囊成形术
C. 人工瓣膜置换术
D. 地高辛治疗
E. 利尿剂治疗

212. 女性,38岁,诊断为风湿性心脏病二尖瓣狭窄合并关闭不全,患者出现心悸、气短、下肢水肿,给予地高辛0.25 mg/d,间断服氢氯噻嗪已2个月,心电图示室性期前收缩二联律。治疗上应采取的措施首选为
A. 继续地高辛0.25 mg/d,观察
B. 加大地高辛用量
C. 加大利尿剂用量
D. 停用地高辛,给予钾盐和苯妥英钠
E. 钾盐

213. 对鉴别感染性心内膜炎和风湿活动最有帮助的选项是
A. 进行性贫血
B. 多汗
C. 血沉增快
D. 皮肤黏膜瘀点
E. 发热

214. 感染性心内膜炎最常发生于
A. 二尖瓣狭窄
B. 二尖瓣狭窄伴心房颤动
C. 无瓣膜病变者
D. 二尖瓣关闭不全或主动脉瓣病变
E. 房间隔缺损

215. 女性,38岁,既往有风湿性心脏病病史,近2周有持续性发热,全身乏力、食欲缺乏,经检查初步诊断为亚急性细菌性心内膜炎,则在体格检查中不可能有
A. 皮肤、口腔黏膜上的瘀点
B. 心脏杂音可无改变
C. 严重贫血
D. 环形红斑
E. 指(趾)甲下点片状出血

216. 男性,40岁,8个月前行二尖瓣机械瓣置换术,近1个月出现发热,体温波动在37.8～38.8℃,化验Hb 82 g/L,尿RBC 5～6个/HP,血培养结果未回报。治疗应首选的药物是
A. 青霉素
B. 链霉素
C. 头孢菌素
D. 两性霉素
E. 氯霉素

217. 女性,22岁,发热1个月余。查体:贫血貌,心率100次/分,胸骨左缘3、4肋间3/6级收缩期杂音伴震颤,血红蛋白70 g/L,血沉20 mm/h,血培养一次未找到细菌,

最可能的诊断是
A. 亚急性感染性心内膜炎
B. 急性心肌炎
C. 风湿性心脏病
D. 风湿活动
E. 再生障碍性贫血

218. 男性，35 岁，反复活动后心悸、气促、下肢水肿半年。查体：双肺底少许湿性啰音。心脏明显扩大，心率 110 次/分，律齐，可闻及舒张期奔马律。肝肋下 3 cm，下肢水肿(＋)，超声心动图示全心扩大，室壁运动呈弥漫性减弱，心包少量积液，尿蛋白(＋)。最可能的诊断是
A. 慢性肾炎
B. 缺血性心肌病
C. 肝硬化
D. 扩张型心肌病
E. 结核性心包炎

219. 关于右心室心肌病，下列说法错误的是
A. 多数患者表现为右心衰竭
B. 多数患者表现为全心衰竭
C. 常发生室性心律失常
D. 部分患者可无症状
E. 可以引起猝死

220. 急性病毒性心肌炎在下列情况下不宜用糖皮质激素的是
A. 高度房室传导阻滞
B. 存在自身免疫情况
C. 合并心源性休克
D. 症状较轻伴肺部感染
E. 频发急性左心衰竭

221. 男性，35 岁，心悸、气促半年。心脏扩大，心音减弱，舒张期奔马律，双肺少许湿啰音，肝大，下肢水肿。B 超提示全心扩大明显。该患者所患疾病最常见的死因为
A. 严重心律失常
B. 心力衰竭
C. 肺栓塞
D. 心脏骤停
E. 心源性休克

222. 男性，30 岁，因晕厥就诊，查体胸骨左缘第 3、4 肋间有收缩期喷射性杂音，超声心动图示室间隔与左心室后壁增厚，其比值＞1.3。最可能的诊断是
A. 房间隔缺损
B. 主动脉瓣狭窄
C. 高血压性心脏病
D. 肥厚型心肌病
E. 室间隔缺损

223. 男性，27 岁，3 周前发热伴咽痛流涕，1 周来感活动后心悸、气促，查体：双肺无异常，心界不大，心率 105 次/分，偶有期前收缩，心音减弱，各瓣区无杂音，心电图示偶发室性期前收缩，白细胞 6.3×10^9/L，CK－MB 升高。最可能的诊断是
A. 急性心肌炎
B. 不稳定型心绞痛
C. 扩张型心肌病
D. 炎症性心肌病
E. 急性心包炎

224. 男性，54 岁，高血压病史 14 余年，超声心动图检查显示，左心室游离壁和室间隔厚度均为 19 mm，左心室内径 48 mm。首先应考虑的诊断是
A. 非梗阻性肥厚型心肌病
B. 高血压心脏病
C. 冠状动脉粥样硬化性心脏病
D. 限制型心肌病
E. 风湿性心脏病

225. 男性，27 岁，劳动时常有胸闷、气短等症状，喜下蹲，多次在激动、突然站立时晕厥。查体：胸骨左缘第 3、4 肋间闻及 3

级喷射性收缩期杂音，超声心动图示室间隔肥厚和二尖瓣前叶在收缩前期前移。应给予的处理不包括
A. 可予以硝酸盐或利尿剂减轻肺淤血
B. 可用β受体阻滞剂(即使合并肺水肿)
C. 还可以用钙通道阻滞剂改善心脏舒张功能
D. 安置DDD或VVI起搏器，可减轻流出道梗阻
E. 化学消融可能是最好的治疗手段

226. 男性，48岁，心慌气短、双下肢水肿1年余。体格检查可见心脏向两侧扩大，心尖区可闻及奔马律，心肌核素检查可见舒张末期和收缩末期左心室容积增大，左心室射血分数降低，且核素心肌显像显示左心室壁呈灶性散在性放射性减低区。最可能的诊断是
A. 心包积液
B. 病毒性心肌炎
C. 扩张型心肌病
D. 风湿性心脏病
E. 冠状动脉粥样硬化性心脏病

227. 女性，30岁，2年来常有心悸、胸闷，心电图示频发室性期前收缩，超声心动图示左心室腔增大。为确诊为原发性心肌病或病毒性心肌炎持续感染状态，最具有诊断意义的检查是
A. 心电图
B. 超声心动图
C. 心肌活检
D. X线胸片
E. 左心导管及心血管造影

228. 下述各项中不符合心脏压塞表现的是
A. 呼吸困难
B. 血压下降或休克
C. 奇脉
D. 颈静脉怒张
E. 脉压增大

229. 缩窄性心包炎最有效的治疗方法是
A. 抗感染治疗
B. 心包穿刺
C. 洋地黄类
D. 心包切除术
E. 激素治疗

230. 缩窄性心包炎最具特异性的体征是
A. 心包叩击音
B. 奇脉
C. 颈静脉怒张
D. 水肿
E. 肝大

231. 慢性缩窄性心包炎确诊后应
A. 强心治疗
B. 心包穿刺
C. 抗结核治疗
D. 激素治疗
E. 充分准备后尽早手术

232. 急性心包炎时典型的心包摩擦音特点是
A. 心尖部最清楚
B. 短促收缩期单相的粗糙杂音
C. 瘦弱体型杂音减弱
D. 仰卧位比俯卧位明显
E. 以上都不是

233. 肺源性心脏病右心衰竭与心包积液的鉴别要点为
A. 肝大
B. 心脏增大
C. 血压下降与奇脉
D. 心动过速
E. 颈静脉怒张

234. 主动脉夹层一旦诊断明确，应立即采取的措施是

A. 止痛、降压
B. 升压药以维持血压
C. β受体激动剂
D. 急症手术
E. 洋地黄减慢心率

235. 男性，45 岁，既往有高血压病史，突然出现剧烈撕裂状胸痛，呈持续性，累及背部。查体：血压 170/95 mmHg，心率 90 次/分，双肺无异常。最可能的诊断是
A. 不稳定型心绞痛
B. 急性心肌梗死
C. 肺动脉栓塞
D. 急性心包炎
E. 主动脉夹层

236. 女性，60 岁，慢性肺源性心脏病、顽固性心力衰竭，经综合治疗及强心、利尿效果不佳，应进一步采取的措施是
A. 人工呼吸机
B. 应用血管扩张剂
C. 加大强心、利尿药剂量
D. 高压氧治疗
E. 给予激素

237. 慢性肺心病出现右心衰竭时，以下哪项可能不是心衰的表现？
A. 双肺底湿啰音
B. 肝肿大和压痛
C. 双下肢水肿
D. 胸腔积液
E. 肝颈静脉回流征阳性

238. 男性，67 岁，高血压 20 年，近 2 周自觉头晕、头痛症状明显，血压明显增高，降压药物治疗疗效差，血压 170/120 mmHg，血 Cr 316 μmol/L，尿常规蛋白(++)，超声检查左肾长径 8.6 cm，右肾长径10.95 cm。最可能的诊断是
A. 高血压合并高血压性肾损害
B. 高血压合并慢性肾小球肾炎
C. 高血压合并急进性肾小球肾炎
D. 高血压合并肾动脉粥样硬化
E. 高血压合并急性肾小球肾炎

二、A3/A4 型题

(239～242 题共用题干)

男性，28 岁，活动后心悸、气促 1 年，2 年前有心肌炎病史。查体：血压 140/90 mmHg，心脏叩诊浊音界扩大，心尖搏动及第一心音减弱，心尖部有 3/6 级收缩期杂音，心率 110 次/分，频发期前收缩，双肺底少量湿啰音，颈静脉怒张，肝肋下 3 cm，双下肢轻度水肿，心电图示频发室性期前收缩。

239. 该病例最可能的诊断是
A. 风湿性心脏病，二尖瓣关闭不全
B. 扩张型心肌病
C. 缺血性心肌病
D. 高血压性心脏病
E. 甲亢性心脏病

240. 该病例主要与下列相鉴别的疾病是
A. 心包积液
B. 缩窄性心包炎
C. 限制型心肌病
D. 缺血性心肌病
E. 肥厚性心肌病

241. 为进一步确诊应进行的检查是
A. 血沉
B. 动态心电图
C. 超声心动图
D. X线胸片
E. 心肌酶谱

242. 不适合于该患者的治疗措施是
A. 钙通道阻滞剂
B. 利尿剂

C. ARB类
D. β受体阻滞剂
E. 血管紧张素转换酶抑制剂

(243～244 题共用题干)

男性,36 岁,患风湿性心脏病、二尖瓣关闭不全 10 年。2 天前"感冒"后发热、咽痛伴少许黄痰,遂去单位医务室静脉注射抗生素治疗,输液 1 h 后突然出现呼吸困难,咳粉红色泡沫痰。

243. 诊断考虑
A. 风湿性心脏病合并肺部感染
B. 风湿性心脏病合并感染性心内膜炎
C. 风湿性心脏病合并上呼吸道感染
D. 风湿性心脏病合并上呼吸道感染、急性肺水肿
E. 风湿性心脏病合并上呼吸道感染、输液反应

244. 病情突然加重的诱因是
A. 输液过快
B. 抗生素过敏
C. 风湿活动
D. 上呼吸道感染
E. 细菌性心内膜炎

(245～246 题共用题干)

男性,70 岁,高血压病史 20 年,间断头晕 10 年。查体:血压 160/80 mmHg,听诊胸骨右缘第 2 肋间 3/6 级收缩期粗糙喷射性杂音,向颈部传导。

245. 患者心脏杂音最可能的原因是
A. 风湿性主动脉瓣狭窄
B. 退行性主动脉瓣狭窄
C. 风湿性主动脉瓣关闭不全
D. 退行性主动脉瓣关闭不全
E. 梅毒性主动脉瓣狭窄

246. 患者行超声心动图检查最可能的结果为
A. 右心房扩大
B. 左心房扩大
C. 右心室扩大
D. 左心室扩大
E. 左心房、左心室扩大

(247～248 题共用题干)

男性,50 岁,有高血压病史 5 年,因近期未按时服药,2 小时前出现明显头痛、烦躁、心悸、多汗,面色苍白,视力模糊,血压 230/130 mmHg。

247. 可能的诊断为
A. 嗜铬细胞瘤
B. 高血压心力衰竭
C. 高血压危象
D. 高血压脑病
E. 高血压肾脏改变

248. 以上临床表现产生的主要原因是
A. 脑血管自身调节障碍
B. 交感神经兴奋及儿茶酚胺类物质分泌增多
C. 血循环中醛固酮增多
D. 血循环中皮质醇增高
E. 心房利钠因子减少

(249～250 题共用题干)

急性心肌梗死患者,住院第 3 天突然大汗、胸闷、血压下降,心电图示窦性心动过速。

249. 对患者目前的诊断,不考虑
A. 心脏游离壁破裂
B. 室间隔穿孔
C. 再梗死或梗死延展
D. 心肌梗死后综合征
E. 乳头肌断裂

250. 紧急处置中,不应包括

A. 应该迅速建立静脉通路
B. 立即进行冠状动脉造影
C. 应用升压药维持血压
D. 床旁超声检查明确诊断
E. 备好除颤器

(251～252 题共用题干)

患者男性，38 岁，心悸、气短，伴双下肢水肿 6 个月，胸部体检双肺底可闻及细小湿啰音，心脏向左下扩大，心音低钝，心尖区可闻及 3/6 级收缩期吹风样杂音，肝大，否认发热和游走性关节肿痛史。

251. 首先应考虑的诊断是
A. 风湿性心脏病
B. 先天性心脏病
C. 扩张型心肌病
D. 急性病毒性心肌炎
E. 冠状动脉粥样硬化性心脏病

252. 为明确诊断，首先应选的辅助检查是
A. 心肌酶学检查
B. 超声心动图
C. 心导管检查和心血管造影
D. 胸部 X 线检查
E. 心电图

(253～254 题共用题干)

患者男性，52 岁，近 4 个月出现心悸、胸痛，间断出现黑矇，体格检查心界不大，在胸骨左缘第 3、4 肋间可闻及收缩期喷射性杂音，冠状动脉造影检查未见异常。

253. 首先应考虑的诊断是
A. 先天性心脏病
B. 风湿性心脏瓣膜病
C. 冠状动脉粥样硬化性心脏病
D. 扩张型心肌病
E. 肥厚型梗阻性心肌病

254. 为了鉴别诊断，下列均可能使该杂音减弱除外
A. 使用 β 受体阻滞剂
B. 含服硝酸甘油
C. 下蹲位
D. 体育运动
E. 举腿

(255～256 题共用题干)

患者男性，31 岁，主诉心前区刀割样疼痛、咳嗽，呼吸时加重。体检：体温 37℃，可闻及心包摩擦音。血 WBC 18×10^9/L，心电图示多数导联 ST 段弓背向下型抬高。追问病史，2 周前有上呼吸道感染史。

255. 此时考虑最有可能的诊断为
A. 结核性心包炎
B. 急性非特异性心包炎
C. 风湿性心包炎
D. 急性化脓性心包炎
E. 急性心肌梗死

256. 该患者心包积液的性质或特点应为
A. 量较少
B. 积液为脓性
C. 不能找到化脓性细菌
D. 淋巴细胞为主
E. 以上都不对

(257～258 题共用题干)

男性，28 岁，发热 1 个月，伴心悸、胸痛、气促、下肢水肿 1 周。查体：血压 90/70 mmHg，颈静脉怒张，心界向两侧扩大，心音低而遥远，左肩胛骨下闻及支气管呼吸音，肝大，肋下 2 cm，双下肢水肿。超声心动图示心包腔内液性暗区 1.0 cm，X 线检查示心影向两侧扩大。

257. 最可能的诊断为
A. 充血性心力衰竭

B. 肝硬化
C. 扩张性心肌病
D. 心包积液
E. 病毒性心肌炎

258. 为确诊应做何种检查?
A. 超声心动图
B. 心电图
C. 血培养
D. 心包穿刺抽液检查
E. 血生化检查

(259～262题共用题干)

女性,56岁,发现高血压6年,无明显诱因突感胸部刀割样剧烈疼痛1 h,并向胸背部放射,伴有大汗、焦虑、面色苍白。

259. 最可能的诊断是
A. 肺栓塞
B. 心绞痛发作
C. 主动脉夹层
D. 气胸
E. 心肌梗死

260. 有诊断意义的辅助检查是
A. 心电图
B. 超声心动图
C. 胸部X线平片
D. 磁共振显像
E. 心肌核素显像

261. 需要与其鉴别的疾病不包括
A. 急性冠状动脉综合征
B. 急性心包炎
C. 肺栓塞
D. 急性无夹层的主动脉瓣反流
E. 气胸

262. 紧急治疗措施不包括
A. 吗啡肌注
B. 应用血管扩张剂和β受体阻滞剂
C. 加快补液速度
D. 介入手术治疗
E. 鼻导管吸氧

(263～265题共用题干)

男性,67岁,因先兆晕厥行颈动脉窦按摩检查。

263. 颈动脉窦按摩的原理是
A. 提高迷走神经张力,减慢窦房冲动发放频率
B. 提高迷走神经张力,缩短房室结传导时间
C. 提高迷走神经张力,缩短房室结不应期
D. 提高交感神经张力,缩短房室结传导时间
E. 提高交感神经张力,减慢窦房冲动发放频率

264. 有关颈动脉窦按摩方法的描述,不正确的是
A. 患者取平卧位,尽量伸展颈部,头部转向对侧
B. 轻轻推开胸锁乳突肌,在下颌角处触及颈动脉搏动,先以手指轻触并观察患者反应
C. 如无心律变化,继续以轻柔的按摩手法逐渐增加压力,持续约5 s
D. 如心律仍无变化,可双侧同时施行
E. 按摩前应在颈部听诊,如听到颈动脉嗡鸣音应禁止施行

265. 假设此患者发作窄QRS波心动过速,对颈动脉窦按摩的反应,不正确的是
A. 窦性心动过速对颈动脉窦按摩的反应是心率逐渐减慢,停止按摩后恢复至原来水平
B. 房室结参与的折返性心动过速的反应

可能为心动过速突然终止

C. 心房扑动的反应是心室率减慢，房率与室率可呈(2～4)∶1的比例变化，但心房扑动依然存在

D. 心房颤动的反应是心室率加快，但心房颤动依然存在

E. 房性心动过速的反应是可出现文氏下传，但房性心动过速依然存在

(266～268 题共用题干)

某一青年学生健康体检时，心电图示心室率 65 次/分，PR 间期为 0.26 s，QRS－T 波群未见异常。

266. 心电图的诊断为

A. 一度房室传导阻滞
B. 窦性心动过缓
C. 二度Ⅰ型窦房传导阻滞
D. 三度房室传导阻滞
E. 二度Ⅰ型房室传导阻滞

267. 正确的处理为

A. 阿托品
B. 置入临时心室起搏器
C. 经食管心房起搏
D. 不需要治疗
E. 持续静脉滴注异丙肾上腺素

268. 应与之鉴别的情况是

A. 交界性期前收缩
B. 室性期前收缩
C. 二度窦房传导阻滞
D. 一度窦房传导阻滞
E. 房室结双径路

(269～270 题共用题干)

男性，60 岁，突然感到心前区闷痛，伴心悸 3 h，自服硝酸甘油 1 片，疼痛未能缓解。做心电图检查，显示如下图所示：

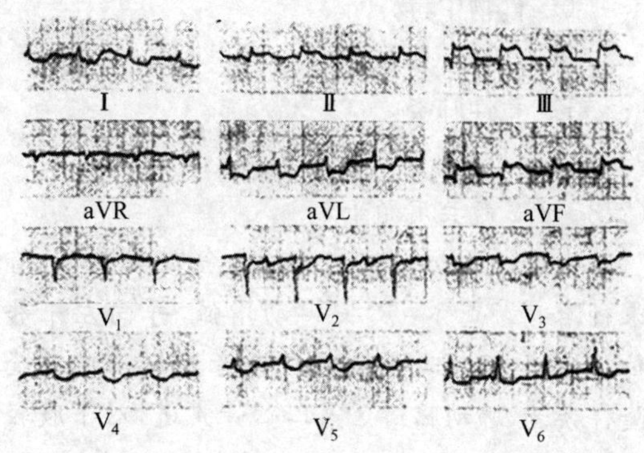

269. 该患者的诊断是

A. 心绞痛
B. 急性心包炎
C. 急性心肌梗死
D. 心肌病
E. 心肌炎

270. 根据心电图显示，心脏病变部位是

A. 前壁
B. 下壁
C. 正后壁
D. 前间壁
E. 后壁

(271～272 题共用题干)

老年男性，诊断冠心病 5 年，咳嗽 1 周，诉上腹痛、呕吐 2 h，伴气短，难以平卧，查体血压 100/70 mmHg。患者有出冷汗。

271. 最不应该遗漏的检查是

A. 胸部 X 线
B. 心电图
C. 肌钙蛋白
D. 血尿淀粉酶
E. 电解质检查

272. 患者的诊断不应忽视哪种疾病的可能性?

A. 糖尿病酮症酸中毒
B. 急性糜烂性胃炎

C. 食物中毒
D. 急性心肌梗死
E. 急性肺炎

(273～277题共用题干)

男性,34岁。劳力性心悸、气促5年,一直未行治疗。查体:心尖搏动增强,并向左下移位,心尖区可闻及全收缩期杂音和舒张中期隆隆样杂音,肺动脉瓣区第二心音亢进,双下肢轻度水肿。

273. 患者可初步诊断为
A. 动脉导管未闭
B. 室间隔缺损
C. 法洛四联症
D. 主动脉瓣狭窄
E. 主动脉瓣关闭不全
F. 二尖瓣狭窄、二尖瓣关闭不全

274. 患者目前最可能是并发了
A. 脾功能亢进
B. 过敏性紫癜
C. 急性感染性心内膜炎
D. 亚急性感染性心内膜炎
E. 急性白血病
F. 再生障碍性贫血

275. 首先应进行的检查是(多选)
A. 心电图
B. X线胸片
C. 超声心动图
D. 血培养
E. 骨髓穿刺
F. 免疫学检查

276. 下一步应该采取的治疗措施是
A. 尽快手术治疗
B. 调整抗生素,并加大剂量
C. 待血培养阴性后手术
D. 待尿常规恢复正常后手术
E. 待肺部感染控制后手术
F. 待偏瘫症状改善后手术

277. 术中血培养和赘生物培养都有金黄色葡萄球菌生长,术后静脉用敏感抗生素应持续
A. 不超过1周
B. 1～2周
C. 2～4周
D. 4～6周
E. 6～8周
F. 连续8周以上

(278～281题共用题干)

男性,12岁。自幼发现心脏杂音,平素易感冒。查体:胸骨左缘第2肋间收缩期轻震颤及杂音。心脏彩超提示:降主动脉及肺动脉之间可见分流。

278. 最可能的诊断是
A. 动脉导管未闭
B. 高位室间隔缺损
C. 主动脉窦瘤破裂
D. 肺动脉口狭窄
E. 主动脉狭窄

279. 近2周来感冒后反复出现寒战、高热,无明显胸痛,偶有咳嗽、咳痰。CT检查提示肺动脉内可见赘生物。最有可能的是
A. 肺部感染
B. 败血症
C. 细菌性心内膜炎
D. 风湿热
E. 上呼吸道感染

280. 根据目前情况,应于何时手术?
A. 立刻手术治疗
B. 控制感染后半年
C. 控制感染后1周
D. 控制感染后6周

E. 控制感染后 3 个月

281. 抗感染治疗不久，先后两次出现周围小动脉栓塞，此时应采取
A. 即刻行手术治疗
B. 更换抗生素
C. 即刻予以抗凝治疗
D. 进行溶栓治疗
E. 继续原有治疗

（282～284 题共用题干）

男性，71 岁，反复咳嗽、咳痰 30 年，气喘 15 年，加重伴下肢水肿 6 天入院。高血压病史 15 年，最高血压 150/100 mmHg。查体：T 38.1℃，口唇发绀，BP 135/85 mmHg，双下肺散在湿啰音和哮鸣音，肝肋下 3 cm，肝颈静脉回流征阳性，双下肢水肿，WBC 9.3×10^9/L，N 78%。

282. 该患者最可能的诊断是
A. 支气管哮喘
B. 右心衰
C. 慢性阻塞性肺病
D. 支气管扩张
E. 肺结核

283. 发生机制是
A. 水钠潴留
B. 淋巴回流障碍
C. 体循环淤血
D. 毛细血管通透性增加
E. 继发性醛固酮增多

284. 符合该患者 ECG 主要表现不包括
A. 胸前导联顺钟向转位
B. 电轴右偏
C. V_1 R/S≥1
D. 肢体导联低电压
E. 肺型 P 波

（285～286 题共用题干）

心脏各部位的厚度不同，正常人心脏左心室壁最厚，右心室壁次之，心房壁最薄。

285. 左心室壁厚度大约是
A. 17～19 mm
B. 15～17 mm
C. 13～15 mm
D. 11～13 mm
E. 8～11 mm

286. 右心室壁厚度大约是
A. 左心室壁厚度的 3/4
B. 左心室壁厚度的 1/2
C. 左心室壁厚度的 1/3
D. 左心室壁厚度的 1/4
E. 左心室壁厚度的 1/5

（287～289 题共用题干）

男性，62 岁，阵发性胸闷、气短 1 个月。常规心电图示窦性心动过缓。动态心电图发现夜间有显著的窦性心动过缓伴交界性逸搏心律。

287. 此患者显示出的起搏点位于
A. 窦房结、房室交界区
B. 窦房结、心室内特殊传导纤维
C. 房室结、心室内特殊传导纤维
D. 希氏束、心室内特殊传导纤维
E. 心房内特殊传导纤维、心室内特殊传导纤维

288. 有关房室结的描述，正确的是
A. 位于房间隔上方、左心房面 Koch 三角内的心内膜下，其自主神经支配主要来源于右侧
B. 位于房间隔上方、右心房面 Koch 三角内的心内膜下，其自主神经支配主要来源于左侧
C. 位于房间隔下方、左心房面 Koch 三角内的心内膜下，其自主神经支配主要

来源于左侧

D. 位于房间隔下方、右心房面 Koch 三角内的心外膜下,其自主神经支配主要来源于右侧

E. 位于房间隔下方、右心房面 Koch 三角内的心内膜下,其自主神经支配主要来源于左侧

289. 房室交界区的功能有

A. 起搏功能

B. 传导功能

C. 传导延迟作用

D. 过滤冲动作用

E. 以上都是

(290~292 题共用题干)

房室结是心脏传导的“交通枢纽”,其位置及功能非常重要。

290. 房室结位于

A. 房间隔下方,右心房面心内膜下

B. 房间隔下方,左心房面心内膜下

C. 房间隔上方,右心房面心内膜下

D. 室间隔上方,左心房面心内膜下

E. 室间隔下方,右心房面心内膜下

291. 正常房室结的传导特性

A. 仅能单向传导

B. 多具有双向传导

C. 常有双径路传导

D. 常有多径路传导

E. 无递减传导

292. 关于房室结的描述,正确的是

A. 房室结内呈网状排列的纤维使传导速度加快

B. 房室交界区的神经支配以交感神经占优势

C. 房室结的传导速度快于普肯耶纤维

D. 房室结的血液供应主要来源于右冠状动脉的房室结动脉

E. 房室交界区无起搏功能

(293~295 题共用题干)

男性,25 岁,动态心电图记录到白天清醒时的平均心率为 85 次/分,夜间睡眠时的平均心率为 55 次/分。

293. 夜间睡眠时,平均心率下降的机制是

A. 心脏迷走神经兴奋,窦房结的自律性增高

B. 心脏交感神经兴奋,窦房结的自律性降低

C. 心脏迷走神经兴奋,窦房结的自律性降低

D. 心脏交感神经兴奋,窦房结的自律性增高

E. 以上都不是

294. 窦房结位于

A. 上腔静脉与右心房结合部的心外膜下约 1 mm

B. 下腔静脉与右心房结合部的心外膜下约 2 mm

C. 上腔静脉与左心房结合部的心外膜下约 1 mm

D. 下腔静脉与右心房结合部的心内膜下约 2 mm

E. 上腔静脉与左心房结合部的心内膜下约 1 mm

295. 关于正常窦房结的描述,正确的是

A. 其内有发放起搏信号的 T 细胞,频率 60~100 次/分,血供来自窦房结动脉

B. 其内有发放起搏信号的 P 细胞,频率 40~60 次/分,血供来自房室结动脉

C. 其内有发放起搏信号的 T 细胞,频率 60~100 次/分,血供来自房室结动脉

D. 其内有发放起搏信号的 P 细胞,频率 40~60 次/分,血供来自窦房结动脉

E. 其内有发放起搏信号的 P 细胞，频率 60～100 次/分，血供来自窦房结动脉

(296～298 题共用题干)

男性，18 岁，身高 158 cm，体重102 kg。因手臂肌肉拉伤住院，常规检查心电图。

296. 患者 QRS 波群振幅可能
A. 较正常明显增高
B. 较正常增高
C. 同正常一样
D. 较正常减低
E. 以上都不对

297. 该患者 QRS 波群振幅发生变化最可能的原因为
A. 男性
B. 年轻
C. 肥胖
D. 手臂肌肉拉伤
E. 体型矮小

298. 引起 QRS 波群振幅减低还可见于
A. 皮下气肿
B. 肺气肿
C. 胸腔积液
D. 全身明显水肿
E. 以上都是

(299～301 题共用题干)

患者男性，47 岁。饮酒后剧烈胸痛伴大汗 40 min，急查心电图示Ⅱ、Ⅲ、aVF 导联 ST 段弓背向上抬高 0.2～0.3 mV，ST-T 呈单向曲线，aVL、V_5、V_6 导联 ST 段抬高 0.1～0.2 mV，相关导联未见坏死性 Q 波。

299. 根据病史及心电图改变，应首先考虑为
A. 急性前侧壁心肌梗死
B. 急性下壁非 Q 波型心肌梗死
C. 急性下壁 ST 段抬高心肌梗死
D. 急性心包炎
E. 急性下壁、侧壁 ST 段抬高型心肌梗死

300. 行 PCI 术治疗，该患者最可能涉及的相关冠状动脉是
A. 右冠状动脉
B. 左前降支
C. 左回旋支
D. 左主干
E. 肺动脉

301. 如果心电图仅显示Ⅱ、Ⅲ、aVF 导联抬高，伴 aVL 导联 ST 段下移，Ⅲ导联 ST 段抬高大于Ⅱ导联 ST 段抬高，则梗死相关动脉最可能为
A. 右冠状动脉
B. 左主干
C. 左前降支
D. 左回旋支
E. 左前降支的第一对角支

(302～305 题共用题干)

男性，49 岁，发作性胸骨后疼痛 2 天，含服硝酸甘油可缓解，1 h 前再发胸痛伴大汗，含服硝酸甘油不能缓解就诊，急查心电图示 V_1～V_3 导联 ST 段抬高 0.5～0.8 mV，呈单向曲线，未见坏死性 Q 波。

302. 应首先考虑为
A. 急性前间壁 ST 段抬高型心肌梗死
B. 急性心包炎
C. 变异型心绞痛
D. 急性前壁心肌梗死
E. 急性肺动脉栓塞

303. 该类型患者最佳的溶栓时间是
A. 6～12 h
B. ≤6 h
C. ≤12 h
D. ≤24 h

E. ≤48 h

304. 提示药物溶栓后冠状动脉再通的心电图表现是
A. T 波倒置>0.05 mV
B. 溶栓 24 h 内 ST 段回落>20%
C. 溶栓 2 h 内 ST 段回落≥50%,24 h 内 ST 抬高的导联出现 T 波倒置>0.1 mV
D. 出现房性心律失常
E. ST 段持续抬高

305. 如果 ST 段抬高持续时间>2 个月,抬高幅度≥0.2 mV,同时伴有坏死性 Q 波,则高度提示
A. 再次心肌梗死
B. 室壁瘤形成
C. 心肌梗死后综合征
D. 冠状动脉溶栓未通
E. 心脏破裂

三、B1 型题

(306～307 题共用备选答案)
A. 奎尼丁
B. 利多卡因
C. 维拉帕米
D. 直流电复律
E. 安置临时起搏器

306. 慢性充血性心力衰竭并发室性心律失常应使用

307. 急性心肌梗死后三度房室传导阻滞伴血流动力学障碍应使用

(308～312 题共用备选答案)
A. 提前出现的 QRS 波群,宽大畸形
B. P 波与 QRS 波群无关
C. PR 间期逐渐延长,继之 QRS 波群脱落,呈周期性
D. PR 间期固定,时有 QRS 波群脱落
E. PR 间期延长

308. 室性期前收缩的特点是

309. 三度房室传导阻滞的特点是

310. 一度房室传导阻滞的特点是

311. 二度Ⅰ型房室传导阻滞的特点是

312. 二度Ⅱ型房室传导阻滞的特点是

四、X 型题

313. 原发性高血压可引起心脏的哪些改变?
A. 左心室肥厚
B. 冠状动脉硬化
C. 主动脉扩张
D. 心尖搏动增强
E. 右心室扩大,二尖瓣开瓣拍击音

314. 动脉粥样硬化的特点包括
A. 纤维组织增生和钙质沉着
B. 局部有脂质和复合糖类积聚
C. 斑块破裂,局部血栓形成
D. 动脉中层的逐渐退变
E. 继发性病变有斑块内出血

315. 动脉粥样硬化主要危险因素有
A. 血脂异常
B. 吸烟
C. 糖尿病和糖耐量异常
D. 血压
E. 年龄、性别

316. 动脉粥样硬化最早出现病变的部位在
A. 肺动脉
B. 主动脉前壁

C. 主动脉后壁
D. 下肢动脉
E. 肋间动脉开口

317. 主动脉粥样硬化临床表现有
A. X线片示主动脉结向左上方凸出
B. 脉压增宽
C. 桡动脉触诊可类似促脉
D. 收缩期血压升高
E. X线片示片状或弧状钙质沉着

318. 下肢动脉粥样硬化患者行走时可发生腓肠肌
A. 痉挛
B. 萎缩
C. 冰凉
D. 疼痛
E. 麻木

319. 急性冠脉综合征包括
A. 非Q波性急性心肌梗死
B. Q波性急性心肌梗死
C. 不稳定型心绞痛
D. ST段抬高型心肌梗死
E. 非ST段抬高型心肌梗死

320. 关于稳定型心绞痛的临床特点，正确的是
A. 心前区刀割样疼痛
B. 持续数分钟
C. 前胸压榨性疼痛
D. 休息或用硝酸酯制剂后消失
E. 可放射至心前区和左上肢尺侧

321. 心绞痛发作之前最常见的改变有
A. 心率增快
B. 血压降低
C. 血压增高
D. 心率减慢
E. 肺动脉压升高

322. 心绞痛发作时可发生的变化有
A. 左心室收缩压下降
B. 心搏量和心输出量减低
C. 左心室舒张末期压和血容量增加
D. 左心室收缩力降低
E. 左心室射血速度减慢

323. 稳定型心绞痛发作时体征可见
A. 第三心音奔马律
B. 心率增快
C. 皮肤冷汗
D. 表情焦虑
E. 血压升高

324. 稳定型心绞痛发作时的心电图表现为
A. ST段移位
B. PR间期延长
C. 电轴左偏
D. P波高尖
E. T波倒置

325. 硝酸酯制剂在治疗心绞痛时，主要作用为
A. 降低心排血量和血压
B. 扩张冠状动脉，降低阻力
C. 扩张周围血管，减少静脉回流
D. 减低心脏前后负荷和心肌的需氧
E. 降低心室容量

326. β受体阻滞剂治疗心绞痛时，应特别注意
A. 停药时应逐步减量
B. 此类药物可出现视力障碍、皮疹等不良反应
C. 心动过缓、房室传导阻滞者忌用
D. 低血压、支气管哮喘者忌用
E. β受体阻滞剂与硝酸酯类合用有协同作用，用量应偏小

327. 不稳定型心绞痛高危组包括
A. 静息心绞痛ST段下移<1 mm
B. 就诊前48 h内反复发作

C. 静息心绞痛 ST 段下移>1 mm
D. 持续时间>20 min
E. 持续时间<20 min

328. 心肌梗死心脏体征可见
A. 可出现第四心音奔马律
B. 心尖部第一心音减弱
C. 10%～20%的患者在起病第2～3天出现心包摩擦音
D. 心尖区可出现粗糙的收缩期杂音
E. 可伴收缩中晚期喀喇音

329. 心绞痛与急性心肌梗死的鉴别诊断要点包括
A. 心力衰竭
B. 血压
C. 心包摩擦音
D. 疼痛
E. 肺水肿

330. 心肌梗死溶栓疗法的适应证为
A. ST 段显著抬高的心肌梗死患者年龄>75岁
B. 两个或两个以上相邻导联 ST 段抬高
C. ST 段抬高的心肌梗死，发病时间已达6～12 h，但有进行性缺血性胸痛、广泛ST 段抬高者
D. 病史提示急性心肌梗死伴左束支传导阻滞，起病时间<12 h，年龄<70岁
E. 近期(<2周)曾接受过大血管穿刺术

331. 心肌梗死溶栓疗法的禁忌证为
A. 既往发生过出血性脑卒中，1年内发生过缺血性脑卒中或脑血管事件
B. 近期(<3周)外科大手术
C. 可疑为主动脉夹层
D. 颅内肿瘤
E. 近期(2～4周)有活动性内脏出血

332. 心肌梗死合并心力衰竭时的处理有
A. 血管紧张素转换酶抑制剂
B. β受体阻滞剂
C. 利尿剂
D. 应用吗啡
E. 血管扩张剂

333. 非 ST 段抬高心肌梗死与 ST 段抬高心肌梗死的处理区别为
A. 低危组可用阿司匹林和肝素
B. 降脂治疗
C. 不宜溶栓
D. 降压治疗
E. 中危组、高危组可以介入治疗为主

334. 缺血性心肌病临床表现特点为
A. 呼吸困难
B. 心力衰竭
C. 心脏增大
D. 心律失常
E. 口唇发绀

335. 评定冠脉狭窄的程度分级指标为
A. 3级，冠状动脉远端造影剂完全而且迅速充盈和消除，同正常冠状动脉血流
B. 1级，造影剂部分通过冠状动脉狭窄远端不完全充盈
C. 4级，冠状动脉近端造影剂完全而且迅速充盈，远端消除
D. 2级，冠状动脉狭窄远端可完全充盈，但显影慢，造影剂消除也慢
E. 0级，无血流灌注，闭塞血管远端无血流

336. 心绞痛缓解期可采用下列哪些药物治疗?
A. 亚硝酸异戊酯
B. 硝酸异山梨酯
C. 普萘洛尔
D. 复方氨林巴比妥
E. 小剂量阿司匹林

337. 冠心病心绞痛的鉴别诊断中应考虑下面那些疾病？
A. 心脏神经官能症
B. 心肌梗死
C. 胆囊炎
D. 颈椎疾病
E. 风湿性主动脉瓣疾病

338. 肥厚型心肌病临床症状有
A. 气促
B. 心悸
C. 头晕
D. 胸痛
E. 腹痛

339. 扩张型心肌病病理改变的特点是
A. 心腔扩大
B. 心肌纤维变性
C. 有附壁血栓
D. 心肌肥大，室壁多变厚
E. 心内膜增生伴纤维化

340. 多数肥厚型心肌病心电图异常表现可有哪些？
A. 室性早搏
B. ST 段压低，T 波低平或倒置
C. 左心室肥厚表现
D. 左胸或肢体导联出现异常 Q 波
E. 心房颤动

341. 哪些措施可以使肥厚型心肌病流出道梗阻减轻？
A. 普萘洛尔
B. 异丙肾上腺素
C. 维拉帕米
D. 立位
E. 用力握拳

342. 某心脏病患者有心衰，以下对确诊扩张型心肌病意义较大的是
A. 二尖瓣收缩期杂音
B. 超声诊断证明心室腔扩大，心脏弥漫性搏动减弱
C. 室性早搏
D. X 线检查心影普大
E. 交替脉

343. 对地高辛的描述正确的有
A. 为由强心甾烯和 3 个糖基形成的苷
B. 不宜与酸类药物配伍
C. 通过抑制环腺嘌呤核苷（cAMP）的合成而发挥作用
D. 排泄慢，在体内易积蓄产生中毒
E. 可用于房颤及阵发性心动过速患者的治疗

344. 单纯二尖瓣狭窄心衰时选用哪些药物合适？
A. 硝酸甘油
B. 洋地黄
C. 利尿剂
D. 异丙肾上腺素
E. 普萘洛尔

345. 下列情况宜选用血管扩张剂的是
A. 左心衰伴左室充盈压增高
B. 左心衰伴有位阻力增高低排血量者
C. 高血压性心脏病并心衰
D. 血容量不足的心衰
E. 肥厚梗阻型心肌病

346. 以下属于早期心衰体征的是
A. 舒张期奔马律
B. 交替脉
C. 颈静脉怒张
D. 下肢水肿
E. 肺部呼吸音减弱

347. 室上速伴差异性传导的诊断有
A. 易发生室内差异性传导

B. P波与QRS波群相关
C. 每次心动过速均由期前发生的P波开始
D. 心室夺获
E. 刺激迷走神经可减慢或终止心动过速

348. 室速的治疗原则是
A. 有器质性心脏病的非持续性室速需治疗
B. 持续室速需予治疗
C. 针对诱因治疗
D. 无器质性心脏病的非持续性室速如有症状以消除症状为主
E. 无器质性心脏病的非持续性室速如无症状可不用药物

349. 心室颤动的症状体征不包括
A. 心音强弱不等
B. 意识丧失
C. 脉搏触不到
D. 血压测不到
E. 大汗淋漓

350. 二度Ⅱ型房室传导阻滞的心电图表现为
A. 相邻RR间期进行性缩短,直至一个P波不能下传心室
B. PR间期多在正常范围
C. PR间期进行性延长直至一个P波不能下传心室
D. P波突然不能下传,脱落1次QRS波群
E. 脱落前后RR间期恒定不变

351. 心脏的传导系统包括
A. 浦肯野纤维网
B. 窦房结
C. 希氏束
D. 结间束
E. 房室结

352. 正常房室结
A. 只具传导性
B. 既有传导性又有自律性
C. 位于房间隔的右后下部,三尖瓣附着部的上方
D. 血供通常来自右冠状动脉
E. 血供通常来自左冠状动脉

353. 以下属于心律失常中冲动传导异常的有
A. 心房颤动
B. 房室传导阻滞
C. 期前收缩
D. 预激综合征
E. 窦性停搏

354. 心律失常常见症状表现为
A. 胸闷
B. 心悸
C. 恶心、呕吐
D. 腹痛
E. 头晕、黑矇

355. 二度Ⅱ型窦房传导阻滞心电图特点是
A. 窦房传导阻滞后可出现逸搏心律
B. 长PP间期与短PP间期之间呈整倍数关系
C. 长PP间期与短PP间期呈3∶1以上倍数关系的为高度窦房传导阻滞
D. 长PP间期与短PP间期之间无倍数关系
E. P波突然脱落产生长的PP间期

356. 头晕、乏力、晕厥常见于
A. 室性期前收缩
B. 房室传导阻滞
C. 预激综合征
D. 房性期前收缩
E. 病窦综合征

357. 完全性左束支传导阻滞的心电图表现为

A. V_1、V_2 导联呈,rsR 图形
B. V_5、V_6导联 T 波与主波方向相反
C. QRS 时限≥0.12 s
D. QRS 时限≤0.12 s
E. V_5、V_6导联 R 波变大,顶部有切迹

358. 房性心动过速根据发生机制与心电图的表现可分为
A. 触发性房性心动过速
B. 折返性房性心动过速
C. 逸搏性房性心动过速
D. 自律性房性心动过速
E. 紊乱性房性心动过速

359. 以下何种情况的房性心动过速需紧急处理?
A. 合并房室传导阻滞时
B. 有休克征象
C. 有充血性心力衰竭征象
D. 由洋地黄中毒引起
E. 心室率达 140 次/分以上

360. 紊乱性房性心动过速心电图表现除外
A. P 波全部能下传心室
B. P 波形态各异
C. 心房率多在 100～130 次/分
D. 心室率规则
E. PR 间期各不相同

361. 关于心房扑动说法正确的是
A. 令患者运动可促进房室传导,使房扑的心室率成倍数加速
B. 房扑时心室率极不规则
C. 房扑具有不稳定倾向
D. 房扑可发生于无器质性心脏病患者
E. 按摩颈动脉窦可终止心房扑动

362. 房颤患者心室律变得规则可能是
A. 发生房室交界性心动过速
B. 转变为房扑
C. 室性心动过速
D. 转变为房性心动过速
E. 恢复窦性心律

363. 非阵发性房室交界性心动过速发生机制是
A. 触发活动
B. 折返
C. 迷走神经张力增高
D. 房室交界区组织自律性增高
E. 电解质紊乱

364. 预激综合征伴房颤时禁用下列药物中的
A. 奎尼丁
B. 洋地黄
C. 胺碘酮
D. 维拉帕米
E. 普鲁卡因胺

365. 房颤常见于下列器质性心脏病中的
A. 风湿性心脏病二尖瓣狭窄
B. 冠心病
C. 甲亢性心脏病
D. 心肌病
E. 结核性心包炎

366. 洋地黄不宜单独与下列哪些药物合用?
A. 氯化钾
B. 大剂量 β 受体阻滞剂
C. 硫酸镁
D. 胺碘酮
E. 维拉帕米

367. 二度房室传导阻滞的体征有
A. 心律多不规则
B. 脉搏脱漏
C. 第一心音强弱不等
D. 可听到大炮音
E. 脉搏常整齐

368. 三度房室传导阻滞时心电图的表现有
A. P波与QRS波无固定的关系
B. QRS波群宽大而畸形
C. P波多于QRS波群
D. 心室起搏点在希氏束以上则QRS波群不增宽畸形
E. P-QRS波群按顺序发生

369. P波与QRS波的关系在三度房室传导阻滞时的特点有
A. 无固定关系
B. P-QRS按顺序发生
C. PP、RR间期相等,P波多于QRS波群
D. QRS波群多于P波
E. PR间期>0.12 s

370. 下列药物常用于阵发性室上性心动过速的有
A. 维拉帕米
B. ATP
C. 新斯的明
D. 阿托品
E. 山莨菪碱

371. 下列情况不宜选用洋地黄的是
A. 二度房室传导阻滞
B. 室上性阵发性心动过速
C. 肥厚型梗阻性心肌病
D. 快速型房颤
E. 单纯二尖瓣狭窄

第二章

呼吸系统

一、A1/A2 型题

1. 鉴别心源性哮喘和支气管哮喘最有意义的是
A. 端坐呼吸
B. 血 BNP 含量
C. 干湿啰音的多少
D. 夜间呼吸困难
E. 是否在受凉感冒后出现

2. 关于急性上呼吸道感染,下列不正确的是
A. 常见病原体为病毒
B. 是鼻腔、咽或喉部急性炎症的概称
C. 一般病情较轻,病程较短
D. 具有一定传染性
E. 发病率低

3. 急性上呼吸道感染主要的病原体为病毒,少数为细菌。区别病毒和细菌感染,以下检查效果不满意的是
A. 胸部 CT
B. 病毒分离鉴定
C. 酶联免疫吸附检测法
D. 血清学诊断
E. 免疫荧光法

4. 关于流行性感冒的预防,以下不正确的是
A. 劳逸结合
B. 饮食合理
C. 预防性服药
D. 空气流通
E. 生活规律

5. 疱疹性咽峡炎常见的病原体是
A. 腺病毒
B. 柯萨奇病毒
C. 流感病毒
D. 肠病毒
E. 鼻病毒

6. 以下不是普通感冒主要特点的是
A. 起病较急,病程短
B. 常有高热,全身症状明显
C. 常见病原体为鼻病毒、冠状病毒
D. 可出现流泪,呼吸不畅,声嘶
E. 血白细胞正常或偏低

7. 关于急性上呼吸道感染会并发或继发的疾病,以下不正确的是
A. 急性鼻窦炎
B. 中耳炎
C. 肺结核
D. 气管-支气管炎
E. 心肌炎

8. 下列不是急性气管-支气管炎的常见致病

原的是
A. 腺病毒
B. 肺炎链球菌
C. 支原体
D. MRSA
E. 流感嗜血杆菌

9. 男性,19岁,2天前淋雨后出现咽干、咽痒,随后出现打喷嚏、鼻塞、流清水样鼻涕。查体:鼻腔黏膜充血、水肿,咽部轻度充血。最可能的诊断是
A. 肺炎
B. 支气管炎
C. 肺结核
D. 肺癌
E. 普通感冒

10. 女性,41岁,3天前感咽部发痒,近1天出现声嘶、咳嗽。查体可见喉部水肿、充血,可闻及喘鸣音。最可能的诊断是
A. 支气管炎
B. 肺炎
C. 病毒性咽喉炎
D. 流行性感冒
E. 肺结核

11. 男性,16岁,近2天出现咽痛、发热。查体:咽充血,软腭、悬雍垂、咽及扁桃体表面有灰白色疱疹及浅表溃疡,周围有红晕。最可能的诊断是
A. 支气管炎
B. 流行性感冒
C. 肺结核
D. 疱疹性咽峡炎
E. 肺炎

12. 女性,12岁,3天前游泳,当晚出现发热,伴咽痛。查体:咽及结膜明显充血。最可能的诊断是
A. 普通感冒
B. 支气管炎
C. 咽结膜热
D. 肺炎
E. 肺结核

13. 男性,51岁,3天前受凉后出现咽痛、畏寒、发热,体温达39.5℃。查体:咽部充血明显,扁桃体Ⅱ度肿大、充血,表面有黄色点状渗出物,颌下淋巴结肿大、压痛,胸部X线未见心肺异常。最可能的诊断是
A. 疱疹性咽峡炎
B. 肺脓肿
C. 细菌性咽-扁桃体炎
D. 支气管炎
E. 肺炎

14. 女性,28岁,2周前曾出现咽干、打喷嚏、流清水样鼻涕,近2天感心悸。查体:心率115次/分,可闻及期前收缩。最可能的诊断是
A. 心绞痛
B. 病毒性心肌炎
C. 肺炎
D. 胸膜炎
E. 支气管炎

15. 女性,31岁,常于晨起时出现鼻腔发痒,频繁喷嚏,冬季明显。可能的诊断是
A. 普通感冒
B. 肺炎
C. 流行性感冒
D. 支气管炎
E. 过敏性鼻炎

16. 男性,42岁,咳嗽、咳痰2天,开始以少量白色黏痰为主,1天来转为黏液脓性痰,咳嗽剧烈时伴胸骨后发紧感。体检:双肺散在干啰音,胸片示肺纹理增粗、紊乱。最可能的诊断是
A. 流行性感冒

B. 普通感冒
C. 咽结膜炎
D. 急性咽喉炎
E. 急性支气管炎

17. 社区获得性肺炎的治疗，最主要的措施是
A. 卧床休息、补液
B. 祛痰止咳
C. 退热止痛
D. 给氧
E. 选用敏感抗生素

18. 以下病原菌均可引起原发性非典型性肺炎，除了
A. 衣原体
B. 支原体
C. 化脓性球菌
D. 病毒
E. 立克次体

19. 对过敏性支气管肺曲霉菌病(APBA)最有诊断价值的是
A. 血 IgE 增高
B. 胸闷、气急
C. 肺部游走性阴影
D. 糖皮质激素治疗效果好
E. 痰中可见大量嗜酸性粒细胞和曲霉菌菌丝

20. 下列关于肺嗜酸性粒细胞增多症(PIE)不正确的叙述是
A. 咳嗽、发热
B. 胸闷、气急
C. 肺部阴影呈游走性
D. 往往对糖皮质激素治疗反应不好
E. 组织或循环中嗜酸性粒细胞增高

21. 以下疾病常表现为胸痛伴咳嗽、咯血和大量脓性痰的是
A. 肺脓肿
B. 肺炎
C. 肺癌
D. 肺梗死
E. 化脓性胸膜炎

22. 胸部 X 线片示大片浓密影伴脓腔形成，容易继发肺脓肿的肺炎是
A. 过敏性肺炎
B. 金黄色葡萄球菌肺炎
C. 肺炎链球菌肺炎
D. 病毒性肺炎
E. 支原体肺炎

23. 女性，60 岁，应用头孢他啶治疗 1 周，近日痰性状改变，呈白色黏稠状，牵拉成丝难以咳出，提示可能病因为
A. 胸膜增厚
B. 大叶性肺炎
C. 肺部真菌感染
D. 肺梗死
E. 肺结核空洞

24. 关于咳嗽，描述正确的是
A. 干咳仅见于肺癌早期
B. 只有在呼吸道感染时才能引起咳嗽
C. 中枢神经因素引起的咳嗽，是脑桥发出冲动所致
D. 支气管扩张症咳嗽往往于清晨或夜间变动体位时加重，并伴咳痰
E. 感染时引起的咳嗽较重，非感染因素引起的咳嗽较轻

25. 男性，40 岁，多年咳嗽、咳脓痰史，5 h 前突然大咯血，考虑病因可能为
A. 胸腔积液
B. 支气管扩张症
C. 肺炎
D. 肺癌
E. 胸膜增厚

26. 支气管扩张常见痰液性状为
A. 白色泡沫痰
B. 黄色脓痰,久置分层
C. 铁锈色痰
D. 粉红色泡沫痰
E. 砖红色胶冻状痰

27. 支气管扩张时,下列哪两个并发症最为多见?
A. 脓胸及肺脓肿
B. 肺脓肿及肺纤维化
C. 肺气肿及肺脓肿
D. 肺源性心脏病及肺纤维化
E. 脑膜炎及肾炎

28. 对于肺结核的中毒症状,使用糖皮质激素的方法下列正确的是
A. 泼尼松 15~20 mg,毒性症状减轻后逐渐减量,至 4~8 周停药
B. 泼尼松 15~20 mg,毒性症状减轻后逐渐减量,至 3~4 周停药
C. 地塞米松 15~20 mg,毒性症状减轻后逐渐减量,至 6~8 周停药
D. 地塞米松 15~20 mg,毒性症状减轻后逐渐减量,至 4~6 周停药
E. 甲泼尼龙 40 mg, 2 周

29. 考核抗结核治疗效果的主要指标是
A. 痰菌检查
B. 胸部 X 线
C. 结核中毒症状消失
D. 咳嗽减轻,痰量减少
E. 体力明显恢复

30. 肺结核患者咳痰带血,最恰当的处理是
A. 可待因 0.03 g
B. 垂体后叶素 5~10 U
C. 6-氨基己酸 4~6 g
D. 10%葡萄糖酸钙 10 ml
E. 安静休息,避免紧张情绪

31. 男性,26 岁,右上肺浸润性肺结核,正规抗结核治疗 9 个月,复查胸片右上肺可见少许纤维条索影。该患者出现下列并发症的可能性较大的是
A. 慢性支气管炎
B. 肺气肿
C. 支气管哮喘
D. 支气管扩张
E. 肺间质纤维化

32. 男性,30 岁,复治肺结核,涂阳,下列治疗措施不必要的是
A. 4~5 联抗结核治疗
B. 加强营养支持
C. 抗结核同时注意保肝
D. 6 个月以上化疗
E. 使用糖皮质激素减轻肺部炎症

33. 女性,25 岁,系统性红斑狼疮病史 2 年,一直接受糖皮质激素治疗。2 周前出现低热,咳嗽、咳痰,胸片右上肺少许斑片状密度增高影,血沉 55 mm/h, PPD(−),痰查抗酸杆菌(−),抗生素治疗 2 周未见效,下列处理必要的是
A. 痰查抗酸杆菌
B. 胸部 CT 检查
C. 查结核抗体
D. 抗结核治疗
E. 停用糖皮质激素

34. 遗传性 α_1 抗胰蛋白酶缺乏常导致的肺气肿类型是
A. 小叶中央型肺气肿
B. 间质性肺气肿
C. 混合型肺气肿
D. 全小叶型肺气肿
E. 肺大疱

35. 下述不是慢性支气管炎咳痰的特点的是
A. 偶有痰中带血

B. 多为白色黏痰
C. 晨间咳嗽较轻
D. 可为浆液泡沫痰
E. 伴有细菌感染时为黏液脓痰

36. 以下均是阻塞性肺气肿的诊断依据,除外
A. 两肺叩诊呈过清音,心浊音界缩小或不易叩出
B. 在原有咳嗽、咳痰等症状的基础上出现了逐渐加重的呼吸困难
C. 有阻塞性通气功能障碍
D. 口唇发绀
E. X线胸片示两肺透亮度增加,横膈低平

37. 与肺气肿发病有关的是
A. 胆碱酯酶活性正常
B. 腺苷酸环化酶增高
C. 磷酸二酯酶减少
D. α_1抗胰蛋白酶减少
E. 蛋白分解酶减少

38. 不符合慢性支气管炎临床表现的是
A. 咳嗽呈长期、反复发作表现
B. 疾病晚期可有肺实变体征
C. 疾病早期可无异常体征
D. 咳嗽、咳痰伴有喘息
E. 肺部可出现干湿啰音

39. 下列不是慢性阻塞性肺气肿的体征的是
A. 呼气相延长
B. 心音遥远
C. 管状呼吸音
D. 桶状胸
E. 呼吸音减低

40. 男性,55岁,反复咳嗽、咳痰10余年。活动后气短2年,有吸烟史30余年,对诊断最有意义的检查是
A. 胸部CT检查
B. 肺功能检查
C. 肺通气灌注扫描
D. 血气分析
E. 心电图

41. 最大呼吸流量(PEF)变异率达到怎样的标准,可诊断为哮喘
A. 日内或昼夜波动率≤10%
B. 日内或昼夜波动率≥20%
C. 日内或昼夜波动率≥10%
D. 日内或昼夜波动率≤20%
E. 无变化

42. 治疗中重度支气管哮喘最主要的药物是
A. 茶碱类
B. 糖皮质激素
C. 抗胆碱能药物
D. 钙通道阻滞剂
E. 色苷酸钠

43. 支气管哮喘重症发作,以下选项中糖皮质激素的用法正确的是
A. 小剂量逐渐递增
B. 大剂量静脉用药
C. 大剂量口服
D. 小剂量长疗程
E. 大剂量吸入

44. 支气管哮喘与心源性哮喘难以鉴别时可使用的药物是
A. 毛花苷丙
B. 氨茶碱
C. 呋塞米
D. 吗啡
E. 糖皮质激素

45. 支气管哮喘急性发作伴窦性心动过速,不正确的治疗是
A. 硫酸沙丁胺醇吸入
B. 鼻导管吸氧
C. 普萘洛尔口服

D. 异丙托溴铵吸入
E. 地塞米松静脉滴注

46. 支气管哮喘的主要临床表现是
A. 反复发作的呼气性呼吸困难伴哮鸣音
B. 血嗜酸性粒细胞增多
C. 反复发作的吸气性呼吸困难伴哮鸣音
D. 痰涂片较多嗜酸性粒细胞
E. 气道激发试验阳性

47. 支气管哮喘的临床分型是
A. 外源性、内源性、哮喘持续性
B. 外源性、感染性、混合性
C. 外源性、感染性、喘息性
D. 外源性、内源性、混合性
E. 内源性、感染性、混合性

48. 支气管哮喘急性发作的肺功能异常主要表现为
A. 最大通气量增加
B. 第一秒钟用力呼气容积减少
C. 肺活量减少
D. 弥散量下降
E. 功能残气减少

49. 支气管哮喘气道阻塞不可逆的原因是
A. 黏液栓形成
B. 支气管黏膜水肿
C. 微小血管渗漏
D. 支气管痉挛
E. 气道壁重建

50. 与速发型哮喘关系最密切的炎症细胞是
A. 嗜碱性粒细胞
B. 肥大细胞
C. 单核细胞
D. 中性粒细胞
E. 巨噬细胞

51. 下列药物可在哮喘缓解期应用,预防复发的是
A. 沙丁胺醇吸入
B. 酮替酚口服
C. 泼尼松口服
D. 丙酸倍氯米松吸入
E. 色苷酸钠吸入

52. 在哮喘治疗中能起到“节约类固醇”作用的药物是
A. β_2 受体激动剂
B. 尼多酸钠
C. 色苷酸钠
D. 罗红霉素
E. 抗胆碱能药物

53. 下列不是哮喘气流受限机制的是
A. 支气管黏膜水肿
B. 肺泡壁破坏
C. 微小血管渗漏
D. 支气管平滑肌收缩
E. 气道壁重建

54. 稀释哮喘持续状态患者痰液的首要方法是
A. 应用祛痰剂
B. 大剂量抗生素
C. 体位引流
D. 应用支气管扩张剂
E. 补液纠正失水

55. 下述物质中不引起支气管哮喘发病的炎性介质是
A. 前列腺素
B. 心钠素
C. 白三烯
D. 血小板活化因子
E. 嗜酸性粒细胞趋化因子

56. 重症支气管哮喘的治疗中禁用的药物是
A. 肾上腺皮质激素
B. 吗啡

C. 抗生素
D. 氨茶碱
E. 碳酸氢钠

57. 下列选项中不是支气管哮喘夜间易发作原因的是
A. 平卧时回心血量增多，加重肺部充血
B. 夜间迷走神经兴奋性增高，腺体分泌增多
C. 夜间呼吸中枢紧张性降低，二氧化碳易潴留，刺激呼吸中枢，引起支气管反射性痉挛
D. 午夜肾上腺皮质功能旺盛，使β受体兴奋性增高
E. 平卧时气道分泌物向下流入气管引起咳嗽，使支气管痉挛

58. 不是危重哮喘表现的是
A. 两肺满布响亮哮鸣音
B. 气急不能说话
C. 胸腹部矛盾呼吸
D. 奇脉
E. 嗜睡

59. 不符合支气管哮喘的是
A. 肺泡上皮细胞基底膜薄弱并有缺损
B. 所有小及中等支气管充满黏稠分泌物
C. 支气管收缩引起肺过度膨胀
D. 纤毛上皮细胞脱落、基底膜露出
E. 肺膨胀、肺气肿、黏液栓塞、局部肺不张

60. 内源性哮喘最常见的类型是
A. 感染性哮喘
B. 精神性哮喘
C. 阿司匹林哮喘
D. 运动性哮喘
E. 过敏性哮喘

61. 女性，42 岁，反复喘息发作 5 年，近 2 日来症状加重，每天夜间均有发作，查体双肺哮鸣音，FEV_1/FVC 为 60%，治疗方案应采取
A. 口服氨茶碱及沙丁胺醇
B. 口服泼尼松及氨茶碱
C. 静脉滴注氨茶碱，口服泼尼松
D. 吸入糖皮质激素，必要时吸入沙丁胺醇
E. 静脉滴注氢化可的松，必要时吸入沙丁胺醇

62. 男性，42 岁，支气管哮喘急性发作，血气分析 $PaCO_2$ 增高，提示
A. 出现呼吸性碱中毒
B. 病情好转
C. 病情恶化
D. 出现心力衰竭
E. 无临床意义

63. 男性，25 岁，因哮喘发作就诊。查体：端坐呼吸，大汗淋漓，话语不连贯。下列体征预示病情严重的是
A. 肋间隙增宽
B. 两肺呼吸音低，偶闻散在哮鸣音
C. 肺叩诊过清音
D. 肺内广泛高响度哮鸣音
E. 心脏绝对浊音界缩小

64. 男性，23 岁，农民，每于清理谷仓后出现发作性咳嗽 3 年。为鉴别肺嗜酸性粒细胞增多性浸润和支气管哮喘，下列最有意义的是
A. 肺部闻及哮鸣音
B. 有发热、咳嗽
C. 血嗜酸性粒细胞增多
D. 血清 IgE 升高
E. X 线胸片有多发、游走性片状阴影

65. 女性，62 岁，哮喘反复发作 30 年，此次因受凉再发，服氨茶碱及异丙嗪无效，哮喘已持续 20 h，现在最宜加用的药物是
A. 沙丁胺醇
B. 静脉滴注甲泼尼龙

C. 氨茶碱静脉滴注
D. 肾上腺素
E. 硝苯地平

66. 女性,28 岁,哮喘急性发作 2 天,患者及家属十分紧张,但根据动脉血气分析结果医师认为病情尚不严重,血气分析除低氧血症外,可能是以下哪种情况?
A. $PaCO_2$ 升高,pH 正常
B. $PaCO_2$ 降低,pH 轻度偏碱
C. $PaCO_2$ 升高,pH 明显降低
D. $PaCO_2$ 正常,pH 在正常范围
E. 以上都不是

67. 女性,25 岁,自幼有哮喘病史,因春游后气急 1 天就诊,此时不宜做哪项检查?
A. 胸部 X 线
B. 血气分析
C. 血清 IgE 检测
D. 皮肤过敏原试验
E. 血嗜酸性粒细胞检测

68. 女性,20 岁,出现伴哮鸣音的呼气性呼吸困难,已持续 1 天,患者大汗淋漓,说不出话,神情焦急。查体: 呼吸 30 次/分,脉搏 118 次/分,血压 75/60 mmHg,听诊两肺满布哮鸣音。下列抢救措施中意义最小的是
A. 给予糖皮质激素
B. 根据失水和心脏情况予以补液
C. 给予抗生素
D. 氧疗
E. 气管插管

69. 男性,30 岁,哮喘急性发作已 2 天,因自服氨茶碱、吸入倍氯米松无效而来急诊。体检: 神志恍惚,发绀,奇脉,两肺满布哮鸣音,心率 120 次/分。其紧急处理应当是
A. 静脉注射氨茶碱并监测血药浓度
B. 静脉注射地塞米松和 β_2 受体激动剂
C. 吸氧、静脉注射氢化可的松、雾化吸入沙丁胺醇溶液
D. 静脉滴注抗生素和注射支气管舒张剂
E. 大量补液、气管插管和机械通气

70. 男性,20 岁,因重度哮喘急性发作住院治疗缓解,平时亦有哮鸣音存在。出院时医生嘱其坚持抗炎治疗。下列药物中目前最有效和推荐长期应用的抗炎剂是
A. 抗生素
B. 泼尼松
C. 酮替酚
D. 沙丁胺醇
E. 吸入用表面激素

71. 男性,20 岁,患过敏性哮喘急性发作前来就诊。体检见患者严重呼吸困难伴轻度发绀,两肺满布哮鸣音,心率 110 次/分。下列治疗不作为首选的是
A. 脱敏治疗
B. 应用激素
C. 应用 β_2 受体激动剂
D. 补液
E. 吸氧

72. 男性,50 岁,因哮喘急性重度发作已持续 3 天前来急诊。下列处理欠妥的是
A. 静脉滴注氢化可的松
B. β_2 受体激动剂吸入
C. 缓慢(不少于 30 min)静脉注射氨茶碱 0.25～0.375 g,继以静脉滴注维持,24 h不超过 1.0 g
D. 大量补液,24 h 不少于 4 000～5 000 ml
E. 胸片、心电图、动脉血气分析和峰流速等检查

73. 呼吸困难伴一侧胸痛见于
A. 心包积液
B. 阻塞性肺气肿
C. 支气管哮喘
D. 肺间质纤维化

E. 肺栓塞

74. 关于肺间质疾病,以下叙述不正确的是
A. 主要累及肺实质内终末气道以下的组织、毛细血管及淋巴管组织
B. 主要症状是慢性、进行性呼吸困难
C. 患者的两肺底可闻及吸气相高调的湿啰音
D. 可由药物或自身免疫疾病引起
E. 表现为限制性通气功能障碍,而弥散功能不受影响

75. 不是特发性肺纤维化特点的是
A. 肺实质炎症和进行性肺间质纤维化
B. 病因不明
C. 肺功能呈阻塞性通气功能障碍
D. 肺部可闻及 Velcro 啰音
E. 胸部 X 线片上双肺间质浸润影

76. 下述不是闭塞性细支气管炎伴机化性肺炎的特征的是
A. 多伴肺外表现
B. 胸部 X 线片或 CT 显示斑片状阴影
C. 肺部听诊有 Velcro 啰音
D. 组织病理学检查肺泡管内有明显机化
E. 起病初期有流感样症状,且有干咳、呼吸困难(活动后加重)

77. 热带型肺嗜酸性粒细胞增多症的治疗首选
A. 红霉素
B. 青霉素
C. 乙胺嗪
D. 糖皮质激素
E. 甲氨蝶呤

78. 男性,60 岁,2 个月来干咳,进行性呼吸困难。体检:杵状指,肺底部 Velcro 啰音。胸片示双肺弥漫分布的网结状阴影,HRCT 示双下肺沿胸膜分布的蜂窝状阴影。肺功能示限制性通气障碍和弥散功能降低,BALF 示中性粒细胞比例增高。本患者最可能的诊断为
A. 脱屑性间质性肺炎
B. 非特异性间质性肺炎
C. 急性间质性肺炎
D. 寻常性间质性肺炎
E. 隐源性机化性肺炎

79. 咳嗽伴发热在下列哪种疾病中不常见?
A. 自发性气胸
B. 急性下呼吸道感染
C. 肺结核
D. 胸膜炎
E. 急性上呼吸道感染

80. 男性,38 岁,哮喘急性发作 5 天。昨夜突然呼吸困难加重,大汗。查体:发绀,两肺叩诊过清音,两肺闻及哮鸣音,左肺呼吸音减弱,心率 126 次/分,律齐。用氨茶碱及激素治疗后两肺哮鸣音稍减轻,但气急无好转。病情加重最可能的原因为
A. 支气管痉挛
B. 并发呼吸衰竭
C. 并发气胸
D. 继发肺部感染
E. 并发心力衰竭

81. 男性,26 岁,举重物后突发胸痛、呼吸困难。体检:右肺叩诊鼓音,呼吸音消失。最可能的诊断是
A. 气胸
B. COPD
C. 胸膜炎
D. 心肌梗死
E. 哮喘

82. 确诊肺癌最可靠的依据是
A. 胸部 X 线检查
B. 痰细胞学和纤维支气管镜检查
C. 胸部 CT 检查

D. 放射性核素肺扫描
E. 病史、体征

83. 以下疾病引起的呼吸衰竭属于泵衰竭的是
A. 重症支气管哮喘
B. 肺栓塞
C. 急性间质性肺炎
D. 吉兰-巴雷综合征
E. ARDS

84. 下列关于 ARDS 的临床特点及实验室检查,正确的是
A. 因本病主要病理变化为肺水肿,不会出现管状呼吸音
B. 早期体征为双侧肺底湿啰音
C. 呼吸窘迫的特点为呼吸浅快,频率>24 次/分
D. X 线胸片演变过程符合肺水肿,不会出现肺间质纤维化
E. 肺动脉平均压力<12 cmH_2O

85. 女性,60 岁,有喘息性支气管炎病史 20 余年,近 2 年有下肢水肿。5 天前受凉,咳嗽加重,彻夜不眠,意识模糊伴躁动不安。尿常规检查正常。血气分析显示:pH 7.14,PaO_2 48 mmHg,$PaCO_2$ 85 mmHg,HCO_3^- 30 mmol/L。符合
A. 原发性代谢性酸中毒,失代偿
B. 原发性呼吸性酸中毒,代谢性酸中毒,失代偿
C. 原发性呼吸性酸中毒+原发性代谢性酸中毒
D. 原发性呼吸性酸中毒+原发性代谢性碱中毒
E. 原发性代谢性酸中毒,代偿

86. 男性,24 岁,溺水后发生急性呼吸窘迫综合征。在呼吸室内空气时,血气分析显示 pH 7.50,PaO_2 48 mmHg,$PaCO_2$ 28 mmHg。面罩吸 80%氧气后复查动脉血气显示 pH 7.50,PaO_2 53 mmHg,$PaCO_2$ 29 mmHg。此患者发生低氧血症最主要的原因是
A. 气道阻力增加
B. 心输出量下降
C. 肺内分流(右向左)
D. 低通气
E. 氧耗量增加

87. 女性,65 岁,反复咳嗽 20 余年,近 1 个月咳嗽加重伴双下肢水肿。查体:发绀,两肺干湿啰音及右心衰竭表现。经消炎、利尿等治疗后好转。2 天后神志不清,手足搐搦。血气分析:pH 7.52,PaO_2 73 mmHg,$PaCO_2$ 65 mmHg,HCO_3^- 44 mmol/L,K^- 2.8 mmol/L,Na^+ 130 mmol/L,Cl^- 68 mmol/L。应诊断为
A. 原发性代谢性酸中毒+原发性代谢性碱中毒
B. 原发性呼吸性碱中毒
C. 代谢性碱中毒
D. 原发性呼吸性酸中毒+原发性代谢性碱中毒,失代偿
E. 原发性呼吸性酸中毒+继发性代谢性碱中毒

88. 支气管哮喘与心源性哮喘的不同点在于
A. 慢性、阵发性、季节性发作史
B. 呼气性呼吸困难
C. 肺部听诊哮鸣音
D. 心脏无特殊体征
E. 咳粉红色泡沫痰

89. 参与速发型支气管哮喘的主要免疫炎症细胞为
A. 肥大细胞
B. 血小板
C. 巨噬细胞
D. 中性粒细胞
E. T 细胞

90. 关于肺脓肿的临床表现,下列最正确的是
A. 大咯血和杵状指多见于急性病例
B. X线胸片有大片状阴影,其中有偏心空洞
C. 张力性囊肿,常见于支气管扩张并发的肺脓肿
D. 脓腔形成常可听到病理性支气管呼吸音
E. 早期X线胸片为大片浓密模糊浸润阴影

91. 导致慢性呼吸衰竭最常见的病因为
A. 广泛胸膜增厚
B. 大面积肺血栓栓塞病
C. 慢性阻塞性肺疾病
D. 弥漫性肺间质纤维化
E. 严重胸廓脊柱畸形

92. 下列感染性肺炎中,首选青霉素治疗的为
A. 军团菌肺炎
B. 肺真菌病
C. 病毒性肺炎
D. 革兰氏阴性杆菌肺炎
E. 肺炎链球菌肺炎

93. 肺结核空洞和肺脓肿空洞的最主要的鉴别诊断方法是
A. 病史
B. 体征
C. 胸部X线检查
D. 痰细菌学检查
E. 血白细胞检查

94. 中等量胸腔积液,出现压迫症状,需要抽液时一次抽液量为
A. $<$500 ml
B. $<$1 000 ml
C. 直至解除压迫症状为止
D. 尽可能抽尽
E. 越少越安全

95. 支气管肺癌最常见的早期症状是
A. 发热
B. 胸痛
C. 持续性痰中带血
D. 阵发性、刺激性干咳
E. 反复肺部感染

96. 胸腔积液抽液过程中出现剧咳、气促、大量泡沫痰,双肺满布湿啰音,可能是
A. 肺水肿
B. 胸膜反应
C. 气胸
D. 呼吸衰竭
E. 休克

97. 确诊肺结核的主要依据是
A. 胸部X线检查
B. 结核菌素试验
C. 痰结核菌检查
D. 临床表现
E. 胸腔积液为渗出液

98. 诊断肺癌首选的方法是
A. X线胸片检查
B. 痰细胞学检查
C. 支气管镜检查
D. 纵隔镜检查
E. 放射性核素扫描

99. 男性,65岁。确诊慢性支气管炎、肺气肿5年,此次再次发作,呼吸困难加重且伴有发绀入院,未吸氧。下列血气结果与之相符的是
A. PaO_2 降低,$PaCO_2$ 升高
B. PaO_2 正常,$PaCO_2$ 升高
C. PaO_2 升高,$PaCO_2$ 正常
D. PaO_2 升高,$PaCO_2$ 升高
E. PaO_2 正常,$PaCO_2$ 降低

100. 女性,70岁,慢性肺源性心脏病合并心力

衰竭，经强心、利尿等综合治疗后仍不能纠正。下一步可采取的治疗措施是
A. 应用血管扩张剂
B. 机械通气辅助呼吸
C. 增加强心、利尿药物用量
D. 高浓度吸氧
E. 应用糖皮质激素

101. 女性，30岁。喘息、呼吸困难发作1天，过去有类似发作史。体检：气促、发绀，双肺满布哮鸣音，心率130次/分，律齐，无杂音。院外已用过氨茶碱、特布他林无效。对该患者除立即吸氧外，应首先给予的治疗措施为
A. 联合应用氨茶碱、特布他林静脉滴注
B. 联合应用抗生素静脉滴注
C. 氢化可的松静脉滴注
D. 倍氯米松气雾吸入
E. 5%碳酸氢钠静脉滴注

102. 男性，45岁。近1个月持续痰中带血。胸部听诊在左上肺可闻及局限性哮鸣音，咳嗽后无改变。诊断应首先考虑
A. 左肺肺炎
B. 肺脓肿
C. 支气管肺癌
D. 支气管哮喘
E. 支气管扩张

103. 男性，60岁，咳嗽、咳痰5年余，常于季节交替时加重。近8个月出现喘息，双肺可闻散在哮鸣音及湿啰音，痰涂片检查见大量中性粒细胞。其最可能的诊断为
A. 慢性支气管炎，单纯型
B. 慢性支气管炎，喘息型
C. 支气管哮喘
D. 支气管扩张
E. 肺结核

104. 男性，49岁，发热1月余，体温37.2～38℃，轻咳，少许白痰，带血丝。胸部X线检查见右上肺锁骨上下区有云絮状阴影，密度不均，诊断最可能为
A. 浸润型肺结核
B. 金黄色葡萄球菌肺炎
C. 干酪性肺炎
D. 克雷伯杆菌肺炎
E. 肺脓肿

105. 男性，45岁，因发热、咳嗽、咳脓臭痰半月来诊，来前1周于排便时突感右胸刺痛，渐加重并感呼吸困难，痰量增多。WBC 15×10^9/L，X线检查除右肺中野阴影外，并有液气胸。为判明病情的变化，应首选下列哪项检查？
A. 胸部CT检查
B. 纤支镜检查
C. 痰细菌培养及药敏试验
D. 胸穿抽液并注入亚甲蓝
E. 支气管造影

106. 女性，50岁，乏力，盗汗，咳嗽2个月入院，痰涂片抗酸杆菌(+)。治疗过程中患者诉视物不清，视力减退，应立即停用下列哪种药物？
A. 吡嗪酰胺
B. 乙胺丁醇
C. 链霉素
D. 异烟肼
E. 利福平

107. 女性，35岁，反复咳嗽、咳脓痰15年，近5年反复出现咯血，每次50～100 ml，伴贫血、乏力，高分辨率CT检查示左下支气管扩张，经内科治疗无效，应进一步采取
A. 手术切除左下肺叶
B. 纤维支气管镜吸痰
C. 支气管动脉栓塞治疗
D. 加用抗真菌药物
E. 加用抗厌氧菌药物

108. 慢性肺心病肺动脉高压形成的最主要原因是

A. 肺气肿压迫及肺泡壁破坏使肺毛细血管床减少
B. 肺小动脉炎
C. 血液黏稠度增加
D. 缺氧引起肺小动脉痉挛
E. 血容量增加

109. 重度哮喘患者，痰液黏稠咳不出来，最有效的祛痰方法是

A. 抽吸痰液
B. 使用抗生素
C. 用棕色合剂或氯化铵
D. 输液纠正失水
E. 纠正酸中毒

110. 重度哮喘时，除吸氧外尚应采取的措施是

A. 尽可能找出过敏原，去除诱因或进行抗原脱敏疗法
B. 采用拟交感神经药、抗生素和促肾上腺皮质激素
C. 积极应用免疫抑制剂、色甘酸钠，必要时用菌苗疗法
D. 改善通气，支气管解痉，控制感染，纠正水和电解质平衡失调，应用糖皮质激素
E. 大剂量广谱抗生素及抗原脱敏疗法

111. 支气管哮喘应用拟肾上腺素类药物的目的，在于取得何种主要药理效应？

A. 兴奋 α 受体
B. 兴奋 β 受体
C. 兴奋 α、β 受体
D. 兴奋 β_2 受体
E. 兴奋 β_1、β_2 受体

112. 女性，28 岁，未婚。因心慌、多汗 2 个月余就诊。曾有支气管哮喘史。体检：甲状腺Ⅱ度肿大，双上极可闻及血管杂音，HR 120 次/分，T_3 3.2 mg/ml，T_4 196 μg/ml。吸碘率：3 h 为 39%，24 h 为 92%。下列合理的治疗方案为

A. 甲巯咪唑＋普萘洛尔
B. 丙硫氧嘧啶＋普萘洛尔
C. 甲巯咪唑＋地西泮
D. ^{131}I 治疗
E. 充分手术前准备后手术治疗

113. 异丙肾上腺素的作用有

A. 收缩血管、舒张支气管、增加组织耗氧量
B. 收缩血管、舒张支气管、降低组织耗氧量
C. 舒张血管、舒张支气管、增加组织耗氧量
D. 舒张血管、舒张支气管、降低组织耗氧量
E. 舒张血管、收缩支气管、降低组织耗氧量

114. 男性，25 岁，诊断为甲亢，年幼有哮喘病史，以下哪种药物为禁忌？

A. 甲巯咪唑
B. 丙硫氧嘧啶
C. 左甲状腺素
D. 甲状腺素片
E. 普萘洛尔

115. 男性，45 岁。出现鼻塞、流脓涕，咳嗽、痰中带血 6 个月，有低热，关节痛，胸片见双肺中下肺野有渗出性病灶。临床疑诊为 Wegener 肉芽肿。下述哪一项检查对患者的诊断有提示性意义？

A. ASCA
B. p-ANCA
C. c-ANCA
D. 嗜酸性粒细胞大于 10%
E. ESR

116. 男性,29岁,因发热、头痛、全身酸痛、软弱无力6天入院。当天起出现心慌、气促,体温39.6℃。体检:面色苍白,腓肠肌压痛,心率130次/分,呼吸36次/分。肺部散在湿性啰音。血白细胞计数9.2×10^9/L,中性粒细胞0.76,淋巴细胞0.24。X线摄片示两肺纹理增多,有散在性点状阴影。本病例最可能的诊断是
A. 粟粒性肺结核
B. 支气管肺炎
C. 肾综合征出血热
D. 钩端螺旋体病
E. 急性血吸虫病

117. 以下关于ARDS的临床特点及实验室检查正确的是
A. 呼吸窘迫的特点为呼吸浅快,频率>24次/分
B. 早期体征为双侧肺底湿啰音
C. 因本病主要病理变化为肺水肿,故不会出现管状呼吸音
D. X线胸片演变过程符合肺水肿,不会出现肺间质纤维化
E. 肺动脉平均压力12 cmH_2O

118. 急性肺源性呼吸困难中的吸气性呼吸困难,常因呼吸道狭窄所致,以下病因不正确的是
A. 喉咙异物
B. 喉头水肿
C. 慢性支气管炎
D. 白喉
E. 急性咽后壁脓肿

119. 急性呼吸困难时,呼气性呼吸困难的常见疾病除外
A. 急性支气管炎
B. 支气管哮喘
C. 慢性阻塞性肺气肿
D. 急性左心衰
E. 棉尘肺

120. 以下哪种疾病不是慢性呼吸衰竭的病因?
A. 重度肺结核
B. 肺间质纤维化
C. 尘肺
D. 胸廓畸形
E. 严重感染

121. 关于二氧化碳潴留的临床表现错误的是
A. 二氧化碳轻度升高容易引起呼吸加快、心率加快
B. 二氧化碳持续升高则引起交换抑制作用
C. 容易引起呼吸性酸中毒
D. 容易引起呼吸性碱中毒
E. 容易出现高钾血症

122. 急性呼吸衰竭的诊断主要是依靠
A. 临床表现
B. 血气分析
C. 电解质测定
D. 脉搏、血氧饱和度
E. 血常规

123. 24 h咯血量超过多少为大咯血?
A. 50 ml
B. 100 ml
C. 200 ml
D. 300 ml
E. 500 ml

124. 通过呼吸道感染并通过血液扩散的病毒是
A. 流感病毒
B. 鼻病毒
C. 麻疹病毒
D. 轮状病毒
E. 乙型肝炎病毒

125. 以下哪项不是大咯血窒息的临床表现?
A. 剧烈胸痛
B. 唇、面发绀
C. 三凹征
D. 烦躁不安,甚至昏迷
E. 呼吸音减弱或消失

126. 关于自发性气胸,以下错误的是
A. 是指非人为因素导致脏层胸膜和肺泡破裂,肺内气体通过裂口进入胸膜腔而产生的气胸
B. 是指疾病因素导致脏层胸膜和肺泡破裂,肺内气体通过裂口进入胸膜腔而产生的气胸
C. 是指外伤造成壁层胸膜破裂,外面空气通过裂口进入胸膜腔而产生的气胸
D. 按病因可分为:原发性气胸和继发性气胸
E. 按胸膜裂口性质可分为:闭合性气胸、开放性气胸和张力性气胸

127. 关于自发性气胸的诱因以下正确的是
A. 剧咳
B. 用力屏气
C. 剧烈运动
D. 提取重物
E. 以上都是

128. 关于自发性气胸的临床特点,以下正确的是
A. 胸痛
B. 呼吸困难
C. 刺激性干咳
D. 胸廓膨隆,运动减弱
E. 以上都是

129. 男性,42 岁。因车祸致肝脾破裂和右股骨骨折,急诊手术抢救。手术后 12 h 逐渐出现呼吸困难,临床拟诊急性呼吸窘迫综合征(ARDS)。下列检查项目没有意义的是
A. X线胸部摄片
B. 动脉血气分析
C. 肺顺应性检测
D. 肺动脉楔嵌压检测
E. 峰流率(PETR)检测

130. 男性,32 岁。因脓毒败血症并发休克和急性呼吸窘迫综合征(ARDS)行机械通气治疗,FiO_2 60%,其 PaO_2 仍低于60 mmHg,拟加用呼气末正压(PEEP),压力选择应该
A. 逐步增加压力,以不超过+15 cmH_2O,而 PaO_2 达到 60 mmHg 为宜
B. 逐步增加压力,以不超过+20 cmH_2O,而 PaO_2 达到 60 mmHg 为宜
C. 逐步增加压力,以不超过+10 cmH_2O,而 PaO_2 达到 60 mmHg 为宜
D. 使 FiO_2 降至 60%以下,PaO_2 提高至 60 mmHg 以上,压力可以不限制
E. 休克患者禁忌应用机械通气和 PEEP

131. 男性,30 岁,车祸伤后 30 min。体格检查:发绀,烦躁不安,呼吸困难,左侧大块胸壁软化,两肺湿啰音。首要的处理是
A. 紧急剖胸手术
B. 吸氧及雾化吸入
C. 清除呼吸道分泌物
D. 对软化胸壁牵引固定
E. 左侧胸腔闭式引流

132. 男性,22 岁。因剧烈运动后,突然出现左胸痛,深吸气时胸痛明显加重,伴有气促。体格检查:气管向右偏移,左胸廓稍膨隆,呼吸音减弱。下列诊断正确的是
A. 哮喘
B. 心源性呼吸困难
C. 心绞痛
D. 左侧自发性气胸
E. 以上都不是

133. 烧伤合并吸入性损伤时,下列处理不正确的是
A. 吸氧
B. 保持呼吸道通畅,解除呼吸道梗阻
C. 防治感染
D. 休克期应减少输液量,防止肺水肿
E. 呼吸道分泌物黏稠不易排出时可行呼吸道灌洗

134. ARDS的诊断标准中错误的是
A. 急性起病
B. 肺动脉楔压≤18 mmHg
C. 胸片示双肺浸润阴影
D. PaO_2/FiO_2≤300 mmHg
E. 以上都不对

135. 治疗耐甲氧西林金黄色葡萄球菌感染最为有效的药物是
A. 半合成青霉素
B. 二代头孢菌素
C. 三代头孢菌素
D. 糖肽类抗生素
E. 碳青霉烯类抗生素

136. 急性肺水肿抢救时不宜选用
A. 依那普利
B. 吗啡
C. 呋塞米
D. 硝普钠
E. 氨茶碱

137. 慢性阻塞性肺气肿最主要的并发症是
A. 肺源性心脏病
B. 肺间质病变
C. 肺脓肿
D. 纤维素性肺炎
E. 肺萎陷

138. 慢性支气管炎急性发作伴细菌感染时,最主要的临床表现是
A. 咳嗽加重
B. 咳白色泡沫痰与黏液痰
C. 咳脓性痰且痰量增加
D. 肺部有哮鸣音
E. 肺底部有细湿啰音

139. 不属于阻塞性肺气肿的体征是
A. 桶状胸
B. 触觉语颤增强
C. 肺下界和肝浊音界下降
D. 叩诊呈过清音、心浊音界缩小或不易叩出
E. 肺泡呼吸音降低,呼气明显延长

140. 慢性支气管炎患者呼吸道感染时,最常致病的革兰氏阴性杆菌为
A. 肺炎克雷伯杆菌
B. 流感嗜血杆菌
C. 大肠杆菌
D. 变形杆菌
E. 铜绿假单胞菌

141. 早期发现肺结核患者最有效的途径是
A. 对在门诊就诊的有可疑结核症状者进行胸透和查痰
B. 胸部X线检查健康者
C. 胸部X线检查接触者
D. 对成人结核菌素试验阳性者进行胸透和查痰
E. 以上都不是

142. 男性,65岁。因咳嗽、咳痰、伴发热2天入院,痰为脓臭痰,下列与患者此次发病关系最密切的病史是
A. 1周前接种流感疫苗
B. 2周前下肢皮肤化脓性感染
C. 近期牙周炎发作
D. 长期大量吸烟
E. 反流性食管炎病史

143. 女性，56 岁，10 天来咳嗽、发热，体温 38℃，自服感冒药不见好转，黄痰逐渐增多，30～50 ml/d，偶尔有脓血痰。白细胞 19×10^9/L。胸片见右肺有大片模糊阴影，其中有一带液平面的薄壁空洞，门诊首先考虑

A. 空洞型肺结核
B. 中央型肺癌
C. 支气管肺炎
D. 肺脓肿
E. 周围型肺癌

144. 男性，38 岁，醉酒受凉后，次日高热、寒战、胸痛、咳嗽、咳黏液痰，量渐增多，并有脓性痰，有臭味，可能的诊断是

A. 原发性肺脓肿
B. 血源性肺脓肿
C. 急性脓气胸
D. 干酪性肺炎
E. 金黄色葡萄球菌肺炎

145. 男性，40 岁，半月前开始畏寒、发热，每天体温高达 39～40℃，咳嗽、咳少量脓性痰，近 4 天来突然咳大量脓臭痰，每日约 300 ml，并有痰中带血。体检右下肺叩诊浊音，闻及支气管呼吸音，血白细胞 20×10^9/L，中性粒细胞 0.90，最可能的诊断为

A. 葡萄球菌肺炎
B. 克雷伯杆菌肺炎
C. 急性肺脓肿
D. 肺结核
E. 阻塞性肺炎

146. 男性，20 岁，低热、盗汗、咳嗽、血痰 1 月。胸片示右上肺小片状浸润影，密度不均。确诊应选择的检查是

A. PPD 试验
B. 痰 TB - DNA
C. 血清中结核抗体
D. 痰检抗酸杆菌
E. 血沉

147. 男性，34 岁，因反复干咳、咯血 2 月、发热 1 周来院门诊。查体：体温 39.2℃，消瘦，左上肺语颤增强、叩诊呈实音、呼吸音减弱。WBC 7.8×10^9/L，PPD(1 单位)强阳性，X 线胸片示左上肺大片云雾状、密度较低、边缘模糊阴影。最可能的诊断是

A. 肺炎链球菌肺炎
B. 干酪性肺炎
C. 支原体肺炎
D. 克雷伯杆菌肺炎
E. 支气管扩张症

148. 女性，21 岁，因发热、干咳、乏力 20 天，咯血 2 天入院。查体：T 38.5℃，消瘦，右上肺触觉语颤增强、叩诊浊音、可闻及支气管呼吸音。PPD(1 单位)硬结 20 mm，表面有水泡。X 线胸片于右上 2～4 前肋处见密度高，浓淡不均阴影。最可能的诊断是

A. 右上肺癌
B. 右上肺结核
C. 右上包裹性积液
D. 右上大叶性肺炎
E. 右上支气管扩张症

149. 男性，25 岁，学生，近 2 周来因“备考”较劳累后感觉乏力，今日突发寒战、发热，咯血数口而就诊。查体：体温 39℃，右上肺可闻及少许湿啰音。WBC 10.8×10^9/L，胸腔积液/血清 LDH 比例为 0.85，胸片见右上肺大片浓淡不均、密度增高阴影。最可能的诊断是

A. 右上肺肺炎链球菌肺炎
B. 右上肺干酪性肺炎
C. 右上肺支原体肺炎
D. 右上肺过敏性肺炎
E. 右上肺癌

150. 反映支气管哮喘患者气道反应性的检查是
A. 通气功能
B. 支气管激发试验
C. 峰流速变异率
D. 嗜酸细胞阳离子蛋白
E. 皮肤过敏原试验

151. 女性,32 岁,间断喘息 5 年,无明显规律,发作间期无不适,此次因“气喘 6 h”来院。查体：体温 36.8℃,端坐呼吸,口唇发绀,双肺呼吸音低,呼气相明显延长,未闻及哮鸣音,血常规 8.3×10^9/L,中性粒细胞 0.75。该患者最可能的诊断是
A. 慢性支气管炎
B. 支气管哮喘
C. 心源性哮喘
D. 过敏性肺炎
E. 肺栓塞

152. 男性,32 岁,喘息、呼吸困难发作 2 天,过去有类似发作史。体检：气促、发绀,双肺满布响亮的哮鸣音,心率 120 次/分,律齐,无杂音。院外已用过氨茶碱、特布他林治疗无效。对该例除立即吸氧外,首先应给予的治疗措施为
A. 联合应用氨茶碱、特布他林静脉滴注
B. 联合应用抗生素静脉滴注
C. 氢化可的松静脉滴注
D. 倍氯米松气雾吸入
E. 5%碳酸氢钠静脉滴注

153. 女性,34 岁。自幼有哮喘病史。因外出春游后再发 20 天,吸入“万托林”(β_2 受体激动剂)仍不能活动而就诊。查体：对话中常有中断,呼吸急促,双肺散在哮鸣音,FEV_1 占预计值 60%,PaO_2 80 mmHg,$PaCO_2$ 32 mmHg。该患者最佳治疗措施是
A. 静脉滴注糖皮质激素+静脉滴注氨茶碱+机械通气
B. 间断吸入 β_2 受体激动剂+吸入糖皮质激素 200 μg/d
C. 规则吸入 β_2 受体激动剂+静脉滴注糖皮质激素+静脉滴注氨茶碱
D. 静脉滴注 β_2 受体激动剂+静脉滴注糖皮质激素+静脉滴注氨茶碱
E. 规则吸入 β_2 受体激动剂+吸入糖皮质激素>600 μg/d+静脉滴注氨茶碱

154. 男性,37 岁,支气管哮喘重度发作 3 天,使用氨茶碱、沙丁胺醇、大剂量激素治疗无效。体检：呼吸浅快,口唇发绀,神志不清,双肺哮鸣音较弱。血气分析：PaO_2 50 mmHg,$PaCO_2$ 70 mmHg。进一步的救治措施应为
A. 静脉注射地塞米松
B. 给予高浓度吸氧
C. 静脉滴注 5%碳酸氢钠
D. 联合应用抗生素静脉滴注
E. 气管插管,正压机械通气

155. 支气管哮喘 12 年,规律吸入糖皮质激素,近 2 周再次出现喘息发作,夜间症状明显,不宜采取的措施是
A. 加用长效茶碱
B. 加用小剂量口服激素
C. 增加吸入激素剂量
D. 加用短效 β_2 受体激动剂
E. 加用长效 β_2 受体激动剂

156. 女性,60 岁,间断咳嗽、咳痰 20 年,加重伴呼吸困难 3 天。血气分析：pH 7.35,PaO_2 56 mmHg,$PaCO_2$ 46 mmHg。给予该患者鼻导管吸氧治疗。如需使用的吸氧浓度为 29%,则其氧流量应调整为
A. 1.0 L/min
B. 1.5 L/min
C. 2.0 L/min
D. 2.5 L/min
E. 3.0 L/min

157. 消除支气管哮喘气道炎症最有效的药物是
A. 糖皮质激素
B. 抗生素
C. 抗组胺药
D. β_2 受体激动剂
E. 色甘酸钠

158. 控制支气管哮喘最重要的措施是规律使用
A. 长效 β_2 受体激动剂
B. 短效 β_2 受体激动剂
C. 抗组胺药
D. 口服糖皮质激素
E. 吸入糖皮质激素

159. ARDS共同性的病理变化有
A. 气道阻塞
B. 肺部感染
C. 肺不张
D. 急性心力衰竭
E. 肺血管内皮和肺泡损害,肺间质水肿

160. 呼吸衰竭最主要的临床表现是
A. 呼吸困难伴呼气延长
B. 呼吸频率增快
C. 呼吸困难与发绀
D. 神经精神症状
E. 双肺有大量湿啰音

161. 诊断慢性呼吸衰竭最重要的依据是
A. 有呼吸困难、发绀等症状
B. 意识障碍伴球结膜水肿
C. $PaO_2<90\%$
D. $PaO_2<80$ mmHg, $PaCO_2>50$ mmHg
E. $PaO_2<60$ mmHg,或伴有 $PaCO_2>50$ mmHg

162. 引起Ⅰ型呼吸衰竭最常见的疾病是
A. 慢性支气管炎
B. 阻塞性肺气肿
C. 气管异物
D. 膈肌麻痹
E. ARDS

163. Ⅱ型呼吸衰竭的呼吸功能改变为
A. 肺弥散功能障碍
B. 通气/血流比例失调
C. 机体氧耗量增加
D. 肺泡通气不足
E. 肺动-静脉样分流增加

164. 对Ⅰ型呼吸衰竭患者若给予高浓度氧疗仍无效,其原因很可能为
A. 严重肺通气功能障碍
B. 严重肺动-静脉分流
C. 通气/血流比例增大
D. 肺弥散功能障碍
E. 耗氧量增加

165. 男,68岁,既往有慢性支气管炎病史10年,1周前因感冒后咳嗽加重来诊。查体:神志模糊,两肺哮鸣音,心率110次/分,血气分析pH 7.30, PaO_2 50 mmHg, $PaCO_2$ 80 mmHg。下列治疗措施正确的是
A. 静脉滴注尼可刹米
B. 静脉注射毛花苷丙
C. 静脉滴注4%碳酸氢钠
D. 静脉注射呋塞米
E. 人工机械通气

166. 肺心病慢性呼吸衰竭患者,血气分析结果:pH 7.188, $PaCO_2$ 75 mmHg, PaO_2 50 mmHg, HCO_3^- 27.6 mmol/L, BE -5 mmol/L。其酸碱失衡类型是
A. 代谢性酸中毒
B. 呼吸性酸中毒
C. 呼吸性酸中毒合并代谢性酸中毒
D. 代谢性碱中毒

E. 呼吸性酸中毒合并代谢性碱中毒

167. 慢性呼吸衰竭最常见的酸碱失衡是
A. 呼吸性酸中毒
B. 呼吸性碱中毒
C. 代谢性酸中毒
D. 代谢性碱中毒
E. 呼吸性酸中毒+呼吸性碱中毒

168. 支气管哮喘的本质是
A. 一种自身免疫性疾病
B. 气道慢性炎症
C. 支气管平滑肌可逆性痉挛
D. 支气管平滑肌内 β_2 受体功能低下
E. 肥大细胞膜上M胆碱能受体功能亢进

169. 关于支气管哮喘概念的描述正确的是
A. 支气管哮喘是一种气道慢性炎症性疾病，临床表现为反复喘息、吸气性呼吸困难等症状，多数患者可自行或经治疗后缓解
B. 支气管哮喘是支气管黏膜的慢性非特异性炎症，临床表现为反复喘息、呼气性呼吸困难等症状，多数患者可自行或经治疗后缓解
C. 支气管哮喘是多种炎性细胞参与的气道慢性炎症，临床表现为反复喘息、呼气性呼吸困难等症状，多数患者虽经治疗仍不能缓解
D. 支气管哮喘是支气管黏膜的慢性非特异性炎症，临床表现为反复喘息、吸气性呼吸困难等症状，多数患者可自行或经治疗后缓解
E. 支气管哮喘是多种炎性细胞参与的气道慢性炎症，临床表现为反复发作性的喘息、呼气性呼吸困难等症状，多数患者可自行或经治疗后缓解

170. 男性，50岁，哮喘史7年。严重发作持续已2天，痰黏稠、尿少。查体：呼吸困难，烦躁不安，发绀，心率128次/分，双肺呼吸音低，少许哮鸣音。下列治疗错误的是
A. 静脉滴注葡萄糖生理盐水
B. 静脉滴注氨茶碱
C. 静脉滴注糖皮质激素
D. 抗生素预防感染
E. 给予镇静剂如苯巴比妥

171. 根据下列选项可以诊断支气管哮喘的是
A. 反复发作呼气性呼吸困难伴弥漫性哮鸣音，可自行缓解或治疗后缓解
B. X线检查双肺过度充气，透亮度增加
C. 双肺满布湿啰音
D. 动脉血气分析有呼吸性酸中毒
E. 氨茶碱治疗有效

172. 支气管哮喘患者突发胸痛、气急、呼吸困难，应考虑
A. 肺炎
B. 胸膜炎
C. 自发性气胸
D. 左心衰竭
E. 支气管哮喘急性发作

173. 预防及治疗支气管哮喘的最有效药物是
A. 糖皮质激素
B. 茶碱类
C. 抗胆碱药
D. β_2 受体激动剂
E. 色甘酸钠

174. 支气管哮喘发作时，最有诊断意义的体征是
A. 胸廓饱满
B. 肋间隙增宽
C. 听诊两肺广泛哮鸣音
D. 触诊胸部语颤减弱
E. 叩诊胸部过清音

175. 外源性支气管哮喘，浆细胞产生使人体致敏的抗体是

A. IgA
B. IgG
C. IgM
D. IgE
E. IgD

176. 支气管哮喘发作的主要病理基础是
A. 细菌感染
B. 支气管痉挛
C. 副交感神经兴奋
D. 支气管分泌物增多
E. 气道的非特异性炎症

177. 院内感染所致肺炎中，主要病原体是
A. 肺炎链球菌
B. 革兰氏阴性杆菌
C. 金黄色葡萄球菌
D. 病毒
E. 真菌

178. 女性，30 岁，突起高热，胸痛，咳铁锈色痰。X线胸片示左下肺炎，青霉素肌注每次160 万单位，每天 3 次，5 天后仍高热，且左胸饱满，呼吸音消失。下列检查最重要的是
A. 血培养
B. 纤维支气管镜检查
C. X线胸片及胸部B超检查
D. 多次痰培养
E. 肺功能测定

179. 下列疾病属于 COPD 范畴的是
A. 支气管哮喘，舒张试验阳性
B. 没有气流受限的慢性支气管炎、肺气肿
C. 伴有气流受限的囊性纤维化
D. 伴有气流受限的慢性支气管炎、肺气肿
E. 伴有气流受限的弥漫性泛细支气管炎

180. 女性，56 岁，慢性咳嗽、咳痰 3 年，每年冬季发作，多持续 3～4 个月，近 1 周再次出现咳嗽、咳痰，为白黏痰，无发热、呼吸困难来诊。查血白细胞 7.0×10^9/L，中性粒细胞 68%，淋巴细胞 30%，嗜酸性粒细胞 1%，单核细胞 1%。尿常规正常。胸片双肺纹理增多、紊乱。查肺功能：FVC 正常，FEV_1/FVC 正常，FEV_1 正常，DLCO 正常。最恰当的诊断是
A. COPD
B. 肺结核
C. 支气管哮喘
D. 支气管扩张
E. 慢性支气管炎

181. 关于葡萄球菌肺炎下列错误的是
A. 肺部急性化脓性感染
B. 多数经血行感染
C. 全身中毒症状重
D. 痰、血培养菌确诊
E. 不易出现休克

182. 肾上腺素与异丙肾上腺素共同的适应证是
A. 过敏性休克
B. 房室传导阻滞
C. 与局麻药配伍，延长局麻药的作用时间
D. 支气管哮喘
E. 局部止血

183. 女性，28 岁，未婚。心悸多汗 3 个月余，曾有支气管哮喘史。查体：甲状腺Ⅱ度肿大，有血管杂音。心率 120 次/分，FT_3 12 pmoL/L，FT_4 28 pmol/L，TSH＜1.0 μU/ml。治疗方案宜采用
A. 甲巯咪唑＋普萘洛尔
B. 丙硫氧嘧啶＋普萘洛尔
C. 甲巯咪唑或丙硫氧嘧啶＋短期地西泮
D. ^{131}I 治疗

E. 手术治疗

184. 治疗急性有机磷农药中毒致肺水肿的主要药物是
A. 毛花苷丙
B. 阿托品
C. 解磷定
D. 地西泮
E. 地塞米松

185. 男性,65岁,慢性咳嗽史30余年。心电图如图所示,提示

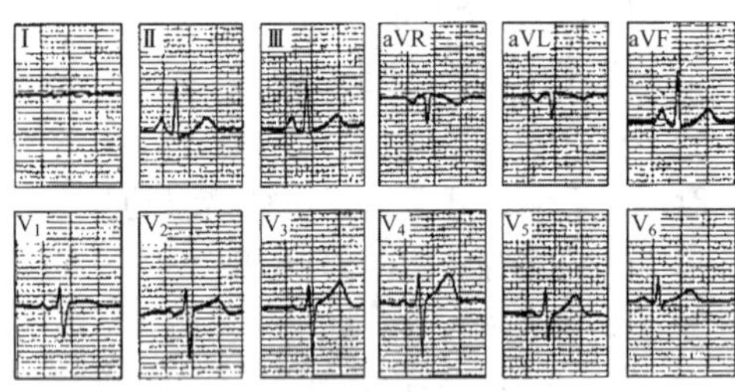

A. 风湿性心脏病,二尖瓣狭窄
B. 慢性肺源性心脏病
C. 心包积液
D. 心肌病
E. 以上都不对

186. 青年农民,突发畏寒、高热,全身肌肉酸痛,以腓肠肌为著,3天后出现咳嗽、咯血,胸片示肺纹理增粗、结构模糊,双肺多个斑片状模糊影。最可能的诊断是
A. “农民肺”
B. 肺钩端螺旋体病
C. 过敏性肺炎
D. 间质性肺炎
E. 支气管肺炎

187. 金黄色葡萄球菌肺炎特征性X线征象包括
A. 肺不张
B. 两肺多发团片影
C. 肺气囊形成
D. 肺脓肿形成
E. 脓气胸

188. 女性,96岁,胸闷气短1个月,伴全身乏力、咳嗽、发热。胸片检查示中上纵隔增宽,右缘呈波浪状改变。白细胞 $8.5\times10^9/L$。最可能的诊断是
A. 胸内甲状腺
B. 胸腺瘤
C. 右侧中心型肺癌
D. 淋巴瘤
E. 畸胎瘤

189. 5岁男孩,有不洁饮食史,自觉胸痛,气急,咳果酱色黏痰,CT检查示肺内多发边缘模糊斑片状影,内有多个空洞,空洞壁厚薄不均,部分空洞内有条状高密度影。最可能的诊断是
A. 过敏性肺炎
B. 急性肺脓肿
C. 肺吸虫病
D. 大叶性肺炎
E. 肺钩端螺旋体病

190. 大叶性肺炎的CT表现说法不恰当的是
A. 实变的肺叶体积均较正常时体积增大
B. 病变可呈大叶性表现,也可呈肺段性分布
C. 病变中可见支气管充气征,有助于同阻塞性肺不张鉴别
D. 病变密度比较均匀,在叶间裂处表现为边缘清晰
E. 消散期病变呈散在、大小不一的斑片状影

191. 石棉肺的病理改变主要为
A. 弥漫性间质纤维化、肺气肿
B. 弥漫性间质纤维化、肺大疱
C. 局限性间质纤维化、肺大疱
D. 弥漫性间质纤维化、肺水肿
E. 弥漫性间质纤维化、间质水肿

192. 男性，22 岁，到拉萨旅游，因头痛、咳红色泡沫痰 2 天，昏迷 3 h 就诊，胸片检查示两肺弥漫分布大小不等模糊影，以内带居多，最可能的诊断是

A. ARDS
B. 大叶性肺炎
C. 高原性肺水肿
D. 支气管肺炎
E. 心源性肺水肿

193. 男性，28 岁，咳嗽、咯血、消瘦盗汗 1 个月余，影像学检查如图，最可能的诊断为

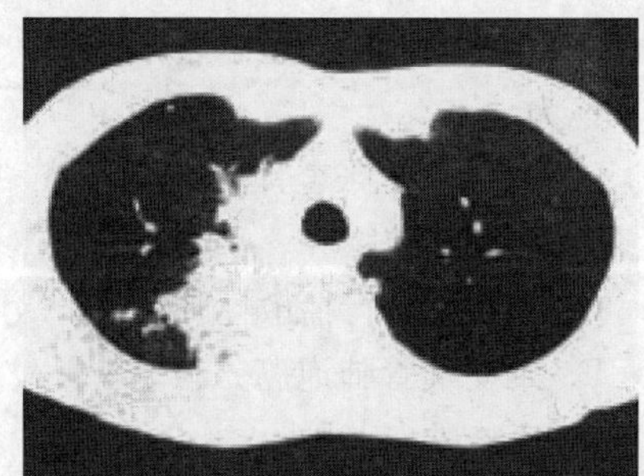
图 1

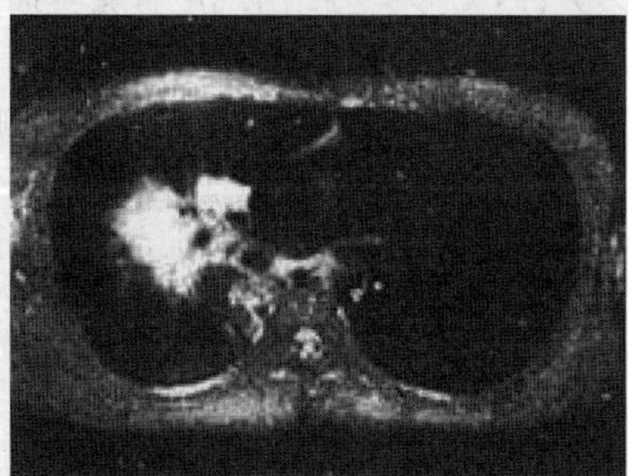
图 2

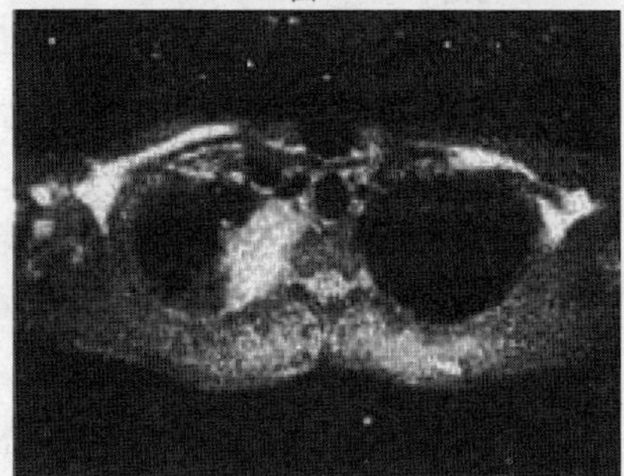
图 3

A. 类风湿肺炎
B. 右上肺周围型肺癌
C. 右上肺浸润型肺结核
D. 右上肺炎性假瘤
E. 右上肺曲霉菌感染

194. X 线平片示两肺野出现大小、密度、分布均匀的弥漫性粟粒结节，直径约 1～2 mm，边界清楚，应考虑为

A. 小叶性肺炎
B. 亚急性血行播散型肺结核
C. 支气管肺泡癌
D. 病毒性肺炎
E. 急性血行播散型肺结核

195. HIV 患者咳嗽、咳痰 1 个月余，伴发热。结合图像，最可能的诊断是

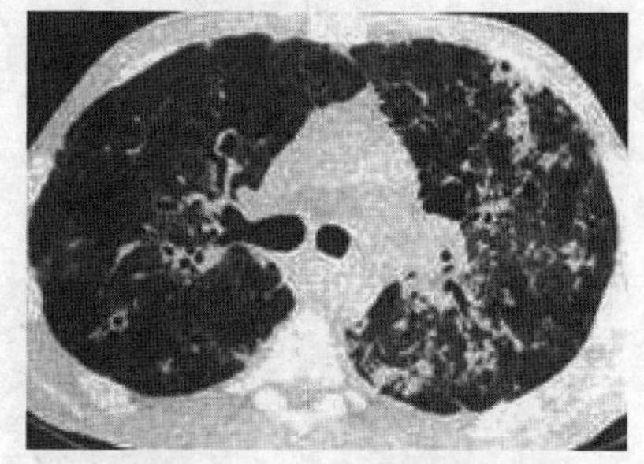

A. 机会性肺部感染
B. 卡氏肺孢子虫肺炎
C. 卡波西肉瘤
D. 肺淋巴瘤
E. 间质性肺炎

196. 关于寻常型间质性肺炎，错误的是

A. 最常见的一种间质性肺炎
B. 细支气管壁增厚，肺泡壁不增厚
C. 可能与过敏有关
D. 可能与自身免疫性疾病有关
E. 肺泡内有炎性渗出

197. 淋巴瘤患者放疗后 3 个月出现气急、咳嗽，CT 检查如下图所示，最可能的诊断是

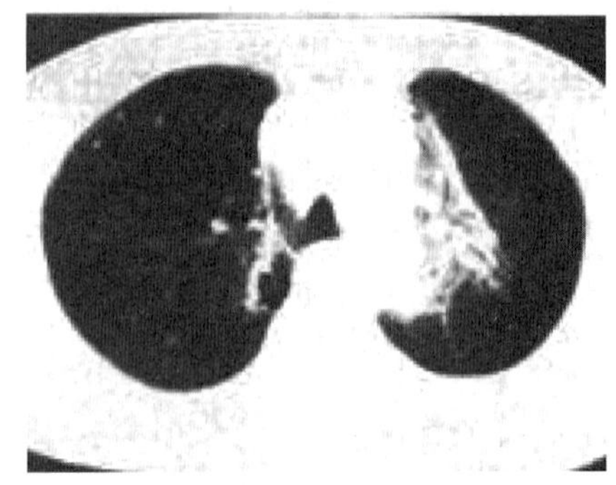

A. 陈旧性结核
B. 放射性肺炎
C. 浸润型肺结核
D. 瘢痕癌
E. 硅肺结节

198. 患者女,6岁半,咳嗽发热3天,体温39℃,胸片如下图,最可能的诊断是
A. 右下肺炎
B. 右肺结核
C. 右侧胸腔积液

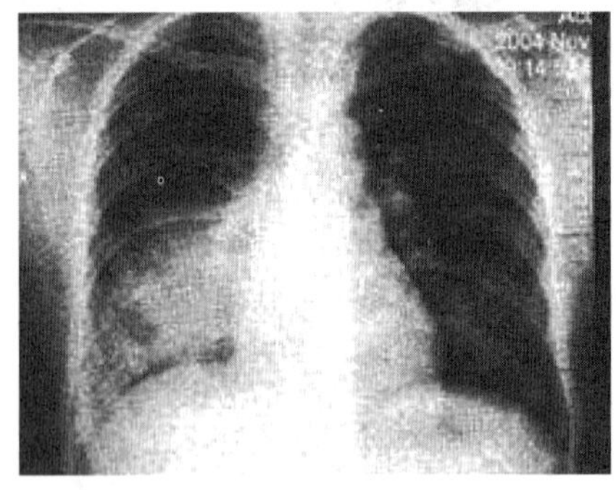

图1

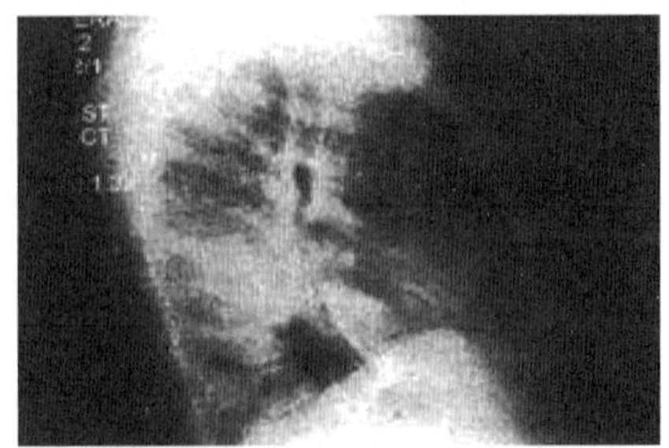

图2

D. 右肺脓肿
E. 右下肺不张

199. 男性,46岁。发热、咳嗽5天,肺部可闻及湿啰音。CT检查示双下肺野内小片阴影,沿支气管分布。最可能的CT诊断为
A. 大叶性肺炎
B. 真菌感染
C. 干酪性肺炎
D. 血性播散性肺结核
E. 支气管肺炎

200. 男性,41岁,咳嗽,咳少量白痰伴胸部不适1月余,痰中带血1次。CT检查示两肺多发大小不等、不规则软组织密度结节,部分病灶内可见不规则空洞,壁厚。首先考虑为
A. 支气管扩张合并感染
B. 血源性肺脓肿
C. 亚急性血行播散性肺结核
D. 细支气管肺泡癌
E. 韦格纳肉芽肿

201. 男性,58岁,近期出现声音嘶哑而就诊,检查发现左声带麻痹,未见肿物,患者无明显咳嗽、咯血症状。胸部透视发现左肺门影增大,左侧膈肌矛盾运动,行CT检查,左肺门影增大,左上叶支气管狭窄、截断,主肺窗显示不清,左膈肌升高。下列诊断最恰当的是
A. 左侧中心型肺癌侵及喉返神经及膈神经
B. 左肺炎伴有纵隔淋巴结肿大
C. 左肺门支气管结核伴膈神经粘连
D. 纵隔淋巴瘤侵犯喉返神经
E. 左侧周围型肺癌淋巴结转移累及喉返神经及膈神经

202. 干酪性肺炎属于哪种类型的肺结核?
A. 浸润性肺结核
B. 原发性肺结核
C. 血型播散性肺结核

D. 慢性纤维空洞性肺结核
E. 以上都不是

203. 男性，37 岁，咳嗽，咯血 2 个月余，偶尔咳出钙化物，结合影像学检查，最可能的诊断是

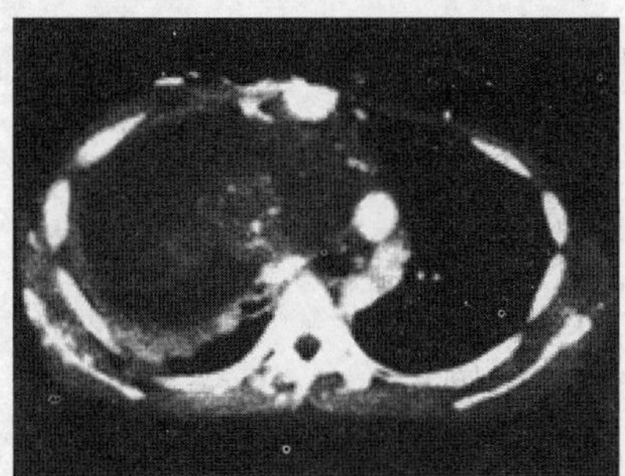

图 1

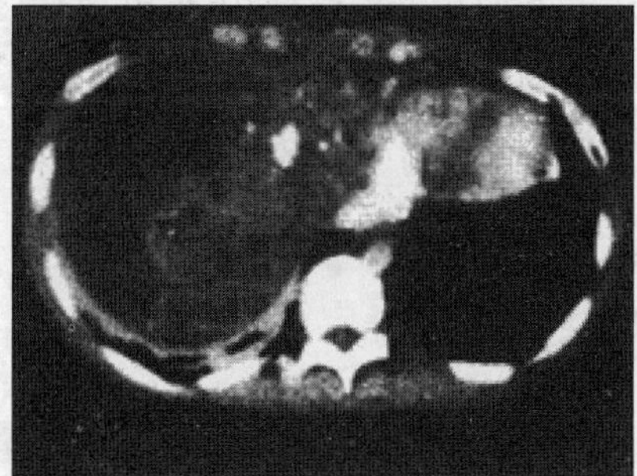

图 2

A. 畸胎瘤
B. 肺癌
C. 胸腺瘤
D. 淋巴管瘤
E. 淋巴瘤

204. 下列病毒性肺炎影像描述，错误的是
A. 可有小结节阴影
B. 可有斑片状阴影
C. 可有大片状阴影
D. 肺纹理可增粗
E. 具有特征性影像表现

205. 男性，10 岁，体检发现右下肺有一 3 cm 团块影，CT 扫描肿块为液性密度，边缘光滑，内有小透光区，增强扫描，病变不强化，最可能的诊断为
A. 右下肺隔离症
B. 右下肺支气管扩张
C. 右下肺结核瘤
D. 右下肺炎性假瘤
E. 右下肺先天性孤立性肺囊肿

206. 男性，68 岁，胸痛、呼吸困难、咳嗽 1 个月余，结合影像学检查，最可能的诊断是

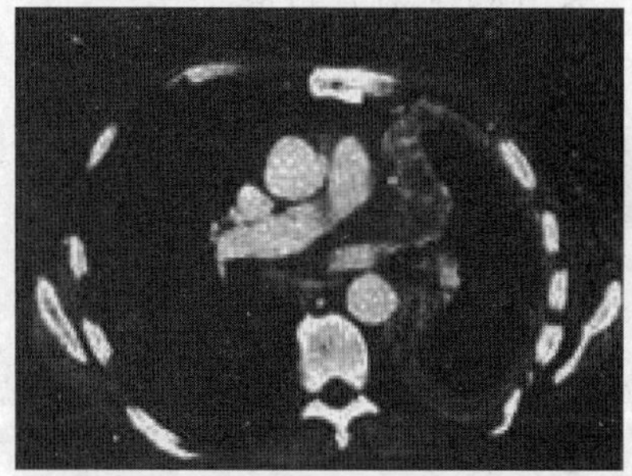

图 1

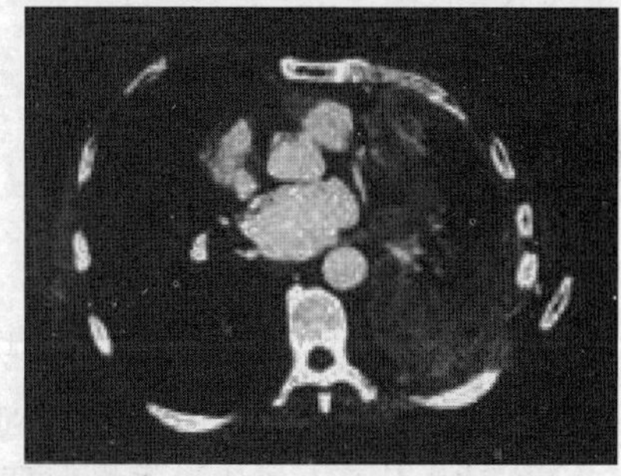

图 2

A. 间皮瘤
B. 肺癌
C. 肺转移瘤
D. 淋巴瘤
E. 肺结核

207. 缩窄性心包炎的特征性 X 线征象包括
A. 上腔静脉扩张
B. 心影近似三角形
C. 心搏减弱，消失
D. 两心缘僵直，分界不清，伴胸膜炎改变
E. 心包壳状钙化

208. 男性,28岁,咳嗽、胸闷1月余。胸片示右下肺浅淡片状影,肺纹理增多,最可能的诊断是
A. 慢性纤维空洞型肺结核
B. 慢性肺脓肿
C. 自发性气胸
D. 大叶性肺炎
E. 支原体肺炎

209. 肺淤血是指
A. 肺动脉血流量增加
B. 肺静脉血流量增加
C. 肺动脉血流量减少
D. 肺静脉血流量减少
E. 支气管静脉血流量增加

210. 大叶性肺炎实变期一般出现在发病后
A. 6～7天
B. 0.5～1天
C. 4～5天
D. 2～3天
E. 8～9天

211. 诊断肺隔离症最重要的依据包括
A. CT增强扫描示明显强化的团块影
B. 隔离肺组织由独立的脏层胸膜包裹
C. X线平片示左肺下叶紧贴膈面的团块状阴影
D. 隔离肺组织同正常肺组织被同一层胸膜包裹
E. 隔离肺组织由主动脉或肋动脉分支供血

212. 关于肺气肿X线表现,错误的是
A. 横膈低平
B. 肺透亮度降低
C. 肺纹理稀疏
D. 心影变窄、变小
E. 肋间隙增宽

213. 肺隔离症分几型?
A. 1型
B. 2型
C. 3型
D. 4型
E. 5型

214. 我国1998年结核病的五大分类法,继发性肺结核属于
A. Ⅳ型
B. Ⅰ型
C. Ⅲ型
D. Ⅱ型
E. Ⅴ型

215. 男性,60岁,有长期吸烟史,左声带麻痹、声音嘶哑2个月。结合胸片和CT检查,最可能的诊断是
A. 肺癌
B. 肺结核
C. 尘肺

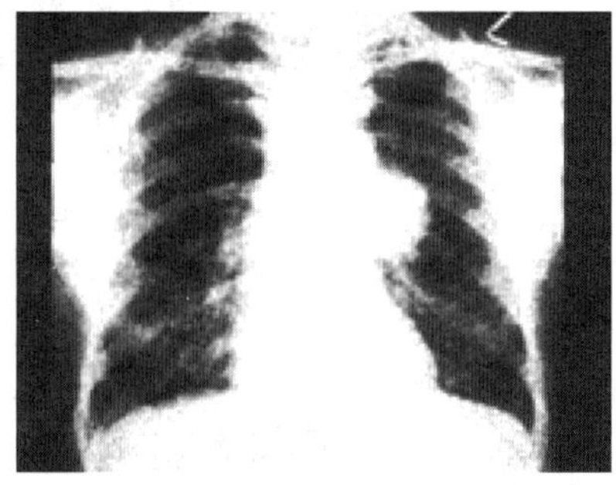
图1

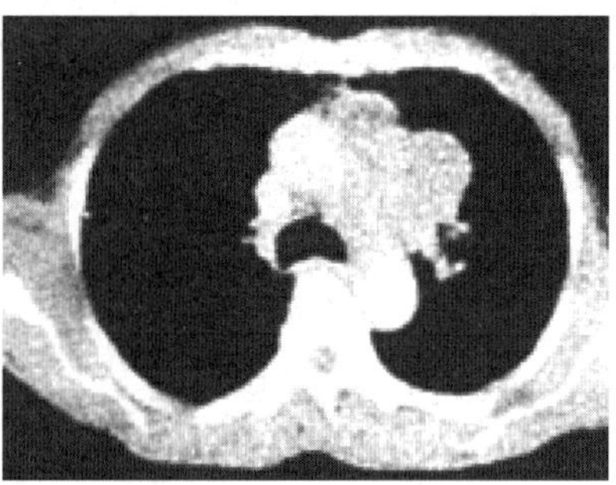
图2

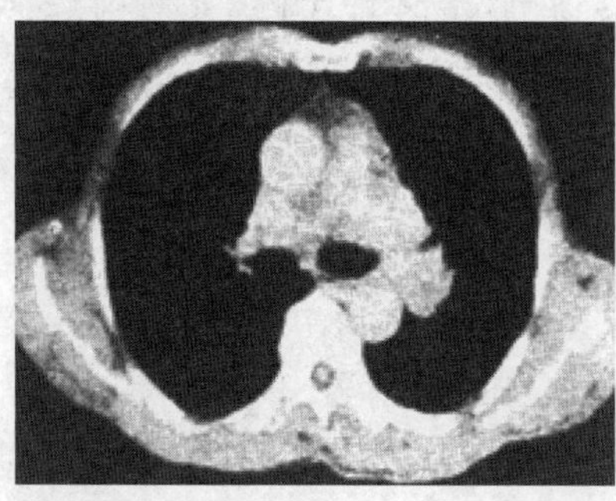

图 3

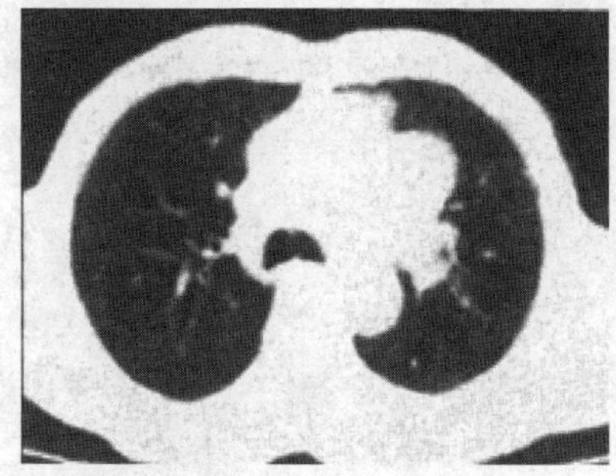

图 4

D. 肺炎
E. 肺结节病

216. 患儿 5 岁，多次患肺炎，查体无发绀，左缘第 2 肋间闻及响亮的连续性机器样杂音，伴有震颤，脉压增宽，有周围血管搏动征，以下诊断最正确的是
A. 法洛四联症
B. 肺动脉口狭窄
C. 动脉导管未闭
D. 室间隔缺损
E. 完全性大动脉错位

217. 片状致密阴影，边缘模糊，其中心密度减低，形成透亮区，并有液平面。应考虑为
A. 肺囊肿
B. 癌性空洞
C. 肺脓肿
D. 结核性空洞
E. 肺包虫囊肿

218. 亚急性血行播散型肺结核的主要表现有
A. 常形成空洞透亮区
B. 粟粒影像大小不一、分布不均、密度不均
C. 纤维化呈索条阴影也是其特征性表现
D. 病灶多见钙化
E. 临床上有高热、呼吸困难等症状

219. 进展期中央型肺癌的 X 线表现中，直接征象是
A. 阻塞性肺炎
B. 肺不张
C. 黏液嵌塞征
D. 肺门肿块
E. 肺气肿

220. 下列哪项为大叶性肺炎最常见的致病菌？
A. 草绿色链球菌
B. 流感嗜血杆菌
C. 肺炎链球菌
D. 大肠杆菌
E. 铜绿假单胞菌

221. 肺动静脉瘘的特征性临床表现为
A. 呼吸困难
B. 红细胞增多症
C. 颜面血管扩张
D. 心外性杂音
E. 咯血

222. 关于支气管肺炎说法不正确的是
A. 多见于双下肺
B. 是指肺泡内的纤维素性炎症
C. X 线主要表现为沿支气管分布的斑片影
D. 多见于婴幼儿及年老体弱患者
E. 治疗不佳可形成脓胸、慢性炎症及支气管扩张

223. 肺泡壁破裂融合致含气腔隙大于多少毫

米时称为肺大疱?
A. 20 mm
B. 3 mm
C. 10 mm
D. 5 mm
E. 30 mm

224. 女性,68 岁,咳嗽伴胸痛、胸闷 1 个月,CT 检查如下图,最可能的诊断为

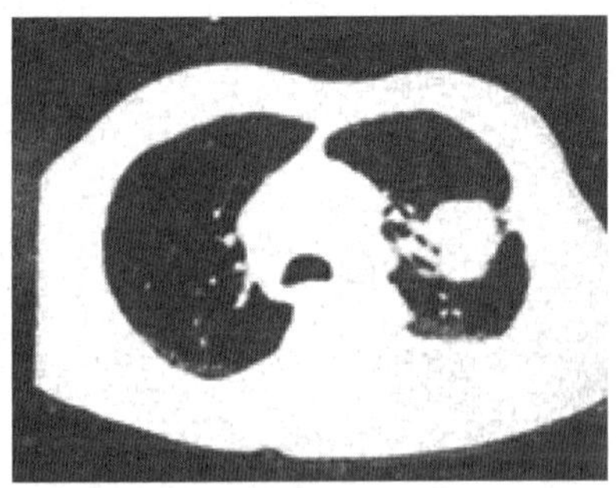
图 1

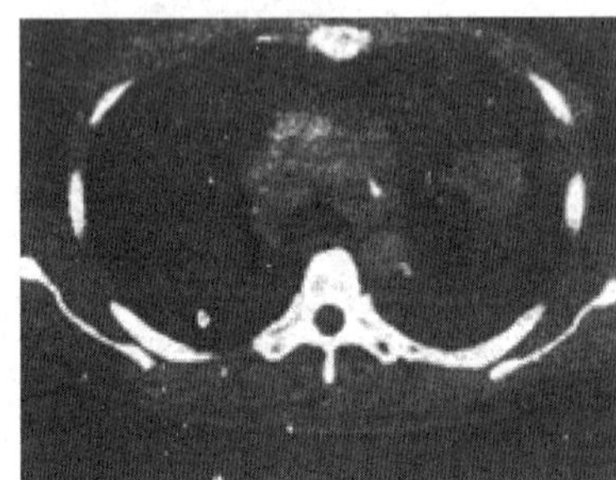
图 2

A. 左上肺不张
B. 左上肺周围型肺癌伴胸膜转移
C. 左上肺血管瘤
D. 左上肺软骨肉瘤伴胸膜转移
E. 左上肺结核

225. 左上叶肺不张的典型征象是
A. 薄饼征
B. 右下三角征
C. 平腰征
D. 心后三角征
E. 左上肺索条影

226. 下列疾病不能在胸片上看到“支气管充气征”的是
A. 肺泡性肺水肿
B. 细支气管肺泡癌
C. 阻塞性肺炎
D. 大叶性肺炎
E. 肺出血

227. 大叶性肺炎典型的病理变化分期不包括
A. 机化期
B. 充血期
C. 灰色肝样变期
D. 红色肝样变期
E. 消散期

228. 肺静脉高压在胸片上最早的表现为
A. 上肺静脉扩张
B. 下肺静脉扩张
C. 上肺静脉收缩
D. 下肺静脉收缩
E. 间质性肺水肿

229. 诊断肺栓塞最可靠的直接征象是
A. 增强扫描示肺动脉主干内充盈缺损
B. 一侧肺透亮度增高
C. 实变区内小透亮区
D. 肺的外围以胸膜为基底的楔状致密影
E. 局限性肺血管稀少

230. 男性,71 岁,消瘦、咳嗽、胸痛,结合胸片和 CT,最可能的诊断是

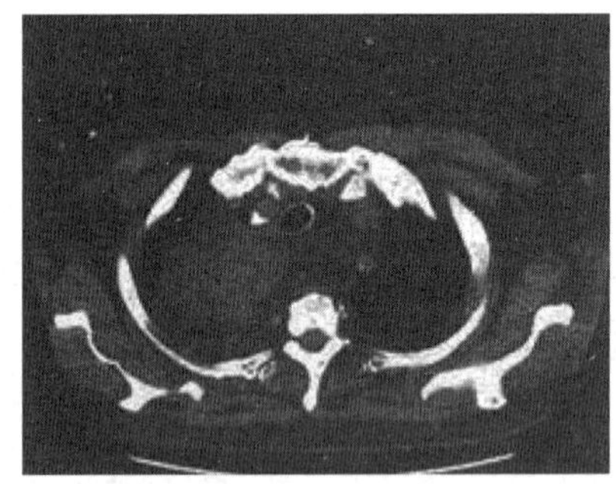
图 1

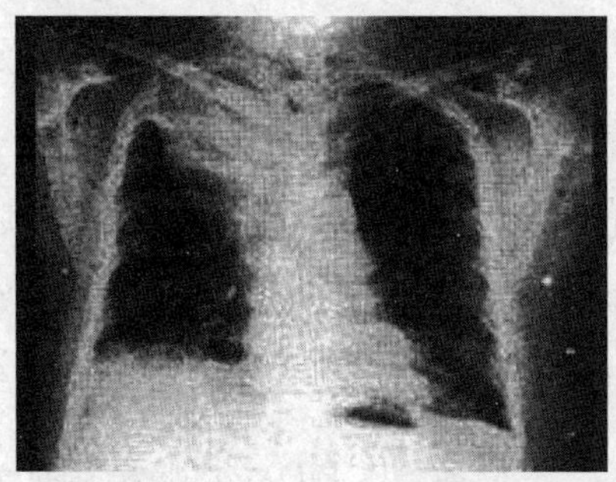

图 2

A. 脂肪肉瘤
B. 心包脂肪垫
C. 脂肪蓄积症
D. 胸腺脂肪瘤
E. 胸腺囊肿

231. 肺充血是
A. 肺动脉血流量增加
B. 肺静脉血流量增加
C. 肺动脉血流量减少
D. 肺静脉血流量减少
E. 支气管动脉血流量增加

232. 女性，57 岁，3 个月前发热，发现“右肺阴影”，治疗经过不详。CT 扫描示右上肺胸膜下多房性空洞，部分空洞内可见小液平，病变周围散在小斑片状病灶，相邻胸膜增厚。最可能的诊断为
A. 肺大疱合并感染
B. 结核性空洞
C. 空洞型肺癌
D. 慢性肺脓肿
E. 真菌性肺炎

233. 下列肺部炎症中不易见到胸膜反应的是
A. 大叶性肺炎
B. 化脓性肺炎
C. 机化性肺炎
D. 支原体肺炎
E. 过敏性肺炎

234. 10 个月的婴儿，发热、咳嗽、气喘 1 周。查体：嗜睡，皮肤有猩红热样皮疹，呼吸急促，鼻扇颤动及三凹征(＋)，两肺散在中小水泡音。实验室检查：WBC 25×10^9/L，N 0.85。X 线胸片示：两肺点片状阴影，右肺第 4 后肋以下呈致密片状阴影，气管向左侧移位。考虑诊断为
A. 肺炎链球菌肺炎
B. 金黄色葡萄球菌肺炎
C. 腺病毒肺炎
D. 呼吸道合胞病毒肺炎
E. 肺炎支原体肺炎

235. ACEI 的主要不良反应是
A. 干咳
B. 尿量增多
C. 头痛
D. 面色潮红
E. 心动过缓

236. 慢性肺心病引起肺动脉高压最主要的原因是
A. 血液黏稠度增加
B. 血容量增加
C. 慢性炎症所致的肺动脉狭窄
D. 高碳酸血症
E. 缺氧性肺血管收缩

237. 女性，68 岁，反复咳嗽、咳痰 22 年，心悸、气急 2 年。体检：双肺叩诊呈过清音，呼吸音减弱，肺底部有湿啰音，剑突下心尖搏动明显，该处可闻及 3/6 级收缩期杂音，P_2 亢进。该例最可能的诊断为
A. COPD
B. COPD＋肺脓肿
C. COPD＋肺心病
D. COPD＋风湿性心瓣膜病
E. COPD＋冠心病

238. 女性，71 岁，反复咳嗽、咳痰 30 年，10 天前

受凉后畏寒、发热、咳脓痰、气急。体检：体温37.6℃，呼吸急促，双肺呼吸音减弱，有较多湿啰音，下肢轻度水肿。最主要的治疗措施是

A. 控制肺部感染
B. 给予解痉平喘药
C. 给予止咳祛痰药
D. 低浓度持续吸氧
E. 应用利尿剂消肿

239. 女性，66岁。吸烟史20年。反复咳嗽、咳痰、气促30年，胸闷、心悸2年，加重伴发热6天，昏睡4 h入院。入院后查体BP 145/95 mmHg，嗜睡状，呼之能应，瞳孔等大等圆，对光反射存在，口唇发绀，双肺可闻及干、湿啰音，心率120/分，期前收缩3次/分，下肢凹陷性水肿。该患者如果死亡，最可能的原因是

A. 休克
B. 肺性脑病
C. 心律失常
D. DIC
E. 消化道出血

二、A3/A4型题

(240～244题共用题干)

患者男，64岁，反复咳嗽、咳痰18年，活动后气短4年，加重伴咳黄痰5天入院。既往有高血压病2年余，服用"降压0号"。吸烟40余年，已戒烟3年。入院后给予吸氧、抗感染、解痉平喘等综合治疗。

240. 入院时该患者的动脉血气显示pH 7.43，$PaCO_2$ 60 mmHg，PaO_2 60 mmHg，HCO_3^- 37 mmol/L。其血气类型为

A. 代谢性酸中毒＋代谢性碱中毒
B. 呼吸性碱中毒＋代谢性碱中毒
C. 呼吸性酸中毒＋代谢性碱中毒
D. 代谢性碱中毒
E. 呼吸性碱中毒
F. 呼吸性酸中毒

241. 予持续鼻导管吸氧，入院后第2天复查血气pH 7.36，$PaCO_2$ 72 mmHg，PaO_2 112 mmHg，SaO_2 100%，HCO_3^- 40 mmol/L。患者意识清楚。应采取的措施为

A. 立即给予BiPAP呼吸机辅助通气
B. 立即静脉入壶给予尼可刹米及洛贝林
C. 立即降低吸氧流量
D. 立即停止吸氧
E. 立即雾化吸入异丙托溴铵及沙丁胺醇
F. 立即气管插管，给予呼吸机辅助通气
G. 立即静脉滴注氨茶碱
H. 立即静脉注射甲泼尼龙40 mg

242. 患者入院后第5天出现发热，最高体温38.5℃，痰仍为脓性，量较多，可自行咳出，呼吸困难加重，意识清楚。动脉血气显示pH 7.32，$PaCO_2$ 77 mmHg，PaO_2 55 mmHg，SaO_2 86%，HCO_3^- 39.7 mmol/L。床旁X线胸片较入院时无明显变化。对治疗措施需进一步调整，下列调整措施正确的是(多选)

A. 反复进行痰培养及药敏试验，等待药敏结果再更改抗菌药物
B. 立即经验性更换抗菌药物，再根据药敏结果及患者临床状况进行调整
C. 间断无创正压通气(BiPAP)：IPAP 12 cmH_2O，EPAP 5 cmH_2O
D. 持续无创正压通气(BiPAP)：IPAP 12 cmH_2O，EPAP 5 cmH_2O
E. 间断无创正压通气(CPAP)，压力8 cmH_2O
F. 给予持续脉搏血氧饱和度监测，应维持$SpO_2>90\%$
G. 给予持续脉搏血氧饱和度监测，应维持$SpO_2>95\%$

243. 无创正压通气2 h后测血气：pH 7.33，

$PaCO_2$ 71 mmHg，PaO_2 58 mmHg。SaO_2 90%，HCO_3^- 39 mmol/L，患者意识清楚。下列措施正确的是
A. 增加吸氧浓度
B. 降低吸氧浓度
C. 调整无创正压通气(BiPAP)参数：增加 IPAP，EPAP 不变
D. 调整无创正压通气(CPAP)参数：增加压力水平
E. 无创正压通气效果不佳时，应予气管插管
F. 应用呼吸中枢兴奋剂

244. 患者入院后第 8 天体温恢复正常，痰偶为脓性，呼吸困难减轻。第 1 次和第 2 次痰培养结果回报："白色假丝酵母菌，对氟康唑敏感"。对是否应用氟康唑抗真菌治疗，正确的是
A. 不用，应等待第 3 次痰培养结果，如果仍培养出白色假丝酵母菌则使用
B. 不用，需要鉴别是否为上呼吸道污染菌群
C. 用，两次痰培养为同一种菌，污染的可能性很小
D. 不用，患者为免疫健全宿主，真菌感染可以自愈
E. 用，可以预防真菌感染
F. 不用，应给患者行支气管镜检查，取下呼吸道深部痰重新进行培养后再决定

(245～246 题共用题干)

女性，22 岁。职员。干咳 2 个月，不规律发热，体温波动在 37.5～38.3℃，夜间盗汗，无咯血及肌肉酸痛，现已停经 45 天。先前多次注射头孢类药物未见效。查体：消瘦，双颈部可触及成串小淋巴结，质韧，无压痛，活动度良好，右上肺可闻及少量湿啰音。

245. 若想进步确诊，最主要的方法是
A. 痰菌检查
B. X 线检查
C. 纤维支气管镜
D. 血沉检查
E. 结核菌素试验

246. 若胸片示右上肺大片密度不均阴影，有小空洞形成。该患者最可能的诊断是
A. 支原体肺炎
B. 细菌性肺炎
C. 变态反应性肺炎
D. 肺脓肿
E. 干酪性肺炎

(247～248 题共用题干)

女性，30 岁。反复发作性呼吸困难、胸闷 2 年。3 天前受凉后咳嗽，咳少量脓痰，接着出现呼吸困难、胸闷，并逐渐加重。体检：无发绀，双肺广泛哮鸣音，肺底部少许湿啰音。

247. 该病例最可能的诊断是
A. 心源性哮喘
B. 支气管哮喘急性发作
C. 慢性喘息型支气管炎
D. 慢性阻塞性肺疾病(红喘型)
E. 慢性阻塞性肺疾病(紫肿型)

248. 表明气道阻塞具有可逆性的检查结果是
A. 一秒钟用力呼气容积(FEV_1)预计值
B. 最大呼气流量(PEF)>60%预计值
C. 吸入沙丁胺醇后 FEV_1 增加率>12%
D. 吸入倍氯米松后 FEV_1 增加率>15%
E. 支气管激发试验阳性

(249～251 题共用题干)

男性，59 岁。吸烟 30 年，每日 20 支，每遇秋冬咳嗽 15 年，至呼吸科门诊咨询是否有 COPD。

249. 慢性支气管炎早期肺部 X 线表现是
A. 两肺纹理增粗、紊乱

B. 肺透亮度增加
C. 膈肌下降
D. 胸廓扩张、肋间隙增宽
E. 无特殊征象

250. 慢性阻塞性肺疾病进展中最先发生异常的实验室检查为
A. 肺泡-动脉氧分压差
B. 胸部X线片
C. 最大呼气流速
D. FEV_1
E. 用力肺活量时的最大呼气中期流量(MEF 25%~75%)

251. 对早期阻塞性肺气肿的诊断有较大帮助的是
A. 长期咳痰喘史
B. 桶状胸或过清音
C. 胸部X线示肺透明度增加
D. 肺功能检查示阻塞性通气功能障碍、残气量增加
E. 心电图检查示低电压

(252~255题共用题干)

男性,30岁。因受凉后出现畏寒、发热,咯铁锈色痰,伴左侧胸痛。胸片示左下肺大片密度高阴影。

252. 最可能的诊断是
A. 金黄色葡萄球菌肺炎
B. 肺炎链球菌肺炎
C. 结核性胸膜炎
D. 肺癌合并阻塞性肺炎
E. 肺脓肿

253. 该患者应用抗生素治疗后体温先接近正常后又升高,最可能的原因是
A. 药物热
B. 抗生素用量不足
C. 加用退热药
D. 出现并发症
E. 细菌产生耐药

254. 该病原体肺炎容易并发
A. 脓胸
B. 肺气肿
C. 肺纤维化
D. 机化性肺炎
E. 以上都不是

255. 该病原体耐药的主要机制为
A. PBPs结构改变
B. 产生生物被膜
C. 膜通透性降低
D. 主动外排系统
E. 产AmpC酶

(256~258题共用题干)

男性,55岁。咳嗽5年余,近来加重,咳少量脓痰,伴发热。胸片检查显示双肺纹理增多,以右下肺为著。

256. 首先考虑的诊断是
A. 肺脓肿
B. 肺结核
C. 慢性支气管炎急性发作
D. 支气管炎
E. 支气管肺炎

257. 该病加重的主要因素为
A. 感染
B. 心功能不全
C. 依从性不佳
D. 过敏
E. 吸入刺激性气体

258. 治疗应首选
A. 止咳、化痰
B. 解痉、止血
C. 手术治疗

D. 适当的抗菌药物
E. 抗结核治疗

(259～261 题共用题干)

男性,72 岁。哮喘史 40 年,近 5 年来发生双下肢水肿,近 1 周哮喘加重,白天发作每周>2 次,每天夜间均有发作,活动受限,没有急性加重症状。

259. 下列对该患者的诊断最有意义的是
A. 血气分析
B. 血常规检查
C. 临床症状和体征
D. 支气管激发试验或舒张试验
E. 胸部 X 线检查

260. 下列检查对诊断肺源性心脏病有意义的是
A. 心电向量
B. 血气分析
C. 脑电图
D. 脑血流图
E. 超声心动图

261. 该患者哮喘控制水平按 2006 年《GINA 指南》属于的级别是
A. 间歇状态
B. 中度持续
C. 重度持续
D. 控制
E. 未控制

(262～264 题共用题干)

男性,20 岁。平素健康,淋雨后突发寒战、高热、头痛,第 2 天出现右侧胸痛、咳嗽、咳痰,胸片检查示右上肺大片实变影。

262. 体检不会出现的体征是
A. 右上肺叩诊浊音
B. 气管向左侧偏移
C. 右上肺触觉语颤增强
D. 急性病容
E. 脉率增快

263. 最可能的诊断为
A. 胸膜增厚
B. 肺脓肿
C. 肺结核
D. 大叶性肺炎
E. 肺梗死

264. 该患者最有可能的致病菌为
A. 流感嗜血杆菌
B. 卡他莫拉菌
C. 肺炎链球菌
D. 肺炎支原体
E. 肺炎军团菌

(265～267 题共用题干)

男性,58 岁。吸烟 30 年。咳嗽、咳痰 20 余年,活动后气急 4 年,偶有下肢轻度水肿。查体:桶状胸,两肺呼吸音弱,少量湿啰音,肺动脉瓣区第二心音亢进。

265. 最可能的诊断是
A. 慢性支气管炎
B. 慢性支气管炎合并阻塞性肺气肿
C. 慢性支气管炎合并阻塞性肺气肿、肺源性心脏病
D. 慢性支气管炎合并支气管扩张
E. 慢性支气管炎合并心功能不全

266. 该患者 X 线表现一般不出现
A. 右下肺动脉干横径小于 10 mm
B. 肺动脉段突出
C. 右心室增大
D. 膈肌低平
E. 两下肺肺纹理紊乱

267. 下面心电图表现对该病诊断都有意义,

除了

A. 重度顺钟向转位

B. V_1导联 R∶S>1

C. V_5导联 R∶S<1

D. $RV_1+SV_5>1.02$

E. 肺型P波

(268～269题共用题干)

患者,10天前左下肢皮肤划破,1周前突然畏寒、发热,3天来咳嗽、气急,伴右侧胸痛。胸片检查示肺部多发囊样改变,部分可见液平,右侧可见少量胸腔积液。

268. 其病原体最可能为

A. 化脓性链球菌

B. 金黄色葡萄球菌

C. 厌氧菌

D. 铜绿假单胞菌

E. 军团菌

269. 最有效的抗生素为

A. 环丙沙星

B. 万古霉素

C. 甲硝唑

D. 红霉素

E. 头孢类抗生素

(270～272题共用题干)

男性,70岁。反复咳嗽、咳痰30年,双下肢水肿2年,1天前咳嗽、咳痰加重,黄色黏稠痰,口唇发绀,神志恍惚,双下肺可闻干、湿啰音,心率118次/分,血气分析:pH 7.27, PaO_2 50 mmHg, $PaCO_2$ 80.6 mmHg, HCO_3^- 32 mmol/L。

270. 对该患者的治疗,下列最关键的是

A. 呼吸兴奋剂的应用

B. 控制感染

C. 氧疗

D. 解痉程度

E. 利尿

271. 对患者缺氧程度的判断,指标最敏感的是

A. 动脉血氧分压

B. 肺功能中的FEV_1

C. 动脉血氧含量

D. 动脉血氧饱和度

E. 肺功能中残/总比值

272. 对于判断患者有无二氧化碳潴留的表现,下列不正确的是

A. 精神兴奋,烦躁不安

B. 持续性头痛

C. 室性期前收缩或其他心律失常

D. 球结膜充血水肿

E. 心率加快,血压上升

(273～274题共用题干)

男性,30岁。呼吸困难2天就诊,发病前有鼻痒、喷嚏。继往有类似病史。体检呼吸20次/分,双肺闻及呼气末哮鸣音,心率96次/分,律齐。

273. 最可能的诊断是

A. 心源性哮喘

B. 上呼吸道感染

C. 大叶性肺炎

D. 支气管哮喘

E. 喘息型支气管炎

274. 动脉血气分析 $PaCO_2$ 38 mmol/L, PaO_2 96 mmHg, pH 7.39。根据临床表现和血气分析结果,其病情程度分级为

A. 轻度

B. 中度

C. 危重度

D. 重度

E. 不能确定

(275～276题共用题干)

男性,20岁。接触油漆后发生喘息1天,伴

轻咳、少量白痰，有过敏性鼻炎史3年。

275. 最可能出现的体征是
A. 肺呼吸音增强
B. 双下肺叩诊浊音
C. 左肺散在水泡音
D. 两肺广泛哮鸣音
E. 两肺底小水泡音

276. 可能的诊断是
A. 急性支气管炎
B. 急性肺水肿
C. 支气管哮喘急性发作
D. 细菌性肺炎
E. 肺栓塞

(277～279题共用题干)

女性，32岁。门诊就诊，2个月来干咳、胸闷憋气，心悸，呼吸困难，夜间发作明显，影响睡眠，既往有过敏性鼻炎，有类似发作病史。听诊双肺散在哮鸣音，心率110次/分。

277. 治疗的方法是
A. 给予地西泮，使患者得到休息
B. 给予吸入糖皮质激素和支气管舒张剂，解痉平喘
C. 给予普萘洛尔及胺碘酮，改善心悸
D. 1%肾上腺素1 ml皮下注射，使症状迅速缓解
E. 吸入色甘酸钠气雾剂

278. 患者门诊治疗后病情好转，但2周后喘息发作，气促明显，心悸加重，急诊就医。体检：烦躁不安，端坐位，心率120次/分，双肺满布哮鸣音，首先考虑的诊断是
A. 心源性哮喘
B. 合并气胸
C. 急性细支气管炎
D. 支气管哮喘急性发作
E. 喘息型支气管炎急性发作

279. 患者因病情较重收入病房，经用大剂量氢化可的松、氨茶碱等药物静脉滴注，症状未能缓解，痰黏稠难以咳出，进食极少。查体：汗多，心率120次/分，呼吸音低，双肺哮鸣音明显减少。WBC 6.9×10^9/L，Hct 56%。血气分析 $PaCO_2$ 45 mmHg，PaO_2 60 mmHg，pH 7.33。此时首选的治疗是
A. 静脉注射毛花苷丙以减慢心率
B. 增加激素的用量
C. 进一步积极补充液体
D. 应用广谱抗生素
E. 气管插管，机械通气治疗

三、X型题

280. 肺结核的诊断记录应包括
A. 肺结核的类型
B. 病变的部位及空洞的部位
C. 痰菌检查的结果和方法
D. 病灶的活动性和转归
E. 全身中毒症状的严重程度

281. 肺结核的全身中毒症状有
A. 午后低热
B. 食欲缺乏，体重减轻
C. 胸痛
D. 妇女可有月经失调或闭经
E. 盗汗

282. 活动性肺结核的主要指征有
A. 结核中毒症状变重
B. 剧烈的胸痛
C. X线病灶扩大，新出现
D. 反复咯血
E. 痰菌增多，或转为阴性

283. 肺结核患者大咯血时的治疗应该是
A. 吸氧

B. 垂体后叶素混于500 g/L葡萄糖液中缓慢静脉注射
C. 卧床休息,取患侧卧位
D. 用可待因镇咳
E. 通畅呼吸道是抢救咯血窒息的关键

284. 根据病变、空洞、痰菌变化情况,将结核病灶活动性分为
A. 进展期
B. 好转期
C. 稳定期
D. 硬结期
E. 浸润期

285. 判断肺结核活动性的指征是
A. 中毒症状加重如低热、盗汗、乏力和食欲缺乏差等加重
B. 痰结核菌转阳性
C. 胸片显示肺部有模糊浸润阴影较前扩大
D. 血沉增快
E. 白细胞计数增多

286. 肺结核的化疗原则是
A. 联合用药
B. 早期用药
C. 有规律用药
D. 足量
E. 全程

287. 结核菌素试验阴性,可见于
A. 轻症肺结核
B. 急性血行播散型肺结核患者极度衰弱者
C. 肺结核病灶已纤维化
D. 用肾上腺糖皮质激素治疗者
E. 肺结核病灶已完全钙化

288. 形成慢性纤维空洞型肺结核的可能原因是
A. 用单一抗结核药物治疗
B. 营养失调
C. 抗结核药物治疗,疗程太短
D. 没有绝对卧床休息
E. 不规则的间断用药剂量过小

289. 结核菌感染后,决定结核病发生与转归的因素有
A. 入侵结核菌的数目、毒力
B. 年龄与性别
C. 机体免疫力、变态反应的高低
D. 鸟型与鼠型结核菌
E. 遗传因素

290. 慢性纤维空洞型肺结核的X线表现有
A. 可见单个或多个厚壁空洞
B. 纵隔、气管、心脏可偏移向病侧
C. 肺门上提,肺纹理呈垂柳状
D. 胸膜也可被结核累及
E. 新老病灶常同时存在

291. 肺结核患者,应复治的是
A. 初治失败和正规化疗已超过6个月
B. 临床治愈后复发
C. 不正规治疗累计超过3个月
D. 化疗未满1个月
E. 高龄患者

292. 肺脓肿的手术选择是
A. 肺脓肿全身中毒症状严重者
B. 经严格的抗生素治疗,空洞未缩小,感染症状不缓解
C. 并发严重的肺纤维化,支气管扩张,脓胸
D. 出现杵状指或肥大性关节病
E. 出现慢性胸膜支气管瘘

293. 肺脓肿常需与下列哪些疾病作鉴别诊断?
A. 支气管扩张并感染
B. 支气管肺癌中心坏死

C. 肺结核空洞并感染
D. 肺囊肿继发感染
E. 肺脓肿早期应与细菌性肺炎鉴别

294. 肺脓肿的诊断依据是
A. 突然起病,畏寒、高热
B. 咳嗽、咳大量脓痰或咯血
C. 白细胞计数和中性粒细胞显著增高
D. X线胸片示有大片浓密阴影,其中有脓腔形成,并有液平面
E. 发病前多无明确诱因

295. 常见的继发性肺脓肿的发病原因有
A. 肺内原有的化脓病灶感染引起
B. 支气管内新生物引起支气管阻塞
C. 邻近器官的化脓性病灶直接蔓延
D. 某些化脓性倾向的原发性肺炎
E. 吸入带有病原菌的分泌物

296. 影响肺脓肿疗效的因素是
A. 引流不畅,脓液不易排出
B. 没有输血
C. 抗菌药物剂量不足
D. 没有绝对卧床休息
E. 细菌耐药

297. 引起急性原发性肺脓肿的诱因是
A. 人体抵抗力减弱
B. 熟睡时误吸
C. 昏迷状态下呛咽
D. 麻醉和手术
E. 败血症细菌栓子经血流进入肺

298. 典型肺脓肿的临床表现是
A. 急性起病
B. 畏寒高热
C. 胸痛咳嗽
D. 咳大量脓臭痰
E. 肺部无明显阳性体征

299. 慢性肺心病呼吸衰竭血气分析常表现为
A. $PaO_2<9.3$ kPa(70 mmHg)
B. $PaO_2<8.0$ kPa(60 mmHg)
C. $PaO_2<5.3$ kPa(40 mmHg)
D. $PaCO_2>6.67$ kPa(50 mmHg)
E. 以上均不会出现

300. 慢性肺心病的诊断条件是
A. 呼吸系统慢性原发性疾病
B. 右心衰竭必须存在
C. 肺动脉高压、右心室肥大
D. 呼吸衰竭一定存在
E. 发热

301. 慢性肺心病的患者X线检查不应出现
A. 肺气肿征象
B. 肺动脉高压征象
C. 右心室增大征象
D. 肺淤血影像
E. 肺门阴影呈蝶翼状

302. 慢性肺心病急性发作期可出现
A. 肺性脑病
B. 酸碱失调
C. 上消化道出血
D. 弥散性血管内凝血
E. 右心衰竭

303. 慢性肺心病呼吸衰竭的治疗原则是
A. 积极控制感染
B. 通畅呼吸道,增加通气量,改善呼吸功能
C. 氧疗
D. 强心剂
E. 呼吸中枢兴奋剂

304. 慢性肺心病缓解期的临床表现可有
A. 呼吸衰竭表现
B. 肺动脉高压表现
C. 右心衰竭表现

D. 右心室肥厚
E. 慢性阻塞性肺疾病

305. 呼吸衰竭的发病机制主要有
A. 肺泡通气不足
B. 肺内动静脉解剖分流增加
C. 酸碱平衡失调
D. V/Q 比例失调
E. 弥散功能减退

306. 氧和二氧化碳对呼吸系统的影响为
A. $PaCO_2$ 升高,刺激延髓化学感受器,增加通气
B. PaO_2 降低,刺激主动脉体和颈动脉窦化学感受器,增加通气
C. PaO_2 降低,刺激延髓化学感受器
D. PaO_2 升高,刺激主动脉体和颈动脉窦化学感受器,增加通气
E. $PaCO_2$ 升高,刺激主动脉体和颈动脉窦化学感受器,增加通气

307. 缺氧和二氧化碳潴留可使
A. 冠状动脉扩张
B. 周围静脉和毛细血管扩张
C. 肺细小动脉收缩
D. 脑动脉扩张
E. 以上都不对

308. 目前认为肺性脑病的根本发病机制是
A. 低氧血症
B. 酸中毒
C. 交感神经兴奋
D. 二氧化碳潴留
E. 血管扩张

309. 呼吸兴奋剂治疗呼吸衰竭的适应证是
A. 呼吸道分泌物阻滞
B. 中枢抑制为主、通气量不足
C. 呼吸道通畅
D. 肺水肿
E. 呼吸肌功能正常

310. 肺性脑病的常见体征是
A. 扑翼样震颤
B. 球结膜充血和眼底视乳头水肿
C. 木僵
D. 抽搐和无意识动作
E. 病理征阳性

311. 呼吸衰竭时,呼吸器使用不当可发生
A. 呼吸性碱中毒
B. 气胸
C. 上消化道出血
D. 呼吸机相关性肺炎
E. 加重二氧化碳潴留

312. 急性呼吸衰竭气管插管的适应证有
A. 呼吸不规则
B. 呼吸道分泌物多
C. 咳嗽反射消失
D. 咽反射消失
E. 昏迷逐渐加深

313. 患者应用无创正压通气的基本条件有
A. 无影响鼻面罩使用的面部创伤
B. 不需要气管插管保护
C. 能够耐受鼻面罩
D. 血流动力学不稳定
E. 清醒能够合作

314. 呼吸衰竭的病因是
A. 肺血管疾病
B. 肺组织病变
C. 气道阻塞性病变
D. 神经肌肉疾病
E. 胸廓与胸膜病变

315. 引起肺性脑病的主要诱因是
A. 吸氧不当
B. 使用镇静剂

C. 急性上呼吸道感染
D. 痰液阻塞气管
E. 以上都不是

316. 肺心病、感染、Ⅱ型呼吸衰竭患者，神志模糊，烦躁不安，下列处理合适的有
A. 持续吸氧 1～2 L/min
B. 给予苯巴比妥
C. 必要时气管插管进行人工呼吸
D. 给予舒张支气管药物
E. 尼可刹米维持静脉滴注

317. 慢性呼吸衰竭的临床表现可见
A. 呼吸困难、发绀
B. 烦躁不安、抽搐、嗜睡
C. 酸碱平衡失调和电解质紊乱
D. 弥散性血管内凝血
E. 代谢性酸中毒

318. 引起呼吸功能衰竭的病因有
A. 呼吸系统疾病
B. 中枢神经系统疾病
C. 神经肌肉疾病
D. 中毒
E. 以上均不是

319. 可引起咯血的常见病是
A. 支气管哮喘
B. 支气管扩张
C. 急性支气管炎
D. 慢性纤维性空洞型肺结核
E. 支气管肺癌

320. 能引起肺炎的细菌是
A. 肺炎链球菌
B. 金黄色葡萄球菌
C. 肺炎克雷伯杆菌
D. 甲型链球菌
E. 嗜肺军团菌

321. 能引起肺炎的微生物有
A. 流感嗜血杆菌
B. 肺炎克雷伯杆菌
C. 腺病毒
D. 支原体
E. 衣原体

322. 提示肺癌的临床表现有
A. 经常痰中带血
B. 顽固性刺激性咳嗽
C. 肺部肿块
D. 重度慢性阻塞性肺气肿
E. 原因不明的声音嘶哑

323. 支气管肺癌的非转移性肺外表现可有
A. 杵状指
B. 肥大性骨关节病
C. 库欣综合征
D. 声音嘶哑
E. 吞咽困难

324. 肺癌的发生与下列哪些因素有关？
A. 吸烟
B. 嗜酒
C. 大气污染
D. 长期接触致癌物质
E. 慢性呼吸道感染

325. 肺癌引起支气管阻塞的特征有
A. 肺段或肺叶局限性肺气肿
B. 局限性哮鸣音
C. 阻塞性肺炎
D. 肺段或肺叶不张
E. 胸腔大量积液

326. 下列何种检查对肺癌的早期诊断有价值？
A. 胸部 X 线检查
B. 痰脱落细胞检查
C. 纤维支气管检查
D. 锁骨上淋巴结活检

E. 肺泡灌洗液细胞学检查

327. 支气管扩张症的主要临床表现为
A. 慢性咳嗽
B. 经常感染,大量脓痰
C. 病变处语颤增强,叩诊浊音
D. 反复咯血
E. 肺部可闻及局限性,固定性湿啰音

328. 慢性阻塞性肺气肿的发病与下列哪几个因素有关?
A. 最常见的原因是慢性支气管炎
B. 吸烟是主要的致病因素
C. 反复感染
D. 肺气肿发生与人体 α_1 抗胰蛋白酶增高有关
E. 与大气污染和气候有关

329. 下列哪项是肺炎链球菌肺炎的并发症?
A. 胸膜炎
B. 心包炎
C. 感染性休克
D. 脑膜炎
E. 肺脓肿

330. 下列哪项是继发性肺结核的特点?
A. 病变多位于肺尖或锁骨下区
B. 局部反应剧烈,易发生空洞
C. 肺门淋巴结常受累
D. 多沿支气管播散
E. 愈合方式为消散、纤维化或钙化

331. 下列哪项可发展为肺心病?
A. 支气管-肺疾病
B. 胸廓运动障碍性疾病
C. 肺血管疾病
D. 睡眠呼吸暂停综合征
E. 胸膜病变

332. 支气管扩张患者施行体位引流排痰,下列正确的是
A. 病变肺应位于高位
B. 每日引流 2～4 次,每次 15～30 min
C. 可先用生理盐水作雾化吸入,便于排痰
D. 痰量多的患者,应尽快把痰排出
E. 排痰时,同时配合深呼吸,用力咳痰,可提高排痰效果

333. 支气管哮喘可以出现的并发症有
A. 自发性气胸
B. 肺不张
C. 肺气肿
D. 慢支
E. 肺纤维化

334. 慢性支气管炎可分为
A. 单纯型
B. 气肿型
C. 喘息型
D. 混合型
E. 慢性迁延型

335. 下列哪些项目可作为诊断慢性肺心病的条件?
A. 慢性肺、胸疾病史
B. 左室肥大或左心衰竭
C. 右室肥大或右心衰竭
D. 肺动脉高压表现
E. 以上都不是

336. 下列疾病抗感染治疗的原则正确的是
A. 肺炎链球菌肺炎首选青霉素治疗,体温正常 3 天后停药
B. 金黄色葡萄球菌肺炎可选用青霉素及一代头孢菌素
C. 克雷伯杆菌肺炎首选大环内酯类抗生素
D. 急性吸入性肺脓肿首选大剂量青霉素治疗

E. 肺脓肿抗生素治疗至体温正常、咳痰基本消失即可停药

337. 传染性非典型肺炎的氧疗指征是
A. $PaCO_2$<70 mmHg
B. SpO_2<93%
C. SpO_2<95%
D. $PaCO_2$<75 mmHg
E. $PaCO_2$<80 mmHg

338. 回归热与支气管炎区别点是
A. 发热较剧，呈稽留热或弛张热
B. 相同症状反复出现
C. 无肺部炎症症状和体征
D. 有咳嗽、咳痰、胸痛等表现
E. 肌痛尤以腓肠肌疼痛明显

第三章

消 化 系 统

一、A1/A2 型题

1. 早期食管癌的 X 线表现是
A. 贲门部呈光滑鸟嘴状狭窄
B. 长的不规则线状狭窄
C. 黏膜光滑完整
D. 黏膜呈串珠状改变
E. 黏膜呈局限性管壁僵硬

2. 诊断反流性食管炎最准确的方法
A. 食管吞钡 X 线检查
B. 食管滴酸试验
C. 食管内镜检查
D. 食管 24 h pH 监测
E. 食管测压

3. 食管癌最典型的临床表现是
A. 进行性吞咽困难
B. 咽下疼痛
C. 咽部异物感
D. 食物反流
E. 左锁骨上淋巴结肿大

4. 下列关于食管癌早期表现的叙述错误的是
A. 吞咽时食物滞留感
B. 吞咽疼痛部位与病变一致
C. 可早期表现为背部疼痛
D. 早期即可表现为剧烈而持续的疼痛
E. X 线表现为黏膜皱襞增粗、迂曲如虚线样中断

5. 食管癌普查,早期诊断的主要方法是
A. X 线钡餐
B. 食管镜+活检
C. 食管 pH 测定
D. 食管网套细胞学检查
E. 食管测压

6. 正常食管内的 pH 是
A. 2.5～4.0
B. 3.5～5.0
C. 4.5～6.0
D. 5.5～7.0
E. 6.5～8.0

7. 关于食管的描述正确的是
A. 食管下括约肌长 4～5 cm
B. 食管下括约肌静息压为 15～35 mmHg
C. 食管继发性推进蠕动由吞咽动作引发
D. 正常吞咽时食管下括约肌松弛时间少于 8 s
E. 胆囊收缩素可使食管下括约肌压力升高

8. 有关 24 h 食管 pH 监测参数不正确的是
A. pH<4 的总百分时间

B. 直立及仰卧位 pH<4 的百分时间
C. 反流次数
D. 长于 10 min 的反流次数
E. 持续最长的反流时间

9. 胃食管反流病的手术适应证不包括
A. 不能耐受长期服药
B. 扩张治疗后食管狭窄仍反复
C. 反流引起严重呼吸道疾病
D. 并发 Barrett 食管
E. 内科治疗无效

10. 胃食管反流病治疗至少应维持用药
A. 3 个月
B. 6 个月
C. 1 年
D. 1 年半
E. 2 年

11. 食管癌最可靠的诊断方法是
A. X 线吞钡
B. CT 扫描
C. 超声
D. 内镜
E. 黏膜脱落细胞

12. 关于早期食管癌的病理分型正确的是
A. 乳头型多为原位癌
B. 斑块型少见
C. 乳头型最早
D. 隐伏型多为原位癌
E. 糜烂型分化最好

13. 关于中晚期食管癌正确的是
A. 髓质型恶性程度最高
B. 蕈伞型为低分化癌
C. 溃疡型转移较晚
D. 缩窄型较多见
E. 腔内型少见糜烂

14. 关于 Barrett 食管，下列错误的是
A. 又称柱状上皮被覆食管
B. 属癌前病变
C. 为先天性改变
D. 与反流性食管炎有关
E. 镜下有肠、胃窦和胃体黏膜 3 种类型

15. 血清壁细胞抗体阳性多见于
A. 慢性萎缩性胃体胃炎
B. 慢性萎缩性胃窦胃炎
C. 胃溃疡
D. 胃癌
E. 急性糜烂性胃炎

16. 下列不是胃恶性溃疡的征象的是
A. 粪便隐血持续阳性
B. 龛影常>2.5 cm，边不整，位于胃腔轮廓之内
C. 胃液分析见胃酸正常或偏低，但无真性缺酸
D. 龛影周围胃壁僵直，呈结节状，向溃疡聚集的皱襞有融合中断现象
E. 形状不规则，底凹凸不平，边缘结节隆起，污秽苔

17. 下列药物不具有杀灭幽门螺杆菌的作用的是
A. 枸橼酸铋钾
B. 阿莫西林
C. 前列腺素
D. 四环素
E. 甲硝唑

18. 以下检测幽门螺杆菌的方法中，最简便的方法是
A. 细菌培养
B. 病理组织学检查
C. 血清抗体监测
D. 快速尿素酶试验
E. PCR

19. 区别慢性活动性胃炎和非活动性胃炎的主要依据是
A. 淋巴细胞浸润的多少
B. 浆细胞浸润的多少
C. 中性粒细胞浸润的多少
D. 嗜酸性粒细胞浸润的多少
E. 以上都不是

20. 慢性胃窦炎发病的原因最重要的是
A. 急性应激性疾病
B. 沙门菌感染
C. 幽门螺杆菌感染
D. 自身免疫
E. 以上都不是

21. 关于浅表性胃炎的病理,下列错误的是
A. 黏膜充血、水肿或伴有渗出液
B. 少数有糜烂及出血
C. 胃腺体部分消失
D. 黏膜有淋巴细胞、炎症细胞浸润
E. 某些呈疣状胃炎的表现

22. 急性化脓性胃炎最常见的致病菌是
A. 沙门菌
B. 嗜盐菌
C. 幽门螺杆菌
D. 金黄色葡萄球菌
E. 甲型溶血性链球菌

23. 腐蚀性胃炎黏膜改变不正确的是
A. 盐酸呈灰棕色痂
B. 硝酸呈黄色痂
C. 醋酸呈白色痂
D. 硫酸呈黑色痂
E. 强碱呈透明痂

24. 关于慢性胃体萎缩性胃炎不正确的是
A. 血清壁细胞抗体阳性
B. 血清内因子抗体阳性
C. 维生素 B_{12} 吸收试验阳性
D. 血清促胃液素(胃泌素)水平下降
E. 固有腺体减少

25. 胃窦部 pH 达到何值时 G 细胞分泌受抑制?
A. <1.0
B. <1.5
C. <2.0
D. <2.5
E. <3.0

26. 胃蛋白酶在下列何种条件下才具有活性?
A. pH>4
B. pH=7
C. pH<3
D. 需要有胆汁的激活
E. 需要有乙醇的激活

27. 胃溃疡节律性疼痛的特点是
A. 餐后 0.5~1 h 出现疼痛
B. 空腹痛
C. 餐时痛
D. 夜间痛
E. 餐后 3~4 h 出现疼痛

28. H_2 受体拮抗剂的作用强而持久且不良反应少的是
A. 法莫替丁
B. 雷尼替丁
C. 罗沙替丁
D. 西咪替丁
E. 非那西丁

29. 下列对胃溃疡的说法正确的是
A. 胃溃疡可能恶变,故均有手术指征
B. 饮食也可以促进溃疡愈合
C. 与十二指肠溃疡相反,胃溃疡不易出血
D. 通常胃酸正常或降低
E. 常表现为夜间痛

30. 早期胃癌是指
A. 癌肿小于 1.0 cm 者
B. 癌肿局限而深度不超过黏膜层
C. 癌肿局限而深度不超过黏膜下层
D. 癌肿局限而深度不超过肌层
E. 没有局部淋巴结转移者

31. 下述消化性溃疡的特点错误的是
A. GU 为餐后痛
B. DU 为空腹痛、夜间痛
C. 患者均有上腹痛
D. 出血后疼痛的节律性消失
E. 可因情绪波动诱发疼痛

32. 进展期胃癌 Bormann 分型中,最常见的是
A. 息肉型
B. 溃疡型
C. 溃疡浸润型
D. 弥漫浸润型
E. 浅表扩散型

33. 胃癌血行播散最常转移到
A. 肝
B. 腹膜
C. 肺
D. 肾
E. 卵巢

34. 慢性活动性胃炎的治疗应特别注意采用
A. 抑酸剂
B. 抗菌药
C. 抗幽门螺杆菌治疗
D. 促胃肠动力剂
E. 胃黏膜保护剂

35. 消化性溃疡的原因是由于
A. 溃疡位于消化道
B. 溃疡局限于胃和十二指肠
C. 溃疡影响消化与吸收功能
D. 溃疡的形成由胃酸与胃蛋白酶原的消化作用引起
E. 溃疡由消化道功能紊乱引起

36. 慢性浅表性胃炎的临床表现错误的是
A. 可以引起恶性贫血
B. 有时症状酷似消化性溃疡
C. 消化性溃疡的发生率增高
D. 胃酸偏低
E. 易出现嗳气、反酸、腹胀等症状

37. 球后溃疡多发生在
A. 十二指肠球部后壁
B. 十二指肠球部以下
C. 十二指肠水平部
D. 十二指肠降部
E. 十二指肠升部

38. 消化性溃疡慢性穿孔最常见的部位是
A. 胃大弯
B. 胃或十二指肠后壁
C. 胃小弯
D. 胃角
E. 胃前壁

39. 复合性溃疡是指
A. 胃底与胃小弯溃疡
B. 胃体与胃窦溃疡
C. 胃大弯、胃小弯溃疡
D. 胃与十二指肠溃疡
E. 胃小弯与幽门管溃疡

40. 消化性溃疡发病中导致黏膜损伤的主要原因是
A. NSAIDs
B. 胃酸/胃蛋白酶
C. 胰酶
D. 乙醇
E. 胆盐

41. 胃溃疡的好发部位是
A. 胃底

B. 胃体
C. 胃大弯
D. 幽门管
E. 胃窦与胃体交界,在小弯胃角附近的胃窦一侧

42. 关于恶性胃溃疡下列正确的是
A. 中青年居多
B. 胃酸正常或偏低
C. X线龛影位于胃轮廓之外
D. 溃疡形态不规则,底不平滑,边缘结节隆起,有污秽苔
E. 早期可酷似良性溃疡,甚至治疗后可暂时愈合,容易误诊

43. 下列不符合巨大溃疡的是
A. 直径大于 2 cm
B. 胃溃疡常发生于前壁
C. 药物治疗效果差,可恶变
D. 易发展为穿透性,顽固、疗效差
E. X线检查可误为憩室,但胃镜易作出诊断

44. 下列有关球后溃疡的描述不正确的是
A. 症状较球部溃疡严重而持续
B. 易出血
C. 内科疗效差
D. X线易漏诊,需应用十二指肠低张造影
E. 常发生于十二指肠乳头近端的前壁

45. 下列不是幽门管溃疡特点的是
A. 餐后很快发生疼痛,制酸剂难以控制
B. 好发在20～40岁
C. 早期可出现呕吐
D. 易并发幽门梗阻、出血及穿孔
E. 部分患者需手术治疗

46. 关于胃、十二指肠溃疡癌变,下列错误的是
A. 少数胃溃疡可癌变,十二指肠溃疡则不癌变
B. 癌变率估计在5%左右
C. 慢性胃溃疡,45岁以上,症状顽固,严格8周内科治疗无效者应予高度重视
D. 粪便隐血持续阳性应予高度重视
E. 胃溃疡癌发生在溃疡边缘

47. 以下关于消化性溃疡的描述,不正确的是
A. 临床上十二指肠溃疡较胃溃疡多见
B. 全世界均多见
C. 消化性溃疡发病可无任何症状
D. 十二指肠溃疡发病年龄较胃溃疡平均晚10年
E. 秋冬和冬春之交多见

48. 诊断消化性溃疡急性穿孔最有价值的临床表现是
A. 溃疡病史
B. 严重上腹疼痛
C. 肝浊音区消失
D. 上腹部疼痛
E. 腹胀、尿少

49. 有关HP感染与消化性溃疡的关系,下列不正确的是
A. 正常人十二指肠黏膜不能生长HP
B. 十二指肠黏膜有胃上皮化生形成则能生长HP
C. 几乎所有十二指肠溃疡均有HP感染的慢性胃窦炎存在
D. 十二指肠溃疡绝大多数与HP感染有关
E. HP感染根除后能使溃疡愈合,但尚不能防止其复发

50. 关于消化性溃疡的黏膜防御因子,下列错误的是
A. 黏膜屏障、黏液 HCO_3^- 屏障
B. 细胞更新
C. 前列腺素的细胞保护
D. 表皮生长因子和黏膜血流量
E. 胃蛋白酶

51. 引起十二指肠溃疡胃酸分泌过高的因素中，下列不正确的是
A. 壁细胞总数增多
B. HP感染
C. 壁细胞对促胃液素（胃泌素）敏感性增高
D. D细胞数量增加，生长抑素增多
E. 胃酸反馈性抑制机制失灵

52. 关于十二指肠溃疡黏膜防御力量削弱，下列描述错误的是
A. 十二指肠溃疡患者球部常有胃窦上皮化生
B. 胃窦黏膜分泌黏液的能力远比十二指肠强
C. 球部胃窦上皮化生为HP定植且引起炎症创造条件
D. 球部化生的黏膜炎症时制造 HCO_3^- 能力减弱
E. 前列腺素缺乏时必然使黏膜对胃酸侵袭的易感性增强

53. 对于临床上胃溃疡好发于胃窦和胃体黏膜交界处、小弯胃角附近的胃窦一侧的可能原因，下列错误的是
A. 溃疡易发生在小弯侧的机制较明确，而交界处机制不清
B. 交界处胃窦黏膜较脆弱
C. 交界处直接浴于相邻胃体腺分泌的胃酸中
D. 小弯侧部位黏膜下层的血管网相对欠丰富
E. 小弯侧部位斜肌特别发达，收缩时易导致血管闭塞引起黏膜缺血性损伤

54. 溃疡病活动期患者不宜服用
A. 布洛芬
B. 前列腺素制剂
C. 替硝唑
D. 硫糖铝
E. 胶体铋

55. 确诊慢性胃炎的主要依据是
A. 年龄
B. X线钡餐检查
C. 粪便隐血试验
D. HP检查
E. 胃镜及胃黏膜活检

56. 关于NSAIDs引起的胃溃疡，下列错误的是
A. 主要机制抑制了前列腺素的合成
B. NSAIDs直接损伤上皮
C. NSAIDs直接破坏黏膜下血管
D. 病变主要在胃体
E. 胃酸的影响较小

57. 关于消化性溃疡的病理特征，下列错误的是
A. 急性炎性渗出物
B. 嗜酸性坏死层
C. 肉芽组织
D. 瘢痕组织
E. 气球样变性

58. 消化性溃疡病理损伤至少达
A. 黏膜层
B. 黏膜下层
C. 黏膜肌层
D. 肌层
E. 浆膜层

59. 幽门梗阻时禁用下列药物中的
A. 抗胆碱能药
B. 枸橼酸铋钾
C. H_2 受体拮抗剂
D. 质子泵抑制剂
E. 抗菌药物

60. 诊断消化性溃疡并发幽门梗阻最有价值的临床表现是

A. 易呕吐
B. 呕吐物量大
C. 呕吐物内无胆汁
D. 呕吐物内含大量宿食
E. 呕吐后症状可暂时缓解

61. 胃内分泌促胃液素(胃泌素)的细胞主要是
A. 主细胞
B. 黏液细胞
C. 壁细胞
D. 胃内分泌细胞
E. G 细胞

62. 胃黏膜中与维生素 B_{12} 吸收有关的内因子细胞是
A. G 细胞
B. 壁细胞
C. 主细胞
D. 黏液细胞
E. 贲门腺细胞

63. 维生素 B_{12} 在胃肠道的吸收部位是
A. 回肠
B. 十二指肠
C. 空肠
D. 结肠
E. 胃

64. 下述胃腺体细胞的基本功能错误的是
A. 黏液细胞分泌黏液
B. 壁细胞分泌内因子
C. 壁细胞分泌促胃液素(胃泌素)
D. 壁细胞分泌盐酸
E. 主细胞分泌胃蛋白酶原

65. 胃溃疡底部常见动脉内血栓机化,该处血栓形成的最主要机制是
A. 溃疡组织释出多量组织凝血酶原
B. 溃疡处动脉内膜炎致内膜粗糙
C. 溃疡处动脉血流缓慢
D. 溃疡处纤维化使动脉内血流不规则
E. 胃液促进凝血过程

66. 男性,47 岁,反复上腹痛 10 余年,近 1 个月疼痛加重,五肽促胃液素刺激试验示胃酸缺乏,进一步的诊治方案首选
A. 抗溃疡药物治疗 2 个月
B. 手术治疗
C. X 线钡餐检查
D. 胃镜检查加活检
E. 连续粪便隐血检查

67. 女性,40 岁,反复上腹痛 4 年,近来症状再发,疼痛多发生于餐前,进食后缓解。内镜检查见十二指肠球前壁浅小溃疡,表面薄白苔,溃疡几乎为再生上皮所覆盖,无充血、水肿,黏膜皱襞向溃疡处明显集中。该患者为十二指肠球部溃疡分期的
A. 活动期 A1
B. 活动期 A2
C. 愈合期 H1
D. 愈合期 H2
E. 瘢痕期 S1

68. 男性,59 岁,不规则反复上腹痛 3 年,食欲减退。突然呕血 3 次,每次约 300 ml,积极治疗 24 h 不能止血。血压 92/52 mmHg,脉搏 120 次/分。进一步治疗宜用的措施是
A. 注射巴曲酶
B. 雷尼替丁静脉滴注
C. 服用去甲肾上腺素
D. 尽快手术
E. 输血、输液

69. 女性,39 岁,近 3 年来反复上腹部不适,疼痛,频繁嗳气。钡透和胃镜检查无阳性发现,最可能的是
A. 慢性胃体胃炎
B. 慢性胃窦炎
C. 功能性消化不良

D. 早期胃癌
E. 十二指肠球炎

70. 男性，65 岁，胃溃疡病史 20 年，常于餐后出现中上腹疼痛，服氢氧化铝可缓解，近 1 年来疼痛不似从前有规律，服氢氧化铝也难以缓解，伴消瘦，来诊。查粪便隐血阳性，最可能的诊断是
A. 胃溃疡伴溃疡出血
B. 胃、十二指肠溃疡出血
C. 胃癌出血
D. 慢性胃炎出血
E. 食管静脉曲张破裂出血

71. 女性，52 岁，间歇性上腹部疼痛 3 年，伴腹胀，2 个月来症状加重，厌食明显，体重下降。查体：贫血貌，上腹部轻压痛，肝肋下 1.5 cm 可触及，脾未触及。实验室检查：血红蛋白 68 g/L，镜检提示大细胞性贫血，粪便隐血(－)。最可能的诊断为
A. 萎缩性胃窦胃炎
B. 萎缩性胃体胃炎
C. 十二指肠球炎
D. 浅表性胃炎
E. 胃溃疡

72. 男性，42 岁，胃溃疡病史 10 年，近 2 个月上腹痛变为无规律，伴食欲缺乏。胃肠钡餐检查：胃窦部可见 2.5 cm×3.2 cm 龛影，边缘不齐。粪便隐血检查多次阳性。最可能的诊断是
A. 胃溃疡合并出血
B. 胃溃疡恶变
C. 幽门管溃疡
D. 胃溃疡合并胃息肉
E. 胃溃疡合并幽门梗阻

73. 男性，65 岁，患胃溃疡多年，近月来上腹痛发作频繁，无规律性，体重减轻，营养不良。胃 X 线钡餐透视见有龛影。该患者下一步首要的检查为
A. 粪便隐血试验
B. 胃酸测定
C. 腹部 B 超检查
D. 胃镜和细胞学检查
E. ERCP

74. 男性，25 岁，反复上腹痛、反酸 4 年。胃镜检查示十二指肠球部溃疡，尿素酶试验阳性，治疗方案首选抑酸剂加
A. 一种有效抗生素
B. 两种有效抗生素
C. 三种有效抗生素
D. 促胃动力剂
E. 解痉剂

75. 女性，28 岁，间歇性上腹痛 3 年，近日腹痛变为胀痛，伴有呕吐，呕吐物量多，为隔餐食物。近期抑酸剂治疗无效。体检上腹部有振水音，转动体位症状不能缓解。最可能的诊断是
A. 良性十二指肠淤滞症
B. 消化性溃疡合并幽门梗阻
C. 胃黏膜脱垂症
D. 胃癌
E. 胃下垂

76. 女性，45 岁，因关节疼痛长期服用吲哚美辛，黑便 2 次，呕血 1 次，来院急诊，疑诊急性胃炎。除嘱停用该药物外，应首先采取的措施是
A. 阿托品缓解腹痛
B. 止血补充血容量
C. 硫糖铝保护胃黏膜
D. 抑酸剂降低胃内 pH
E. 急诊胃镜检查

77. 肠结核出现腹部肿块最常见于
A. 溃疡型肠结核并局限性腹膜炎
B. 溃疡型肠结核并肠曲及周围组织粘连

C. 增生型肠结核
D. 溃疡型肠结核同时有女性生殖器结核
E. 溃疡型肠结核同时有肠系膜淋巴结核

78. 增生型肠结核的最常见症状是
A. 腹泻
B. 便秘
C. 脓血便
D. 盗汗
E. 消瘦

79. 结核性腹膜炎最主要的感染途径是
A. 血行播散
B. 淋巴播散
C. 腹腔内结核病灶直接蔓延
D. 呼吸道播散
E. 泌尿道播散

80. 结核性腹膜炎最主要的病理类型是
A. 渗出型
B. 粘连型
C. 干酪型
D. 渗出型+粘连型
E. 粘连型+干酪型

81. 结核性腹膜炎腹腔积液性质最常见的是
A. 漏出液
B. 渗出液
C. 血性
D. 乳糜性
E. 介于渗出液与漏出液之间

82. 结核性腹膜炎腹腔积液检查的目的是
A. 确定腹腔积液常规性质
B. 腹腔积液浓缩找结核菌
C. 腹腔积液结核菌培养
D. 腹腔积液动物接种
E. 腹腔积液涂片找结核菌

83. 女性,36岁,低热、腹泻4个月,大便为糊样,无脓血,近1周阵发性脐周痛。查体:右下腹触及4 cm×5 cm包块,质中等,轻触痛,肠鸣音亢进。血沉67 mm/h, PPD皮试强阳性。最可能的疾病是
A. 肠结核
B. 盲肠癌
C. 右侧卵巢囊肿
D. 阑尾炎
E. 阑尾周围脓肿

84. 女性,54岁,4个月来腹胀、食欲缺乏、低热。查体:腹饱满,移动性浊音(+),抗结核治疗2周不见好转。为进一步明确诊断,应做的检查是
A. 腹腔积液常规
B. 血沉
C. 腹腔镜+活检
D. 全胃肠钡餐
E. 剖腹探查

85. 女性,25岁,腹胀、腹痛3个月,近1个月发热、盗汗。查体:移动性浊音(+)。腹腔积液常规:比重1.018,蛋白定量36 g/L,细胞数590×10^5/L,淋巴细胞0.80, HBsAg(+),肝功能正常。最可能的疾病是
A. 结核性腹膜炎
B. 肝硬化并自发性腹膜炎
C. 肝硬化并结核性腹膜炎
D. 卵巢囊肿
E. 腹膜癌

86. 女性,32岁,腹胀4个月,低热、盗汗。查体:全腹压痛,右上腹可触及不易推动肿块,边缘不整。近3天频繁呕吐,考虑诊断可能是
A. 结核性腹膜炎粘连型
B. 结核性腹膜炎并肠梗阻
C. 结核性腹膜炎并胃炎
D. 结核性腹膜炎并神经性呕吐
E. 结核性腹膜炎并消化性溃疡

87. 女性，24 岁，低热、腹胀 4 个月，消瘦、闭经。查体：移动性浊音(＋)，腹腔积液为洗肉水样。最可能的疾病是
A. 肝硬化，失代偿
B. 原发性肝癌，腹膜转移
C. 卵巢囊肿
D. 肝硬化并自发性腹膜炎
E. 结核性腹膜炎

88. 女性，30 岁，近 3 个月来腹胀且腹增大。查体：移动性浊音阳性，冲击触诊于脐右下触及边界不清肿块。血沉 40 mm/h，腹腔积液常规 Rivalta(＋)，细胞数 600×10^6/L，淋巴细胞 0.60，癌细胞未查到。最可能的疾病是
A. 腹膜癌
B. 结核性腹膜炎渗出型
C. 结核性腹膜炎粘连型
D. 结核性腹膜炎混合型
E. 卵巢癌并腹膜转移

89. 目前认为与 Crohn 病的发病相关的因素有
A. 结核杆菌感染
B. 病毒感染
C. 衣原体感染
D. 免疫反应
E. 遗传因素

90. Crohn 病最常见的临床表现是
A. 腹痛、腹泻
B. 高热
C. 肠梗阻
D. 腹部肿块
E. 肛门直肠周围病变

91. 男性，24 岁，腹痛、腹泻 3 年，伴低热，结肠镜检查：回肠末端黏膜呈铺路石样表现，取活检病理报告为非干酪性肉芽肿，本例可诊断为
A. 肠结核
B. Crohn 病
C. 溃疡性结肠炎
D. 肠伤寒
E. 肠息肉

92. 男性，32 岁，腹泻 6 年，每日 4 次稀便，无脓血，无发热。结肠镜检查：直肠、乙状结肠黏膜多发浅溃疡，伴充血、水肿。应诊断为
A. 疑诊为溃疡性结肠炎
B. 确诊为溃疡性结肠炎
C. 确诊为 Crohn 病
D. 胃肠功能紊乱
E. 肠结核

93. 男性，55 岁，左侧腹痛，腹泻半年，间断出现脓血便。查体：腹部未及包块。最合适的检查方法是
A. 结肠镜检查
B. 结肠钡灌透视
C. 腹部 CT
D. 全胃肠钡透
E. 便常规

94. 女性，26 岁，反复发作脓血便，伴膝关节疼痛，多次细菌培养阴性。X 线钡剂检查示乙状结肠袋消失，管壁平滑变硬，肠管缩短，肠腔狭窄。下列可能性大的诊断是
A. Crohn 病
B. 溃疡性结肠炎
C. 结肠过敏
D. 肠结核
E. 慢性细菌性痢疾

95. 男性，26 岁，左下腹痛伴脓血便 1 个月。查体腹部无异常。首选的检查方法是
A. 粪常规细菌培养
B. B超
C. 钡剂灌肠透视
D. 全胃肠钡剂检查
E. 全结肠镜检查

96. 女性,36岁,反复脓血便4年余,伴腹痛,有疼痛-便意-便后缓解的规律,每日腹泻4～5次,查体左下腹有压痛,粪细菌培养阴性。初步诊断为

A. 肠道功能紊乱
B. 溃疡性结肠炎(中度)
C. Crohn病
D. 肠结核
E. 结肠癌

97. 男性,32岁,腹泻5年,2次/日,伴里急后重感,偶有便血,无发热,粪细菌培养阴性。肠镜检查:乙状结肠血管纹理不清,黏膜颗粒状,轻触易出血。下列可能的诊断是

A. 肠道功能紊乱
B. Crohn病(中度)
C. 溃疡性结肠炎(轻度)
D. 肠结核
E. Crohn病(轻度)

98. 肠易激综合征(IBS)的诊断标准时间的界定为

A. 反复发作的腹痛或腹部不适,最近12个月内发作至少6个月
B. 反复发作的腹痛或腹部不适,最近10个月内发作至少6个月
C. 反复发作的腹痛或腹部不适,最近6个月内发作至少2个月
D. 反复发作的腹痛或腹部不适,最近3个月内发作至少1个月
E. 反复发作的腹痛或腹部不适,最近6个月内发作至少3个月

99. 下列不是肠易激综合征的分型的是

A. 便秘型
B. 腹泻型
C. 混合型
D. 其他型
E. 腹泻便秘交替型

100. 女性,29岁,反复腹泻、排黏液便5年,伴有腹痛,偶有便秘,无消瘦,最可能的诊断是

A. 慢性细菌性痢疾
B. 溃疡性结肠炎
C. 肠癌
D. 肠易激综合征
E. 慢性阿米巴痢疾

101. 肝硬化患者伴门静脉高压、脾大、脾功能亢进者如只行脾切除术而不行门-奇断流,可能会引起的危险是

A. 感染加重
B. 血栓形成
C. 消化道出血加重
D. 胃扩张
E. 其他

102. 对亚临床肝性脑病最有诊断价值的是

A. 视觉闪烁频率
B. 躯体诱发电位
C. 脑电图
D. 简易智力测验
E. 血氨

103. 肝性脑病患者出现抽搐时最好选用

A. 氯丙嗪
B. 吗啡
C. 水合氯醛
D. 地西泮
E. 硫喷妥钠

104. 预后最差的肝性脑病患者是

A. 肝硬化伴腹腔积液者
B. 急性重型肝炎所致者
C. 诱因明确,且易消除者
D. 肝硬化伴黄疸者
E. 肝硬化伴自发性腹膜炎者

105. 缓慢发生的肝性脑病其最早出现的症状为
A. 意识模糊
B. 肝臭
C. 行为异常、欣快
D. 定向力障碍
E. 言语不清

106. 亚临床肝癌是指
A. 肝细胞 DNA 代谢异常
B. AFP 检出,无任何症状和体征的肝癌
C. B超检出<2 cm 的肝癌
D. CT 检出<2 cm 的肝癌
E. 患者仅有肝区疼痛的肝癌

107. 甲胎蛋白的阳性可早于肝癌出现临床症状
A. 2～3 个月
B. 4～5 个月
C. 6～7 个月
D. 6～12 个月
E. 12 个月以上

108. 原发性肝细胞癌的 AFP 阳性率为
A. 100%
B. 80%
C. 70%
D. 60%
E. 50%

109. 与原发性肝癌发病最密切的因素是
A. 肝硬化
B. 病毒性肝炎
C. 黄曲霉毒素
D. 饮用水污染
E. 寄生虫

110. 我国引起肝硬化的最常见的原因是
A. 酒精中毒
B. 营养障碍
C. 病毒性肝炎
D. 胆汁淤积
E. 循环障碍

111. 肝硬化患者上消化道出血后,预防肝性脑病的重要治疗措施为
A. 加强保肝治疗
B. 应用左旋多巴
C. 弱酸溶液洗肠
D. 复方氨基酸静脉注射
E. 纠正酸碱平衡

112. 肝硬化肝实质损害的最重要依据是
A. 血清胆红素增加
B. 胆固醇降低
C. 清蛋白减少,凝血酶原时间延长
D. 透明质酸增加
E. 血氨升高

113. 关于肝硬化腹腔积液形成的因素,不正确的是
A. 原发性醛固酮增多
B. 门静脉压力增高
C. 低白蛋白血症
D. 肝淋巴液生成过多
E. 抗利尿激素分泌过多

114. 肝硬化患者有出血倾向,与下列因素关系最小的是
A. 肝合成凝血因子减少
B. 低白蛋白血症
C. 毛细血管脆性增加
D. 脾功能亢进
E. 胃肠道黏膜炎症糜烂

115. 诊断肝性脑病最有意义的实验室检查是
A. 血糖
B. 血氨
C. 血胆红素
D. 血尿素氮

E. 血转氨酶

116. 下列不属于门脉高压综合征的是
A. 肝大
B. 脾大
C. 食管和胃底静脉曲张
D. 痔核形成
E. 腹腔积液

117. 下列不是肝硬化腹腔积液治疗必须遵循的原则的是
A. 腹腔积液患者必须限制钠、水的摄入
B. 保钾利尿剂和排钾利尿剂并用
C. 服用呋塞米利尿时应补充氯化钾
D. 腹腔积液减退后,仍需限制钠的摄入
E. 快速利尿消退腹腔积液可促使病情缓解

118. 下列实验室检查结果不符合肝硬化失代偿期的是
A. 胆固醇常低于正常
B. 肝细胞严重坏死时 AST 常增高
C. 血清 MAO 增高
D. 凝血酶原时间延长,注射维生素 K 可以纠正
E. 血清白蛋白减少,γ-球蛋白显著增高

119. 肝硬化并发自发性腹膜炎,腹腔积液的性质为
A. 血性
B. 乳糜性
C. 渗出液
D. 漏出液
E. 介于渗出液与漏出液之间

120. 对肝硬化诊断有确诊价值的检查是
A. X 线钡餐检查
B. 腹腔镜检查+活检
C. 胃镜检查
D. 腹部 B 超
E. 腹部 CT

121. 男性,42 岁,单位健康体检发现 AFP 升高>50 μg/L,肝功能正常,HBsAg(+),HBeAg(+),HBcAb(+)。最可能的诊断是
A. 生殖腺胚胎瘤
B. 慢性活动性肝炎
C. 肝硬化晚期
D. 肝癌二期
E. 亚临床肝癌

122. 男性,39 岁,无肝炎病史,近期出现上腹不适,AFP>500 μg/L, B 超检查未见肝癌声像图。进一步的诊断措施为
A. 反复 B 超检查
B. 彩色超声检查
C. 肝脏 CT 检查
D. 肝脏 CT 结合 B 超检查
E. 肝脏 CT 结合肝动脉造影

123. 男性,49 岁,3 年前诊断为乙肝后肝硬化,每半年做一次 B 超检查。近日发现肝右叶 3 cm×3 cm 肿物,有光晕,AFP 阳性,最可能的诊断为
A. 结节性肝硬化
B. 巨块型肝癌
C. 硬化型肝癌
D. 肝血管瘤
E. 脂肪肝

124. 男性,43 岁,近 2 个月右上腹痛,向右肩放射。查体:消瘦,肝脾未触及。白细胞 6.5×10^9/L,空腹血糖 2.8 mmol/L,X 线透视右膈高位。首先考虑的诊断是
A. 阿米巴肝脓肿
B. 原发性肝癌
C. 肝硬化
D. 肝结核
E. 慢性胆囊炎

125. 男性，42 岁，10 个月持续黄疸，伴皮肤瘙痒。查体：体温 39℃，肝肋下 4 cm，中等硬度，表面稍不平，压痛（+）。甲胎蛋白（−）。为明确诊断，最有价值的检查是

A. 白细胞计数及分类
B. 血 γ-谷氨酰转肽酶测定
C. 胸部透视
D. 放射性核素扫描
E. 腹部 B 超检查

126. 男性 42 岁，肝硬化病史 8 年，大量放腹腔积液后出现睡眠障碍，扑翼样震颤，脑电图异常。最可能的诊断是

A. 肝性脑病Ⅰ期
B. 肝性脑病Ⅱ期
C. 肝性脑病Ⅲ期
D. 肝性脑病Ⅳ期
E. 亚临床肝性脑病

127. 男性，38 岁，肝硬化病史 2 年；高蛋白饮食后出现睡眠障碍，计算力障碍，脑电异常。下列治疗措施不合适的是

A. 限制蛋白饮食
B. 弱酸性溶液灌肠
C. 弱碱性溶液灌肠
D. 乳果糖口服
E. 精氨酸静脉滴注

128. 男性，43 岁，肝硬化腹腔积液，尿少，四肢水肿，心率 125 次/分，呼吸 40 次/分，端坐呼吸，有脐疝。治疗首选

A. 毛花苷丙静脉注射
B. 氢氯噻嗪口服
C. 放腹腔积液
D. 口服甘露醇
E. 硫酸镁导泻

129. 男性，41 岁，右肋痛 4 个月，微热，巩膜轻度黄染，肝于吸气时肋下 1.0 cm，质中等，右膈外侧抬高。B 超检查：肝内大小不等的结节样回声，边缘不整齐，HBsAg（+），甲胎蛋白为 100 μg/L。最可能的诊断是

A. 乙型肝炎
B. 肝硬化
C. 阿米巴肝脓肿
D. 原发性肝癌
E. 淤胆性肝炎

130. 男性，30 岁，腹腔积液患者，腹壁稍紧张，轻压痛，肝脾未触及，无颈静脉怒张，心界不大，心率 90 次/分，律齐，无杂音，血压 112/67 mmHg，呼吸音正常。血常规：Hb 100 g/L，WBC 9.8×10^9/L，N 70%。AST 180 U/L，血总蛋白 52 g/L，白/球比 23/30。腹腔积液常规：浅黄色，比重 1.018，Rivalta 试验（+），细胞数 560×10^6/L，淋巴细胞 74%。诊断最可能是

A. 肝硬化并肝癌
B. 肝硬化并结核性腹膜炎
C. 肝硬化并自发性腹膜炎
D. 腹膜恶性肿瘤
E. 缩窄性心包炎

131. 女性，38 岁，肝硬化腹腔积液患者。1 周来畏寒发热，体温在 38℃左右，全腹痛，腹部明显膨隆，尿量 500 ml。下列体征应特别注意

A. 蜘蛛痣及肝掌
B. 腹壁静脉曲张
C. 脾大
D. 腹部移动性浊音
E. 全腹压痛及反跳痛

132. 男性，40 岁，乙型肝炎病史已 10 年，2 年前拟诊肝硬化。1 周来出现腹胀及巩膜黄染，腹腔积液检查为血性渗液。为明确诊断，下列检查最为重要的是

A. 尿胆红素及尿胆原检查
B. 肝功能检查
C. 血 AFP 检查

D. 肝B超检查
E. 肝活检

133. 急性胰腺炎形成脓肿的时间为
A. 病后1 h
B. 病后24 h
C. 病后48 h
D. 病后2～3天
E. 病后2～3周

134. 急性胰腺炎假性囊肿形成时间为
A. 病后3～4 h
B. 病后24 h
C. 病后3～4天
D. 病后3～4周
E. 病后3～4个月

135. 国内急性胰腺炎的常见病因为
A. 胆道疾病
B. 胆胰或胃手术后
C. 腹部钝挫伤
D. 大量饮酒和暴饮暴食
E. 急性病毒感染

136. 提示急性胰腺炎预后不良反应的指标是
A. 血钙低于1.75 mmol/L
B. 血清淀粉酶超过500 U
C. 淀粉酶,肌酐清除率比值超过正常3倍
D. 血清淀粉酶升高持续不降超过5天
E. 血钾、血镁同时降低

137. 急性出血坏死型胰腺炎出现肠麻痹时,不宜应用的药物
A. 奥曲肽
B. 肾上腺糖皮质激素
C. H_2受体拮抗剂
D. 质子泵阻滞剂
E. 抗胆碱能药物

138. 有关急性胰腺炎的说法不正确的是
A. 腹痛程度与血清淀粉酶升高相平行
B. 腹痛体征与胰腺病理改变相平行
C. 腹痛向腰背部放射
D. 水肿型腹痛消失快
E. 出血坏死型腹痛持续时间长

139. 急性胰腺炎首发的临床表现是
A. 恶心、呕吐及腹胀
B. 发热
C. 血钙降低
D. 腹痛
E. 低血压或休克

140. 血清淀粉酶测定正确的是
A. 发病后即刻升高
B. 起病后6～12 h开始升高
C. 淀粉酶的高低与病情的严重程度相一致
D. 超过正常值2倍即可确诊
E. 持续1周以上

141. 男性,60岁,上腹隐痛1年,饭后腹胀,食欲缺乏。有慢性咳嗽、咳痰10年。五肽胃泌素胃液分析:BAO 0,MAO 2 mmol/h。胃肠造影胃皱襞少,黏膜粗乱。诊断首先考虑为
A. 慢性浅表性胃炎
B. 胃溃疡
C. 胃黏膜脱垂症
D. 慢性萎缩性胃炎
E. 胃癌

142. 女性,24岁,餐后上腹不适、隐痛2年余,加重1周。查体无阳性体征。胃镜示胃黏膜红白相间,以红为主,病变以胃窦部为重。可能的诊断是
A. 慢性萎缩性胃炎
B. 慢性浅表性胃炎
C. 急性糜烂性胃炎
D. 急性化脓性胃炎

E. 急性腐蚀性胃炎

143. 男性，46 岁，有胃癌家族史，本人因胃部不适行胃镜检查，结果示 HP 相关性慢性胃炎。对此患者最好的处理为
A. 定期胃镜复查
B. 定期 X 线造影复查
C. 根除 HP 治疗
D. 手术切除胃预防胃癌
E. 黏膜保护剂治疗

144. 男性，60 岁。3 个月来持续上腹隐痛。多次大便外观黄色，隐血阳性。食欲缺乏，消瘦。查体：面色苍白，上腹部压痛，未触及包块，肝、脾未及。首先作哪项检查对确诊最有帮助？
A. B超检查
B. 电子胃镜
C. 胃酸测定
D. 血清促胃液素(胃泌素)测定
E. 肝放射性核素扫描

145. 男性，32 岁。餐前上腹疼痛 5 年，有时反酸。近日疼痛加重，且呈持续性，向腰背部放射，有时低热，大便正常。钡餐造影示十二指肠球部变形。血白细胞 11.1×10^9/L，中性粒细胞 78%。下列诊断最可能是
A. 慢性胃窦炎
B. 十二指肠球部溃疡
C. 胃癌
D. 十二指肠穿透性溃疡
E. 胃黏膜脱垂

146. 男性，34 岁，工人。平素健康。近 2 个月有反酸，饥饿时上腹部不适，近几天来黑便。轻度贫血貌，心、肺无异常。血红蛋白90 g/L，白细胞计数和分类正常。患者的上消化道出血最可能是由于
A. 肝硬化食管静脉曲张破裂
B. 十二指肠球部溃疡
C. 胃小弯胃角溃疡
D. 胃黏膜脱垂
E. 钩虫病

147. 中年男性，上腹痛伴背部放射 2 年，钡餐检查未见异常，曾有数次黑便。诊断考虑
A. 胰腺癌
B. 胃癌
C. 球后溃疡
D. 结肠癌
E. 胆道出血

148. 男性，36 岁。2 年前行胃镜检查诊断为十二指肠溃疡，合并 HP 感染。曾应用铋剂、甲硝唑、四环素治疗 6 天，本次因呕血行胃镜检查。诊断为十二指肠球部溃疡，HP(+)。应采用下列哪一种治疗方案？
A. 铋剂+甲硝唑+四环素+雷尼替丁 2周
B. 铋剂+甲硝唑+阿莫西林+雷尼替丁 2周
C. PPI 6 周
D. PPI+克拉霉素+甲硝唑 1 周
E. PPI+克拉霉素+阿莫西林 1 周

149. 男性，54 岁。上腹部不适 4 年，胃镜检查提示：胃窦体交界前壁黏膜呈颗粒状粗糙不平。病理学检查提示：中度非典型增生，HP(+)。此患者应采取下列哪种治疗方法？
A. 根除 HP
B. PPI
C. 硫糖铝
D. 内镜下 EMR
E. 外科手术

150. 男性，55 岁。慢性上腹痛 10 年余，3 个月来加重伴上腹胀，上消化道造影示胃窦大弯溃疡。下列处理最佳的是

A. 反复查便隐血试验
B. 血常规及血清癌胚抗原检测
C. 胃液分析试验
D. 使用质子泵抑制剂治疗4周后复查上消化道造影
E. 胃镜检查及活检病理检查

151. 男性,23岁。2天来排柏油便6次,今晨呕吐咖啡色物入院。平素间断上腹痛,空腹时明显,无肝病史。查体:血压60/40 mmHg,脉搏130次/分。下列处理措施最优先的是
A. 急诊胃镜检查并镜下止血
B. 冰盐水洗胃
C. 口服去甲肾上腺素止血
D. 静脉注射止血药
E. 补充血容量

152. 男性,25岁。劳动后上腹痛1周,有空腹痛及夜间痛,伴反酸、烧心,黑便3天。查体:血压120/80 mmHg,心率80次/分,心肺(一),腹软,上腹轻压痛,无反跳痛,肝、脾不大。化验检查:粪隐血阳性,Hb 105 g/L。此患者最可能的诊断为
A. 十二指肠球部溃疡
B. 胃癌
C. 急性胃黏膜病变
D. 急性胰腺炎
E. Crohn病

153. 男性,30岁。半年前胃镜检查诊断为十二指肠球部溃疡,尿素酶试验阳性,予奥美拉唑治疗4周后复查胃镜示溃疡愈合。近1周来又上腹痛,胃镜证实溃疡复发。本次治疗最好选用
A. 西咪替丁
B. 雷尼替丁
C. 奥美拉唑
D. 兰索拉唑
E. PPI三联

154. 男性,42岁。间断上腹痛10年,空腹痛明显,伴反酸;半小时前突发腹痛加重,向后背放射,伴大汗。查体:血压80/50 mmHg,腹肌紧张呈板状,上腹压痛、反跳痛阳性,肠鸣音低弱,肝浊音界消失。此患者最可能的诊断是
A. 急性胰腺炎
B. 消化性溃疡穿孔
C. 急性胆囊炎
D. 急性心肌梗死
E. 急性阑尾炎穿孔

155. 男性,45岁,上腹痛2年余,周期性发作,1周来左上腹钝痛。钡餐示胃角龛影,直径1.0 cm,胃酸分泌正常。经内科保守治疗8周后复查胃镜黏膜活检发现癌细胞。首先采取的治疗措施是
A. 外科手术
B. PPI
C. 胃黏膜保护剂
D. 抗酸药物治疗
E. 杀菌治疗

156. 女性,51岁,间断上腹疼痛2年,疼痛发作与情绪、饮食有关。查体:上腹部轻压痛。胃镜:胃窦皱襞平坦,黏膜粗糙无光泽,黏膜下血管透见。此病例考虑诊断为
A. 消化性溃疡
B. 急性胃炎
C. 慢性浅表性胃炎
D. 胃癌
E. 慢性萎缩性胃炎

157. 男性,62岁。胃痛伴消化不良症状半年,粪隐血试验持续阳性。应考虑
A. 胃溃疡出血
B. 胃癌
C. 应激性溃疡
D. 十二指肠溃疡出血
E. 门静脉高压,胃底食管静脉出血

158. 男性，30 岁。上腹突发刀割样疼痛，很快波及全腹，体温 39℃，腹部呈板状腹，明显压痛、反跳痛及肌紧张，肝浊音界消失，肠鸣音消失。最可能的诊断是
A. 急性化脓性胆囊炎
B. 胃、十二指肠溃疡穿孔
C. 急性阑尾炎穿孔
D. 急性出血性胰腺炎
E. 急性梗阻性化脓性胆管炎

159. 男性，55 岁。胃溃疡病史 5 年。近 1 个月来症状加重，2 h 前餐后突发上腹部剧痛，并扩散至全腹，诊断为胃溃疡穿孔。最佳的治疗方法是
A. 非手术治疗
B. 穿孔修补术
C. 全胃切除术
D. 胃大部切除术
E. 穿孔修补加选择性迷走神经切断术

160. 男性，45 岁。胃大部切除术（Billroth Ⅱ式）后 5 天，突然发生右上腹剧痛，伴发热，体温 38.5℃。查体：上腹部压痛、反跳痛、肌紧张。腹腔穿刺抽出黄色液体。最可能的诊断为
A. 十二指肠残端破裂
B. 膈下脓肿
C. 吻合口梗阻
D. 输入段梗阻
E. 倾倒综合征

161. 女性，56 岁。胃大部切除术（Billroth Ⅱ式）后 8 天，1 日前由流食改为半流食，进食后自觉腹胀，逐渐加重，并出现呕吐深绿色液体数次，每次 50～150 ml。查体上腹压痛，无肌紧张，振水音阳性。最可能的诊断是
A. 空肠输出襻梗阻
B. 碱性反流性胃炎
C. 吻合口机械性梗阻
D. 吻合口排空障碍
E. 急性空肠输入襻梗阻

162. 男性，62 岁。胃溃疡病史多年，近半年来上腹痛发作频繁，腹痛无规律，体重减轻，消瘦乏力，上消化道造影检查可见龛影，该患者最需要进行的检查为
A. 粪便隐血试验
B. 胃酸测定
C. 盆腔 CT
D. 腹部 B 超
E. 胃镜和细胞学检查

163. 男性，60 岁。近半年来由于工作繁忙，饮食不规律，出现“胃痛”症状，腹痛无规律，与进食无关，自服西咪替丁无效，3 天前黑便 1 次，体重下降 5 kg。为确定诊断应选择下列何种检查方法？
A. 纤维胃镜
B. 上消化道造影
C. 上腹部 CT
D. 胃、十二指肠 B 超
E. 大便隐血试验

164. 男性，48 岁。胃镜活检病理为胃窦中分化腺癌，腹部增强 CT 未见肝转移结节，行胃癌根治术。术后病理回报：肿瘤 3 cm×4 cm，侵犯全层，切缘未见肿瘤侵犯，周围淋巴结 4/24。其 TNM 分期为
A. $T_2N_1M_0$
B. $T_4N_1M_0$
C. $T_4N_2M_0$
D. $T_3N_2M_0$
E. $T_3N_2M_1$

165. 男性，48 岁。胃镜活检病理为胃中分化腺癌，腹部增强 CT 未见肝转移结节，手术探查发现肿瘤已浸润至横结肠，较局限，肝脏未见肿物，幽门下淋巴结肿大。该患者应行

A. 胃癌姑息性切除术＋横结肠切除术
B. 胃癌根治术＋横结肠切除术
C. 胃大部切除术
D. 全胃切除术
E. 横结肠切除术

166. 男性,56岁。胃大部切除(Billroth Ⅱ式)术后1个月,1周来每于餐后5～10 min出现心慌、出汗、上腹饱胀不适,平卧半小时左右症状可缓解。最可能的诊断为
A. 贫血
B. 低血糖综合征
C. 倾倒综合征
D. 输出襻不全梗阻
E. 慢性不完全性输入襻梗阻

167. 女性,36岁,因风湿性心脏病长期服用地高辛及利尿剂,6 h前突然出现上腹痛、呕吐,体温37.5℃,血淀粉酶400 U/L。最可能的诊断是
A. 急性肠梗阻
B. 急性胆囊炎
C. 急性胰腺炎
D. 急性阑尾穿孔
E. 胆石症

168. 男性,60岁。饱餐后2 h感上腹部疼痛,逐渐加剧,呕吐2次,2 h后来诊。既往无腹痛病史。检查:血压100/70 mmHg,体温38℃,上腹部压痛、反跳痛。血淀粉酶250 U/L,尿淀粉酶32 U/L。留观输液6 h后症状不缓解。下列哪项检查最有助于诊断?
A. 胃镜
B. 血清脂肪酶测定
C. 腹部透视
D. 心电图
E. 复查血尿淀粉酶

169. 男性,38岁,入院诊断为急性胰腺炎。在恢复过程中饮肉汤1碗,再发上腹部剧痛,注射山莨菪碱无效,并出现腹胀。以下处理应是
A. 禁食＋注射吗啡＋输液
B. 胃肠减压＋输液＋哌替啶
C. 注射阿托品＋复方氨林巴比妥
D. 胃肠减压＋阿托品＋输液
E. 禁食＋输液＋注射吗啡、阿托品

170. 女性,42岁,突发中上腹痛6 h。查体:Grey-Turner征及Cullen征阳性,中上腹压痛。血淀粉酶160 U/L,CT检查示胰腺体尾部有低密度影伴胰周及网膜腔积液。最宜采用的治疗措施是
A. 禁食及胃肠减压
B. 解痉镇痛
C. 肾上腺皮质激素
D. 手术
E. 中药治疗

171. 男性,36岁。餐后中上腹痛4 h伴黄疸。化验血、尿淀粉酶升高,B超检查示胆总管下段结石影。可采用
A. 抗胆碱能药物
B. 抗生素
C. Oddi括约肌切开术
D. 抑肽酶
E. 禁食及胃肠减压

172. 男性,38岁。突发上腹痛3 h,有酗酒史。查体:血压80/60 mmHg,中上腹压痛,无反跳痛,Cullen征阳性。最可能的诊断是
A. 急性单纯性胃炎
B. 消化性溃疡穿孔
C. 急性水肿型胰腺炎
D. 急性出血坏死型胰腺炎
E. 胆石症

173. 男性,16岁。因诊断急性粒细胞性白血病(M_2型)住院化疗第3个疗程,于用药第4

天突发脐周痛，伴发热，即查血淀粉酶 320 U/L，尿淀粉酶正常。停化疗后第 2 天出现腹膜刺激征，复查尿淀粉酶 2 100 U/L。以下诊断最可能的是

A. 急性胆囊炎
B. 胆石症
C. 高位阑尾穿孔
D. 急性胰腺炎
E. 急性肠梗阻

174. 男性，45 岁。上腹痛 4 天伴恶心、呕吐少量胃内容物。既往无溃疡病史。查体：体温 38℃，上腹部压痛，巩膜可疑黄染。白细胞 15×10^9/L，血清淀粉酶值 640 U/L，尿淀粉酶 326 U/L。该患者诊断可考虑为

A. 急性胰腺炎
B. 急性胆囊炎
C. 急性胆管炎
D. 急性肠系膜淋巴结炎
E. 消化性溃疡穿孔

175. 女性，25 岁。暴饮暴食后心窝部突然疼痛，伴恶心、呕吐 2 天。查体：体温37.8℃，脉搏 90 次/分，血压 110/70 mmHg，皮肤、巩膜无黄染，左上腹压痛，轻度肌紧张。白细胞 15×10^9/L，血淀粉酶 56 U/L，尿淀粉酶 456 U/L。下列处置正确的是

A. 半流饮食，针刺疗法
B. 半流饮食，解痉，助消化药
C. 禁食补液，解痉，止痛，应用抑肽酶、抗生素
D. 禁食，解痉止痛，肾上腺皮质激素
E. 手术疗法

176. 男性，55 岁，2 个月前吃干硬食物时出现哽噎感，喜软食，且逐渐加重，体检无阳性体征，钡餐造影见局限性食管管壁僵硬，化验检查无明显异常。首先应考虑的是

A. 食管憩室
B. 食管炎
C. 食管静脉曲张
D. 食管癌
E. 贲门失弛缓症

177. 男性，60 岁，进行性吞咽困难 3 个月，体重下降 5 kg，查体无阳性所见。首选的检查方式是

A. 胸部 CT
B. 食管镜检查和活检
C. 胸部 MRI
D. 食管拉网
E. 食管超声波检查

178. 男性，49 岁，胃溃疡病史 12 年。近 3 个月上腹痛无规律，伴食欲缺乏。胃肠钡餐检查：胃窦部可见 2.5～3.4 cm 龛影，边缘不齐。粪便隐血检查多次阳性。最有可能的诊断是

A. 胃溃疡并出血
B. 胃溃疡并胃息肉
C. 幽门管溃疡
D. 胃溃疡恶变
E. 胃溃疡合并幽门梗阻

179. 男性，32 岁，十二指肠溃疡病史 1 年，口服药物治疗，12 h 前大量呕吐鲜血就诊，血压 80/50 mmHg，输血 1 000 ml 仍有波动。查体：贫血貌，剑突下压痛，腹肌软。此患者最适宜的治疗方法是

A. 快速补液、输血
B. 静脉注射止血剂
C. 纤维胃镜电凝止血
D. 急诊剖腹手术
E. 应用血管活性药物

180. 男性，50 岁。患肝硬化腹水 9 年。1 个月来腹部明显膨胀，尿量 400～500 ml/d。3 天来出现发热，体温 38℃左右，全腹痛。下列体征中对病情判断最有意义的是

A. 蜘蛛痣及肝掌
B. 腹壁静脉曲张呈海蛇头样.
C. 脾大
D. 全腹压痛及反跳痛
E. 腹部移动性浊音阳性

181. 女性,35岁。右上腹痛2天,伴恶心、呕吐。今起疼痛阵发性加剧,伴畏寒、发热。体检:体温38℃,巩膜无黄染,右上腹有压痛。诊断首先考虑
A. 急性阑尾炎
B. 急性胆囊炎
C. 急性胰腺炎
D. 胃、十二指肠溃疡穿孔
E. 胆总管结石、胆管炎

182. 女性,42岁,上腹部胀闷不适3年,伴反酸、嗳气,厌油和右肩不适反复发作,曾有1次胆绞痛史。体检巩膜无黄染,右上腹有深压痛,B型超声检查示胆囊缩小。其诊断最可能是
A. 胃、十二指肠溃疡
B. 右肾、输尿管结石
C. 急性胆囊炎
D. 慢性胆囊炎
E. 慢性阑尾炎

183. 女性,35岁。有胆囊结石病史8年。1天前出现左上腹剧烈疼痛,向腰背部放射,伴恶心、呕吐,但无发热,无血尿,无黄疸。为明确诊断,首选的检查是
A. 粪常规和隐血试验
B. 血清转氨酶
C. 尿常规
D. 血清淀粉酶检查
E. 上消化道钡餐透视

184. 男性,50岁,乏力、贫血、消瘦3个月,阵发性右下腹痛转为持续性,腹泻、黏液血便,右下腹触及包块。下列诊断可能性最大的是
A. 肠结核
B. 慢性阑尾炎
C. 肠套叠
D. 右半结肠癌
E. 盲肠炎症

185. 女性,36岁,转移性右下腹痛36 h入院,急诊行阑尾切除术,术后第5天体温又升高,排黏液便,里急后重,并有尿频、尿急。直肠指诊:直肠前窝饱满、触痛。最可能的诊断是
A. 阑尾周围脓肿
B. 盆腔脓肿
C. 肠间隙脓肿
D. 膀胱炎
E. 输卵管炎

186. 男性,36岁,上腹部被汽车方向盘挤压伤3 h,剑突下疼痛,并呕吐血性液体约150 ml来院。此时查体主要注意的体征是
A. 腹肌紧张、反跳痛
B. 肝区叩痛
C. 局限性上腹部压痛
D. 皮下气肿
E. 腹壁挫伤伴淤血

187. 男性,38岁,右下胸部撞伤6 h,伤后感上腹部疼痛,头晕。查体:BP 90/70 mmHg,P 110次/分,面色苍白,右腹部压痛、反跳痛、肌紧张较明显。X线透视示肝阴影扩大、右膈抬高。首先应考虑的诊断是
A. 外伤性血气胸
B. 肝破裂
C. 右肾破裂
D. 结肠肝曲破裂
E. 胃、十二指肠穿孔

188. 男性,56岁,突发性右侧肢体瘫痪,1天后排黑便2次。有高血压和糖尿病史5年。

黑便原因很可能是
A. 食管癌
B. 胃癌
C. 胃溃疡
D. 急性胃黏膜病变
E. 胃底静脉曲张破裂出血

189. 男性，35 岁，因服止痛片数片后觉胃痛，今晨排柏油样便 400 ml 来诊。既往无胃病史。首选的检查是
A. 血清促胃液素(胃泌素)测定
B. B型超声检查
C. X线胃肠钡餐
D. 急诊胃镜检查
E. 胃液分析

190. 骨关节炎患者服用阿司匹林后出现黑便，应首先考虑
A. 食管静脉曲张破裂出血
B. 急性胃炎出血
C. 十二指肠溃疡出血
D. 胃癌出血
E. 反流性食管炎出血

191. 大多数慢性胃炎的主要病因为
A. 药物
B. 食物
C. 胆汁反流
D. 幽门螺杆菌
E. 物理因素

192. 胃溃疡最常见的位置是
A. 胃前壁
B. 胃后壁
C. 胃大弯
D. 胃小弯近贲门处
E. 胃窦小弯侧

193. 十二指肠溃疡穿孔最好发部位是
A. 十二指肠球部前壁
B. 十二指肠球部后壁
C. 胃小弯
D. 胃大弯
E. 胃底

194. 消化性溃疡致瘢痕性幽门梗阻最有诊断价值的症状是
A. 呕吐
B. 腹胀
C. 消瘦
D. 贫血
E. 脱水

195. 对诊断消化性溃疡穿孔最有价值的临床表现是
A. 突发上腹部剧痛
B. 腹式呼吸消失
C. 上腹部压痛明显
D. 上腹部有反跳痛
E. 肝浊音界消失

196. 男性，28 岁，上腹灼痛 3 个月，呕咖啡色液体 2 日，为确诊首选的检查是
A. X线钡餐透视
B. 大便隐血试验
C. 血常规
D. 胃镜
E. B超

197. 女性，32 岁，阵发性上腹痛 2 年，夜间加重，疼痛有季节性，冬季明显，有反酸，为进一步确诊，首选的检查方法是
A. X线钡餐检查
B. CT 检查
C. 胃液细胞学检查
D. 胃液分析
E. B超检查

198. 男性，38 岁，上腹部疼痛 6 年，为餐前痛，伴反酸。近日疼痛加重，且持续向腰背部

放射,有时有低热。胃肠钡餐示十二指肠球部变形。血白细胞 11×10^9/L,中性粒细胞 0.78。诊断首先考虑为

A. 慢性胃炎

B. 胃溃疡

C. 胃癌

D. 十二指肠穿透性溃疡

E. 胃黏膜脱垂

199. 下列哪种药物不用于消化性溃疡治疗?

A. 氢氧化铝

B. 阿托品

C. 丙谷胺

D. 雷尼替丁

E. 奥美拉唑

200. 下列药物抑酸作用最强的是

A. H_2 受体拮抗剂

B. 含铝抗酸剂

C. 抗胆碱能药物

D. 质子泵抑制剂

E. 促胃液素(胃泌素)受体拮抗剂

201. 关于消化性溃疡的治疗,正确的说法是

A. 需长期应用黏膜保护剂以降低溃疡复发率

B. 为降低复发率,需长期服用质子泵抑制剂

C. 只要内镜证实溃疡已经愈合,溃疡就不会复发

D. 根除幽门螺杆菌可以降低溃疡复发率

E. 有消化道出血的溃疡患者必须长期维持治疗

202. 男性,42 岁,间断上腹痛 3 年,加重 2 个月,胃镜检查发现胃溃疡,幽门螺杆菌阳性。其治疗方案首选

A. H_2 受体拮抗剂治疗,6 周复查胃镜

B. 黏膜保护剂治疗,6 周复查胃镜

C. 质子泵抑制剂+黏膜保护剂治疗,4 周复查胃镜

D. 抗幽门螺杆菌治疗,6 周复查胃镜

E. 抗幽门螺杆菌治疗,2 周复查胃镜

203. 胃大部分切除患者出现贫血,其主要原因是

A. HCl 减少

B. 黏液减少

C. 内因子减少

D. HCO_3^- 减少

E. 胃蛋白酶活性减弱

204. 男性,25 岁,因十二指肠溃疡急性穿孔行胃大部切除术,术后顺利恢复进食。第 8 天,在进半流食鸡蛋时,突然出现频繁呕吐。下列治疗中,错误的是

A. 禁食、胃肠减压

B. 输液

C. 应用糖皮质激素

D. 肌注新斯的明

E. 急症手术治疗

205. 胃十二指肠溃疡外科手术的绝对适应证是

A. 溃疡穿孔

B. 应激性溃疡

C. 瘢痕性幽门梗阻

D. 胃后壁溃疡

E. 溃疡出血

206. 男性,40 岁,顽固性十二指肠溃疡 2 年,拟行手术治疗,该患者可选择的手术方式不包括

A. 毕Ⅰ式胃大部切除术

B. 毕Ⅱ式胃大部切除术

C. 迷走神经干切断术

D. 选择性迷走神经切断术

E. 高选择性迷走神经切断术

207. 胃窦部溃疡的最佳手术方式是

A. 胃大部切除胃十二指肠吻合术
B. 胃大部切除胃空肠吻合术
C. 高选择性迷走神经切断术
D. 胃窦切除、选择性迷走神经切断术
E. 迷走神经干切断术

208. 胃溃疡外科手术的适应证是
A. 幽门螺杆菌反复感染
B. 腹痛周期性发作
C. 年龄小于 45 岁
D. 内科治愈后短期复发
E. 溃疡直径小于 1 cm

209. 选择性迷走神经切断术治疗十二指肠溃疡时加作幽门成形术的目的是
A. 进一步降低胃酸
B. 防止手术后腹泻
C. 减低溃疡复发率
D. 解除胃滞留
E. 有利于消化吸收功能

210. 男性，58 岁，进餐后突发性上腹刀割样剧痛 2 h。全腹压痛，板状腹，肝浊音界及肠鸣音消失。X 线显示膈下新月形游离气体。既往有胃溃疡史 25 年。下列治疗中，最佳的手术方式是
A. 胃大部切除术
B. 大网膜覆盖、穿孔缝合术
C. 迷走神经切断加胃窦切除术
D. 高选择性迷走神经切断术
E. 缝合穿孔后行迷走神经切断加胃空肠吻合术

211. 胃大部切除术后数月或数年多发生的并发症为
A. 腹泻
B. 碱性反流性胃炎
C. 出血
D. 呕吐
E. 吻合口溃疡

212. 胃大部切除术后早期并发症是
A. 吻合口溃疡
B. 胃排空延迟
C. 贫血
D. 碱性反流性胃炎
E. 残胃癌

213. 男性，38 岁，胃大部切除、毕Ⅱ式吻合术后 20 天，进食后 30 min 上腹突然胀痛，喷射性呕吐大量不含食物的胆汁，吐后腹痛消失，最可能的原因是
A. 吻合口梗阻
B. 急性完全性输入襻梗阻
C. 慢性不完全性输入襻梗阻
D. 输出段梗阻
E. 倾倒综合征

214. 男性，40 岁，6 h 前发生十二指肠球部溃疡前壁穿孔，以下症状及体征中，不应出现的是
A. 全腹压痛及肌紧张
B. 肠鸣音亢进
C. 肝浊音界消失
D. 呼吸浅快，腹肌呈板样
E. 发热及白细胞计数上升

215. 女性，34 岁，上腹部疼痛 3 天，右下腹疼痛 12 h，体温 37.8℃，既往有溃疡病史，拟诊急性阑尾炎行手术探查。术中发现右髂窝内有较多淡黄色混浊液体，阑尾外观无异常。应考虑的原发病为
A. 急性盆腔炎
B. 原发性腹膜炎
C. 单纯性阑尾炎
D. 右侧输尿管结石伴感染
E. 十二指肠球部溃疡穿孔

216. 男性，32 岁，上夜班时突发上腹部剧烈疼痛，20 min 后疼痛波及至右下腹。检查：肝浊音界消失，上腹部腹肌紧张，右下腹

有明显压痛及反跳痛。该患者最可能的诊断是
A. 胃溃疡急性穿孔
B. 急性阑尾炎
C. 急性胆囊炎
D. 急性胰腺炎
E. 急性小肠梗阻

217. 女性,50岁。间断上腹痛8个月,进食半小时为重,近2个月来转为持续性上腹胀痛伴恶心,持续大便隐血实验强阳性。首先考虑的诊断是
A. 十二指肠溃疡
B. 胃癌
C. 应激性溃疡
D. 门静脉高压症
E. 慢性胃炎

218. 男性,56岁,间断黑便伴消瘦4个月。上腹痛多年。对诊断最有价值的检查是
A. 质子泵抑制剂诊断性治疗
B. 腹部CT检查
C. ^{13}C尿素呼气试验
D. 胃镜及活检病理检查
E. 腹部B超检查

219. 男性,69岁,间断上腹痛10余年,2个月来加重伴饱胀,体重下降7 kg, Hb 90 g/L。最可能的诊断是
A. 慢性胰腺炎
B. 慢性肝炎
C. 胃癌
D. 消化性溃疡
E. 功能性消化不良

220. 提高胃癌治愈率的关键在于
A. 术前、术中、术后化疗
B. 根治性手术
C. 早期诊断
D. 放射治疗
E. 综合治疗

221. 肝硬化患者性欲缺乏、睾丸萎缩、肝掌的原因是
A. 雄激素过多
B. 肾上腺皮质激素过多
C. 雌激素过多
D. 甲状腺激素过多
E. 醛固酮过多

222. 急性肝衰竭最多见的病因是
A. 化学性中毒
B. 病毒性肝炎
C. 肾功能不全
D. 烧伤
E. 妊娠高血压综合征

223. 男性,47岁,肝硬化病史7年,出现腹水1年,1周来低热伴轻度腹痛,腹水明显增多。腹水淡黄色,比重1.017,蛋白26 g/L,白细胞700×10^6/L,中性粒细胞0.80。最可能的诊断是肝硬化合并
A. 结核性腹膜炎
B. 自发性腹膜炎
C. 原发性肝癌
D. 门静脉血栓形成
E. 肝肾综合征

224. 男性,47岁,因肝硬化(失代偿期)入院,2 h前出现明显呼吸困难。查体:体温正常,双肺呼吸音清。血气分析示低氧血症,抗感染治疗无效。最可能发生的并发症是
A. 肺炎
B. 肝肾综合征
C. 肝肺综合征
D. 支气管哮喘
E. 急性左心衰

225. 男性,49岁。因肝硬化失代偿期入院,1天前突然出现少尿,血肌酐明显升高,最

可能发生的并发症是
A. 肾病综合征
B. 肝肾综合征
C. 肝肺综合征
D. 急性呼吸窘迫综合征
E. 急性左心衰

226. 下列各项临床表现中,诊断肝硬化意义最小的是
A. 恶心、呕吐
B. 腹水形成
C. 肝掌及蜘蛛痣
D. 男性乳房发育
E. 腹壁静脉曲张

227. 男性,37 岁,活动后心悸气急 2 月。检查发现肝大,质地中等,表面平滑、有压痛,腹部移动性浊音阳性,下肢凹陷性水肿,肝颈静脉回流征阳性。最可能的诊断是
A. 肝硬化腹水
B. 肝癌伴腹水
C. 肝结核伴结核性腹膜炎
D. 肾病综合征伴腹水
E. 右心衰竭、肝淤血伴腹水

228. 肝硬化消化道出血患者,伴高血压、冠心病,下列止血措施中最不恰当的是
A. 三腔二囊管压迫
B. 去甲肾上腺素胃管滴注
C. 垂体后叶素静脉滴注
D. 维生素 K_1 静脉滴注
E. 冰生理盐水洗胃

229. 下列属于肝硬化门静脉高压具有诊断意义的表现的是
A. 腹水
B. 脾大
C. 内分泌紊乱
D. 出血倾向和贫血
E. 侧支循环开放

230. 最能说明肝硬化患者已存在门静脉高压的表现是
A. 腹水
B. 门静脉增宽
C. 脾大
D. 痔核形成
E. 食管静脉曲张

231. 女性,51 岁,乙型肝炎病史 30 余年。2 h 前进食烧饼后突然出现呕血,量约800 ml。查体未发现全身皮肤、黏膜黄染和腹水。如果该患者需要接受急诊手术,最佳手术方式是
A. 经颈静脉肝内门体分流术
B. 非选择性门体分流术
C. 选择性门体分流术
D. 贲门周围血管离断术
E. 脾切除术

232. 男性,65 岁。因腹水服用利尿剂 2 周。3 天来出现少语寡言及随地便溺。5 年前诊断为肝硬化。目前行为异常的原因首先考虑为
A. 神经症
B. 脑血管意外
C. 肝性脑病
D. 电解质紊乱
E. 代谢性酸中毒

233. 男性,70 岁,肝炎病史 16 年,近 2 月来食欲缺乏、消瘦,肝区疼痛。查体:轻度黄疸,面部有蜘蛛痣,腹膨隆,肝肋下 4 cm,质硬、压痛,脾肋下 3 cm,移动性浊音阳性。临床上应首先考虑的是
A. 肝硬化
B. 慢性肝炎
C. 原发性肝癌
D. 继发性肝癌
E. 结核性腹膜炎

234. 男性,56岁,跑步时突然自觉腹部不适,恶心、头晕,至急诊就诊。查体:P 120次/分,BP 90/60 mmHg,心律齐,面色苍白,腹部广泛压痛,尤以右腹明显,轻度肌紧张。既往有肝炎后肝硬化史。最可能的诊断是
A. 脾破裂
B. 肝癌破裂
C. 上消化道出血
D. 急性坏死性胰腺炎
E. 急性化脓性胆囊炎

235. 下列哪项可用于肝细胞癌患者的普查、诊断、疗效判断和复发预测?
A. 甲胎蛋白
B. γ-谷氨酰转肽酶
C. 异常凝血酶原
D. α-L岩藻糖苷酶
E. 碱性磷酸酶

236. 男性,50岁。寒战、高热1周,伴右上腹胀痛,无胆绞痛史。查体:T 39℃,P 100次/分,BP 129/80 mmHg。巩膜无黄染,右季肋部隆起,肝脏肿大、质中、触痛,上腹部肌紧张。血白细胞 20×10^9/L,核左移。首先应考虑
A. 急性化脓性胆囊炎
B. 阿米巴性肝脓肿
C. 原发性肝癌
D. 急性细菌性肝脓肿
E. 膈下脓肿

237. 男性,68岁,慢性肝炎史20年,5年前出现食管黏膜下静脉曲张,3个月前发现肝右叶拳头大肿物,甲胎蛋白阳性,患者最可能的诊断是
A. 慢性肝炎
B. 慢性肝炎伴肝硬化
C. 慢性肝炎伴胆管上皮癌
D. 慢性肝炎伴食管静脉曲张
E. 肝硬化伴肝细胞性肝癌

238. 男性,55岁,既往有慢性乙肝病史15余年,1月前出现右上腹隐痛不适伴消瘦。查体:右腹部膨隆,可扪及质地坚硬、表面凹凸不平的肿块,移动性浊音阳性。最可能的诊断是
A. 肝包虫病
B. 原发性肝癌
C. 肝囊肿
D. 肝脓肿
E. 肝血管瘤

239. 男性,48岁,右季肋区疼痛半年。CT检查示:肝右叶12 cm×10 cm肿块,包绕、压迫下腔静脉,肝左叶内多个小的低密度结节。进一步检查确诊为原发性肝癌。考虑的治疗方法不包括
A. 肝动脉结扎术
B. 肝动脉栓塞术
C. 肝动脉灌注化疗
D. 肝移植手术
E. 肝叶切除

240. 女性,54岁。有胆囊结石病史8年。上腹剧痛2天,向腰部放射,伴恶心、呕吐,血淀粉酶升高2倍,以下最有价值的检查是
A. 腹部平片
B. 上消化道钡餐
C. 心电图
D. 腹部CT
E. 胃镜

241. 腹腔镜胆囊切除较开腹胆囊切除的优点不包括
A. 住院时间短
B. 术后疼痛轻
C. 可早期恢复正常活动
D. 腹壁创伤的并发症少
E. 胆道损伤的风险性小

242. 男性，55 岁，肥胖。餐后发作右上腹部阵发性绞痛，每次发作持续约 1～2 h，疼痛向右肩背部放射，伴有饱胀感。首选的检查方法是
A. B超
B. CT
C. MRI
D. 上消化道钡餐
E. 口服胆囊造影

243. 以夏科(Charcot)三联征为典型表现的疾病是
A. 急性憩室炎
B. 急性出血性胰腺炎
C. 急性胆管炎
D. 十二指肠憩室
E. 胃溃疡

244. 急性胆囊炎最严重的并发症是
A. 细菌性肝脓肿
B. 胆囊积脓
C. 胆囊坏疽穿孔
D. 并发急性胰腺炎
E. 胆囊十二指肠内瘘

245. 胆总管探查术，安放 T 管引流，术后拔除 T 管的时间最短为
A. 术后 8 天
B. 术后 10 天
C. 术后 12 天
D. 术后 14 天
E. 术后 18 天

246. 胆囊切除手术中，不属于胆总管探查指征的是
A. 胆总管有扩张
B. 曾有梗阻性黄疸史
C. 胆囊水肿
D. 术中胆管造影示胆管结石
E. 胆总管触到结石

247. 下列情况，需要紧急胆道减压的是
A. 胰头癌伴阻塞性黄疸
B. 十二指肠乳头癌伴阻塞性黄疸
C. 肝内、肝外胆管结石
D. 结石在十二指肠乳头部嵌顿的急性化脓性胆管炎
E. 伴随剧烈绞痛的胆囊管结石嵌顿

248. 治疗急性梗阻性化脓性胆管炎最关键措施是
A. 胆总管切开减压
B. 胆囊切开减压
C. 抗休克治疗
D. 应用广谱抗生素
E. 纠正水电解质紊乱

249. 急性重症胆管炎并发休克，最重要的治疗措施是
A. 大量使用有效抗生素
B. 应用升压药物
C. 补充血容量
D. 解除胆道梗阻，通畅引流
E. 纠正水、电解质平衡紊乱

250. 女性，45 岁，反复腹痛、发热、黄疸 1 年，近 3 天上述症状加重，高热黄疸不退。入院体温 40℃，脉搏 120 次/分，血压 70/50 mmHg。该患者首选的治疗为
A. 大剂量抗生素治疗感染后择期手术
B. 全胃肠外营养后手术
C. 立即手术
D. 积极抗休克同时及早手术
E. 应用血管收缩剂，血压升至正常后及早手术

251. 男性，38 岁，餐后 2 h 突然腹痛、恶心、呕吐，伴发热，次日出现黄疸，查血淀粉酶及胆红素明显增高，其发生黄疸的最可能原因是
A. 肿大的胰腺压迫胆管所致

B. 肝细胞性黄疸
C. 胆结石合并胰腺炎
D. 胆总管下端狭窄
E. 胆囊炎所致

252. 男性,40 岁,晚餐后 5 h 出现上腹疼痛,向左肩、腰、背部放射,伴恶心、呕吐、腹胀,现已 37 h。曾有胆结石史。体检:呼吸 24 次/分,体温 38.9℃,血压 90/75 mmHg。巩膜可疑黄染,全腹压痛,以上腹部显著,伴肌紧张和反跳痛,移动性浊音阳性。血白细胞 16×10^9/L,中性粒细胞 89%。为确定诊断,最有价值的检查是
A. 测定血淀粉酶
B. 测定尿淀粉酶
C. 腹腔穿刺液检查并测定淀粉酶
D. 腹部超声检查
E. 腹部 X 线检查

253. 鉴别轻症和重症急性胰腺炎,下列意义不大的是
A. 血清淀粉酶增高
B. 血钙降低
C. 血清正铁血红蛋白阳性
D. 胁腹部及脐周皮肤出现紫色瘀斑
E. 发病后很快出现休克

254. 女性,29 岁,上腹痛半天,呕吐,腹胀,血淀粉酶 750 U/L,血压 80/50 mmHg,脉搏 120 次/分,最可能的诊断为
A. 急性肾衰竭
B. 急性胰腺炎
C. 急性心肌梗死
D. 急性胃炎
E. 急性肝炎

255. 男性,42 岁,反复上腹疼痛 3 年余,平卧时加重,弯腰可减轻。查体:上腹部轻压痛。X 线腹部摄片示左上腹钙化。可能的诊断为
A. 慢性胃炎
B. 慢性胆囊炎
C. 慢性胰腺炎
D. 慢性十二指肠球炎
E. 慢性肝炎

256. 女性,43 岁,突发右上腹剧痛并阵发性加剧 3 天,寒战、高热,恶心、呕吐。查体:全身黄染,体温 39℃,脉搏 120 次/分,血压 80/60 mmHg,谵妄,神志不清,剑突偏左腹肌紧张,肝肋下 2 cm。WBC 15×10^9/L,中性粒细胞 0.80,血清总胆红素 50 μmol/L。本例治疗首选
A. 胆囊切除,腹腔引流术
B. 抗休克,抗感染治疗
C. 胆囊造口术
D. 胆总管减压引流
E. 溃疡病穿孔缝合

257. 女性,45 岁,突发右上腹及心窝部刀割样绞痛伴阵发性加剧 1 天,发病后 12 h 出现寒战、高热,巩膜黄染,剑突偏右侧深压痛,右上腹轻度肌紧张,体温 38℃,WBC 14×10^9/L,血清总胆红素 30 μmol/L,尿胆原(−),尿胆素(++),应诊断为
A. 急性胰腺炎
B. 溃疡穿孔
C. 急性胆囊炎
D. 胆总管结石
E. 高位阑尾炎

258. 女性,43 岁,因右上腹阵发性绞痛,伴恶心、呕吐 4 h 来院。查体:体温 37℃,右上腹轻度压痛,无腹肌紧张,Murphy 征阴性。为确诊进一步检查应首选
A. 腹部 X 线平片
B. 白细胞计数和分类
C. 腹部 B 超
D. 测血清淀粉酶
E. PTC

259. 女性，42 岁，3 年来经常夜间上腹部不适，2 日前进食油腻食物，突发右上腹阵发性绞痛，伴恶心。入院时体温 38℃，巩膜轻度黄染，右上腹肌紧张、压痛明显，肠鸣音减弱。WBC 16×10^9/L，血清淀粉酶 128 U/L。应首先考虑

A. 急性胰腺炎
B. 高位急性阑尾炎
C. 溃疡病穿孔
D. 急性化脓性胆囊炎
E. 胆道蛔虫症

260. 女性，47 岁，胆囊结石病史 4 年，曾先后发作胆绞痛 4 次，B 超检查示胆囊内充满结石。首选的治疗方法是

A. 口服熊去氧胆酸片
B. 口服排石饮液
C. 口服羟甲烟胺
D. 胆囊切除术
E. 经皮胆镜取石术

261. 女性，60 岁，诊断为急性胆囊炎，经非手术治疗已 5 天。目前疼痛加剧，伴高热，右上腹广泛压痛、反跳痛，腹肌紧张，肠鸣音减弱，体温 39℃，白细胞计数 18×10^9/L。应行

A. 胆囊切除及胆总管引流
B. 胆囊切除术
C. 胆囊造瘘及腹腔引流术
D. 胆囊切除及腹腔引流术
E. 胆总管十二指肠引流术

262. 男性，30 岁，长期饮酒，突然呕大量咖啡色胃内容物。查体：脉细数，收缩压 80 mmHg，面色苍白，四肢湿冷。急救中应首先

A. 静脉滴注止血药物
B. 插入三腔二囊管
C. 输血
D. 内镜止血
E. 胃肠减压

263. 男性，34 岁，因左肱骨及双股骨开放性骨折行手术，4 天后突发腹胀痛，呕鲜血 500 ml，上腹部轻压痛，无溃疡病和肝炎史。应考虑为

A. 胃十二指肠溃疡出血
B. 出血性胃炎
C. 胃穿孔
D. 食管胃底静脉曲张破裂出血
E. 胃底癌出血

264. 男性，40 岁，反复呕血 1 周，每次呕血量约 500 ml，无溃疡病及肝炎史。为明确出血原因，应选用何种检查？

A. 选择性腹腔动脉造影
B. X 线钡餐检查
C. 纤维胃镜
D. 三腔二囊管
E. 血液学检查

265. 女性，32 岁，间歇呕血 1 周，每次量为 300～1 000 ml，伴有柏油样便，一日两次，无溃疡病和肝炎病史。查体：贫血外观，心率 100 次/分，血压正常。最可能的病因是

A. 胃十二指肠溃疡
B. 肝内胆道感染
C. 门静脉高压症
D. 出血性胃炎
E. 胃十二指肠肿瘤

266. 男性，45 岁，有慢性肝炎病史，近日呕血 3 次，约在 1 500 ml 以上。查体：脉快，巩膜黄染，腹水征(＋)。下列治疗不正确的是

A. 补液
B. 贲门周围血管离断术
C. 输血
D. 止血药物
E. 护肝药物

267. 女性,36岁,突发右上腹阵发性绞痛,伴发热、寒战,排柏油样便少量。查体:急性病容,巩膜黄染。应考虑是
A. 胃十二指肠溃疡
B. 门静脉高压症
C. 出血性胃炎
D. 胆道出血
E. 应激性溃疡出血

268. 女性,40岁,因十二指肠溃疡大出血而行手术,术中发现十二指肠溃疡位置很低,且穿透入胰腺,应采用术式为
A. 迷走神经切断加幽门成形术
B. 毕Ⅱ式胃大部切除术
C. 旷置溃疡的胃大部切除术
D. 结扎十二指肠周围血管,旷置溃疡的胃大部切除术
E. 缝扎出血点,结扎胃十二指肠及胰十二指肠动脉,旷置溃疡的胃大部切除术

269. 急性出血坏死型胰腺炎实验室检查特点是
A. 血清淀粉酶显著增高
B. 高胆红素血症
C. 血清正铁白蛋白升高
D. 淀粉酶、内生肌酐清除率比值升高
E. 血钙显著降低

270. 下列哪项不是急性胰腺炎休克的原因?
A. 血钙迅速降低
B. 腹腔内出血
C. 胰液外渗
D. 周围血管扩张
E. 并发感染

271. 下列哪项不是胰腺分泌的消化酶?
A. 淀粉酶
B. 糜蛋白酶原
C. 单胺氧化酶
D. 前弹性蛋白酶
E. 前羟肽酶

272. 下列哪项不是减少胰腺外分泌的措施?
A. 禁食及胃肠减压
B. 抑肽酶的应用
C. 胰高血糖素
D. H_2受体拮抗剂
E. 抗胆碱药

273. 下列不属于慢性胰腺炎"五联征"的是
A. 胰腺钙化
B. 糖尿病
C. 发热
D. 胰腺假性囊肿
E. 脂肪泻

274. 关于慢性胰腺炎的胰腺功能不全的表现错误的是
A. 可出现吸收不良综合征
B. 一般不出现糖尿病
C. 可出现夜盲症
D. 可有脂肪泻
E. 可出现出血倾向

275. 关于脂肪酶的说法正确的是
A. 可溶解血管弹性纤维,引起出血和血栓形成
B. 参与胰腺及周围脂肪的坏死和液化
C. 使血管舒张和通透性增加,引起水肿和休克
D. 具有细胞毒副作用,引起胰腺坏死及溶血
E. 激活胰蛋白酶原,对食物进行消化

276. 关于弹性蛋白酶说法正确的是
A. 可溶解血管弹性纤维,引起出血和血栓形成
B. 参与胰腺及周围脂肪的坏死和液化
C. 使血管舒张和通透性增加,引起水肿

和休克
D. 具有细胞毒作用，引起胰腺坏死及溶血
E. 激活胰蛋白酶原，对食物进行消化

277. 男性，46岁，上腹痛10年，向腰背部放射，近1年常出现空腹痛、夜间痛，十二指肠镜检查有十二指肠球部溃疡，ERCP见胆管、胰管扩张、扭曲变形。合适的诊断是
A. 慢性胆囊炎
B. 胆总管结石
C. 十二指肠球部溃疡
D. 慢性胰腺炎
E. 慢性胰腺炎并十二指肠溃疡

二、A3/A4型题

(278～280题共用题干)

女性，38岁，反复上腹痛伴反酸10多年，近来疼痛加剧，服抗酸药等不能缓解。近1周来上腹痛伴呕吐，呕吐物有隔夜宿食。

278. 以下治疗错误的是
A. 奥美拉唑
B. 西咪替丁
C. 硫糖铝
D. 枸橼酸铋钾
E. 山莨菪碱

279. 为明确诊断，上述病例需采取的措施是
A. 腹部B超
B. 上消化道气钡双重造影
C. 立即行内镜检查
D. 胃肠减压后内镜检查
E. 腹部CT

280. 上述病例最可能的诊断是
A. 复合性溃疡
B. 胃窦癌伴幽门梗阻
C. 神经性呕吐
D. 胆汁反流性胃炎
E. 十二指肠溃疡伴幽门梗阻

(281～282题共用题干)

女性，24岁，腹胀，便秘10个月，乏力，食欲缺乏，消瘦，近2个月加重。查体：右下腹触及3 cm×5 cm肿块，质中等，边界不清，轻触痛。

281. 最可能的疾病是
A. 阿米巴肉芽肿
B. 增生性肠结核
C. 右半结肠癌
D. 阑尾周围脓肿
E. 右卵巢囊肿

282. 为进一步确诊，还应做的检查是
A. 纤维结肠镜检查
B. 粪细菌涂片
C. 粪细菌培养
D. 血沉
E. 胸片

(283～284题共用题干)

女性，30岁，低热、腹泻、糊样便2年。近2个月加重。查体：右下腹4 cm×3 cm肿块，质中等，较固定，轻压痛。

283. 为确定诊断，应做的检查是
A. 血沉
B. 血常规
C. 肠镜检查
D. X线钡透
E. 腹试验性穿刺

284. 最可能的疾病是
A. 右侧结肠癌
B. 肠结核
C. 克罗恩病
D. 溃疡性结肠炎
E. 血吸虫病性肉芽肿

(285～286题共用题干)

女性,27岁,因低热、腹痛2个月就诊。查体:移动性浊音阳性,右下腹及脐下触及不易推动肿块,确诊为结核性腹膜炎。

285. 最常见的并发症为
A. 肠梗阻
B. 慢性穿孔
C. 急性穿孔
D. 消化道出血
E. 腹腔脓肿

286. 可以并用肾上腺糖皮质激素的情况是
A. 在抗结核药物治疗前
B. 严重结核毒性症状
C. 停用抗结核药物治疗后
D. 并肠梗阻者
E. 诊断未确定者,可试用看疗效

(287～288题共用题干)

男性,29岁,右下腹痛、腹泻2年,无黏液脓血便,结肠镜检查发现右半结肠呈节段性炎症改变,有卵石样外观并多次活检。

287. 如伴下列哪种情况可确诊为Crohn病?
A. 瘘管形成
B. 全层性炎症
C. 纵行溃疡
D. 肛门病变
E. 非干酪性肉芽肿

288. 首选治疗药物是
A. 柳氮磺吡啶
B. 氟哌利多
C. 泼尼松
D. 氢化可的松保留灌肠
E. 甲硝唑保留灌肠

(289～291题共用题干)

男性,30岁,黏液脓血便2年,下腹轻度疼痛。近日腹痛加重,有高热、衰弱。体检:消瘦,体温39℃,心率110次/分,律齐,肺部无异常,腹部膨隆,全腹有压痛,肠鸣音消失。

289. 选做下列检查最合适的是
A. 血细胞计数
B. 血沉
C. 心电图
D. 腹部B超
E. 腹部X线平片

290. 下列检查不宜做的是
A. 血白细胞计数
B. 血沉
C. 血清 α_2 球蛋白测定
D. 钡剂灌肠
E. 腹部B超

291. 最可能的诊断是
A. 肠结核并发肠梗阻
B. 溃疡性结肠炎并发中毒性巨结肠
C. Crohn病
D. 肠痉挛
E. 大肠癌

(292～295题共用题干)

男性,28岁,黏液脓血便2年,伴里急后重感。查体:一般状态佳,左下腹轻度压痛。

292. 补充询问病史,下列最无诊断意义的是
A. 不洁饮食史
B. 精神创伤史
C. 疫水接触史
D. 家族史
E. 盗汗、午后潮热史

293. 进一步做最合适的检查是
A. 血沉
B. 血清 α_2 球蛋白测定
C. 粪便检查

D. 结肠镜检查
E. 腹腔镜检查

294. 预期结肠镜检查及病理检查可能发现的病变有
A. 病变位于回肠，盲肠
B. 黏膜血管模糊，黏膜糜烂，小溃疡或溃疡较大，多发性散在分布于直肠和(或)乙状结肠
C. 黏膜呈铺路石样改变
D. 匍行沟样纵行溃疡
E. 非干酪性肉芽肿

295. 如行X线钡剂灌肠检查，可能的征象是
A. 结肠呈铅管样
B. 回肠末端呈线样征
C. 回肠部呈跳跃征
D. 盲肠充盈，缺损肠腔狭窄
E. 盲肠运动加速，结肠袋加深，张力增强

(296～299题共用题干)

男性，68岁，乙型肝炎病史8年，近日出现呕血、柏油样便，继之神志恍惚来诊。检查：血压80/50 mmHg，巩膜黄染，言语不清，睡眠时间倒错，有扑翼样震颤，移动性浊音阳性，Hb 60 g/L，pH 7.48，血清钾2.8 mmol/L，血清胆红素36 μmol/L，血清白蛋白29 g/L，凝血酶原时间15 s。

296. 按Child Pugh分级标准的总分为
A. 8～9分
B. 9～10分
C. 10～11分
D. 11～12分
E. 12～13分

297. 下列治疗无效的是
A. 弱酸液灌肠
B. 静脉注射谷氨酸钠
C. 输血治疗
D. 静脉注射精氨酸
E. 胰岛素加胰高血糖素静脉注射

298. 患者应首选的检查是
A. X线钡餐
B. 内镜
C. 上腹部CT
D. 选择性动脉造影
E. 腹部超声

299. 如患者出现狂躁不安，可给予
A. 吗啡
B. 水合氯醛
C. 哌替啶
D. 地西泮
E. 异丙嗪

(300～305题共用题干)

男性，45岁，肝硬化6年。4天来畏寒、发热，体温38℃左右，全腹痛，腹部明显膨隆，尿量550 ml/d。

300. 住院后经检查有以下体征，其中对诊断最有帮助的是
A. 蜘蛛痣及肝掌
B. 腹壁静脉曲张
C. 脾大
D. 全腹压痛及反跳痛
E. 腹部移动性浊音阳性

301. 上述病例，最可能的诊断是
A. 肝肾综合征
B. 并发结核性腹膜炎
C. 自发性腹膜炎
D. Budd-Chiari综合征
E. 肝癌

302. 尽快治疗，应先做的检查是
A. 肝肾功能
B. 血常规及血培养

C. 腹腔积液培养加药敏试验
D. 腹腔积液常规及涂片染色
E. 腹部B超

303. 为进一步治疗,下列措施最为重要的是
A. 严格控制水、钠摄入
B. 应用有效抗生素
C. 联合应用利尿剂
D. 抽腹腔积液
E. 输血浆或白蛋白

304. 住院期间,查全血细胞减少的主要原因为
A. 脾功能亢进,血细胞破坏增加
B. 胃肠道淤血致营养吸收障碍
C. 血容量增加,血液稀释
D. 细菌感染,毒素作用
E. 消化道出血及皮肤黏膜出血

305. 若该患者于住院期间出现肝肾综合征,下列不是其特征性改变的是
A. 少尿或无尿
B. 尿钠低
C. 氮质血症
D. 稀释性低血钠
E. 尿液检查有大量管型

(306～308题共用题干)

男性,36岁,12 h前于工作中突然出现右上腹痛,继之出现酱油色尿。半小时前出现上腹痛,向腰背部放射,俯首弯腰可减轻腹痛,血压120/80 mmHg,呼吸18次/分。

306. 下列检查可能出现异常且最有意义的是
A. 心电图
B. 血清淀粉酶
C. X线腹部平片
D. 肝脏B超
E. 血脂肪酶

307. 下列诊断可能性最大的是
A. 急性胆囊炎
B. 急性胰腺炎
C. 肾绞痛
D. 阑尾穿孔
E. 肠系膜血管栓塞

308. 下列治疗措施不合适的是
A. 禁食
B. 胃肠减压
C. 肌注阿托品止痛
D. 及早应用肾上腺糖皮质激素
E. 奥美拉唑静脉滴注

(309～310题共用题干)

男性,50岁,酒后上腹痛、腹胀8 h。查体:上腹明显压痛,肌紧张,反跳痛,血压120/80 mmHg,脉搏88次/分,血清淀粉酶>500 U/L。

309. 最可能的诊断是
A. 消化性溃疡急性穿孔
B. 急性胰腺炎
C. 急性肠梗阻
D. 急性心肌梗死
E. 急性胃肠炎

310. 对判定预后有帮助的指标是
A. 血清钙<1.75 mmol/L
B. 血清淀粉酶>500 U/L
C. 尿淀粉酶>1 000 U/L
D. 血清淀粉酶持续升高>5天
E. 血清钾、血清镁同时降低

(311～313题共用题干)

女,40岁,有慢性乙型肝炎30余年,1年前胃镜发现食管静脉轻度曲张,半年来进行性腹部隆起,双下肢水肿。患者2年前闭经,婚后一直未孕。

311. 查体腹部明显膨隆,用什么物理诊断方法

区别其为腹水或卵巢肿瘤?
A. 腹围测定
B. 移动性浊音
C. 波动感
D. 比较叩诊浊音、鼓音的部位
E. 触诊

312. 患者的闭经、不孕可能是由于
A. 雄激素过多
B. 雌激素过少
C. 肾上腺皮质激素过少
D. 孕激素过多
E. 雌激素过多

313. 患者最可能的诊断是
A. 妇科肿瘤
B. 肝癌
C. 结核性腹膜炎
D. 肝硬化,腹水
E. 乙型肝炎活动期

(314～316 题共用题干)

男,48 岁,食欲缺乏、乏力 2 年,伴间断鼻衄、牙龈出血。近 1 个月出现腹胀、双下肢水肿。4 h 前进食烙饼后突感心慌、出汗,并呕吐暗红色血液约 200 ml,来急诊查血压 80/55 mmHg,心率 120 次/分,脾肋下 3.0 cm。

314. 对该患者应立即采取哪项措施?
A. 冰盐水洗胃
B. 静脉输注酚磺乙胺
C. 紧急手术
D. 快速输液、输血,补充血容量
E. 口服云南白药

315. 该患者若给予静脉滴注垂体后叶素,下列不正确的是
A. 滴注速度应为 0.1～0.4 U/min
B. 可出现腹痛症状
C. 可出现尿少症状
D. 可诱发心绞痛
E. 对患者电解质无影响

316. 若患者静脉滴注垂体后叶素后仍有活动性出血,应选择
A. 三腔管压迫止血
B. 紧急手术
C. 静脉补充维生素 K
D. 口服奥美拉唑
E. 静脉补充凝血酶原复合物

(317～318 题共用题干)

男,55 岁。反复 ALT 升高 15 年,近 5 年出现上腹痛、食欲缺乏,此次因呕血及黑便 1 天收住院。体检:BP 90/70 mmHg,肝肋下未及,Hb 70 g/L。

317. 最大可能诊断是
A. 出血性胃炎
B. 胃溃疡合并出血
C. 反流性食管炎合并出血
D. 胃癌并出血
E. 肝硬化食管静脉曲张破裂出血

318. 以下治疗,最有效的是
A. 肾上腺素+冰盐水洗胃
B. 肌注卡巴克洛
C. 持续静脉滴注垂体后叶素
D. 静脉给予奥美拉唑
E. 补充维生素 K

(319～320 题共用题干)

男,56 岁,右上腹隐痛伴低热 3 月余。1 h 前突感右上腹剧痛,继而出现全腹痛。体检:体温 38℃,巩膜微黄,全腹有抵抗感、压痛及反跳痛,肝、脾肿大,肝表面有结节感,质硬,移动性浊音可疑,诊断性腹腔穿刺抽出血性液体。

319. 此患者首先应考虑的诊断是
A. 肝硬化并发门静脉血栓形成

B. 肝硬化并发自发性腹膜炎
C. 慢性胆囊炎胆石症并发胆囊穿孔
D. 消化性溃疡急性穿孔
E. 原发性肝癌破裂

320. 下列检查对确诊意义不大的是
A. B超检查
B. 血清 AFP 检测
C. 血氨水平测定
D. CT 检查
E. 肝动脉造影检查

(321～322 题共用题干)

男,40 岁,间断乏力、食欲缺乏 10 年。近 1 个月症状加重,并出现体重明显下降、腹胀、双下肢浮肿。患乙型肝炎多年。化验:Hb 100 g/L, WBC 3.0×10^9/L, PLT 25×10^9/L, ALT 40 U/L, AST 56 U/L。

321. 首选的检测方法是
A. AFP+B超
B. 碱性磷酸酶
C. 骨髓穿刺
D. 铁蛋白检测
E. 肝血池扫描

322. 患者有可能出现下列并发症,除了
A. 肝性脑病
B. 继发感染
C. 上消化道出血
D. 肠梗阻
E. 功能性肾衰竭

(323～324 题共用题干)

男,67 岁。有冠心病病史,因门静脉高压症合并上消化道急性大出血入院。体检:巩膜黄染,有明显腹水。

323. 对于上消化道出血的紧急处理正确的是
A. 三腔二囊管压迫止血
B. 肠系膜上-下腔静脉分流术
C. 脾-肾静脉分流术
D. 门-腔静脉分流术
E. 胃底周围血管离断术

324. 应用三腔二囊管的注意事项错误的是
A. 预防吸入性肺炎
B. 防止气囊滑出堵塞咽喉
C. 每隔 12 h 将气囊放空 10～12 min
D. 拔管前应给患者口服液体石蜡
E. 悬挂 2.0 kg 重物维持拉力

(325～327 题共用题干)

男,40 岁,因"腹泻 2 天,意识模糊、躁动不安半天"入院。查体:BP 110/70 mmHg,神志恍惚,胸部可见蜘蛛痣,腹软,肝肋下未及,脾肋下 3 cm,双侧巴宾斯基征(—)。血常规:Hb 92 g/L, WBC 3.6×10^9/L,尿糖(—),尿酮体(—),血糖 13.1 mmol/L, Na^+ 132 mmol/L, Cl^- 88 mmol/L。

325. 最可能的诊断是
A. 脑血管病
B. 低血糖
C. 肝性脑病
D. 尿毒症
E. 糖尿病高渗性昏迷

326. 最有价值的辅助检查是
A. 血氨
B. CT
C. 腹部 B超
D. 肝功能
E. 血气分析

327. 对此患者的治疗,下列各项中不正确的是
A. 禁蛋白饮食
B. 肥皂水灌肠
C. 乳果糖
D. 精氨酸
E. 补充支链氨基酸

(328～329 题共用题干)

男,40 岁。右上腹胀痛 2 个月。肝肋下 3 cm,脾肋下 2 cm,移动浊音阳性,HbsAg(+),B超检查见肝右叶有一直径 5 cm 占位病变。

328. 为明确诊断应进行下列哪项实验室检查?
A. AFP
B. γ-GT
C. CA19-9
D. 包虫囊液皮试
E. 血清胆红素测定

329. 若 AFP 检查结果为 1 200 ng/ml,则该患者的诊断可能性最大的是
A. 肝硬化
B. 细菌性肝脓肿
C. 肝血管瘤
D. 肝癌
E. 肝包虫病

三、B1 型题

(330～331 题共用备选答案)
A. 结肠癌
B. 肠结核
C. 肝癌
D. 胃溃疡
E. 克罗恩病

330. AFP 增高提示

331. CEA 增加提示

(332～334 题共用备选答案)
A. 血清促胃液素(胃泌素)升高
B. 胃酸降低或缺乏
C. 两者均有
D. 两者均无

332. 胃体萎缩性胃炎表现为

333. 十二指肠壶腹部溃疡表现为

334. 胃泌素瘤表现为

四、X 型题

335. 下列哪些药物可引起上消化道出血?
A. 水杨酸钠
B. 吲哚美辛
C. 泼尼松
D. 维生素 K_3
E. 路丁

336. 下列与胃癌关系密切的是
A. 胃息肉
B. 浅表性胃炎
C. 萎缩性胃炎
D. 十二指肠溃疡
E. 胃溃疡

337. 早期胃癌是指癌浸润深度局限于
A. 黏膜层
B. 肌层及浆膜层
C. 黏膜层及黏膜下层
D. 肌层
E. 浆膜层

338. 胃癌的癌前病变包括
A. 慢性萎缩性胃炎
B. 增生性胃息肉
C. 胃溃疡
D. 术后残胃
E. 腺瘤性胃息肉

339. 与胃癌发病有关的食物包括
A. 腌酸菜
B. 鲜水果蔬菜
C. 咸鱼、肉制品
D. 烟熏食物

E. 冷藏食物

340. 消化性溃疡疼痛发生的机理可能是
A. 胃酸刺激溃疡面
B. 胆汁反流
C. 局部肌张力增高
D. 溃疡及其周围炎症
E. 食物刺激

341. 关于消化性溃疡,下列选项正确的是
A. 慢性病程
B. 周期性发作
C. 多在夏秋季节发病
D. 节律性疼痛
E. 少数可无明显症状

342. 十二指肠溃疡的药物治疗原则是
A. 解痉
B. 制酸
C. 抑制胃酸分泌
D. 抑制蛋白酶活性
E. HP阳性者应予以根除

343. 原发性肝癌的转移途径是
A. 经胆道转移
B. 肝内转移
C. 血行转移
D. 淋巴转移
E. 种植转移

344. 目前认为原发性肝癌的发病因素与下列哪些有关?
A. 乙型肝炎
B. 肝硬化
C. 黄曲霉毒素
D. 亚硝胺
E. 酒精中毒

345. 胆汁反流常常是因为
A. 胃幽门功能失调
B. 胃排空功能障碍
C. 胃酸缺乏
D. 胃酸分泌过多
E. 长期吸烟

346. 抗胆碱能药物可用于下列哪种情况?
A. 幽门梗阻
B. 胃溃疡
C. 反流性食管炎
D. 十二指肠溃疡
E. 慢性胃炎

347. 酒精性肝硬化导致肝硬化的原因是
A. 高糖
B. 酒精中间代谢产物乙醛
C. 高脂肪
D. 营养失调
E. 高蛋白

348. 胃食管反流病的并发症包括
A. 上消化道出血
B. 食管憩室
C. 食管狭窄
D. 食管癌
E. Barrett食管

349. 关于食管癌,下列正确的是
A. 50%以上的部位发生于食管中段
B. 90%以上的病理类型为腺癌
C. 因食管无浆膜层,容易侵犯邻近器官
D. 特征性症状为进行性加重的吞咽困难
E. 治疗主要方法为外科手术

350. 食管癌的转移方式包括
A. 直接扩散
B. 肝脏转移
C. 淋巴转移
D. 血行转移
E. 种植转移

351. 急性糜烂出血性胃炎的常见病因有
A. 药物
B. 幽门螺杆菌
C. 应激
D. 乙醇
E. 食物

352. 慢性胃炎的主要病理学特征是
A. 炎症
B. 萎缩
C. 肠化
D. 异型增生
E. 幽门螺杆菌感染

353. 消化性溃疡的主要病因有
A. 饮酒
B. 疲劳
C. 自身免疫
D. 幽门螺杆菌
E. 非类固醇抗炎药

354. 消化性溃疡的特殊类型包括
A. 复合溃疡
B. 幽门管溃疡
C. 球后溃疡
D. 巨大溃疡
E. 老年人溃疡

355. 幽门螺杆菌非侵入性检测方法有
A. 快速尿素酶试验
B. 幽门螺杆菌培养
C. ^{13}C 尿素呼气试验
D. 粪便幽门螺杆菌抗原检测
E. 血清学检测

356. 胃癌的癌前病变包括
A. 慢性萎缩性胃炎
B. 胃息肉
C. 慢性浅表性胃炎
D. 胃溃疡
E. 残胃炎

357. 肠结核的感染途径包括
A. 经呼吸道感染
B. 经口感染
C. 接触感染
D. 血行播散
E. 直接蔓延

358. 以下指标符合结核性腹膜炎腹水性质的是
A. 颜色多为草黄色
B. 比重大于 1.018
C. 蛋白质含量小于 30 g/L
D. 白细胞计数小于 500×10^6/L
E. 白细胞以中性粒细胞为主

359. 溃疡性结肠炎的病理改变主要有
A. 病变多数在右半结肠
B. 病变在肠道呈连续性分布
C. 肠道病变一般局限于黏膜和黏膜下层
D. 可形成炎性息肉
E. 大多数患者都发生癌变

360. 克罗恩病的病理特点有
A. 病变呈跳跃性
B. 溃疡呈裂隙状
C. 肠壁全层炎症
D. 黏膜呈铺路石样
E. 可见非干酪样肉芽肿

361. 大肠癌的癌前病变包括
A. 大肠息肉
B. 大肠憩室
C. 溃疡性结肠炎
D. 肠结核
E. 血吸虫肠病

362. 慢性乙型肝炎病毒复制期下列为阳性的有

A. HBsAg
B. HBsAb
C. HBeAg
D. HBeAb
E. HBcAb

363. 下列哪些与肝硬化患者内分泌紊乱有关?
A. 男性乳房发育
B. 蜘蛛痣
C. 肝掌
D. 面部皮肤色素沉着
E. 脾大

364. 门静脉高压症的临床表现包括
A. 脾大
B. 腹水
C. 肝掌
D. 食管静脉曲张
E. 蜘蛛痣

365. 下列哪些是肝硬化的并发症?
A. 上消化道出血
B. 自发性腹膜炎
C. 原发性肝癌
D. 电解质紊乱
E. 脾功能亢进

366. 反映肝硬化预后的良好指标有
A. 肝性脑病
B. 腹水
C. 胆红素
D. 清蛋白
E. 凝血酶原时间

367. 除肝细胞肝癌外,可以引起甲胎蛋白升高的情况还有
A. 妊娠
B. 活动性肝病
C. 肝囊肿
D. 肝血管瘤
E. 生殖腺胚胎源性肿瘤

368. 肝性脑病可引出扑翼样震颤的时期为
A. 亚临床期
B. Ⅰ期(前驱期)
C. Ⅱ期(昏迷前期)
D. Ⅲ期(昏睡期)
E. Ⅳ期(昏迷期)

369. 乳果糖治疗肝性脑病的机制是
A. 促进肝糖原的合成
B. 提供有益的乳酸杆菌
C. 促进果糖分解为葡萄糖
D. 酸化肠道而减少氨的吸收
E. 促进血液中的氨进入肠道排出

370. 下列哪些情况提示为重症急性胰腺炎?
A. 血淀粉酶超过 500 U/L
B. 有休克症状
C. 有腹肌紧张和腹膜刺激征
D. 血钙低于 2.0 mmol/L
E. 血糖大于 11.2 mmol/L(无糖尿病史)

371. 急性胰腺炎发病中起主要作用的消化酶是
A. 磷脂酶 A_2
B. 激肽释放酶
C. 弹性蛋白酶
D. 胃蛋白酶
E. 脂肪酶

372. 急性胰腺炎的局部并发症有
A. 胰腺脓肿
B. 胰腺纤维化
C. 胰腺萎缩
D. 胰腺钙化
E. 胰腺假性囊肿

373. 胰腺癌的转移方式有
A. 直接蔓延

B. 淋巴转移
C. 血行转移
D. 种植转移
E. 沿神经鞘转移

374. 胰腺癌易发生早期转移的原因有
A. 胰腺周围脏器较多
B. 胰腺血管、淋巴管丰富
C. 胰腺腺泡无包膜
D. 胰腺距离腹主动脉较近
E. 胰腺癌发展较快

375. 肠结核的常见并发症有
A. 肠梗阻
B. 急性肠穿孔
C. 结核性腹膜炎
D. 肠出血
E. 肠粘连

376. 急性重症胰腺炎时常可出现下列哪些异常?
A. 血白细胞计数升高
B. 代谢性碱中毒
C. 血糖升高
D. 血细胞比容升高
E. 血压升高

377. 结核性腹膜炎腹水的特点为
A. 比重一般大于 1.018
B. 蛋白含量 30 g/L
C. 白细胞计数超过 500×10^6/L
D. 单核细胞为主
E. 淋巴细胞为主

378. 原发性肝癌与肝硬化的鉴别,下列哪些有利于前者的诊断?
A. 脾功能亢进
B. 肝区持续性胀痛
C. 肝脏进行性肿大
D. 腹壁静脉曲张
E. 腹水转为血性

379. 肝硬化患者容易出现鼻出血和齿龈出血,其主要原因是
A. 门脉高压
B. 毛细血管脆性增加
C. 肝脏合成凝血因子减少
D. 脾功能亢进
E. 雌激素水平过高

380. 消化性溃疡发生癌变的表现
A. 消化不良症状加重
B. 疼痛失去原有规律性
C. 大便隐血试验持续阳性
D. 胃酸分泌增多
E. 进行性消瘦

381. 肝硬化自发性腹膜炎的治疗以下正确的是
A. 强调早期、足量和联合应用抗菌药物
B. 不能等腹水细菌培养报告结果回报后才开始治疗
C. 待腹水细菌培养后,有针对性地选择抗生素治疗
D. 主要针对革兰氏阴性杆菌,兼顾革兰氏阳性球菌
E. 用药时间不得少于 2 周

382. 下列哪项是影响胰腺炎预后的因素?
A. 年龄大
B. 低血压
C. 低氧血症
D. 低白蛋白
E. 病因

383. 下列属于增生性肠结核表现的是
A. 以腹痛、腹泻为主
B. 可有腹绞痛
C. 右下腹包块常见
D. 常并发肠梗阻

E. 常无结核中毒症状

384. 下列符合克罗恩病的特点的是
A. 病变呈连续性
B. 病变在回肠末段及近端结肠
C. 病变累及肠壁全层
D. 常有瘘管形成
E. 大便呈糊状,无脓血

385. HP 感染相关性疾病有
A. 慢性胃炎
B. 平滑肌瘤
C. 消化性溃疡
D. 血管瘤
E. 胃癌

386. 原发性肝癌伴癌综合征的表现有
A. 高糖血症
B. 红细胞增多症
C. 低钙血症
D. 高胆固醇症
E. 血小板增多症

第四章

泌尿系统

一、A1/A2 型题

1. 肝肾综合征主要与下列哪种因素有关?
A. 肾小管坏死
B. 肾小球坏死
C. 肾皮质血流量减少
D. 肾间质炎性病变
E. 胆红素对肾脏的毒性

2. 选择性蛋白尿主要用于检查
A. 肾小管病变的程度
B. 肾小球滤过率的改变
C. 肾间质病变的程度
D. 肾小球病变的程度
E. 肾小管性蛋白尿

3. 下列关于尿三杯试验的叙述错误的是
A. 初段血尿提示前尿道病变
B. 终末血尿提示膀胱三角区、后尿道、精囊、前列腺病变
C. 全程血尿提示膀胱、输尿管疾病
D. 终末血尿提示肾脏疾病
E. 全程血尿提示肾脏疾病

4. 镜下血尿是指显微镜高倍视野离心尿沉渣中红细胞数
A. ＞10 个
B. ＞5 个
C. ＞3 个
D. ＞15 个
E. ＞4 个

5. 下述诊断肾小球疾病可能性最大的是
A. 蛋白尿、管型尿
B. 水肿和高血压
C. 糖尿及氨基酸尿
D. 尿量异常及血尿
E. 肾功能损害

6. 下述是肾小球肾炎的临床特点的是
A. 白细胞管型
B. 均一型红细胞尿
C. 贫血
D. 大量蛋白尿
E. 高血压

7. 下述尿常规检查结果对慢性肾小球肾炎的诊断最有意义的是
A. 脂肪管型
B. 上皮细胞管型
C. 红细胞管型
D. 蜡状管型
E. 白细胞管型

8. 尿液中的凝溶蛋白属于
A. 溢出性蛋白尿

B. 肾组织蛋白尿
C. 体位性蛋白尿
D. 肾小球性蛋白尿
E. 肾小管性蛋白尿

9. 可引起肾小球源性血尿的是
A. 尿路感染
B. 肾结核
C. 肾结石
D. IgA 肾病
E. 肾脏肿瘤

10. 男性,19 岁,学生,参加学校运动会 5 000 m 长跑后出现泡沫尿、乏力,尿蛋白 1.0 g/L,透明管型 2～4 个/LP,休息 1 天后尿常规正常。此蛋白尿为
A. 溢出性蛋白尿
B. 组织性蛋白尿
C. 分泌性蛋白尿
D. 功能性蛋白尿
E. 肾小管性蛋白尿

11. 对于急进性肾炎下述错误的是
A. 也称新月体性肾炎
B. 病理改变为系膜增生性肾小球肾炎
C. 可为抗肾小球基底膜抗体致病
D. 可为免疫复合物致病
E. 可见于链球菌感染后肾小球肾炎和过敏性紫癜

12. 急性肾小球肾炎肾脏的病理表现是
A. 系膜增生性肾小球肾炎
B. 膜增生性肾小球肾炎
C. 细胞新月体性肾炎
D. 纤维新月体性肾炎
E. 毛细血管内增生性肾小球肾炎

13. 关于 GoodPasture 综合征,不正确的是
A. 有肺出血
B. 有肾小球肾炎
C. 抗肾小球基底膜抗体阳性
D. 肾脏受累均表现为新月体性肾炎,预后差
E. 抗肾小球基底膜抗体和 ANCA 可同时阳性

14. 急性肾小球肾炎患者,其血清 C3 恢复正常的时间为
A. <4 周
B. 6～8 周
C. 2～4 个月
D. 半年
E. 1 年

15. 儿童肾病综合征最常见的病理类型是
A. 局灶节段性肾小球硬化
B. 系膜增生性肾小球肾炎
C. 微小病变肾病
D. 膜性肾病
E. 膜增生性肾炎

16. 中老年男性原发性肾病综合征常见的病理类型是
A. 局灶节段性肾小球硬化
B. 系膜增生性肾小球肾炎
C. 微小病变肾病
D. 膜性肾病
E. 膜增生性肾炎

17. 急性肾小球肾炎继发肾性高血压的血压控制,尿蛋白<1 g/24 h,理想的血压控制目标是
A. <160/95 mmHg
B. <140/90 mmHg
C. <140/85 mmHg
D. <135/85 mmHg
E. <130/80 mmHg

18. 属于激素适应证的肾小球疾病中,对激素敏感的多为

A. 微小病变型肾病
B. 隐匿性肾炎
C. 急进性肾小球肾炎
D. 慢性肾炎
E. 系膜毛细血管增生性肾炎

19. 诊断急性肾炎最有意义的临床表现为
A. 高血压
B. 水肿
C. 中等量以上的蛋白尿
D. 血尿、蛋白尿,血清 C3 降低
E. 尿比重减低

20. 在我国肾小球源性血尿最常见的疾病是
A. 肾结石
B. 膀胱癌
C. 急性肾小球肾炎
D. 急进性肾炎
E. IgA 肾病

21. 下述不符合急性肾炎病理改变特征的是
A. 肾小球上皮侧驼峰样沉积物
B. 弥漫内皮系膜细胞增生性病变
C. IgG 沉积
D. 多形成新月体
E. 可见白细胞渗出

22. 原发性肾小球疾病的临床分类中不包括
A. 急性肾小球肾炎
B. 急进性肾小球肾炎
C. IgA 肾病
D. 慢性肾小球肾炎
E. 无症状性血尿和(或)蛋白尿

23. 肉眼血尿的患者,首先应该检查
A. 肾脏 B 超
B. 尿找癌细胞
C. 肾活检
D. 尿 RBC 相差显微镜检查
E. 静脉肾盂造影

24. 急进性肾炎的病理特点是
A. 系膜和基质增生,形成毛细血管襻的双轨现象
B. 弥漫增殖性病变
C. 系膜增殖性病变
D. 局灶节段性硬化
E. 广泛肾小球囊腔内新月体形成

25. 可能需要联合血浆置换治疗的肾小球疾病是
A. 新月体性肾小球肾炎
B. 毛细血管内增生性肾小球肾炎
C. 系膜增生性肾小球肾炎
D. 局灶性节段性肾小球硬化
E. 膜增生性肾小球肾炎

26. 对于链球菌感染后急性肾炎,下列说法不正确的是
A. 电镜可见肾小球上皮细胞下有驼峰状大块电子致密物沉积
B. 免疫病理可见 IgG、C3 呈线条样沿毛细血管壁和系膜区沉积
C. 多在感染后 1～3 周起病,起病急、预后良好
D. 有持续性高血压、大量蛋白尿和肾功能损害者预后差
E. 有的患者可表现为肾病综合征

27. 下列不属于急进性肾炎的临床特点的是
A. 持续性血尿与高血压
B. 起病急,初期表现似急性肾炎
C. 常出现少尿与急剧肾功能恶化,可于数周或数月死于尿毒症
D. 可有咯血及肺部病变
E. 对激素疗效好

28. 慢性肾小球肾炎患者临床尚未出现肾功能不全,说明
A. 肾小管排泌功能尚未受到影响
B. 肾小球滤过率尚未受到影响

C. 肾小管及集合管的吸收能力尚属正常
D. “健存”肾单位尚有一定的数量
E. 肾小球的病理改变逆转恢复至正常结构

29. 急进性肾小球肾炎与急性肾小球肾炎临床特征相似之处是
A. 急性肾炎综合征
B. 肾功能急剧恶化
C. 贫血
D. 早期出现少尿性急性肾衰竭
E. 预后差

30. 下列属于继发性肾脏疾病的是
A. 急性肾小球肾炎
B. 急进性肾小球肾炎
C. 过敏性紫癜性肾炎
D. 隐匿性肾小球肾炎
E. 慢性肾小球肾炎

31. 原发性肾小球疾病的病理分型中不包括
A. 局灶节段性病变
B. 轻微病变性肾小球肾炎
C. 硬化性肾小球肾炎
D. 新月体性肾小球肾炎
E. 薄基底膜肾病

32. 下列病理改变不属于增生性肾炎的是
A. 毛细血管内增生性肾小球肾炎
B. 致密沉积物性肾小球肾炎
C. 膜性肾病
D. 新月体性肾小球肾炎
E. 系膜毛细血管性肾小球肾炎

33. 下列情况一般应慎行肾穿刺活检术的是
A. 急性肾炎综合征治疗2～3个月病情无好转
B. 原发性肾脏病肾功能急剧恶化
C. 无症状性血尿临床诊断不清时
D. 孤立肾
E. 移植肾出现严重排斥反应

34. 关于急性肾小球肾炎下列描述错误的是
A. 多发于儿童
B. 几乎均伴有大量蛋白尿
C. 几乎均伴有血尿
D. 部分患者可出现肾衰竭
E. 如患者伴有反复发作的扁桃体炎时，可摘除扁桃体

35. 对于Ⅰ型新月体性肾小球肾炎，下列治疗方法或药物为首选的是
A. 血浆置换
B. 细胞毒药物
C. 甲泼尼龙
D. 大剂量免疫球蛋白
E. 雷公藤总苷

36. 对于表现为肾病综合征的老年患者，应首先考虑
A. 高血压肾小动脉硬化症
B. 慢性肾小球肾炎
C. 急性肾小球肾炎
D. IgA肾病
E. 多发性骨髓瘤或其他肿瘤相关性肾病

37. 下列不能作为系统性红斑狼疮的临床活动指标的是
A. 血白细胞降低、低补体血症、抗dsDNA抗体阳性
B. 皮肤黏膜损害
C. 血管炎
D. 明显血尿
E. 大量蛋白尿

38. 下列属于糖尿病肾病特异性改变的是
A. 弥漫性肾小球硬化
B. 结节型肾小球硬化
C. 肾小囊“泪滴样”改变
D. 毛细血管襻“帽状”结构

E. 小动脉内膜明显增厚

39. 下列是糖尿病肾病典型临床表现的是
A. 糖尿病 10 年后出现大量蛋白尿
B. 糖尿病 2 年后表现为肾病综合征
C. 糖尿病 10 年后尿检以血尿为主
D. 糖尿病患者发生急性肾衰竭
E. 糖尿病 2 年后发现双肾缩小

40. 乙肝病毒相关性肾炎最常见的病理类型是
A. 毛细血管内增生性肾小球肾炎
B. 局灶节段硬化性肾小球肾炎
C. 系膜增生性肾小球肾炎
D. 膜性肾病
E. 微小病变型

41. 诊断乙肝病毒相关性肾炎的最基本条件为
A. 肾小球肾炎
B. 血清乙肝病毒表面抗原阳性
C. 血清乙肝病毒 e 抗原阳性
D. 血清乙肝病毒 e 抗体阳性
E. 肾脏切片上找到乙肝病毒抗原

42. 下列不是多发性骨髓瘤肾损害临床表现的是
A. 蛋白尿型
B. 肾小管功能不全型
C. 单纯血尿型
D. 肾病综合征型
E. 慢性肾衰竭型

43. 下列不属多发性骨髓瘤肾脏损害的病理表现的是
A. 结节性系膜增生
B. 管型肾病
C. 新月体形成
D. 肾小管坏死
E. 肾淀粉样变

44. Alport 综合征时肾小球基底膜哪种胶原蛋白缺乏？
A. Ⅰ型胶原蛋白
B. Ⅱ型胶原蛋白
C. Ⅲ型胶原蛋白
D. Ⅳ型胶原蛋白
E. 层连蛋白

45. 肾小管液中溶质浓度升高时
A. 渗透压降低，水的重吸收减少，尿量不变
B. 渗透压升高，水的重吸收增加，尿量增加
C. 渗透压升高，水的重吸收减少，尿量增加
D. 渗透压降低，水的重吸收不变，尿量减少
E. 渗透压降低，水的重吸收增加，尿量减少

46. 尿红细胞形态学检查可判断
A. 原发性与继发性肾小球疾病
B. 泌尿系畸形与肿瘤性血尿
C. 肾小球性血尿与肿瘤性血尿
D. 肾炎性血尿与肾病性血尿
E. 感染性血尿与非感染性血尿

47. 肾小球呈现线形免疫荧光的肾小球肾炎可能是
A. 膜性肾病
B. 膜增生性肾小球肾炎
C. 新月体性肾小球肾炎
D. 系膜增生性肾小球肾炎
E. 毛细血管内增生性肾小球肾炎

48. 肾小球毛细血管襻呈“双轨征”是哪种肾脏病理的表现？
A. 微小病变肾病
B. 系膜增生性肾小球肾炎
C. 膜增生性肾小球肾炎
D. 局灶性节段性肾小球硬化

E. IgA肾病

49. 急性肾小球肾炎循环充血状态多发生于
A. 1个月内
B. 1周
C. 2周
D. 3～5日
E. 3周

50. 用糖皮质激素治疗病情可以得到改善的肾脏疾病是
A. 免疫性急性间质性肾炎、微小病变肾病
B. 狼疮性肾炎、链球菌感染后肾炎、系膜毛细血管增生性肾炎
C. 遗传性肾炎、紫癜性肾炎、膜增生性肾炎
D. 局灶节段性肾小球硬化、膜性肾病、糖尿病肾病
E. 肾淀粉样变性、乙肝病毒相关性肾炎、慢性间质性肾炎

51. 肾小球基底膜上皮侧有钉突形成(嗜银染色)见于
A. 系膜增生性肾小球肾炎
B. 微小病变肾病
C. 膜性肾病
D. 局灶节段性肾小球硬化
E. 系膜毛细血管性肾小球肾炎

52. 急性肾炎的主要临床表现是
A. 水肿、蛋白尿、高血压、高脂血症
B. 高血压、血尿、蛋白尿、低蛋白血症
C. 水肿、血尿、蛋白尿、高血压
D. 少尿、水肿、蛋白尿、高脂血症
E. 少尿、水肿、血尿、低蛋白血症

53. 构成肾小球滤过膜的结构有
A. 毛细血管内皮细胞、细胞间基质、毛细血管基底膜
B. 细胞间基质、毛细血管基底膜、系膜细胞
C. 毛细血管基底膜、毛细血管内皮细胞、毛细血管上皮细胞
D. 系膜细胞、毛细血管上皮细胞、细胞间基质
E. 毛细血管上皮细胞、细胞间基质、毛细血管内皮细胞

54. 下列不是水肿发生的病理生理学因素的是
A. 毛细血管通透性降低
B. 血清白蛋白减少
C. 组织间隙蛋白含量增加
D. 肾小球滤过率降低
E. 继发性醛固酮增多

55. 正常肾小球滤过膜允许顺利通过的蛋白质分子量为
A. 3万～5万
B. 2万～4万
C. >3万
D. 6万～8万
E. <1万

56. 慢性肾炎的主要病变部位是
A. 双侧肾的肾小球
B. 双侧肾的肾小管
C. 一侧肾小球
D. 双侧肾间质
E. 先侵犯肾小管,后侵犯肾小球

57. 下列最适合糖皮质激素冲击治疗的是
A. 肾病综合征
B. 急性肾小球肾炎,尿蛋白<1.0 g/24 h
C. 糖尿病肾病
D. 慢性肾小球肾炎,尿蛋白<1.0 g/24 h
E. 急性肾盂肾炎

58. 鉴别急进性肾炎和肾小管坏死最有意义的是
A. 肾功能减退

B. 尿量减少
C. 红细胞管型
D. 高钾血症
E. 上皮细胞管型

59. 肾小球源性血尿和非肾小球源性血尿红细胞容积分布曲线的区别在于
A. 呈不对称曲线,峰值上的红细胞容积小于静脉红细胞曲线峰值上的红细胞容积
B. 呈不对称曲线,峰值上的红细胞容积略大于静脉红细胞曲线峰值上的红细胞容积
C. 呈对称曲线,峰值上的红细胞容积略大于静脉红细胞曲线峰值上的红细胞容积
D. 呈对称曲线,峰值上的红细胞容积小于静脉红细胞曲线峰值上的红细胞容积
E. 呈不对称曲线,峰值上的红细胞容积等于静脉红细胞曲线峰值上的红细胞容积

60. 患者男性,15 岁,2 周前患扁桃体炎,无发热、关节痛、皮疹和腹痛,现双眼睑肿,血压 140/94 mmHg,尿蛋白(++),尿红细胞 40~60个/HP,临床拟诊
A. 急性药物性间质性肾炎
B. 糖尿病肾病
C. 骨髓瘤肾
D. 急性肾小球肾炎
E. 紫癜肾

61. 女性,18 岁,因尿少、水肿、头晕、腰痛 1 周入院,血压 140/100 mmHg,血红蛋白 120 g/L,血清白蛋白 40 g/L,尿蛋白(++),白细胞 3~4 个/HP,红细胞 10~15 个/HP, ASO 明显升高,补体 C3 低下,血尿素氮 8.3 mmol/L,血肌酐 178 μmol/L, B 超检查示双肾增大,最可能的诊断是
A. 急性肾盂肾炎
B. 急性肾小球肾炎
C. 肾病综合征
D. 慢性肾小球肾炎
E. 慢性肾衰竭

62. 女性,14 岁,1 个月前皮肤感染,10 天后面部及下肢水肿,尿少,尿蛋白(+++)。尿沉渣红细胞 40 ~ 50 个/HP,尿素氮 20 mmol/L,肌酐 250 μmol/L,血清补体 C3 0.6 g/L,抗“O”400 IU/L。临床诊断为
A. 急性肾小球肾炎
B. 慢性肾小球肾炎
C. 慢性肾衰竭
D. 隐匿性肾小球肾炎
E. 肾病综合征

63. 男性,13 岁,上呼吸道感染后 2 周出现颜面水肿、肉眼血尿,血压 130/90 mmHg,血清补体下降,血肌酐 130 μmol/L。引起该患者水肿的机制主要是
A. 低蛋白血症
B. 全身毛细血管通透性增高
C. 淋巴回流受阻
D. ADH 增高
E. 肾小球滤过率下降

64. 男性,52 岁,3 周前因疥疮继发感染,3 天来出现少尿、水肿,血压 150/90 mmHg,尿比重 1.018,蛋白(++),红细胞 30 ~ 40 个/HP,白细胞 4~8 个/HP,血红蛋白 120 g/L。诊断应首先考虑
A. 急性肾小球肾炎
B. 慢性肾小球肾炎急性发作
C. 急性肾盂肾炎
D. IgA 肾病
E. 肾病综合征

65. 男性,20 岁,乏力、食欲缺乏 1 个月,尿少、水肿及高血压 1 周,实验室检查发现贫血,血尿、蛋白尿,补体 C3 正常,血肌酐和尿素

氮均升高,B超检查示双肾增大,临床诊断为"急性肾衰竭"。如果血清抗肾小球基底膜抗体阳性,下列疾病中最可能的是
A. 狼疮肾炎
B. 过敏性紫癜
C. 急进性肾炎Ⅰ型
D. 急性链球菌感染后肾小球肾炎
E. IgA肾病

66. 男性,23岁,水肿、血尿1个月,BP 160/100 mmHg, Hb 100 g/L,白蛋白30 g/L,24 h尿蛋白4 g,尿红细胞20～30个/HP,血肌酐246 μmol/L,血清补体C3降低,B超检查示左肾12 cm×5 cm×6 cm,右肾10.8 cm×5 cm×6.7 cm。下一步首选的检查是
A. 放射性核素检查
B. 肾活检
C. 内生肌酐清除率测定
D. 尿红细胞位相检查
E. 肾动脉造影

67. 男性,40岁,水肿、少尿1周,BP 160/100 mmHg,尿蛋白定量2 g/24 h,尿红细胞20～30/HP,血肌酐600 μmol/L,血CIC(+)。肾脏病理:光镜下可见11个肾小球,部分毛细血管狭窄,6个细胞新月体形成,3个纤维新月体,IgG、C3呈颗粒样沉积于毛细血管壁和系膜区。该患者的诊断是
A. 毛细血管内增生性肾炎
B. 新月体性肾炎Ⅰ型
C. 新月体性肾炎Ⅱ型
D. 系膜增生性肾炎
E. 系膜毛细血管性肾炎

68. 男性,45岁,有烃类化合物接触史,上呼吸道感染后出现急进性肾炎综合征表现,血中抗肾小球基膜抗体阳性,病理检查为新月体肾炎,新月体达65%,以细胞性新月体为主,诊断为原发性急进性肾炎Ⅰ型,遂施以"强化治疗"。下列治疗中不属于"强化治疗"范围的是
A. 肾上腺皮质激素冲击治疗
B. 血浆置换治疗
C. "四联治疗"
D. 透析治疗
E. 以上都不是

69. 女性,34岁,持续性镜下血尿伴间断排尿不适3年,Hb 120 g/L,尿蛋白2 g/24 h,尿红细胞20～30个/HP,白细胞2～3个/HP。尿红细胞位相示:正常20%,异常80%。下一步最主要的检查是
A. 尿培养+B超
B. 抗感染3天后复查尿常规
C. 肾活检
D. CT扫描
E. 膀胱镜检查

70. 男性,20岁,感冒后7天出现颜面及双下肢水肿、尿少。查体:血压160/100 mmHg,尿蛋白(++),尿沉渣红细胞(++),Scr 130 μmol/L。2周后少尿加重,BUN 28 mmol/L, Scr 620 μmol/L,可能性大的疾病是
A. 急性肾小球肾炎
B. 急进性肾小球肾炎
C. 慢性肾炎
D. 肾病综合征
E. 高血压肾损害

71. 男性,14岁,因腹痛来院就诊,双下肢可见对称性成片状小出血点,尿常规血尿(+++),该患者最可能的诊断是
A. 肾血管畸形
B. 过敏性紫癜性肾炎
C. 肾绞痛
D. 急性肾盂肾炎
E. 肾下垂

72. 女性，38 岁，四肢无力、双下肢水肿及皮下出血点 2 个月。查尿蛋白(＋＋)，红细胞(＋＋)，ANA(＋)，有光过敏，最可能的诊断是
A. 多发性肌炎
B. 系统性红斑狼疮
C. 急性肾小球肾炎
D. 慢性肾小球肾炎
E. 过敏性紫癜

73. 中年男性，尿蛋白 1.8 g/d，血尿，眼睑和下肢轻中度凹陷性水肿，血压 150/95 mmHg，血红蛋白 90 g/L，血肌酐 200 μmol/L。以下治疗不适合的是
A. 限制食物中蛋白及磷摄入量
B. 积极控制高血压，应用利尿药、血管紧张素转换酶抑制剂等
C. 泼尼松片 60 mg/d
D. 避免有损肾功能的因素
E. 应用血小板解聚药

74. 男性，66 岁，糖尿病史 12 年，高血压病 4 年，近 1 个月全身水肿，尿蛋白 4.3 g/d，尿红细胞(－)，血尿素氮 9 mmol/L，肌酐 150 μmol/L。最可能的诊断是
A. 糖尿病肾病
B. 高血压肾损害
C. 慢性肾小球肾炎
D. 骨髓瘤肾病
E. 肾脏淀粉样变

75. 女性，22 岁，反复发作性肉眼血尿 1 年余，有肝炎史，肾活检示肾小球系膜细胞及系膜基质增生，免疫荧光有 C3 及 IgA 在系膜区及毛细血管壁沉积，可确诊为
A. 隐匿性肾炎
B. 狼疮性肾炎
C. IgA 肾病
D. 乙肝相关性肾炎
E. 慢性肾炎

76. 男性，67 岁，因腰骶痛 3 个月伴消瘦就诊，血压正常，腰椎压痛，双下肢水肿，血红蛋白 62 g/L，尿蛋白(＋＋＋＋)，血钙 4.6 mmol/L，碱性磷酸酶 280 U/L，γ 球蛋白 45%。其蛋白尿类型可能为
A. 肾小球性蛋白尿
B. 肾小管性蛋白尿
C. 溢出性蛋白尿
D. 分泌性蛋白尿
E. 组织性蛋白尿

77. 男性，32 岁，间断发热、气促 2 个月，加重伴水肿、咯血 1 周入院。入院后发现高血压、大量蛋白尿伴血尿、血肌酐明显升高，心脏二尖瓣及主动脉瓣增厚伴狭窄，肾组织活检示大量新月体，但免疫复合物为阴性。下列疾病可能性最大的是
A. 急性肾小球肾炎
B. 肺出血肾炎综合征
C. 狼疮性肾炎
D. 感染性心内膜炎
E. 抗磷脂抗体综合征

78. 女性，25 岁，因腹痛、皮疹、血尿、蛋白尿入院，肾活检示 IgA 在系膜区沉积。诊断考虑
A. 急性肾小球肾炎
B. 狼疮性肾炎
C. 紫癜性肾炎
D. IgA 肾病
E. 血管炎肾损害

79. 女性，28 岁，因车祸致大腿严重挤压伤就诊，尿蛋白(＋＋＋＋)，其蛋白尿的类型可能为
A. 肾小球性蛋白尿
B. 肾小管性蛋白尿
C. 溢出性蛋白尿
D. 分泌性蛋白尿
E. 组织性蛋白尿

80. 女性,25 岁,因发热服用解热镇痛药后出现关节痛、皮疹。尿常规:蛋白(++),白细胞 3~6/HP,红细胞 5~8/HP。血常规:血红蛋白 108 g/L,白细胞 4.7×10^9/L,中性粒细胞 0.62,淋巴细胞 0.28,嗜酸性粒细胞 0.10,血小板 120×10^9/L。临床诊断首先考虑

A. 狼疮性肾炎
B. 急性肾小球肾炎
C. 慢性肾小球肾炎
D. 急性间质性肾炎
E. 急性肾盂肾炎

81. 男性,23 岁,2 年来反复镜下血尿,偶见红细胞管型。尿蛋白定量 0.8 g/d,血肌酐 97.24 μmol/L,尿素氮 5.4 mmol/L, IgG 14 g/L, IgA 0.6 g/L, IgM 0.3 g/L,抗“O” 1∶200。为了明确诊断,最有价值的进一步检查是

A. 腹部 X 线平片
B. 尿查抗酸杆菌
C. 肾活检
D. 逆行肾盂造影
E. 中段尿培养

82. 急性间质性肾炎的病变主要位于

A. 肾间质
B. 肾间质及肾小管
C. 肾间质及肾小球
D. 肾血管
E. 以上均不是

83. 急性间质性肾炎肾小管病变表现为

A. 肾小管退行性变、肾小球正常
B. 肾小管萎缩、肾小球正常
C. 肾小管退行性变、肾小球异常
D. 肾小管萎缩、肾小球异常
E. 肾小管上皮细胞变性、肾小球异常

84. 急性间质性肾炎偶尔可以见到免疫复合物沉积于

A. 肾小管基底膜
B. 肾小球毛细血管内膜
C. 系膜区
D. 肾小球毛细血管基底膜
E. 以上均不是

85. 急性间质性肾炎的尿常规一般表现为

A. 大量蛋白尿
B. 无菌性白细胞尿、蛋白尿及血尿
C. 无菌性白细胞尿及大量蛋白尿
D. 肉眼血尿
E. 以上均不是

86. 关于急性间质性肾炎的临床诊断,包括以下几方面的依据:①近期有用药史;②药物过敏表现;③尿检验异常;④肾小管及肾小球功能损害。下列正确的是

A. 同时具备①、②、③可以诊断
B. 同时具备①、②可以诊断
C. 同时具备①、③、④可以诊断
D. 同时具备②、③、④可以诊断
E. 以上均不正确

87. 慢性间质性肾炎的治疗,错误的是

A. 对 CIN 晚期的病例应积极去除致病的病因
B. 对合并肾小管酸中毒的,给予相应的处理
C. 合并高血压及贫血的,同时给予降压、纠正贫血等对症处理
D. 合并肾功能不全进入尿毒症期的可以行肾移植或血液透析治疗
E. 以上均不是

88. 范可尼综合征的主要受累部位为

A. 远端肾小管
B. 髓襻升支对氯离子转运异常
C. 髓襻升支对水通透性异常
D. 近端肾小管

E. 以上均不是

89. 急性间质性肾炎出现大量蛋白尿的是
A. 肾小管急性坏死
B. 细胞新月体形成
C. 肾小球脏层壁细胞足突融合
D. 肾间质严重水肿
E. 以上均不是

90. 关于Fanconi综合征的描述，正确的是
A. 为近端肾小管复合性功能障碍
B. 儿童多为遗传所致
C. 成人多为后天获得性疾病
D. A、B、C均正确
E. A、B、C均不正确

91. 急性药物过敏性间质性肾炎的尿检结果不正确的是
A. 均有无菌性白细胞尿
B. 偶见嗜酸性粒细胞
C. 可见肉眼血尿
D. 一般出现少量蛋白
E. 可有白细胞管型

92. 关于多囊肾发生肾功能不全的危险因素，下列不正确的是
A. 高血压
B. 女性
C. 妊娠
D. 肉眼血尿反复发作
E. 肾实质的感染

93. 女性，49岁，反复腰痛伴尿频、尿痛12年，尿常规白细胞10～19个/HP，红细胞6～8个/HP，静脉肾盂造影示双侧肾盂畸形，临床考虑慢性肾盂肾炎。为确诊，进一步的检查应是
A. 浓缩稀释试验
B. 尿渗透压
C. 肾小管酸化功能试验
D. 以上均是
E. 以上均不是

94. 女性，61岁，反复尿频、尿急、尿痛14年，尿常规白细胞(＋＋＋)，蛋白(＋)，中段尿培养(＋)，尿浓缩稀释试验异常，血肌酐107 μmol/L。最可能的诊断为
A. 急性肾盂肾炎
B. 急性肾盂肾炎反复发作
C. 慢性肾盂肾炎
D. 慢性肾小球肾炎合并尿路感染
E. 肾结核

95. 女性，23岁，突发尿频、尿急、尿痛1周，加重伴肉眼血尿1天，尿常规白细胞(＋＋)，红细胞(＋＋＋)，清洁中段尿培养(＋)。最可能的诊断为
A. 急性肾盂肾炎
B. 急性膀胱炎
C. 急性肾小球肾炎
D. 膀胱肿瘤
E. 女性尿道综合征

96. 男性，61岁，因高热、咽痛2天入院，予青霉素治疗1天后出现皮疹、关节痛、腰痛、尿少，尿常规蛋白(＋＋＋)，白细胞(＋＋)，可查见较多嗜酸性粒细胞，血肌酐519 μmol/L。最可能的诊断为
A. 狼疮性肾炎并急性肾衰竭
B. 急性肾小球肾炎并急性肾衰竭
C. 急进性肾炎并急性肾衰竭
D. 原发性肾病综合征并急性肾衰竭
E. 急性药物过敏性间质性肾炎并急性肾衰竭

97. 女性，29岁，因多尿、下肢无力2周入院，血K^+ 2.4 mmol/L，血pH 7.26，血肌酐217 μmol/L，尿常规蛋白(＋)，尿pH 7.0，尿浓缩稀释试验异常。最可能的诊断为
A. 低钾性肾病

B. 肾小管性酸中毒
C. 周期性瘫痪
D. 尿崩症
E. 慢性肾小球肾炎

98. 女性,37岁,患肾小管酸中毒5年,血K^+ 2.9 mmol/L,血pH 7.21,尿pH 7.5,U-PCO_2试验阳性。可诊断为肾小管性酸中毒的类型是
A. Ⅰ型
B. Ⅱ型
C. Ⅲ型
D. Ⅳ型
E. 尚不能确定分型

99. 男性,10岁,因烦渴、多尿、肌无力20天入院,Na^+ 126 mmol/L,K^+ 2.1 mmol/L,血pH 7.29,尿pH<6.5,尿常规蛋白(+),尿糖(++),临床考虑肾小管性酸中毒Ⅱ型。进一步确诊需行的检查是
A. NH_4Cl试验
B. U-PCO_2试验
C. $NaHCO_3$再吸收试验
D. 肾素血管紧张素醛固酮测定
E. 以上都不是

100. 女性,29岁,发热、关节痛1个月,头晕、头痛3天,血压160/130 mmHg,左上肢未触及动脉搏动,血肌酐196 μmol/L,尿常规蛋白(+)。最可能的诊断为
A. 慢性肾小球。肾炎
B. 原发性高血压
C. 多发性大动脉炎
D. 动脉粥样硬化
E. 急进性肾小球肾炎

101. 男性,49岁,腰痛2年,加重伴肉眼血尿3天,血压160/100 mmHg,尿常规蛋白(+),红细胞(+++),血肌酐207 μmol/L,超声检查示双肾体积增大,双肾可见众多囊性液性暗区。最可能的诊断是
A. 高血压性肾损害
B. 肾结核
C. 肾肿瘤
D. 多囊肾
E. 急进性肾小球肾炎

102. 女性,21岁,查体发现多囊肾15天,其父因患多囊肾死于尿毒症,前来咨询如何保护肾功能。多囊肾发生肾功能不全的危险因素是
A. 高血压
B. 妊娠
C. 肉眼血尿反复发作
D. 肾实质的感染
E. 以上均是

103. 患者男性,32岁,IgA肾病病史7年,近半年来出现乏力、尿量减少、双下肢水肿,血红蛋白11.0 g/L,血压145/95 mmHg,下列检查中最先出现异常的是
A. 血尿素氮升高
B. 血肌酐升高
C. 尿浓缩试验异常
D. 内生肌酐清除率降低
E. 血尿酸升高

104. 患者女性,54岁。慢性肾炎病史20余年,头痛、食欲减退、恶心1个月。查体:血压190/110 mmHg,重度贫血貌,双下肺可闻及湿啰音,心界向左下扩大,主动脉瓣区可闻及2/6级收缩期吹风样杂音,腹部移动性浊音阳性,双下肢水肿。初步诊断为
A. 急进性肾炎并急性肾衰竭
B. 慢性肾炎并急性肾功能不全
C. 高血压肾病并急性肾功能不全
D. 慢性肾炎并慢性肾衰竭
E. 高血压肾病并慢性肾衰竭

105. 男性,62岁,胆囊切除术后1天出现发热

(最高体温 39.7℃),口服阿司匹林 50 mg 后持续全身大量出汗 1 天,随后患者出现意识障碍、无尿。查体:血压 80/55 mmHg,四肢皮肤冰冷,血肌酐 306 μmol/L。该患者的肾功能异常首先考虑为

A. 急性肾小管坏死
B. 肾前性氮质血症
C. 肾实质性急性肾衰竭
D. 肾后性氮质血症
E. 肾后性急性肾衰竭

106. 男性,52 岁,头痛、恶心、呕吐 3 天。查体:血压 195/110 mmHg,贫血貌,心界向左下扩大,双下肢水肿,尿常规红细胞(++)/HP,蛋白(+),血尿素氮 35 mmol/L,血肌酐 1 020 μmol/L,B 超检查提示双肾多囊肾。诊断是

A. 肾病综合征并急性肾衰竭
B. 慢性肾小球肾炎、慢性肾衰竭
C. 多囊肾、急性肾衰竭
D. 多囊肾、慢性肾衰竭
E. 急进性肾炎、急性肾衰竭

107. 男性,25 岁,头晕乏力,血压 150/95 mmHg,无水肿,血红蛋白 82 g/L,尿比重 1.011,尿蛋白(++),颗粒管型 0~2 个/HP,血尿素氮 15 mmol/L,血肌酐 187 μmol/L。可能性最大的诊断是

A. 慢性肾小球肾炎,CKD 1 期
B. 慢性肾小球肾炎,CKD 2 期
C. 慢性肾小球肾炎,CKD 3 期
D. 慢性肾小球肾炎,CKD 4 期
E. 慢性肾小球肾炎,CKD 5 期

108. 女性,28 岁,反复水肿 4 年。近日出现厌食、恶心,伴齿龈出血,1 日来排柏油样便且逐渐昏迷,血压 165/105 mmHg,双下肢有出血点,呼吸深大,Hb 70 g/L,1 年前患肝炎已愈。为尽快明确诊断,下列最有意义的检查是

A. 血尿素氮测定
B. 血肌酐测定
C. 肝功能测定
D. 血氨测定
E. 骨髓象检查

109. 女性,25 岁,突然水肿、尿少、血尿,3 周后进入昏迷,尿蛋白(+++),红细胞 10~15 个/HP,白细胞 1~3 个/HP,颗粒管型 0~3 个/HP,血压 180/110 mmHg,尿素氮 27 mmol/L。急诊入院后其他检查没有回报前的紧急处理措施应为

A. 止血药物应用
B. 静脉滴注地塞米松
C. 静脉滴注甘露醇
D. 应用呋塞米及降压治疗
E. 抗感染治疗

110. 女性,57 岁,反复双下肢水肿半年,加重伴恶心、心慌 1 周,既往有糖尿病病史 15 年,发现血压高 4 年,尿蛋白阳性半年。查体:慢性病容、贫血貌,血压 195/110 mmHg,心脏普大,心音遥远,心率 112 次/分,腹部移动性浊音阳性,双下肢水肿,血尿素氮 27 mmol/L,血肌酐 360 μmol/L。诊断首先考虑

A. 慢性肾小球肾炎、慢性肾功能不全
B. 高血压肾小动脉硬化症、慢性肾功能不全
C. 糖尿病肾病、慢性肾功能不全
D. 缺血性肾病、慢性肾功能不全
E. 心肾综合征

111. 男性,68 岁,感冒、发热,服用“索米痛”片及输注青霉素,第 4 天双下肢出现紫斑,尿少,查尿蛋白 2.5 g/d,尿红细胞 20~30 个/HP,尿嗜酸性粒细胞增高。血红蛋白 110 g/L,血清白蛋白 31 g/L,肌酐 740 μmol/L,B 超示双肾增大。最可能的诊断是

A. 急性肾炎
B. 急性肾小管坏死
C. 急性过敏性间质性肾炎
D. 急进性肾小球肾炎
E. 紫癜肾

112. 患者男性,36岁,水肿、少尿1个月,鼻出血3天,查体贫血貌,血压160/90 mmHg, Hb 80 g/L,尿蛋白(++),尿隐血(++),尿红细胞6~8个/HP,血肌酐846 μmol/L, B超示左肾9.1 cm×4.1 cm×4.2 cm,右肾8.6 cm×4.3 cm×4.1 cm。最可能的诊断是
A. 慢性肾炎急性发作
B. 急进性肾炎
C. 急性肾衰竭
D. 慢性肾衰竭
E. 高血压肾动脉硬化

113. 男性,45岁,因慢性肾衰竭行维持性血液透析治疗已有3个月,尿毒症症状明显减轻,但血红蛋白70 g/L。本例贫血的主要原因是
A. 尿毒症毒素抑制骨髓
B. 透析失血及缺铁
C. 叶酸及维生素 B_{12} 缺乏
D. 红细胞寿命缩短
E. 促红细胞生成素减少

114. 女性,65岁,因不洁饮食,呕吐、腹泻、脓血便、里急后重,使用庆大霉素16万U/d,第3天时尿量600 ml/L, BUN轻度升高, Scr正常,尿pH 6.0,第5天时尿量200 ml/d, Scr 860 μmol/L, BUN 31.2 mmol/L,血钾6.80 mmol/L,尿pH 6.2,进行血液透析治疗,维持透析5个月时尿量100 ml/d, Scr 1 000 μmol/L, BUN 36.4 mmol/L。病程在第3天时尿沉渣中增多明显的项目是
A. 红细胞管型
B. 白细胞管型
C. 透明管型
D. 蜡样管型
E. 颗粒管型

115. 男性,65岁,冠心病史10余年,冠状动脉造影检查后出现恶心、食欲缺乏, BUN 22 mmol/L, Cr 230 mmol/L, Hb 118 g/L,尿量500 ml,血压140/80 mmHg。最可能的诊断是
A. 慢性肾衰竭
B. 急性肾衰竭
C. 缺血性肾病
D. 过敏性间质性肾炎
E. 良性肾小动脉硬化

116. 女性,20岁,1个月前出现上呼吸道感染,近日出现全身水肿,持续少尿,肾功能进行性恶化,血压150/90 mmHg,尿蛋白(++),红细胞10~15/HP,血红蛋白100 g/L。肾脏病理特点最可能是
A. 弥漫增殖性病变
B. 系膜和基质增生,形成毛细血管襻的双轨现象
C. 系膜增殖性病变
D. 局灶节段性硬化
E. 广泛肾小球囊腔内新月体形成

117. 女性,60岁。因腰骶痛2个月伴头晕就诊。检查:血压正常,腰椎压痛,双下肢水肿,血红蛋白87 g/L,尿蛋白(+),血钙3.9 mmol/L,碱性磷酸酶280 U/L,γ球蛋白45%。其蛋白尿类型可能是
A. 肾小球性蛋白尿
B. 肾小管性蛋白尿
C. 组织性蛋白尿
D. 溢出性蛋白尿
E. 分泌性蛋白尿

118. 男,15岁,肉眼血尿,血压140/90 mmHg,

双眼睑及双下肢浮肿，10 天前曾有咽喉痛、发热。尿检：蛋白 2 g/L，红细胞(+++)。诊断首先考虑
A. 急性肾小球肾炎
B. 慢性肾小球肾炎
C. 急进性肾炎
D. 肾病综合征
E. 以上都不是

119. 女，18 岁，突感咽痛，下肢浮肿，腹水征阳性，尿蛋白大于 5 g/L，红细胞 0～3/HP，白细胞 0～2/HP，尿 FDP(－)。此患者肾性水肿的主要机制是
A. 蛋白丢失，血浆蛋白降低而致胶体渗透压下降
B. 继发性醛固酮及 ADH 增多
C. 肾小球滤过率下降
D. 毛细血管通透性增加
E. 心功能不全

120. 男性，22 岁，2 个月前受凉后出现发热、咽痛。使用青霉素治疗 5 天后体温降至正常。约 15 天后出现眼睑及双下肢水肿，尿色深红。血压 150/90 mmHg，查尿蛋白(++)，红细胞满视野，肾功能正常。某院按急性肾炎服中药治疗，水肿减轻，但高血压、血尿持续不缓解。化验血 BUN 16 mmol/L，Scr 396 μmol/L。下一步处理为
A. 降压、利尿治疗
B. 加用泼尼松治疗
C. 加用雷公藤治疗
D. 肾活检
E. 复查肾功能，查尿渗透压

121. 女性，28 岁，3 年前上呼吸道感染 1 天后出现肉眼血尿。查血压 150/90 mmHg，尿蛋白(+++)，红细胞满视野，肾功能正常，病理诊断为 IgA 肾病，伴 1/3 肾小球硬化，部分小管轻度萎缩，扩张。下列哪项因素与其预后判断关系不大？
A. 血压是否增高
B. 肾功能是否正常，以及其恶化程度
C. 血尿程度
D. 肾活检中肾小球硬化和小管改变程度
E. 蛋白尿量多少

122. 女，32 岁，3 年前患急性肾小球肾炎，近 2 个月来疲乏无力、恶心、食欲缺乏而来诊。化验检查：血 Hb 60 g/L，尿蛋白(++)，颗粒管型 2～3/HP。B 超检查：双肾缩小。该患者贫血的原因最可能是
A. 进食少，营养不良
B. 失血过多
C. 促红细胞生成素减少
D. 缺铁性贫血
E. 可能患恶性肿瘤

123. 男性，19 岁，2 周前出现低热、咽痛，后出现皮肤紫癜，伴血尿、关节肿痛。化验 Hb 121 g/L，WBC 9.6×10^9/L，PLT 120×10^9/L；尿常规：RBC(++)，蛋白(++)；APTT 正常，束臂试验(+)。应诊断为
A. 单纯性紫癜
B. 过敏性紫癜关节型
C. 过敏性紫癜肾型
D. 过敏性紫癜混合型
E. 急性肾小球肾炎

124. 女性，50 岁，头昏、乏力 1 年，伴恶心、呕吐半个月。现诊断为多发性骨髓瘤并肾功能不全(尿毒症)。其发病机制是
A. 凝溶蛋白沉积于肾小管上皮细胞
B. 凝溶蛋白沉积于肾小球上皮细胞
C. 血磷过高
D. 高黏滞性综合征
E. 脱水、感染

125. 男性，60 岁，肾绞痛、血尿，血钙高，血磷低，肾功能检查正常，血清甲状旁腺激素

测定值增高,X 线片骨质疏松。可考虑
A. 肾结石病
B. 老年性骨质疏松症
C. 原发性甲状旁腺功能亢进症
D. 肾结核
E. 肾性骨病

126. 女性,35 岁,蛋白尿及间断血尿 12 年,3 天前感冒后,出现肉眼血尿。血压 156/94 mmHg,尿蛋白 5 g/d,尿沉渣满视野变形红细胞,肾功能正常,血清白蛋白 20 g/L, Hb 70 g/L, ANA 1∶80, C3 0.5 g/L。最可能的诊断是
A. IgA 肾病
B. 原发性肾病综合征
C. 急进性肾炎
D. 慢性肾炎
E. 狼疮性肾炎

127. 女性,30 岁,蛋白尿及间断血尿 2 年,2 天前出现肉眼血尿。血压 160/100 mmHg,尿蛋白(+++),肾功能正常,血清白蛋白 17 g/L, ANA 1∶160。诊断是
A. 系统性硬化病
B. 狼疮性肾炎
C. 急进性肾炎
D. 慢性肾炎
E. 原发性肾病

128. 男,54 岁,术前肾功能正常,在全麻下行左肝叶切除术后转入 ICU,第 3 天出现少尿。下列哪项是急性肾衰竭的可靠指标?
A. 少尿
B. 血钠>20 mmol/L
C. 高钾血症
D. 血清肌酐突然增加
E. 血尿素氮突然增加

129. 男,40 岁,建筑工人,工作中不慎从高处坠落、不省人事,送入医院抢救。医院虽进行了积极的抢救,但 1 周后病情未好转,又发生了感染性中毒性休克,继而出现循环和肾衰竭,难以康复。当家属和单位得知患者预后消息后,出现了两种态度:家属要求放弃治疗和抢救,而单位要求不惜一切代价再继续维持抢救与治疗。面对家属与单位的意见冲突,医师最符合伦理原则的选择是
A. 尊重家属的意见,停止抢救与治疗
B. 尊重单位的意见,不惜一切代价抢救与治疗
C. 在家属和单位意见不统一情况下,采取支持疗法
D. 医师根据患者具体情况,慎重作出选择
E. 从公益论原则出发,可在取得家属与单位的支持下,停止抢救与治疗

130. 女性,35 岁。近半年反复发热伴双手关节肿痛,甲周红斑,双下肢紫癜。实验室检查示血小板减少,尿蛋白阳性,补体降低。最可能的诊断是
A. 类风湿关节炎
B. 系统性红斑狼疮
C. 血小板减少性紫癜
D. 肾小球肾炎
E. 血管炎

131. 患者,女,63 岁,冠心病史多年,反复浮肿,尿少 10 年,HB 70 g/L,血压 150/100 mmHg,尿蛋白(++),尿红细胞 6~10 个/HP,尿白细胞 2~3/HP,尿比重 1.010,临床诊断为慢性肾小球肾炎,血 BUN 31 mmol/L, Cr 407 μmol/L, Ccr 40 ml/min。该患者功能分期应属于
A. 肾功能正常期
B. 肾功能代偿期
C. 肾功能衰竭期
D. 尿毒症期
E. 肾功能失代偿期

二、A3/A4 型题

(132～134 题共用题干)

关于慢性肾小球肾炎继发肾性高血压的血压控制:

132. 尿蛋白<1 g/24 h,理想的血压控制目标是
A. <160/95 mmHg
B. <140/90 mmHg
C. <140/85 mmHg
D. <135/85 mmHg
E. <130/80 mmHg

133. 血肌酐<200 μmol/L,控制高血压首选药物为
A. 呋塞米
B. 氢氯噻嗪
C. 哌唑嗪
D. 血管紧张素转换酶抑制剂或血管紧张素Ⅱ受体拮抗剂
E. β受体阻滞剂

134. 若血肌酐>450 μmol/L,为避免血肌酐在短期内进行性升高,不应选用
A. 血管紧张素转换酶抑制剂
B. 哌唑嗪
C. 钙通道阻滞剂
D. 呋塞米
E. β受体阻滞剂

(135～136 题共用题干)

患者女性,35 岁,因体检发现尿蛋白(++)入院,入院后检查血压 120/70 mmHg,双肾 B 超未见明显异常,24 h 尿蛋白定量 1.2 g。

135. 根据病情,应该做的检查是
A. 自身抗体、补体、免疫球蛋白测定
B. 乙肝全套
C. 肿瘤标志物
D. 肾活检
E. 以上检查均应做

136. 患者入院后的各项检查结合患者肾穿刺结果,诊断考虑原发性慢性肾小球肾炎,病理类型是轻度系膜增生性肾炎,以下治疗不正确的是
A. 血管紧张素转换酶抑制剂
B. 双嘧达莫
C. 雷公藤总苷片
D. 大剂量激素冲击治疗
E. 血管紧张素Ⅱ受体拮抗剂

(137～139 题共用题干)

男性,64 岁,双下肢水肿 2 周,血压 130/80 mmHg,尿蛋白 8.2 g/24 h,红细胞 10～15/HP,尿本周蛋白(—),血肌酐 105 μmol/L,血白蛋白 21 g/L。

137. 下列对诊断该病价值最大的是
A. 血常规
B. 肾超声
C. 肾穿刺活检
D. 骨髓穿刺
E. 空腹血糖

138. 临床诊断首选
A. 肾病综合征
B. 糖尿病肾病
C. 多发性骨髓瘤肾损害
D. 慢性肾小球肾炎
E. 肾脏淀粉样变

139. 若病理为肾小球基底膜增厚,基底膜上皮侧有钉突形成(嗜银染色),IgG 和 C3 沿肾小球毛细血管壁颗粒状沉积,电镜见足突广泛融合,最可能的诊断为
A. 系膜增生性肾小球肾炎
B. 系膜毛细血管性肾小球肾炎
C. 微小病变肾病

D. 局灶性节段性肾小球硬化
E. 膜性肾病

(140～141题共用题干)

男性，21岁，水肿、少尿2周入院，血压120/70 mmHg，尿蛋白(＋＋＋＋)，红细胞(＋＋)，尿素氮8 mmol/L，血肌酐47 μmol/L。

140. 为临床诊断，应首先检查
A. 血肌酐
B. 血浆白蛋白
C. 血补体
D. 尿蛋白定量
E. 尿红细胞形态

141. 肾活检报告符合系膜毛细血管性肾小球肾炎，治疗首选
A. 利尿消肿
B. 雷公藤总苷
C. 糖皮质激素
D. 环磷酰胺
E. 环孢素

(142～143题共用题干)

男性，11岁，咽痛、发热3周后出现水肿少尿，尿色发红，血压148/90 mmHg，尿蛋白(＋＋＋)，红细胞满视野，红细胞管型(＋＋)，血肌酐260 μmol/L，血清补体C3降低。

142. 最有可能的诊断为
A. 肾病综合征
B. 急进性肾炎
C. IgA肾病
D. 急性肾炎
E. 慢性肾炎

143. 血C3可望恢复正常的时间为
A. 发病2周内
B. 发病4周内
C. 发病6周内
D. 发病8周内
E. 发病1周内

(144～145题共用题干)

男性，25岁，发热、咽痛2周后，尿蛋白(＋＋)，红细胞15～20/HP，血Cr 180 μmol/L，血清补体C3降低，肾活检符合急性肾小球肾炎。

144. 血清C3可能恢复正常的时间为
A. 发病2周内
B. 发病4周内
C. 发病6周内
D. 发病8周内
E. 发病10周内

145. 本病治疗原则应除外
A. 对症治疗
B. 休息
C. 不用细胞毒药物
D. 可用糖皮质激素治疗
E. 急性肾衰竭可透析

(146～148题共用题干)

男性，36岁，水肿，尿少1周，血压120/80 mmHg。尿常规：蛋白(＋＋＋＋)，血浆白蛋白25 g/L，24 h尿蛋白定量为9 g。

146. 最可能的诊断是
A. 右心衰竭
B. 肝硬化
C. 重度营养不良
D. 肾病综合征
E. 急性肾炎综合征

147. 此例诊断价值最大的化验是
A. 血脂
B. 肾功能检查
C. 肾脏B超
D. 24 h尿蛋白定量，血浆蛋白

E. 蛋白电泳

148. 主要的治疗是
A. 大剂量青霉素静脉滴注
B. 环孢素
C. 血浆置换术
D. 肾上腺皮质激素
E. 环磷酰胺

(149～152 题共用题干)

男性，15 岁，下肢水肿 1 周，血压 110/65 mmHg，尿蛋白 7.6 g/24 h，血肌酐80 μmol/L，血白蛋白 20 g/L。

149. 为协助诊断病因，可选择的检查为
A. 抗"O"测定
B. 补体 C3、C4
C. 免疫球蛋白全套
D. 乙肝两对半
E. 以上全选

150. 确诊检查首选
A. 肾活检
B. 肾 CT
C. 肾 MRI
D. IVP
E. 核素肾图

151. 若病理为肾小球光镜下无明显异常，近曲肾小管上皮细胞轻度脂肪变，免疫荧光全部阴性，电镜见肾小球脏层上皮细胞广泛足突消失。最可能的诊断为
A. 系膜增生性肾小球肾炎
B. 系膜毛细血管性肾小球肾炎
C. 微小病变肾病
D. 局灶性节段性肾小球硬化
E. 系膜肾病

152. 该患者首选的治疗是
A. 糖皮质激素
B. 雷公藤总苷
C. 抗凝药物
D. 双嘧达莫
E. 环磷酰胺

(153～156 题共用题干)

男性，15 岁，少尿、水肿 5 天，咳嗽、气短不能平卧 1 天，起病前 2 周喉痛 3 天，血压 170/110 mmHg，端坐呼吸，两肺底有散在湿啰音，尿比重 1.022，尿蛋白(＋＋＋)，红细胞 30～90 个/HP，血清补体 C3 降低。

153. 该患者可能的诊断为
A. 急性肾炎并左心功能不全
B. 慢性肾炎急性发作
C. 高血压并左心功能不全
D. 急进性肾炎并左心功能不全
E. 肾病综合征并左心功能不全

154. 假设该患者经利尿、扩血管和强心等措施处理 2 h 后，症状不仅未能缓解，反而进行性加重，此时需紧急采取的处理措施是
A. 继续强心治疗
B. 继续利尿治疗
C. 继续扩血管治疗
D. 急诊血液透析治疗
E. 急诊腹膜透析治疗

155. 该患者急性左心衰竭的原因是
A. 心脏后负荷过重
B. 心脏前负荷过重
C. 高血压心脏病心力衰竭
D. 急性肾炎致心肌损害
E. 以上都不是

156. 对该患者采取血液透析的主要目的是
A. 脱水
B. 纠正酸中毒
C. 清除血肌酐
D. 清除血清免疫复合物

E. 降低血压

(157～158题共用题干)

男性,10岁,持续性镜下血尿2年余,尿红细胞形态学检查示为肾小球性血尿,无其他症状,未进一步诊治,3个月前开始出现听力障碍,且进行性加重。

157. 首先考虑的诊断是
A. 隐匿性肾炎
B. 慢性肾小球肾炎
C. Alport综合征
D. 薄基底膜肾病
E. IgA肾病

158. 为明确病因,检查首选
A. 复查尿红细胞形态学检查
B. 肾穿刺活检,病理学检查
C. 肾脏B超检查
D. 静脉肾盂造影
E. 腹部平片

(159～161题共用题干)

女性,23岁,因反复发作关节痛1年余,水肿1个月入院。体检:血压150/90 mmHg,颜面及下肢明显水肿,双膝关节有肿胀及轻度压痛。血红蛋白78 g/L,白细胞3.0×10^9/L,血小板50×10^9/L,尿液检查蛋白(++++),红细胞10～20个/HP,白细胞5～10个/HP,24小时尿蛋白定量5.6 g,为非选择性蛋白尿,ALT 50 U, A/G 3∶4,血清IgG 22 g/L。

159. 对诊断最有帮助的检查应是
A. 肾功能检查
B. 抗核抗体和抗ds-DNA抗体测定
C. 骨髓涂片
D. HBV、HCV血清标志物测定及肝穿刺病理检查
E. 尿红细胞形态分析

160. 经一系列检查,证实为弥漫增生型狼疮性肾炎,除给予泼尼松和抗凝治疗外,尚应选用
A. 利尿剂
B. 环磷酰胺口服
C. 环磷酰胺冲击
D. 环孢素
E. 硫唑嘌呤

161. 治疗过程中患者发生肺部感染,宜选用的抗生素是
A. 青霉素
B. 庆大霉素
C. 林可霉素
D. 头孢唑啉
E. 妥布霉素

(162～164题共用题干)

患者女性,26岁,突发双侧腰痛1周,寒战、高热1天。查体:体温39.6℃,呼吸24次/分,脉搏123次/分,血压90/60 mmHg,双肾区叩痛(+)。尿常规白细胞(++),红细胞10～15个/HP,可见白细胞管型,尿蛋白(+)。

162. 最可能的诊断是
A. 急性膀胱炎
B. 急性肾盂肾炎
C. 急性肾小球肾炎
D. 急性间质性肾炎
E. 急性尿道炎

163. 对确定诊断最有价值的检查是
A. IVP
B. 肾超声检查
C. 清洁中段尿培养
D. 膀胱镜检查
E. 肾活检病理检查

164. 药敏结果未回报,临床首选的抗菌药物应针对的细菌是

A. 金黄色葡萄球菌
B. 铜绿假单胞菌
C. 大肠杆菌
D. 变形杆菌
E. 粪链球菌

(165～167 题共用题干)

患者女性，61 岁，反复尿路感染 10 年，近 4 个月出现腰痛，夜尿增多，查体：血压 136/70 mmHg，血常规 Hb 124 g/L，血肌酐 109 μmol/L。尿常规：蛋白(±)，白细胞 20～30 个/HP，红细胞 9～10 个/HP。

165. 最可能的诊断是
A. 反复发作的急性肾盂肾炎
B. 慢性膀胱炎
C. 慢性尿道炎
D. 慢性肾盂肾炎
E. 肾结核

166. 确诊最有价值的检查是
A. IVP
B. 膀胱镜检查
C. 肾活检病理检查
D. 肾脏放射性核素检查
E. 腹部 X 片

167. 治疗前，必须应同时去除的诱因可能是
A. 尿道畸形
B. 尿路结石
C. 尿道口及周围炎症
D. 妇科炎症
E. 以上均可能是

(168～169 题共用题干)

患者，女性，19 岁，尿频、尿急、尿痛 1 周，加重伴肉眼血尿 4 h。既往无类似症状史。查体：双肾区无叩痛，耻骨弓上轻压痛。尿常规：蛋白(+)，WBC(++)，RBC(++++)。

168. 最可能的诊断是
A. 急性尿道炎
B. 急性膀胱炎
C. 急性肾盂肾炎
D. 膀胱肿瘤
E. 妇科炎症

169. 治疗应选用的方案是
A. 采用肠道外给药，治疗持续 1 周
B. 采用肠道外给药，治疗持续 2 周或更长
C. 选用两种有效药物联合使用 1 周
D. 选用两种有效药物联合治疗 2～4 周
E. 选用较大剂量抗菌药物一次性顿服

(170～172 题共用题干)

患者男性，41 岁，咳嗽、咳痰 1 周，加重 2 天。查体：双下肺呼吸音粗糙，可闻及散在干、湿啰音。白细胞 11.9×10^9/L，中性粒细胞 90%，血 Cr 86 μmol/L，尿常规正常，胸部 X 片示双下肺炎性改变。予头孢菌素静脉滴注治疗 6 h 后出现高热、皮疹、关节疼痛，复查尿常规蛋白(+)，白细胞(+)(其中 30% 以上为嗜酸性粒细胞)，红细胞(++)，血 Cr 519 μmol/L。

170. 该患者急性肾衰竭最可能的病因是
A. 感染性休克
B. 肺出血肾炎综合征
C. 急性药物过敏性间质性肾炎
D. 急性肾小球肾炎
E. IgA 肾病

171. 该患者如需进一步确诊，最有诊断价值的检查是
A. 超声检查
B. IVP
C. 逆行肾盂造影
D. 膀胱镜检查
E. 肾活检病理检查

172. 该患者如对常规治疗疗效差，可谨慎试用

的治疗方法是
A. 甲泼尼龙冲击治疗
B. 环磷酰胺冲击治疗
C. 环孢素治疗
D. 中医中药治疗
E. 大剂量抗凝治疗

(173～175题共用题干)

患者男性,49岁,腰部隐痛10年,头晕、头痛伴肉眼血尿6天。查体:血压170/110 mmHg,腰部触诊及肾脏。尿常规蛋白(++),白细胞(+),红细胞(+++),血Cr 209 μmol/L,B超检查示双肾体积增大,有众多囊性液性暗区。

173. 最可能的诊断是
A. 高血压性肾损害
B. 多囊肾
C. 慢性肾小球肾炎
D. 慢性肾盂肾炎
E. 慢性间质性肾炎

174. 对辅助诊断有意义的器官是
A. 肝
B. 肺
C. 心
D. 脾
E. 胃

175. 控制高血压,一般不主张应用的药物是
A. 氢氯噻嗪
B. 血管紧张素转换酶抑制剂
C. 钙通道阻滞剂
D. 血管扩张药
E. β受体阻滞剂

(176～180题共用题干)

患者女性,61岁,患高血压14年,突发腰痛10天,加重伴寒战、发热1天。查体:血压170/106 mmHg,双肾区叩痛明显。尿常规蛋白(+),白细胞(+++),红细胞10～18个/HP,可见白细胞管型。

176. 最可能的诊断是
A. 高血压合并高血压性肾损害
B. 高血压合并急性膀胱炎
C. 高血压合并急性肾盂肾炎
D. 高血压合并急性尿道炎
E. 高血压合并慢性肾盂肾炎急性发作

177. 进一步确诊最有价值的检查是
A. 肾小球滤过率测定
B. 尿浓缩稀释试验
C. U-PCO_2 试验
D. 清洁中段尿培养
E. 静脉肾盂造影

178. B超及静脉肾盂造影结果显示双肾结石,为进一步除外慢性肾盂肾炎急性发作,有意义的检查是
A. 尿浓缩稀释试验
B. 晨尿渗透压测定
C. 肾小管酸化功能测定
D. 以上均不是
E. A、B、C均是

179. 清洁中段尿培养阳性,对常用抗生素均敏感,肾功能结果显示Cr 219 μmol/L,不宜选用的抗生素是
A. 头孢菌素类
B. 氨基糖苷类
C. 半合成青霉素类
D. 大环内酯类
E. 以上均不是

180. 患者经治疗2周后症状消失,复查尿常规(-),进一步的处理是
A. 停用抗生素1周及1个月后复查尿常规及尿培养
B. 继续使用至4周后停用

C. 改用另一敏感抗生素继续治疗 2 周，如此交替，共 2 个月后停用
D. 联用另一敏感抗生素继续治疗 2 周后停用
E. 改用低剂量抗菌药物抑制疗法

(181～186 题共用题干)

患者女性，16 岁，流涕、咽痛 1 周，咳嗽、咳黄色黏痰 1 天。查体：体温 38℃，血压 120/70 mmHg，咽部充血明显，扁桃体Ⅰ度肿大，充血，无脓性分泌物，双肺呼吸音稍粗。胸部 X 线片示双肺纹理稍粗。血常规白细胞 11.4×10^9/L，中性粒细胞 87%。予青霉素 800 万 U 静脉滴注治疗 1 天后突发高热、皮疹、关节疼痛，并出现尿量进行性减少。

181. 该患者除考虑急性上呼吸道感染，还应考虑的最可能的诊断是
A. 感染性休克
B. 急性肾小球肾炎
C. 急进性肾小球肾炎
D. 急性药物过敏性间质性肾炎
E. 慢性肾小球肾炎

182. 紧急处理，医师应开展的工作是
A. 立即停用青霉素
B. 密切监测脉搏、呼吸、血压
C. 急查尿常规、生化、肾功、血气分析
D. 复查血常规
E. 以上均是

183. 已停用青霉素，患者血压 100/60 mmHg，心率 110 次/分，体温 39℃，呼吸 21 次/分，血常规白细胞 11.9×10^9/L，中性粒细胞 78%。尿常规蛋白(＋)，白细胞(＋＋)，红细胞 10～16 个/HP。血钾 4.1 mmol/L，血 Cr 619 μmol/L。初步诊为青霉素所致急性药物过敏性间质性肾炎，临床上常见致病药物还有
A. 头孢菌素类
B. 非甾体抗炎药
C. 利尿药
D. 磺胺类药
E. 以上均是

184. 为进一步明确诊断，临床上有意义的检查是
A. 血、尿嗜酸性粒细胞计数
B. 血沉
C. 抗“O”
D. 血 IgA
E. 血 C 反应蛋白

185. 辅助检查结果回报，血 IgE 升高，血尿嗜酸性粒细胞明显增多，B 超检查示双肾增大。临床可诊断急性药物过敏性间质性肾炎，但确诊仍有赖于
A. 药物过敏试验
B. 肾小球滤过率测定
C. 肾活检病理检查
D. 尿浓缩稀释试验
E. 肾脏放射性核素检查

186. 给予常规抗过敏药物辅以血液透析治疗 1 周，复查血 Cr 496 μmol/L，此时，可谨慎试用
A. 甲泼尼龙冲击治疗
B. 环磷酰胺冲击治疗
C. 环孢素治疗
D. 中医中药治疗
E. 霉酚酸酯治疗

(187～192 题共用题干)

患者女性，29 岁，多尿、骨痛、双下肢无力 1 年，加重 10 天。查体：血压 160/118 mmHg，心律不齐，心率 107 次/分，可闻及期前收缩 7～9 次/分。尿常规蛋白(＋)，白细胞 1～4 个/HP，红细胞 0～4 个/HP。血 K^+ 2.97，血 pH 7.25，血 Cr 309 μmol/L。B 超检查：双肾大小正常，双肾可见结石。心电图检查：窦性心律，频发

室性期前收缩,ST-T改变。

187. 最可能的诊断是
A. 高血压性肾损害
B. 低血钾性肾病
C. 肾小管性酸中毒
D. 慢性肾小球肾炎
E. 慢性间质性肾炎

188. 临床疑及肾小管性酸中毒,需进一步完善的检查是
A. 血 Cl^-
B. 血钙、血磷
C. 晨尿 pH
D. 尿铵测定
E. 以上均是

189. 相关检查结果回报:血氯 130 mmol/L,血钙 0.59 mmol/L,晨尿 pH 7.0。初步诊断为肾小管性酸中毒Ⅰ型,确诊应选择的检查是
A. U-PCO_2 试验
B. $NaHCO_3$再吸收试验
C. 肾素血管紧张素醛固酮测定
D. 肾脏放射性核素检查
E. 肾小球滤过率测定

190. U-PCO_2 试验结果阳性,可确诊为Ⅰ型肾小管性酸中毒。血 ANA 抗体(+),抗 Sm 抗体(+),DNA 抗体 1∶160(+)。最可能的病因是
A. 肾病综合征
B. SLE
C. 肾淀粉样变
D. 间质性肾炎
E. Gordon 综合征

191. 临床已确诊该患者为 SLE 并肾小管性酸中毒Ⅰ型,针对病因与诱因治疗应禁用的药物是
A. 成酸盐药物
B. 碳酸酐酶抑制剂
C. 磺胺类药物
D. 螺内酯
E. 血管紧张素转换酶抑制剂

192. 在积极治疗病因及诱因的同时,复查血 pH 7.27,血 K^+ 2.95 mmol/L,考虑碱剂纠正酸中毒,每日补碱量正确的是
A. 每日给予 $NaHCO_3$<6 g
B. 每日给予 $NaHCO_3$ 6~8 g
C. 每日给予 $NaHCO_3$ 8~15 g
D. 每日给予 $NaHCO_3$>15 g
E. 以上均不是

三、X 型题

193. 急性肾小球肾炎与急进性肾炎的鉴别包括
A. 是否有进行性少尿和无尿
B. 血尿的严重程度
C. 肾功能衰竭发生的时间及速度
D. 肾活体组织检查
E. 血 IgA 测定

194. 急性肾小球肾炎的血液检查可出现何种改变?
A. 淋巴细胞相对增高
B. 贫血
C. 红细胞沉降率加快
D. 白细胞中等程度增高
E. 血清总补体下降

195. 关于慢性肾小球肾炎的描述,正确的是
A. 是一组免疫性炎症性疾病
B. 女性发病率大于男性
C. 以儿童期发病较多
D. 主要表现为水肿、高血压、尿异常
E. 有不同程度的肾损害

196. 慢性肾炎的病程中促进肾小球硬化的因素有
A. 高血压
B. 高灌注
C. 系膜细胞及基质增值
D. 大量蛋白尿
E. 血尿

197. 下列哪项是导致慢性肾盂肾炎内科治疗失败的因素?
A. 尿路梗阻
B. 混合细菌感染
C. 耐药菌产生
D. 细菌以外的病原微生物感染
E. 治疗时大量饮水,减低尿中抗生素浓度

198. 急性肾小管坏死出现下列哪种情况可考虑急诊透析?
A. 急性肺水肿
B. 血钾≥6.5 mmol/L
C. 高分解状态
D. 无尿 2 天
E. 少尿 4 天

199. 下述不符合Ⅳ型肾小管酸中毒的是
A. 尿 pH 5.3
B. 高氯性代谢性酸中毒
C. 低钙血症及低钠血症
D. 老年患者,有慢性肾功能不全,血肌酐值为 421 μmol/L
E. 血钾 5.9 mmol/L

200. 反映肾小球滤过功能的实验有
A. 内生肌酐清除率
B. 血浆肌酐测定
C. 血浆尿素氮测定
D. 酚红排泄率
E. 浓缩稀释试验

201. 尿液的生成经过以下哪几个步骤?
A. 肾小球滤过
B. 肾小管和集合管的重吸收
C. 肾小管和集合管的排泌
D. 系膜细胞演变功能
E. 促红细胞生成素的作用

202. 肾脏分泌那些激素来调节血压?
A. 肾素
B. 激肽释放酶
C. 前列腺素
D. 红细胞生成素
E. 碳酸酐酶

203. 典型的慢性肾盂肾炎患者常可出现
A. 尿频、尿急、尿痛
B. 低热或中等度发热
C. 尿常规轻度异常
D. 无症状性菌尿
E. 肾区叩击痛或腰痛

204. 下列属于肾小管分泌型显像剂的是
A. ^{99}Tc－DTPA
B. ^{131}I－OIH
C. ^{99}Tc－EC
D. ^{99}Tc－MAG3
E. 以上都正确

205. 下列检查有助于诊断肾内占位性病变的是
A. 肾图
B. 肾素-血管紧张素测定
C. 肾动态显像
D. 肾静态显像
E. 以上都正确

206. 输尿管结石易停留的部位是
A. 肾盂与输尿管交界处
B. 膀胱三角区
C. 肾盏

D. 输尿管与髂总动脉交界处
E. 输尿管的膀胱开口处

207. 输尿管的 3 个生理狭窄包括
A. 肾盂、输尿管连接处
B. 膀胱入口处
C. 与髂总动脉交叉处
D. 平第 3 腰椎处
E. 输尿管与精索交叉处

208. 肾结石的典型形态为
A. 桑葚状
B. 分层状
C. 鹿角状
D. 三角形
E. 类圆形

209. 肾上腺疾病的影像检查方法包括
A. 腹部平片
B. 腹部 CT
C. 静脉尿路造影
D. B 超
E. MRI

210. 肾阳性结石应与下列哪些病变相鉴别?
A. 腹部淋巴结钙化
B. 肋软骨钙化
C. 胆囊结石
D. 肾囊肿
E. 以上都是

211. 下列关于肾癌的影像,正确的为
A. 肾影局限性增大
B. IVP 正常也不能完全除外肾癌
C. 肾盂、肾盏移位
D. 均有肾盂积水、肾功能降低
E. 肾盂内可有充盈缺损

212. 关于先天性肾脏病变,下述说法正确的是
A. 异位肾比正常肾的功能更易受损
B. 马蹄肾的结石发生率高
C. 交叉异位肾的输尿管开口于膀胱同一侧
D. 马蹄肾的输尿管从肾联合背侧通过
E. 肾脏发育不全者的膀胱三角区可不对称

213. 肾先天性发育异常包括
A. 肾数目异常
B. 肾位置异常
C. 肾形态异常
D. 肾旋转异常
E. 肾发育不全

214. 输尿管结石 X 线平片可见
A. 呈卵圆形致密阴影
B. 结石边缘多毛糙不整齐
C. 其长轴与输尿管走行一致
D. 结石常见于输尿管 3 个生理狭窄处
E. 梗阻上方输尿管及肾盂肾盏不同程度扩张积水

215. “急性肾静脉栓塞”造影检查可出现的表现为
A. 输尿管切迹
B. 肾影缩小
C. 肾影增大
D. 肾功能减低
E. 杵状肾盏

216. 肾囊肿常用的放射诊断方法是
A. 腹部平片
B. 逆行尿路造影
C. 静脉尿路造影
D. 肾脏 CT 检查
E. 以上都不是

217. 下列哪些肾脏病变做 CT 平扫,呈“软组织密度”表现?
A. 肾结核

B. 黄色肉芽肿性肾盂肾炎
C. 肾脓肿
D. 放线菌病
E. 获得性囊性肾病变

218. “肾血管平滑肌脂肪瘤”行 CT 平扫，可以表现为
A. 脂肪密度
B. 软组织密度
C. 混杂密度
D. 均匀高密度
E. 水样密度

219. 正常肾组织的 MRI 表现，论述正确的是
A. 肾窦脂肪组织在 T1WI 和 T2WI 上分别呈高或中等信号
B. SE 序列检查在 T1WI 上皮质信号高于髓质
C. 在 T2WI 上皮髓质难以分辨，均呈高信号
D. SE 序列检查在 T1WI 上髓质信号高于皮质
E. 肾动脉和肾静脉均表现为低信号

220. 关于泌尿系统的 MRI 检查，论述正确的有
A. 肾与输尿管 MRI 检查常规用 SE 序列
B. 静脉内快速注入 Gd - DTPA 后应即行 T1WI 检查
C. 顺磁性对比剂 Gd - DTPA 可由肾小球滤过
D. 应用 T1WI 有助于肾解剖结构的分辨
E. MRU 主要用于检查尿路梗阻性病变

221. 肾综合征出血热尿常规检查可发现
A. 尿蛋白
B. 膜状物
C. 巨大的融合细胞
D. 红细胞
E. 管型

222. 刺激球旁细胞分泌肾素增多的因素是
A. 入球小动脉血流量减少
B. 入球小动脉血流量增多
C. 肾动脉压力下降
D. 肾动脉压力升高
E. Na^{+}浓度减低

223. 慢性肾衰竭常见的电解质紊乱是
A. 高血钙
B. 低血钙
C. 高血镁
D. 低血镁
E. 高血钾

224. 直立性蛋白尿的特点是
A. 直立时出现
B. 多见于青少年
C. 卧床休息时完全缓解
D. 常伴高血压
E. 常有肾功能不全

225. 抗中性粒细胞胞质抗体(pANCA)阳性可见于
A. 韦格纳肉芽肿病
B. 显微镜下型多血管炎
C. 变应性肉芽肿性血管炎
D. 局灶节段纤维素样坏死性肾小球肾炎
E. 局灶性节段性肾小球硬化

226. 下述哪些是腹膜透析的相对禁忌证？
A. 妊娠
B. 多囊肾
C. 马蹄肾
D. 腹腔粘连
E. 双肾盂畸形

227. 导致肾实质性急性肾衰竭的肾小球疾病包括
A. 急进性肾炎
B. 急性链球菌感染后肾小球肾炎

C. 肾病综合征
D. 肾病综合征合并肾静脉血栓
E. 隐匿性肾小球疾病

228. 下列可引起肾实质性急性肾衰竭的有
A. 急性肾小管坏死
B. 急性肾炎
C. 急性间质性肾炎
D. 溶血性尿毒症综合征
E. 原发性肾病综合征

229. 肾衰竭型钩端螺旋体病与肾炎的鉴别点有
A. 水肿不明显
B. 无明显肌痛
C. 无眼结膜充血
D. 血压正常
E. 无急性传染病发病过程

第五章

内分泌系统

一、A1/A2 型题

1. 下列符合单纯性甲状腺肿特点的是
A. 甲状腺弥漫性肿大
B. 甲状腺结节性肿大
C. 吸^{131}I 率正常的甲状腺肿大
D. 甲状腺功能正常的甲状腺肿大
E. 慢性甲状腺炎引起的甲状腺肿大

2. 男，16 岁。颈部肿大 1 年，无怕热、多食、易激动。查体：脉率、血压正常，甲状腺弥漫性肿大，质地柔软，未触及结节，表面光滑。采用的最佳治疗措施是
A. 多吃含碘丰富的食物
B. 小剂量甲状腺素治疗
C. 口服甲硫氧嘧啶治疗
D. 注射^{131}I 治疗
E. 甲状腺大部切除术

3. 地方性单纯性甲状腺肿最主要的发病原因是
A. 妊娠、哺乳等因素对甲状腺激素需要量增加
B. 食物和饮水中含碘量多导致长期摄碘量过多
C. 土壤、食物和饮水中含碘量低导致长期摄碘量不足
D. 长期服用有抗甲状腺作用的硫脲类药物
E. 先天性酶缺乏使甲状腺激素合成障碍

4. 单纯性甲状腺肿的特点是甲状腺肿和
A. 抗甲状腺抗体阳性
B. 核素扫描为“热结节”
C. 摄^{131}I 率降低
D. 甲状腺功能正常
E. TSH 降低

5. 以下治疗甲状腺危象的方案最完善的是
A. 抗甲状腺药物、强心药、镇静剂、抗生素
B. 抗甲状腺药物、强心药、镇静剂、β 受体阻滞剂
C. 大剂量抗甲状腺药物、糖皮质激素、镇静剂
D. 大剂量丙硫氧嘧啶、大量复方碘溶液、糖皮质激素、β 受体阻滞剂
E. 大剂量复方碘溶液、糖皮质激素、β 受体阻滞剂、强心药

6. 用抗甲状腺药物治疗毒性弥漫性甲状腺肿患者时，错误的是
A. 适用于病情轻、甲状腺较小、年龄在 20 岁以下者
B. 治疗中如出现甲状腺肿大加重、血管杂音更明显，而其他甲亢症状缓解时，可加用甲状腺素制剂
C. 疗程中，疗效考核可用甲状腺摄^{131}I 率

测定
D. 整个服药疗程至少 1.5～2 年
E. 疗程结束,能否停药,可视 T_3 抑制或 TRH 兴奋试验结果而定

7. 硫脲类抗甲状腺药物治疗甲状腺功能亢进的主要作用是
A. 降低靶细胞对 T_3、T_4 的敏感性
B. 抑制碘的吸收
C. 抑制甲状腺激素的释放
D. 抑制促甲状腺激素的释放
E. 抑制甲状腺激素合成

8. 甲状腺功能亢进症 ^{131}I 治疗前的准备是
A. 普萘洛尔
B. 复方碘溶液
C. 甲巯咪唑
D. 核素 ^{131}I 吸收率试验
E. 甲状腺 B 超

9. 妊娠合并甲状腺功能亢进症治疗宜用
A. 地西泮
B. 普萘洛尔
C. 丙硫氧嘧啶
D. 复方碘溶液
E. 放射性核素 ^{131}I

10. 手术治疗甲亢长期治愈率达
A. 90%
B. 80%
C. 75%
D. 70%
E. 65%

11. 以下不符合甲亢的临床表现的是
A. 易发生房性心律失常
B. 可发生低钾性瘫痪
C. 活动时心率加快,休息时心率正常
D. 可伴有肌病
E. 老年患者可不出现高代谢症候群

12. 糖尿病的诊断是糖尿病症状及随机血糖
A. ≥7.0 mmol/L
B. ≥7.8 mmol/L
C. ≥10.0 mmol/L
D. ≥11.1 mmol/L
E. ≥13.9 mmol/L

13. 男,42 岁,轻度肥胖,无明显口渴、多饮和多尿现象,空腹血糖 6.9 mmol/L。为确定是否有糖尿病,应检查
A. 糖基化血红蛋白
B. 24 h 尿糖定量
C. 口服葡萄糖耐量试验
D. 复查空腹血糖
E. 餐后 2 h 血糖

14. 下列对于诊断早期糖尿病肾病最有意义的是
A. 尿常规检查
B. 尿微量白蛋白测定
C. 尿渗透压测定
D. 双肾 B 超
E. 肌酐清除率

15. 男,59 岁,2 型糖尿病 12 年。口服降血糖药物治疗,空腹血糖 5.6 mmol/L,餐后 2 h 血糖 14.6 mmol/L,糖化血红蛋白 7.6%。3 年前眼底检查可见微血管瘤和出血,近 2 月来视力明显减退,眼底检查可见新生血管和玻璃体出血。目前糖尿病视网膜病变已进展为
A. Ⅱ期
B. Ⅲ期
C. Ⅳ期
D. Ⅴ期
E. Ⅵ期

16. 糖尿病患者最基础的治疗措施是
A. 饮食治疗
B. 适当体育锻炼
C. 双胍类降血糖药

D. 磺脲类降血糖药
E. 胰岛素

17. 下列情况可应用磺酰脲类药物治疗的是
A. 糖尿病合并高热
B. 胰岛功能尚存的非胰岛素依赖型糖尿病
C. 糖尿病并发酮症酸中毒
D. 胰岛素依赖型糖尿病
E. 重症糖尿病

18. 关于胰岛素治疗正确的是
A. 肥胖的糖尿病患者较适宜于胰岛素治疗
B. 1 型糖尿病患者可不用胰岛素治疗
C. 清晨高血糖而半夜有饥饿感、出冷汗的糖尿病患者应增加胰岛素剂量
D. 因感染发热而厌食的糖尿病患者应将胰岛素剂量加倍
E. 经一段时间的胰岛素治疗后，可产生胰岛素抗体

19. 下列说法正确的是
A. 尿糖阴性可以排除糖尿病
B. 尿糖阳性可以诊断为糖尿病
C. 尿酮阳性仅见于糖尿病
D. 空腹血糖正常可以排除糖尿病
E. 餐后 2 h 血糖正常可以是糖尿病

20. 胰岛 α 细胞分泌的激素是
A. 胰岛素
B. 胰高血糖素
C. 生长抑素
D. 促胃液素(胃泌素)
E. 胰高糖素样多肽

21. 下列最易引起严重低血糖不良反应的是
A. 磺脲类口服降糖药
B. 双胍类口服降糖药
C. α-葡萄糖苷酶抑制剂
D. 餐时血糖调节剂
E. 胰岛素增敏剂

22. 2 型糖尿病的基础治疗措施是
A. 饮食治疗
B. 胰岛素治疗
C. 双胍类降血糖药
D. 磺脲类降糖药
E. 噻唑烷二酮类降糖药

23. 糖尿病酮症酸中毒患者过多、过快补充碳酸氢钠产生的不良影响，下列不正确的是
A. 脑脊液 pH 反常升高
B. 血 pH 骤升使血红蛋白和氧的亲和力上升
C. 可诱发或加重脑水肿
D. 促进钾离子向细胞内转移
E. 反跳性碱中毒

24. 下列有关高渗性非酮症性糖尿病昏迷的说法，正确的是
A. 多见于 1 型糖尿病
B. 一定有重症糖尿病病史
C. 常有明显酸中毒
D. 治疗必须用低渗盐水
E. 多见于老年轻型糖尿病

25. 女，65 岁，昏迷 1 天入院，既往无糖尿病史。BP 160/85 mmHg，血糖 38.9 mmol/L，血钠 160 mmol/L，血 pH 7.35，血酮体弱阳性。可能的诊断是
A. 糖尿病酮症酸中毒昏迷
B. 饥饿性酮症酸中毒
C. 高渗性非酮症性糖尿病昏迷
D. 乳酸性酸中毒
E. 脑血管意外

26. 抢救糖尿病酮症酸中毒应用碳酸氢钠的指征是
A. 出现低钾血症

B. 常规应用
C. 二氧化碳结合力<5.9 mmol/L或血pH<7.1
D. 出现心律失常
E. 合并严重感染

27. 糖尿病酮症酸中毒首先静脉滴注的药物是
A. 碳酸氢钠
B. 甘露醇
C. 胰岛素
D. 抗生素
E. 多巴胺

28. Graves病停用药物时，下列检查对判断该病的预后关系最大的是
A. 甲状腺缩小，杂音消失
B. T_3抑制试验可抑制
C. T_3、T_4及rT_3正常
D. TSH恢复正常
E. 甲状腺刺激抗体阴性

29. 下述对诊断妊娠甲亢无帮助的是
A. 血TT_3、TT_4升高
B. 血FT_3、FT_4升高
C. 体重不随妊娠月数而增加
D. 休息时脉率>100次/分
E. 四肢近端肌肉消瘦

30. Graves病时的代谢，下列不正确的是
A. 肠道糖吸收增加
B. 肝糖原分解增加
C. 尿肌酸排出增加
D. 血总胆固醇增加
E. 糖耐量异常

31. 用碘治疗甲状腺功能亢进症，最常见的并发症是
A. 甲状腺癌变
B. 血小板计数减少
C. 甲状腺功能减退症
D. 甲状腺功能亢进危象
E. 白血病

32. 果糖胺的测定可反映多长时间内糖尿病患者血糖的总水平？
A. 7～14天
B. 15～21天
C. 22～28天
D. 29～35天
E. 36～42天

33. 胰岛素依赖型糖尿病(1型)与非胰岛素依赖型糖尿病(2型)的最主要区别是
A. 发病年龄不同
B. 对胰岛素的敏感性不同
C. 胰岛素基础水平与释放曲线不同
D. 发生酮中毒的倾向不同
E. 血糖稳定性不同

34. 甲状腺功能亢进症患者用硫脲类或咪唑类药物治疗后，症状好转，甲状腺较以前增大，下列处理最适宜的是
A. 加用普萘洛尔
B. 停止用药
C. 加用甲状腺片
D. 加用碘剂
E. 外科手术

35. 糖尿病肾病的特点是
A. 与病程长短无关，只与糖尿病类型有关
B. 蛋白尿较轻微，而主要表现为肾衰竭
C. 尿中最先出现M蛋白及β_2微球蛋白
D. 常发生坏死性乳头炎
E. 与糖尿病病程有关，可有大量蛋白尿、水肿、血浆蛋白下降，早期可为间歇性蛋白尿

36. 预防甲状腺肿的碘化食盐，常用剂量为每10～20 kg食盐中均匀地加入碘化钾或碘化钠

A. 1.0 g
B. 2.0 g
C. 3.0 g
D. 4.0 g
E. 5.0 g

37. 女，30岁，半年来肥胖，皮肤出现痤疮、紫纹，化验血皮质醇增高，血糖增高，小剂量地塞米松抑制试验血皮质醇较对照低38%，大剂量地塞米松抑制试验血皮质醇较对照低78%。该患者最可能的诊断是
A. 肾上腺皮质腺瘤
B. 肾上腺皮质腺癌
C. Cushing病
D. 异位ACTH综合征
E. 糖尿病

38. 非胰岛素依赖型糖尿病与胰岛素依赖型糖尿病的最主要区别是
A. 发病年龄不同
B. 对胰岛素的敏感性不同
C. 胰岛素基础值及释放曲线不同
D. 发生酮中毒的倾向不向
E. 血糖稳定性不同

39. 患者身高170 cm，体重80 kg，葡萄糖耐量试验结果为：空腹血糖125 mg/dl，1 h 185 mg/dl，2 h 160 mg/dl，3 h 132 mg/dl，单凭此结果，哪种情况的可能性大？
A. 糖尿病
B. 单纯性肥胖
C. 腺垂体功能亢进
D. 肾小腺皮质功能亢进
E. 以上均有可能

40. 下述关于尿糖的说明中正确的是
A. 尿糖阳性肯定有血糖升高
B. 尿糖阳性是肾小管吸收功能不良的结果
C. 尿糖阳性肯定有糖代谢异常
D. 尿糖阳性可诊断糖尿病
E. Benedict（班氏）试剂只查尿中有无葡萄糖

41. 糖尿病毛细血管间肾小球硬化症的临床上尿液的主要特点是
A. 尿糖较前增多
B. 大量血尿
C. 尿中有大量白细胞和管型
D. 持续性蛋白尿
E. 出现酮尿

42. 下列检查最有助于鉴别垂体性Cushing病和异位ACTH综合征的是
A. 尿17-羟测定
B. 尿17-酮测定
C. 血浆ACTH测定
D. CRH兴奋试验
E. ACTH兴奋试验

43. 皮质醇增多症时下列不正确的是
A. 抑制脂肪合成
B. 抑制蛋白质合成
C. 嗜酸性粒细胞绝对值增高
D. 血浆肾素水平增高
E. 抑制垂体促性腺激素

44. 患者1日尿量在4 000 ml以上，尿比重为1.028，下列情况可能性最大的是
A. 尿崩症
B. 慢性肾小球肾炎
C. 糖尿病
D. 服利尿药的作用
E. 大量饮水后

45. 60岁，男，进食后呕吐，腹泻、抽搐、昏迷入院。既往有肝肿大和谷丙转氨酶偏高病史。查体：心率90/分，BP 152/88 mmHg，肝右肋下3 cm，质中度硬，表面平滑，脾未触及，血糖900 mg/dl，血钠158 mmol/L，血

CO_2 结合力46容积%,血尿素氮25 mg/dl,尿糖(+++),尿酮体阴性。下列诊断可能性最大的是
A. 脑血管意外
B. 糖尿病酮症酸中毒
C. 高渗性非酮症糖尿病昏迷
D. 肝性昏迷
E. 尿毒症

46. 男性,60岁,有高血压5年,1周来咳嗽发热,今日被家人发现神志不清,送来急诊。检查:意识不清,有癫痫样抽搐,肺内湿啰音,心率110/分,血压130/60 mmHg,左侧巴宾斯基征可疑,白细胞(13～13.5)×10^9/L,尿糖(++++),酮体(−)。此例昏迷最可能的原因是
A. 脑血管意外
B. 高渗性非酮症性糖尿病昏迷
C. 糖尿病酮症酸中毒昏迷
D. 感染中毒性脑病
E. 以上都不是

47. 下述符合Graves病眼征分级标准4级的是
A. 有症状和体征,软组织受累
B. 突眼(>18 mm)
C. 眼外肌受累
D. 角膜受累
E. 有视力丧失

48. 疑有甲亢的患者,2个月前曾作胆囊造影。为确定有无甲亢,下列试验最有价值的是
A. 甲状腺摄^{131}Ⅰ率
B. 血清蛋白结合碘
C. 甲状腺激素结合试验
D. T_3、T_4
E. 以上均无价值

49. 40岁女性Graves病患者,应用甲巯咪唑治疗,1个月后症状缓解,但甲状腺肿及突眼加重,此时最适当的治疗措施是
A. 加大甲巯咪唑用量
B. 改用丙硫氧嘧啶
C. 应用^{131}Ⅰ治疗
D. 改用普萘洛尔
E. 加小剂量甲状腺激素

50. 碘治疗甲亢不适宜的是
A. 抗甲状腺药物治无效者
B. 甲亢手术后复发
C. 甲亢合并妊娠
D. 年龄30岁以上,病情中等度严重者
E. 单个结节伴甲状腺功能亢进者

51. 下列关于颈部肿块的叙述错误的是
A. 甲状腺腺瘤是颈部原发性肿瘤之一
B. 甲状腺舌管囊肿是先天性畸形
C. 颈部恶性肿瘤的3/4是转移性肿瘤
D. 颈部肿块发生坏死、溃破、感染时是颈部淋巴结核
E. 囊状淋巴管瘤是位于颈侧区的单发性肿物

52. 女性,30岁,妊娠6周发生甲状腺功能亢进,甲状腺肿大伴有局部压迫症状,选择下列哪项治疗最恰当?
A. 服用抗甲状腺药物
B. 终止妊娠后,服用抗甲状腺药物
C. 终止妊娠后,手术治疗
D. 终止妊娠后,^{131}Ⅰ治疗
E. 不终止妊娠,手术治疗

53. Cushing病是指下列哪种病因引起的皮质醇增多症?
A. 原发于肾上腺本身的肿瘤
B. 垂体分泌ACTH过多
C. 垂体外癌瘤产生ACTH
D. 不依赖ACTH的双侧肾上腺结节性增生
E. 大剂量应用糖皮质激素

54. 不符合甲状腺危象表现的是
A. 高热达 39℃以上
B. 心率快，>140 次/分
C. 厌食
D. 恶心、呕吐、腹泻
E. 白细胞总数和中性粒细胞常减低

55. 18 岁男性胰岛素依赖型糖尿病患者，2 天前中断胰岛素后出现昏迷，血糖 420 mg/dl (23 mmol/L)，经抢救并静脉滴注碳酸氢钠后血糖下降，神志好转，酸中毒减轻，但不久又进入昏迷，其最可能的原因是
A. 并发脑水肿
B. 并发低血糖
C. 并发脑血管意外
D. 并发乳酸酸中毒
E. 并发肾功能衰竭

56. 下述不属于 Graves 病患者单纯性突眼的表现是
A. 眼球向前突出
B. 瞬目减少
C. 眼睑肿胀、肥厚、结膜充血、水肿
D. 双眼上看时，前额皮肤不能皱起
E. 双眼看近物时，眼球辐辏不良

57. Graves 病的心血管系统体征正确的是
A. 心动过速，休息或熟睡时可减慢
B. 心律失常中以心房颤动最为常见
C. 心尖部常可闻及舒张期杂音
D. 心脏可肥大和扩大
E. 收缩压上升，而舒张压不变或稍上升

58. 对于糖尿病某些化验的意义正确的是
A. 血清高密度脂蛋白胆固醇（主要是 HDL 胆固醇）水平与大血管病变的危险性呈负相关
B. 血清低密度脂蛋白水平与大血管病变的危险性呈负相关
C. 血清极低密度脂蛋白水平与大血管病变的危险性呈负相关
D. 外周血糖化血红蛋白的测定可反映近 2～3周内血糖总的水平
E. 外周血糖化血浆白蛋白测定可反映近 2～3个月血糖总的水平

59. 女，16 岁，心慌，多汗，手颤 2 个月。无明显突眼，甲状腺Ⅰ度弥漫性肿大。血游离 T_3、T_4 增高，TSH 降低。肝、肾功能正常，血 WBC 6.8×10^9/L。诊为甲亢。既往无甲亢病史。治疗选择
A. 放射性核素^{131}I 治疗
B. 甲状腺部分切除术
C. 抗甲状腺药物治疗
D. 抗甲状腺药物治疗后手术治疗
E. 抗甲状腺药物治疗后核素^{131}I 治疗

60. 女，28 岁，21 岁时因心慌、怕热、多汗、消瘦就诊，确诊 Graves 病，甲巯咪唑规则治疗 2 年。25 岁时甲亢复发。再次甲巯咪唑治疗，2 个月后甲状腺功能正常，继续治疗一年半停药。最近 2 个月甲亢的症状、体征再现，查血 T_3，T_4 及 TSH 确认为甲亢第 2 次复发。患者结婚 5 年，尚未生育，希望治疗甲亢后怀孕，甲亢的治疗拟
A. 大剂量碘剂
B. 再次甲巯咪唑治疗，疗程延长至 3～4 年
C. 用甲巯咪唑，甲状腺功能正常后加用^{131}I 治疗
D. 用甲巯咪唑，甲状腺功能正常后行甲状腺大部切除手术
E. 直接行甲状腺大部切除术

61. 男性，28 岁，心慌、怕热、多汗、消瘦、易饿 4 个月，甲状腺弥漫性Ⅰ度肿大，血 TSH 降低、T_3 和 T_4 增高，诊为甲亢。甲巯咪唑每天 30 mg，20 天后血白细胞 2.2×10^9/L，中性粒细胞 1.0×10^9/L。甲亢的下一步治疗宜选
A. 甲巯咪唑剂量减半再用

B. 甲巯咪唑与升白细胞药合用
C. 改用丙硫氧嘧啶
D. 核素^{131}I治疗
E. 白细胞恢复正常后立即手术治疗

62. 女性，18岁。心慌、怕热、多汗、体重下降3个月，双手有细颤，突眼不明显，甲状腺Ⅱ度弥漫性肿大、质地软、有血管杂音，心率108次/分，两肺呼吸音清，考虑为Graves病。为明确诊断，首先要检查
A. 甲状腺摄^{131}I率
B. 血FSH、FT_3、FT_4
C. 抗甲状腺抗体TGAb、TPOAb
D. 甲状腺B型超声
E. 甲状腺放射性核素扫描

63. 患者，女性，28岁，未婚。心悸多汗3个月余，曾有支气管哮喘史。查体：甲状腺Ⅱ度肿大，有血管杂音。心率120次/分。FT_3 12 pmol/L，FT_4 28 pmol/L，TSH＜1.0 mU/L。治疗方案宜用
A. 甲巯咪唑＋普萘洛尔
B. 丙硫氧嘧啶＋普萘洛尔
C. 甲巯咪唑或丙硫氧嘧啶＋短期地西泮
D. ^{131}I治疗
E. 手术治疗

64. 女性，50岁，于全身麻醉下行甲状腺大部切除术，术后第2天口唇麻木，四肢抽搐。即刻处理应是
A. 口服大剂量葡萄糖酸钙
B. 口服维生素D_3丸
C. 口服二氢速固醇油剂
D. 静脉注射10％葡萄糖酸钙10 ml
E. 静脉注射镇静剂

65. 女性，56岁，颈粗20余年，查体甲状腺Ⅰ度肿大，多个结节，最大达5.0 cm，诊断为单纯性结节性甲状腺肿。因气管受压，于3周前接受了手术治疗。术后处理是
A. 不需用药、定期观察
B. 多食含碘丰富的食物
C. 忌用含碘食物或药物
D. 长期服甲状腺素
E. 核素^{131}I治疗

66. 患者，女性，50岁。糖尿病史9年。因双足趾端麻木，大腿皮肤刺痛3个月余就诊。查体：双手骨间肌萎缩，肌力4级，病理反射(－)。空腹血糖14.1 mmol/L，血酮(－)。应考虑糖尿病慢性并发症是
A. 周围神经病变
B. 自主神经病变
C. 视网膜病变
D. 脑血管病变
E. 肾脏病变

67. 男性，17岁，糖尿病2个月，有酮症酸中毒病史。每日进主食量400 g。血糖波动大，身高172 cm，体重46 kg。最适宜的治疗应选择
A. 控制饮食
B. 加强运动
C. 胰岛素
D. 双胍类降糖药
E. 磺脲类降糖药

68. 男性，67岁，身高170 cm，体重80 kg，因肺部肿瘤准备近日手术切除。术前查空腹血糖10.2～11.8 mmol/L，既往无糖尿病史，针对血糖最合理的处理是
A. 饮食控制
B. 服双胍类降血糖药物
C. 服磺脲类降血糖药物
D. 胰岛素治疗
E. 不需要治疗

69. 1型糖尿病的主要特点是
A. 多见于40岁以上的成年人
B. 易发生高渗性非酮症性糖尿病昏迷

C. 自身免疫介导的胰岛 B 细胞破坏
D. 早期常不需要胰岛素治疗
E. 大部分有体重超重或肥胖

70. 下列关于 2 型糖尿病的描述，正确的是
A. 都有“三多一少”表现
B. 患者体型均较肥胖
C. 患者空腹血糖都增高
D. 空腹尿糖均呈阳性
E. 少数以酮症酸中毒为首发表现

71. 女，33 岁，妊娠 6 个月，发现尿糖(+)。口服葡萄糖耐量试验结果：空腹血糖 6.6 mmol/L，2 h 血糖 10.6 mmol/L。既往无糖尿病史。最可能的诊断是
A. 肾性糖尿
B. 糖尿病合并妊娠
C. 妊娠期糖尿病
D. 继发性糖尿病
E. 其他特殊类型糖尿病

72. 女，36 岁，身高 171cm，体重 85 kg，口服葡萄糖耐量试验血糖结果：空腹 6.7 mmol/L，1 h 9.8 mmol/L，2 h 7.0 mmol/L。结果符合
A. 正常曲线
B. 空腹血糖受损
C. 糖耐量减低
D. 1 型糖尿病
E. 2 型糖尿病

73. 男，36 岁，身高 1.62 cm，体重 56 kg，近 3 个月来觉口渴、多饮，查空腹血糖 6.8 mmol/L，无糖尿病家族史。为确定有无糖尿病，最有意义的实验室检查是
A. 餐后 2 h 血糖
B. 血谷氨酸脱羧酶抗体
C. 口服葡萄糖耐量试验
D. 糖化血红蛋白
E. 24 h 尿糖定量

74. 男，42 岁，患糖尿病 10 余年，尿蛋白阴性，近 1 个月感下腹部胀，排尿不畅伴尿失禁。B 超检查显示：膀胱扩大，尿潴留。其原因应考虑
A. 糖尿病自主神经病变
B. 糖尿病合并泌尿系感染
C. 糖尿病合并慢性前列腺炎
D. 糖尿病肾病
E. 糖尿病合并泌尿系结石

75. 女，42 岁。2 型糖尿病史 17 年。二甲双胍 0.25 g 及格列齐特 80 mg 每日 3 次，糖尿病控制良好。近 2 个月感乏力，体重下降 4～5 kg，肠镜检查发现乙状结肠癌，拟行手术治疗。围手术期糖尿病处理应
A. 停口服降糖药、减少饮食量
B. 改用长效胰岛素
C. 改用短效胰岛素
D. 胰岛素及胰岛素增敏剂联合治疗
E. 改用葡萄糖苷酶抑制剂

76. 57 岁，男，体重 76 kg，身高 160 cm。因多饮，多尿确诊为 2 型糖尿病。经饮食治疗和运动锻炼，2 个月后空腹血糖为 8.9 mmol/L，餐后 2 h 血糖 13.1 mmol/L。进一步治疗应选择
A. 加磺脲类降血糖药物
B. 加双胍类降血糖药物
C. 加胰岛素治疗
D. 加口服降血糖药和胰岛素
E. 维持原饮食治疗和运动

77. 下列哪项是 α-葡萄糖苷酶抑制剂常见不良反应?
A. 低血糖症
B. 腹胀和腹泻
C. 下肢水肿
D. 乳酸性酸中毒
E. 充血性心力衰竭

78. 双胍类降血糖药物的降糖作用机制为
A. 促进餐后胰岛素的分泌
B. 促进基础胰岛素的分泌
C. 延缓肠道碳水化合物的吸收
D. 激活过氧化物酶增殖体活化因子受体
E. 增加外周组织对葡萄糖的摄取和利用

79. 女,49岁,确诊2型糖尿病1年,予合理饮食和运动治疗并口服二甲双胍500 mg,每日3次。查体身高173 cm,体重78 kg,血压130/90 mmHg,心、肺和腹部检查未见异常。复查空腹血糖5.2 mmoL/L,三餐后2 h血糖分别为11.4 mmol/L、13.1 mmol/L和12.6 mmol/L,下一步最合理的治疗是
A. 二甲双胍加大剂量
B. 改用胰岛素
C. 改用磺脲类降血糖药
D. 加用磺脲类降血糖药
E. 加用α-葡萄糖苷酶抑制剂

80. 男,50岁,肥胖,2型糖尿病5年,口服二甲双胍250 mg,3次/日。5个月前因外伤发生左足溃疡至今未愈,空腹血糖7.2 mmol/L,三餐后血糖分别为9.2 mmol/L、8.7 mmol/L、8.6 mmol/L。控制糖尿病的最佳治疗方案应选择
A. 增加二甲双胍剂量
B. 加用胰岛素制剂
C. 加用磺脲类口服降糖药
D. 加用α-葡糖糖苷酶抑制剂
E. 加用噻唑烷二酮类药

81. Graves病最主要的发病机制是
A. 长期碘摄入不足
B. 长期碘摄入过多
C. 各种因素致下丘脑分泌TRH过多
D. 各种原因致垂体分泌TSH过多
E. 遗传易感性和自身免疫功能异常

82. 男,39岁,因健康体检发现甲状腺肿大就诊,查体甲状腺对称性Ⅲ度肿大,表面不平,中等硬度,无触痛,无血管杂音,心率75次/分钟。拟诊慢性淋巴细胞性甲状腺炎,有助于确诊的首选检查是
A. TSH、FT_3、FT_4
B. 抗甲状腺抗体
C. 甲状腺B超声
D. 甲状腺吸^{131}I率
E. 甲状腺CT

83. 女,40岁,发现颈部肿大6年,近半年来常感心悸,多汗,食量加大。检查:无突眼,甲状腺Ⅱ度肿大,结节状,脉搏116次/分,心、肺、腹无异常发现。诊断可能是
A. 结节性甲状腺肿
B. 原发性甲状腺功能亢进
C. 继发性甲状腺功能亢进
D. 高功能甲状腺腺瘤
E. 甲状腺腺癌

84. 16岁,男,诊断为Graves病。治疗宜选用
A. 抗甲状腺药物
B. 立即手术治疗
C. ^{131}I治疗
D. 镇静剂
E. 鼓励多食海带

85. 女,37岁,Graves病甲状腺次全切除术后8年。近2个月心慌、怕热、多汗、手颤抖,体重下降5 kg。血TSH、FT_3、FT_4检查证实甲亢复发,服甲巯咪唑2周后因严重药疹而停药。下一步治疗应
A. 甲巯咪唑加抗过敏药物
B. 改用丙基氧嘧啶
C. 改用β受体阻滞剂
D. 再次手术治疗
E. 用核素^{131}I治疗

86. 女,15岁,烦躁怕热多汗,体重减轻2个月,查体:BP 120/60 mmHg,体型偏瘦,皮肤潮

湿，手有震颤，轻微突眼，甲状腺弥漫性Ⅰ度肿大，质地软，无触痛，可闻及轻度血管杂音，心率108次/分。经甲状腺功能检查确诊Graves病，首选的治疗是
A. 普萘洛尔
B. 碘剂
C. 丙硫氧嘧啶
D. 放射性核素^{131}I
E. 甲状腺大部切除

87. 女，29岁，患Graves病，突然出现双下肢不能动。检查：双下肢膝腱反射减退，无肌萎缩。血钾测定2.2 mmol/L。你认为最可能是下列哪种情况？
A. 慢性甲亢性肌病
B. 周期性瘫痪
C. 周围神经炎
D. 重症肌无力
E. 癔症

88. 甲状旁腺素对血液中钙磷浓度的调节作用表现为
A. 降低血钙浓度，升高血磷浓度
B. 升高血钙浓度，降低血磷浓度
C. 升高血钙浓度，不影响血磷浓度
D. 降低血钙浓度，不影响血磷浓度
E. 升高血钙、血磷浓度

89. 垂体危象时，下列何种情况最为多见？
A. 低血糖性昏迷
B. 低钾性瘫痪
C. 谵妄
D. 脑梗死
E. 高钠高渗性昏迷

90. 垂体瘤不会引起的症状是
A. 泌乳闭经综合征
B. Cushing综合征
C. 肢体偏瘫
D. 肢端肥大症和巨人症
E. 视力障碍

91. 下列对骨质疏松描述错误的是
A. 骨质疏松症可分为原发性、继发性两类
B. 雌激素可抑制骨吸收，雌激素水平不足是病因之一
C. 多数患者为原发性骨质疏松症
D. 女性绝经期后发病率升高
E. 骨折是本病最为严重的后果

92. 下列检查对鉴别肾上腺皮质肿瘤引起的Cushing综合征与Cushing病最有意义的是
A. 血皮质醇昼夜节律消失
B. 葡萄糖耐量试验
C. 测试24 h尿17-羟类固醇
D. 小剂量地塞米松抑制试验
E. 大剂量地塞米松抑制试验

93. 诊断库欣综合征最有意义的检查是
A. ACTH兴奋试验
B. 甲吡酮试验
C. 赛庚啶试验
D. 地塞米松抑制试验
E. 螺内酯试验

94. 下列哪项是原发性慢性肾上腺皮质功能减退症典型体征？
A. 皮肤紫纹
B. 轻度肥胖
C. 皮肤黏膜色素沉着
D. 皮肤多汗及低热
E. 脉率增快

95. 高血压伴低血钾应首先考虑
A. 皮质醇增多症
B. 原发性醛固酮增多症
C. 嗜铬细胞瘤
D. 肾实质性高血压
E. 肾动脉狭窄

96. 原发性甲状旁腺功能亢进症最常见的类型是

A. 甲状旁腺多发腺瘤
B. 甲状旁腺单发腺瘤
C. 甲状旁腺肿大
D. 甲状旁腺癌
E. 以上都不是

97. 28岁女性,妊娠5个月合并甲亢,甲状腺较大,有轻度压迫症状,应选择下列哪种治疗方法?

A. 抗甲状腺药物治疗
B. 手术切除大部分甲状腺
C. 终止妊娠后手术治疗
D. 终止妊娠后服抗甲状腺药物
E. 放射性碘治疗

98. 女性,42岁,心悸、失眠多年,脾气急,有时出汗多。查体:无突眼,甲状腺Ⅱ度肿大,未闻及血管杂音,无震颤。心率106次/分,律齐,肺、腹(一);手指及舌伸出呈粗大震颤;甲状腺^{131}I摄取率:3 h 30%,24 h 55%;T_4 180 nmol/L(正常65~169),T_3 3.7 nmol/L(正常1.1~3.1)。最可能的诊断是

A. 甲状腺炎
B. 单纯性甲状腺肿
C. Graves病
D. 神经官能症
E. 结核病

99. 女性,17岁,颈部增粗1年余,无疼痛,无甲状腺功能亢进症或甲状腺功能减退症的症状。甲状腺弥漫性肿大Ⅰ~Ⅱ度。血清检查T_4 90 mmol/L(正常65~169 mmol/L),T_3 1.9 mmol/L(正常1.1~3.1 mmol/L),TSH 3 μIU/L(正常0.6~4 μIU/ml)。对该患者以下措施最适当的是

A. 放射性碘
B. 甲状腺次全切除
C. 甲状腺素片
D. 碘滴剂3滴,每日3次
E. 暂不治疗

100. 糖尿病酮症酸中毒抢救的主要措施是

A. 补液
B. 抗感染
C. 补生理盐水+胰岛素
D. 补碱性液
E. 纠正电解质紊乱

101. 女,40岁。肥胖、高血压、闭经2年。查体:BP 160/90 mmHg,向心性肥胖、脸圆。多血质外貌,腹部可见宽大紫纹,血糖11.8 mmol/L。该患者最可能的诊断是

A. 糖尿病
B. 库欣综合征
C. 代谢综合征
D. 肥胖症
E. 高血压

102. 女,64岁,2型糖尿病10年,口服降糖药治疗,近两个月出现头昏、视物模糊。查体:BP 170/100 mmHg,双肺呼吸音清晰,心界不大,肝脾未触及,双下肢水肿。空腹血糖9.6 mmol/L,餐后血糖14.2 mmol/L,血肌酐96 μmol/L,尿蛋白定量0.7 g/d。目前应诊断为

A. 糖尿病肾病Ⅳ期
B. 糖尿病肾病Ⅴ期
C. 糖尿病肾病Ⅱ期
D. 糖尿病肾病Ⅲ期
E. 糖尿病肾病Ⅰ期

103. 男,46岁,消瘦、乏力、头晕、食欲减退3年,近5个月早晨有时出现精神症状,进食后缓解。查体:BP 80/60 mmHg,皮肤色素沉着,心率60次/分。血糖2.7 mmol/L,血钠124 mmol/L,血钾5.2 mmol/L。最可能的病因是

A. 原发性慢性肾上腺皮质功能减退症
B. 胰岛素瘤
C. 营养不良
D. 2 型糖尿病
E. 自主神经功能紊乱

104. 男,66 岁。昏迷 1 天入院,既往无糖尿病史,查体:BP 160/85 mmHg。实验室检查:血糖 38.9 mmol/L,血钠 150 mmol/L,血 pH 7.35,血酮体弱阳性。可能诊断是
A. 糖尿病酮症酸中毒昏迷
B. 饥饿性酮症酸中毒
C. 高渗性非酮症性糖尿病昏迷
D. 乳酸性酸中毒
E. 脑血管意外

105. 男,30 岁。患甲状腺功能亢进症 1 年,早晨起床时发现出现双下肢不能动。查体:双下肢膝腱反射减退,无肌萎缩。血钾测定 2.0 mmol/L。你认为最可能的情况是
A. 慢性甲亢性肌病
B. 周期性瘫痪
C. 周围神经炎
D. 重症肌无力
E. 癔症

106. 男,56 岁。糖尿病患者,用胰岛素治疗,晚 10 时突起心慌、多汗、软弱,继而神志不清。查体:脉搏 120 次/分。实验室检查:尿糖(—),尿酮体(—),尿素氮 10.0 mmol/L。最可能为
A. 高渗性昏迷
B. 低血糖昏迷
C. 酮症酸中毒昏迷
D. 脑血管意外
E. 尿毒症昏迷

107. 女,28 岁。烦渴、多尿 1 年,不规律用胰岛素治疗,食欲缺乏、呕吐 3 天。查体:T 36.2℃,呼吸深大有异味。血糖 22 mmol/L,尿糖(++++),酮体(+++)。最可能的诊断为
A. 急性肠炎+代谢性酸中毒
B. 代谢性碱中毒
C. 乳酸酸中毒
D. 糖尿病酮症酸中毒
E. 非酮症高渗性糖尿病昏迷

108. 男,45 岁。畏寒、乏力、性欲减低 1 年。2 年前曾因脑部肿瘤行放射治疗。多次因低血压、低血钠入院,静脉输注生理盐水治疗可好转。查体:体温 36℃,卧位血压 120/70 mmHg,心率 90 次/分,坐位血压 100/60 mmHg,心率 110 次/分。皮肤黏膜干燥,阴毛、腋毛稀疏,睾丸小。实验室检查:Hb 103 g/L,血细胞比容 30%,血清尿素氮 4 mmol/L,血肌酐 88.4 μmol/L,血钠 123 mmol/L,血钾 3.9 mmol/L,血浆渗透压 264 mmol/L,尿渗透压354 mmol/L。该患者最可能的诊断是
A. 原发性甲状腺功能减退症
B. 抗利尿激素分泌失调综合征
C. 腺垂体功能减退症
D. 直立性低血压
E. 原发性肾上腺皮质功能减退症

109. 女,40 岁。向心性肥胖伴乏力 3 年。查体:BP 180/110 mmHg,满月脸、多血质,皮肤可见宽大紫纹,血糖 12.8 mmol/L,血钾 3.8 mmol/L,尿皮质醇增高,小剂量地塞米松试验不能抑制,但大剂量地塞米松试验能抑制。未明确病因,除肾上腺 CT 检查外,最需要进行的检查是
A. 鞍区 MRI
B. 肾区 B 超
C. 胸部 CT
D. 肾动脉造影
E. 头颅 X 线平片

110. 女,35 岁,近 2 个月来食欲增加,出汗增

加,怕热,体重下降并易激惹,活动增加,独处时偶尔听到有人议论他,或觉得一些行人对他吐痰等。实验室检查:血 T_3、T_4增加,空腹血糖 5.5 mmol/L。该患者最可能的诊断是

A. 糖尿病所致精神障碍
B. 精神分裂症
C. 躁狂发展
D. 神经性贪食症
E. 甲状腺功能亢进症所致精神障碍

111. 男孩,2 岁,智力和生长发育落后,经常便秘。查体:身高 70 cm,皮肤粗糙,鼻梁低平,舌常伸出口外。为明确诊断首选的检查为

A. 血钙测定
B. 骨龄测定
C. 血 T_3、T_4、TSH 检测
D. 血氨基酸分析
E. 染色体核型分析

112. 男性,1 岁。智能落后,表情呆滞,鼻梁低,舌宽大并常伸出口外,皮肤苍黄、粗糙,四肢粗短,腱反射减弱。最可能的诊断是

A. 21-三体综合征
B. 软骨发育不良
C. 先天性甲状腺功能减退症
D. 佝偻病
E. 苯丙酮尿症

113. 女,36 岁。持续心悸 2 个月,伴手抖,大便次数增多。查体:T 37.2℃,皮肤潮湿,突眼,甲状腺Ⅱ度肿大。心率 110 次/分,S_1增强。心悸最可能的原因是

A. 甲状腺功能亢进症
B. 心脏神经症
C. 低血糖
D. 心肌炎
E. 电解质紊乱

114. 女,23 岁。有高血糖病史 2 年,平时采用饮食控制加少量双胍类降糖药,空腹血糖能控制在 8 mmol/L 左右,未出现过酮症酸中毒。查体:营养发育正常,BMI 22,外祖父、母亲均有糖尿病。此患者最可能的诊断是

A. 1 型糖尿病
B. 2 型糖尿病
C. MODY(年轻的成年型糖尿病)
D. LADA(成年人晚发性自身免疫性糖尿病)
E. 线粒体糖尿病

115. 女,32 岁。农村居住,甲亢 6 年,疏于治疗,长期不愈,临床疑诊甲亢合并心脏病,心功能Ⅱ级。甲状腺Ⅰ度肿大,甲状腺^{131}I 摄取率 3 h 68%,24 h 90%。下列哪项治疗应首先考虑?

A. 甲巯咪唑治疗
B. 丙硫氧嘧啶治疗
C. 手术治疗
D. 甲巯咪唑+普萘洛尔治疗
E. ^{131}I 治疗

116. 女,28 岁。向心性肥胖,多血质外观,皮肤紫纹。CT 检查示双侧肾上腺增生,垂体正常,行一侧肾上腺全切,另一侧 3/4 切除。术后 2 年患者皮肤色素逐渐加深,垂体 CT 检查见 22 mm 腺瘤。此时最合适的诊断为

A. 肾上腺腺瘤
B. 继发性肾上腺皮质功能减退症
C. 垂体巨腺瘤
D. Nelson 综合征
E. 垂体生长激素瘤

117. 女,44 岁。甲亢病史 3 年,择期行甲状腺部分切除术。术前 2 周应准备

A. 给丙硫氧嘧啶+小剂量碘剂
B. 给丙硫氧嘧啶+普萘洛尔
C. 给丙硫氧嘧啶+大剂量碘剂

D. 给丙硫氧嘧啶
E. 给卡比马唑

118. 男，36岁。发现高血压3年，血压波动在150～180/100～120 mmHg，无明显不适症状，服用多种降压药物效果不明显，近3个月来出现下肢乏力，夜尿3～4次，就诊时测血钾2.9 mmol/L。最可能的实验室检查结果是
A. 血醛固酮高，肾素活性高，皮质醇高
B. 血醛固酮高，肾素活性高，皮质醇正常
C. 血醛固酮高，肾素活性降低，皮质醇高
D. 血醛固酮低，肾素活性高，皮质醇正常
E. 血醛固酮高，肾素活性高，皮质醇正常

119. 女，26岁。多血质外观，向心性肥胖，痤疮，下腹及股外侧见紫纹，血皮质醇明显升高。为进一步诊断病变部位，下列检查最有意义的是
A. 尿-17羟皮质类固醇测定
B. 血ACTH测定
C. 尿游离皮质醇测定
D. 小剂量地塞米松抑制试验
E. 皮质醇昼夜节律

120. 女，28岁。Graves病，应用国产丙硫氧嘧啶＋普萘洛尔治疗2周，出现低热，乏力加重，咽痛，白细胞2.7×10^9/L，中性粒细胞＜1.5×10^9/L。下述处置最为合适的是
A. 继续现有治疗
B. 改用进口丙硫氧嘧啶
C. 维持现有治疗＋升白细胞药
D. 改用放射性核素治疗
E. 停用抗甲状腺药，加用升白细胞药，预防治疗感染

121. 男，45岁。体胖，平素食欲佳。近1个月来饮水量逐渐增多，每日1 500 ml左右，尿量多，空腹血糖6.7 mmol/L，尿糖(＋)。应做哪项检查来确诊糖尿病？
A. 24 h尿C肽量测定
B. 皮质素葡萄糖耐量试验
C. 血浆胰岛素浓度测定
D. 口服葡萄糖耐量试验
E. 24小时尿糖定量

122. 女，50岁。因库欣综合征接受一侧肾上腺全切，另一侧次全切手术5年，因高血压、低血钾、肥胖再次就诊，临床及实验室诊断为库欣综合征复发。患者有慢性心衰史2年。应首先选择的治疗是
A. 呋塞米
B. 化疗
C. 氢氯噻嗪治疗
D. 酮康唑治疗
E. 少量肾上腺皮质激素

123. 女，45岁。出现少言，畏寒，体温低于正常，全身乏力，皮肤干燥、粗糙，呈非凹陷性水肿，智力、记忆力减退，步态不稳，共济失调，幻觉、妄想。诊断为甲状腺功能低下所致精神障碍。其治疗措施正确的是
A. 甲状腺素治疗
B. 足量抗抑郁药
C. 足量抗精神病药物治疗
D. 足量催眠药
E. 足量麻醉药

124. 男，53岁。2型糖尿病，控制饮食无效，过度肥胖。最佳降糖药为
A. 格列本脲
B. 格列齐特
C. 甲苯磺丁脲
D. 格列吡嗪
E. 二甲双胍

125. 女，38岁。怕热、多汗，甲状腺轻度弥漫性肿大，TT_3、TT_4均处在正常范围高值，T_3

抑制试验抑制率＞50%。最可能的诊断是

A. 甲状腺腺瘤
B. 单纯性甲状腺肿
C. Graves病
D. T_3型甲状腺功能亢进
E. 甲状腺炎

126. 女,20岁。有明显糖尿病症状,每日胰岛素用量36 U,夜里出现多汗,心悸,手抖,晨起查血糖10.3 mmol/L,应给予

A. 增加晚餐前胰岛素用量
B. 调换胰岛素类型
C. 加大胰岛素用量
D. 减少早饭前胰岛素剂量
E. 减少晚餐前胰岛素用量

127. 女,20岁。1型糖尿病,两天来出现恶心、面色潮红、呼吸深快,渐发生神志模糊以至昏迷。最可能的诊断为

A. 乳酸性酸中毒
B. 尿毒症酸中毒
C. 呼吸性碱中毒
D. 糖尿病酮症酸中毒
E. 糖尿病高渗昏迷

128. 女,25岁。1型糖尿病患者。近来食欲减退、多饮、烦渴、多尿。身高160 cm,体重41 kg,皮肤弹性差。空腹血糖22.2 mmol/L,尿糖(+++),酮体强阳性,CO_2CP 18 mmol/L。应采用下列何组治疗方案

A. 饮食控制
B. 饮食控制+磺脲类药物
C. 饮食控制+双胍类药物
D. 小剂量普通胰岛素静脉滴注+静脉补充生理盐水
E. 大剂量普通胰岛素静脉滴注+静脉补充生理盐水

129. 女,19岁。甲状腺弥漫性肿大,无突眼,甲状腺摄碘试验:2 h 25%,24 h 50%。清晨空腹测定脉搏70次/分,血压120/80 mmHg,SPECT检查甲状腺无结节。最可能的诊断是

A. 原发性甲状腺功能减退
B. 继发性甲状腺功能减退
C. 单纯性甲状腺肿
D. 亚急性甲状腺炎
E. 急性甲状腺炎

130. 女,46岁。肥胖6年,口渴多饮2个月,伴经常餐后3～5 h心悸、多汗、饥饿感,进餐后缓解,空腹血糖8.3 mmol/L,尿糖(+)。最可能的诊断是

A. 反应性高血糖
B. 反应性低血糖
C. 1型糖尿病
D. 2型糖尿病,反应性低血糖
E. 胰岛细胞癌

131. 男性,32岁。发现血压高1年,最高达到170/100 mmHg,自服硝苯地平片治疗。近半年来出现头晕,发作性全身乏力,手足发麻,口渴,夜尿增多。查尿糖(−),尿蛋白(±),尿比重1.010,血钾3.01 mmol/L。最可能的诊断是

A. 原发性醛固酮增多症
B. 继发性高血压
C. 肾血管性高血压
D. 肾实质性高血压
E. 原发性高血压

132. 女,45岁,乏力,怕冷,便秘伴声音嘶哑1年,体重增加8 kg。经检查诊断为甲状腺功能减退症,拟用左甲状腺素替代治疗,最适宜的起始剂量是

A. 125 μg
B. 100 μg
C. 75 μg

D. 50 μg
E. 25 μg

133. 男,42 岁。肢体软弱无力、夜尿多 2 年余。今晨起双下肢不能活动。查体:血压 170/100 mmHg,均匀性轻度肥胖,双下肢松弛性瘫痪。血钾 2.4 mmol/L。最可能的诊断为
A. 原发性高血压
B. 嗜铬细胞瘤
C. 肾性高血压
D. 库欣病
E. 原发性醛固酮增多症

134. 大量出汗时尿量减少,主要原因是
A. 血浆胶体渗透压升高,导致肾小球滤过减少
B. 血浆晶体渗透压升高,引起 ADH 分泌增多
C. 肾素-血管紧张素系统活动增强,可引起醛固酮分泌增多
D. 交感神经兴奋,引起肾小球滤过减少
E. 血容量减少,导致肾小球滤过减小

二、A3/A4 型题

(135～136 题共用题干)

女性,26 岁。1 型糖尿病。今日因感冒,食欲缺乏、少食,常规注射胰岛素,家属发现神志不清。

135. 该患者最可能的诊断为
A. 高渗性昏迷
B. 低血糖昏迷
C. 酮症酸中毒昏迷
D. 脑血管意外
E. 尿毒症昏迷

136. 急诊处理应采用
A. 胰岛素静脉注射
B. 静脉滴注生理盐水
C. 测血糖后予静脉葡萄糖输注
D. 碳酸氢钠注射
E. 氯化钾静脉滴注

(137～139 题共用题干)

女,35 岁,身高 160 cm,体重 75 kg。查体:血压 150/90 mmHg,两下腹壁及大腿内侧有纵行红色纹。

137. 对此患者首先应考虑的检查项目是
A. 血皮质醇
B. 血脂
C. 美替拉酮试验
D. 血浆 ACTH 测定
E. 地塞米松抑制试验

138. 为鉴别单纯性肥胖与 Cushing 综合征,应进一步做的检查是
A. 大剂量地塞米松抑制试验
B. 小剂量地塞米松抑制试验
C. 血浆皮质醇测定
D. 美替拉酮试验
E. 血浆皮质醇昼夜节律

139. 下列何项检查不能用以鉴别肾上腺皮质增生和腺瘤?
A. 大剂量地塞米松抑制试验
B. 血浆皮质醇昼夜节律
C. 垂体蝶鞍照片
D. 放射性碘化胆固醇肾上腺扫描
E. 美替拉酮试验

(140～142 题共用题干)

男性,35 岁,口渴、多饮、多尿、消瘦 1 个月,查空腹血糖 18 mmol/L,尿糖(++++),酮体(+);其母患糖尿病 5 年。查体:身高 167 cm,体重 75 kg,心、肺、腹均未见异常。

140. 为明确糖尿病的类型,下列检查应做

A. 空腹胰岛素测定
B. 血酮体测定
C. 口服葡萄糖耐量试验
D. ICA，GAD
E. 胰高糖素兴奋试验

141. 根据该患者情况，最好的治疗是
A. 短效胰岛素3次＋中效胰岛素
B. 中长效胰岛素＋磺脲类口服降糖药
C. 磺脲类口服降糖药＋葡萄糖苷酶抑制剂
D. 磺脲类口服降糖药＋双胍类口服降糖药
E. 短、中效混合胰岛素＋双胍类口服降糖药

142. 此患者的全天热卡摄入应为
A. 62×(147～167)kJ
B. 62×(105～126)kJ
C. 62×147 kJ以上
D. 62×(126～147)kJ
E. 62×147 kJ以下

(143～145题共用题干)

男，36岁，心悸怕热，手颤乏力1年，大便不成形，日3～4次，体重下降11 kg。查体：脉搏90次/分，血压128/90 mmHg，皮肤潮湿，双手细颤，双眼突出，甲状腺弥漫性Ⅱ度肿大，可闻及血管杂音，心率104次/分，律不齐，心音强弱不等，腹平软，肝脾肋下未及，双下肢无水肿。

143. 为明确诊断，首选检查是
A. 甲状腺摄^{131}I率
B. 血TSH、T_3、T_4
C. T_3抑制实验
D. TRH兴奋实验
E. 抗甲状腺抗体

144. 本例心律不齐最可能是
A. 窦性心律不齐
B. 阵发性期前收缩
C. 心房颤动
D. 心房扑动
E. 二度房室传导阻滞

145. 该患者治疗首选的是
A. 丙硫氧嘧啶
B. 立即行甲状腺大部分切除
C. 放射性核素^{131}I
D. 普萘洛尔
E. 复方碘溶液

(146～148题共用题干)

女性，20岁。心慌、多汗，胃纳亢进伴消瘦2个月余就诊。体检：甲状腺Ⅱ度肿大，右上极可闻及血管杂音。

146. 在询问病史及体检时，下列最不可能出现的是
A. 手抖
B. 舌颤
C. 月经过多
D. 水冲脉
E. 突眼

147. 初诊时选择下列检查最合理的是
A. FT_3、FT_4、TSH测定
B. TRAb、TRH兴奋试验
C. T_3抑制试验
D. TT_3、TT_4、TSH测定
E. T3U试验

148. 患者被诊断为“Graves病”，下列最不可能出现的是
A. TSH↓
B. TSH↑
C. TRAb阳性
D. TGAb、TPOAb↑
E. 吸碘率正常

(149～150 题共用题干)

女,23 岁。因甲亢行手术治疗,术后 24 h 突然出现脉快、烦躁、高热。

149. 其原因可能为
A. 甲状旁腺损伤
B. 甲状腺危象
C. 喉上神经损伤
D. 喉返神经损伤
E. 交感神经损伤

150. 以下处理中不正确的是
A. 镇静
B. 给予普萘洛尔
C. 降温
D. 给予碘剂
E. 给予甲状腺素制剂

(151～152 题共用题干)

男性,48 岁。体检发现多发肾结石入院。实验室检查:血钙 3.1 mmol/L,血磷 0.7 mmol/L,24 h 尿钙 210 mg。

151. 患者最可能的病因是
A. 原发性肾结石
B. 继发性肾结石
C. 高钙血症
D. 甲状旁腺功能亢进
E. 以上都不是

152. 对患者采取手术治疗,术后 36 h 患者出现手足抽搐,最恰当的处理是
A. 应用镇静剂
B. 静脉注射 10%氯化钙溶液,口服维生素 D_3
C. 应用氢化可的松
D. 应用二氢速固醇
E. 应用降钙素

(153～155 题共用题干)

女性,40 岁,反复出现中餐前心悸半年,进餐后缓解。

153. 初步诊断
A. 肝硬化
B. 胰岛素瘤
C. 糖原累积病
D. 腺垂体功能减退症
E. 早期 2 型糖尿病

154. 糖尿病时血糖升高的机制有
A. 组织对葡萄糖的利用增加
B. 胃肠道对葡萄糖吸收增加
C. 糖原分解代谢加速
D. 糖原合成增加
E. 外周组织摄取葡萄糖增加

155. 下述不是正常人对血糖下降反应的是
A. 升糖激素分泌增加
B. 糖原合成增加
C. 胰岛素分泌减少或完全抑制
D. 下丘脑-肾上腺素能神经兴奋反应
E. 认知障碍

(156～158 题共用题干)

女性,40 岁,桥本甲状腺炎 6 年,近日出现体重增加,血脂增高,乏力,嗜睡。

156. 该患者的诊断可能为
A. 甲减
B. 甲亢
C. 冠心病
D. 脑血栓
E. 单纯性肥胖

157. 首先应该进行的检查是
A. 心电图
B. 头颅 CT
C. 心肌酶谱
D. 甲状腺功能

E. 血压

158. 可能最早出现的化验结果为

A. T_3升高

B. T_4降低

C. T波倒置

D. TSH升高

E. 血压升高

(159～161题共用题干)

男性，28岁，头颅为高空坠物砸伤昏迷，手术治疗后患者清醒，但患者出现尿量增多，每日达8 000～10 000 ml，尿比重1.002，烦渴，每日饮水量约5 000 ml。

159. 患者可能存在

A. 糖尿病

B. 中枢性尿崩症

C. 精神性多饮

D. 急性肾衰竭

E. 肾性尿崩症

160. 为明确诊断应行下列何种检查？

A. OGTT

B. 禁水加压试验

C. 头颅CT

D. 肾穿刺

E. 双肾CT

161. 该病的治疗为

A. 胰岛素

B. 透析治疗

C. DDAVP肌注

D. 限制每日饮水量小于1 000 ml

E. 脱水

三、X型题

162. 关于糖尿病酮症酸中毒时钾代谢紊乱的描述正确的是

A. 如诱因为胃肠功能紊乱，可因呕吐、腹泻失钾

B. 酮症后可因进食减少、呕吐致低钾

C. 糖尿病加重后因渗透性利尿而排钾

D. 酸中毒使钾向细胞内转移

E. 胰岛素治疗后使钾向细胞内转移

163. 测定血清TSH的方法有

A. 放射免疫法

B. 免疫放射法

C. 免疫化学发光法

D. 酶联免疫法

E. 时间分辨免疫荧光法

164. 糖尿病酮症酸中毒患者，用胰岛素持续静脉滴注，若血糖下降速度过快，可引起

A. 低血糖

B. 脑水肿

C. 低血钠

D. 心力衰竭

E. 视力改变

165. 糖尿病患者对胰岛素产生抗药性，下列正确的是

A. 牛胰岛素的抗原性比猪胰岛素强

B. 胰岛素每日用量大于200 U

C. 糖皮质激素治疗有效

D. 需更换另一属性胰岛素或纯品胰岛素

E. 加大原来使用的胰岛素剂量即可

166. 女性，36岁，1天来出现恶心、腹痛。有糖尿病史4年。查体：BP 120/80 mmHg，皮肤干燥、弹性差，呼吸中有烂苹果味。血糖29 mmol/L，尿糖(+++)，酮体(+)，血钠1.40 mmol/L，钾4.5 mmol/L，CO_2CP 17 mmol/L。目前治疗应

A. 先输注生理盐水扩容，待血糖降至13.9 mmol/L以下时改用葡萄糖滴注并加用短效胰岛素

B. 静脉持续点滴胰岛素每小时6～10 U

C. 5%葡萄糖溶液扩容
D. 输注 5%$NaHCO_3$ 纠正酸中毒
E. 见尿补钾

167. 糖尿病酮症酸中毒发生的诱因有
A. 停用或减用胰岛素
B. 感染
C. 饮食失调
D. 创伤手术、妊娠及分娩
E. 精神创伤

168. 糖尿病控制不佳时可出现的异常改变有
A. 肢体坏疽
B. 视力下降
C. 脂肪肝
D. 淋巴结肿大
E. 冠心病

169. 糖尿病的并发症有
A. 肺结核
B. 酮症酸中毒
C. 冠心病急性心肌梗死
D. 周围神经病变
E. 糖尿病性肾病

170. 库欣病的病因是
A. 垂体 ACTH 腺瘤
B. 肾上腺皮质腺瘤分泌大量皮质醇
C. 下丘脑-垂体功能紊乱
D. 非内分泌腺肿瘤组织分泌 ACTH
E. Meador 综合征

171. 对于腺垂体功能减退症的描述正确的是
A. 可表现为闭经泌乳不良
B. 只要有腺垂体坏死就有临床表现
C. 可有精神失常
D. 可有皮肤色素沉着
E. 怕冷少汗

172. 对于糖尿病大血管病变正确的是
A. 脑动脉硬化常表现为脑血栓形成
B. 冠心病引起急性心肌梗死
C. 肢体动脉粥样硬化可引起下肢疼痛，间歇性跛行，肢端坏疽
D. 冠心病和急性脑血管病的患病率较非糖尿病者高 2～3 倍
E. 大血管病是糖尿病的特异性改变

173. 对于甲亢正确的描述有
A. 甲亢的心血管系统临床表现是由于代谢亢进以及甲状腺素直接对心肌的作用，使循环系统活动加强所致
B. 甲亢的发病机制目前认为主要与自身免疫有关
C. 甲亢性肌病是由于肌酸代谢发生负平衡所致
D. 甲状腺危象仅由于用甲状腺激素产生过多所致
E. 非浸润性突眼主要因交感神经兴奋眼外肌和上睑肌张力增高所致

174. 对于 Graves 病的治疗正确的是
A. 病情轻，甲状腺较小的 Graves 病适宜应用丙硫氧嘧啶治疗
B. 抗甲状腺药物治疗易产生永久性低钾
C. 放射碘治疗不宜用于妊娠及哺乳期妇女
D. 浸润性突眼患者适宜用甲状腺次全切除术而不宜使用放射碘治疗
E. 白细胞明显降低的患者不适宜应用抗甲状腺药物及放射碘治疗

175. 对 2 型糖尿病主要的病理生理特征描述正确的是
A. 胰岛素抵抗和 β 细胞功能缺陷
B. 胰岛素抵抗
C. 胰岛素分泌缺陷
D. 胰岛素抵抗早已存在，β 细胞功能缺陷不能代偿时便会出现糖尿病
E. 胰岛素抵抗和 β 细胞功能缺陷哪个是

原发改变目前尚未完全明了

176. 糖尿病微血管病变主要表现在
A. 神经
B. 视网膜
C. 肾动脉
D. 心肌组织
E. 外周动脉

177. 原发性甲状旁腺功能亢进可出现
A. 木僵
B. 多尿
C. 高血压
D. 消化道溃疡
E. 水肿

178. 甲亢时应用肾上腺皮质激素的适应证是
A. 浸润性突眼
B. 局限性黏液性水肿
C. 甲亢危象
D. 心动过速
E. 腹泻

179. Graves 病可伴有
A. 周期性瘫痪
B. 重症肌无力
C. 月经减少
D. 近躯体肌群萎缩
E. 贫血

180. 胰岛分泌的激素有
A. 胰多肽
B. 生长激素
C. 胰高血糖素
D. 胰岛素
E. 雌激素

181. 糖尿病饮食治疗的原则中正确的是
A. 按理想体重计算总热卡
B. 体重超过理想体重 20%者应减少总热量
C. 饮食分配应根据患者习惯
D. 饮食固定后则不要改变
E. 使用胰岛素的患者不必控制饮食

182. 甲巯咪唑的不良反应包括
A. 诱发甲状腺功能亢进
B. 水和电解质紊乱
C. 过敏反应
D. 粒细胞缺乏症
E. 咽痛、发热

183. 丙硫氧嘧啶的适应证包括
A. 呆小症
B. 甲状腺危象时辅助治疗
C. 单纯性甲状腺肿
D. 甲亢的内科治疗
E. 甲状腺手术前准备

184. 硫脲类抗甲状腺药物不良反应包括
A. 过敏反应
B. 发热
C. 粒细胞减少
D. 诱发甲亢
E. 咽痛

185. 胰岛素主要用于
A. 重症糖尿病
B. 糖尿病合并妊娠
C. 糖尿病酮症酸中毒
D. 糖尿病合并重度感染
E. 非胰岛素依赖性糖尿病

186. 有关格列本脲降血糖作用的错误描述是
A. 刺激胰岛 β 细胞释放胰岛素
B. 抑制胰岛 α 细胞释放胰高血糖素
C. 对胰岛 β 细胞功能未完全丧失的 2 型糖尿病患者有效
D. 血浆蛋白结合率低
E. 对胰岛 β 细胞功能基本丧失的幼年型

糖尿病患者有效

187. 正常甲状腺分泌的激素有

A. T_4

B. 降钙素

C. T_3

D. 5-羟色胺

E. 生长激素

第六章

血液系统

一、A1/A2 型题

1. 女，37 岁，发热伴鼻出血 2 周。检查：牙龈肿胀，肝脾轻度肿大；血红蛋白 35 g/L，白细胞 6.5×10^9/L，血小板 15×10^9/L，骨髓原始细胞占 60%，过氧化酶染色阳性，非特异性酯酶阳性，阳性反应可被氟化钠抑制。应诊断为

A. 急性粒细胞白血病
B. 急性早幼粒细胞白血病
C. 急性淋巴细胞白血病
D. 急性红白血病
E. 急性单核细胞白血病

2. 男，25 岁。高热伴皮肤瘀斑 1 周。查体：体温 39℃，胸部和下肢可见瘀斑，浅表淋巴结不大，巩膜无黄染，胸骨压痛(+)，右下肺可闻及少许湿啰音，心率 110 次/分，律齐，腹软，肝脾肋下未触及。检查：Hb 75 g/L，WBC 2.8×10^9/L，PLT 20×10^9/L，骨髓穿刺示增生极度活跃，见大量细胞胞质内有粗大颗粒，易见 Auer 小体，有的呈柴捆状，POX 染色阳性和强阳性。最可能的诊断是

A. 急性淋巴细胞白血病
B. 急性单核细胞白血病
C. 急性粒单核细胞白血病
D. 急性早幼粒细胞白血病
E. 急性巨核细胞白血病

3. 最易侵犯中枢神经系统的白血病为

A. 急性粒细胞白血病
B. 急性单核细胞白血病
C. 急性早幼粒细胞白血病
D. 急性淋巴细胞白血病
E. 慢性粒细胞白血病

4. 女，29 岁，半月来发热伴皮肤出血点。全血细胞减少，骨髓检查增生极度活跃，原始细胞占骨髓非红系有核细胞的 40%，各阶段粒细胞占 50%，各阶段单核细胞占 30%，诊断为急性白血病，其 FAB 分类的类型是

A. M_1
B. M_2
C. M_4
D. M_5
E. M_6

5. 男，31 岁，发热伴牙龈出血 1 周。查体：贫血貌，脾肋下 3 cm，胸骨压痛(+)，血红蛋白 65 g/L，白细胞 16×10^9/L，血小板 35×10^9/L，骨髓增生明显活跃，原始细胞占 62%。为进一步诊断，应首选哪项检查？

A. 染色体核型分析
B. 细胞化学染色
C. 血清铁测定

D. 血细菌培养
E. 抗血小板抗体检测

6. 男，34 岁，发热、面色苍白伴牙龈出血 2 周入院。入院次日起出现皮肤多处片状瘀斑、血尿。血红蛋白 78 g/L，白细胞 2.0×10^9/L，血小板 50×10^9/L，血浆纤维蛋白原 0.8 g/L。骨髓检查：有核细胞增生极度活跃，细胞质颗粒粗大的早幼粒细胞占 90%。患者出血的首要原因是
A. 异常早幼粒细胞浸润血管壁
B. 血小板减少
C. 血小板减少伴功能异常
D. 凝血因子Ⅱ、Ⅷ、Ⅸ、Ⅹ缺乏
E. DIC

7. 女，26 岁，因左上腹肿块进行性肿大就诊。体检：肝肋下 2 cm。脾肋下 4 cm。血红蛋白 140 g/L，白细胞 120×10^9/L，血小板 200×10^9/L。本例最可能诊断为
A. 肝硬化，脾功能亢进
B. 急性粒细胞白血病
C. 慢性粒细胞白血病
D. 类白血病反应
E. 骨髓纤维化

8. 男，49 岁，半年来乏力、面色苍白，既往体健。化验 Hb 70 g/L，WBC 3.2×10^9/L，N 65%，Ly 32%，M 3%，PLT 45×10^9/L，骨髓增生明显活跃，原始细胞 15%，可见 Auer 小体，全片见巨核细胞 48 个，易见小巨核细胞，骨髓细胞外铁(++)，骨髓细胞内可见环状铁粒幼细胞 10%。临床考虑 MDS，根据 FAB 分型最可能的类型是
A. RA 型
B. RAS 型
C. RAEB 型
D. RAEB-t 型
E. CMML 型

9. 18 岁男孩，因腹痛来院就诊。查体双下肢出现对称性成片状小出血点，尿常规发现尿隐血(++++)。该患者最可能的诊断是
A. 肾血管畸形
B. 过敏性紫癜肾炎
C. 肾绞痛
D. 急性肾盂肾炎
E. 肾下垂

10. 男，36 岁。间断性上腹部疼痛 6 个月，伴头晕、乏力、面色苍白 1 个月。血常规：红细胞 3.2×10^{12}/L，血红蛋白 70 g/L，白细胞 5.4×10^9/L，血小板 335×10^9/L；粪便隐血(+)。胃镜检查为消化性溃疡。下列检查对贫血类型诊断最有意义的是
A. 血清铁
B. 血清铁蛋白
C. 血清总铁结合力
D. MCV、MCH
E. 网织红细胞

11. 女性，33 岁，月经量增多 3 年。近 1 个月来感乏力、头晕、心悸。查血红蛋白 60 g/L，白细胞 6.0×10^9/L，血小板 140×10^9/L。骨髓象：粒红比 1∶1，红细胞增生活跃，中晚幼红细胞 45%，体积小，胞质偏蓝。治疗首选
A. 肌注维生素 B_{12}
B. 口服铁剂
C. 输血
D. 脾切除
E. 口服叶酸

12. 慢性骨髓炎患者，红细胞为小细胞性，血清铁 6.23 μmol/L，总铁结合力为 42.32 μmol/L，骨髓细胞外铁(++)，诊断为
A. 缺铁性贫血
B. 巨幼细胞性贫血

C. 慢性病性贫血
D. 失血性贫血
E. 铁粒幼细胞性贫血

13. 女性,18岁,发热、咽痛、鼻出血10天,胸骨压痛明显,右下肢皮肤可触及3 cm×3 cm大小肿块,质硬。红细胞2.0×10^{12}/L,血红蛋白60 g/L,白细胞2.0×10^{9}/L,血小板20×10^{9}/L,骨髓增生极度活跃,原始细胞80%,部分胞质中可见Auer小体,POX染色弱阳性,PAS染色胞质淡红色,醋酸萘酚酯酶染色阳性,能被NaF抑制。诊断是
A. 急性粒细胞白血病
B. 急性早幼粒细胞白血病
C. 急性单核细胞白血病
D. 急性红白血病
E. 急性淋巴细胞白血病

14. 男性,43岁,2月来发热、乏力伴消瘦。查体:左侧颈部、右侧腹股沟可触及数个黄豆大小的淋巴结,脾肋下3 cm,肝未触及。血象正常,血沉80 mm/h,淋巴结活检为混合细胞型,骨髓穿刺涂片未见明显异常。则该患者临床分期应为
A. ⅠB期
B. ⅡA期
C. ⅡB期
D. ⅢB期
E. ⅣB期

15. 男性,42岁,发热伴鼻出血1周。体检:体温39℃,贫血貌,胸骨压痛明显,肝、脾肋下各2 cm。Hb 40 g/L,WBC 3×10^{9}/L,PLT 5×10^{9}/L。骨髓象:幼稚细胞增多,过氧化物酶染色强阳性,特异性酯酶染色阳性。本例白血病类型是
A. M_2型
B. M_3型
C. M_4型
D. M_1型
E. M_7型

16. 男性,74岁,渐进性乏力伴面色苍白2个月。查体为贫血貌,有反甲,巩膜无黄染,浅表淋巴结无肿大,心率102次/分,肝脾肋下未触及。血常规Hb 79 g/L,RBC 2.82×10^{12}/L,MCV 78fl、WBC 5.0×10^{9}/L,PLT 220×10^{9}/L。首先考虑
A. 缺铁性贫血
B. 再生障碍性贫血
C. 珠蛋白生成障碍性贫血(海洋性贫血)
D. 巨幼细胞性贫血
E. 溶血性贫血

17. 孕妇,26岁,妊娠7个月,贫血、头昏、食欲缺乏,Hb 45 g/L,为小细胞低色素贫血。其诊断为
A. 再生障碍性贫血
B. 缺铁性贫血
C. 稀释性贫血
D. 维生素B_{12}缺乏
E. 自身免疫性溶血性贫血

18. 女性,28岁,月经量多1年,近10日来经常鼻出血。脾肋下未及,血红蛋白90 g/L,白细胞10×10^{9}/L,血小板30×10^{9}/L。骨髓检查:粒、红细胞系增生旺盛,巨核细胞增多,伴有成熟障碍。应诊断为
A. 缺铁性贫血
B. 再生障碍性贫血
C. 特发性血小板减少性紫癜
D. 溶血性贫血
E. 急性白血病

19. 女,21岁,3天来左膝关节肿胀,自幼于外伤后易出血不止。查体:皮肤黏膜未见出血及紫癜,出血时间1 min,凝血时间35 min,凝血酶原时间正常。疾病分类应为
A. 纤维蛋白生成障碍
B. 凝血酶生成障碍

C. 血小板异常
D. 凝血活酶生成障碍
E. 血管壁功能异常

20. 患者反复感染、出血 2 个月。检查：全血细胞减少，肝、脾、淋巴结肿大，骨髓象及淋巴结活检均发现异常组织细胞及多核巨组织细胞。其诊断是
A. 急性淋巴细胞白血病
B. 慢性再生障碍性贫血
C. 特发性血小板减少性紫癜
D. 恶性组织细胞病
E. 慢性粒细胞白血病

21. 患者巨大脾脏，白细胞计数显著增高，可达 50×10^9/L，并见少许各阶段幼稚粒细胞，血小板计数极度增多。治疗应首选
A. VP 方案化疗
B. HOAP 方案化疗
C. 雄激素
D. 白消安
E. 泼尼松

22. 女，34 岁。皮肤反复出血半年。检查：血红蛋白 90 g/L，白细胞 5×10^9/L，血小板 46×10^9/L，骨髓增生活跃，颗粒型巨核细胞增多。应首先考虑的是
A. 再生障碍性贫血
B. 急性白血病
C. 特发性血小板减少性紫癜
D. 脾功能亢进
E. 过敏性紫癜

23. 女，30 岁。因进食海鲜后，四肢出现出血点，对称分布。检查：血脆性嗜酸粒细胞偏高，骨髓象正常，毛细血管脆性试验阳性。应首先考虑的是
A. 过敏性紫癜
B. 败血症
C. 急性粒细胞白血病
D. 急性原发性血小板减少性紫癜
E. 慢性原发性血小板减少性紫癜

24. 患者因腹胀，全身疼痛就诊。检查：脾肋缘下 6 cm，血液白细胞计数 160×10^9/L，可见各阶段幼稚粒细胞少许。应首先考虑的是
A. 脾功能亢进
B. 门脉性肝硬化
C. 急性粒细胞白血病
D. 慢性粒细胞白血病
E. 急性淋巴细胞白血病

25. 患者因反复出现皮肤出血、感染、贫血而就诊，检查后被确诊为慢性再生障碍性贫血，最不可能出现的检查结果是
A. 出血时间延长
B. 凝血时间延长
C. 网织红细胞百分比正常
D. 毛细血管脆性试验阳性
E. 红细胞形态大小均正常

26. 女，37 岁。月经量多，皮肤散在出血点。血象：血红蛋白 120 g/L，白细胞 8×10^9/L，中性粒细胞 70%，淋巴细胞 30%，血小板 5×10^9/L。骨髓巨核细胞增多。应首先考虑的是
A. 原发性血小板减少性紫癜
B. 急性淋巴细胞性白血病
C. 缺铁性贫血
D. 过敏性紫癜
E. 再生障碍性贫血

27. 患者发热、咽痛、皮肤黏膜出血 1 个月。查体：贫血面容，皮肤瘀斑，肝脾无肿大。血象呈全血细胞减少，骨髓象示有核细胞量少，幼红细胞、幼粒细胞、巨核细胞明显减少。应首先考虑的是
A. 急性白血病
B. 再生障碍性贫血
C. 血小板减少性紫癜

D. 粒细胞缺乏症
E. 脾功能亢进

28. 女,16 岁。近 3 天双下肢伸侧出现紫癜,分批出现,两侧对称,颜色鲜红,伴腹痛及关节痛。PLT 160×10^9/L, WBC 10×10^9/L, Hb 100 g/L,凝血时间正常。应首先考虑
A. 过敏性紫癜
B. 特发性血小板减少性紫癜
C. 急性白血病
D. 再生障碍性贫血
E. 血友病

29. 女,19 岁。发热、贫血 12 天,肝脾淋巴结肿大,胸骨有压痛。血红蛋白 60 g/L,白细胞 40×10^9/L,血小板 60×10^9/L。首先考虑
A. 病毒感染
B. 风湿热
C. 急性白血病
D. 慢性粒细胞白血病
E. 系统性红斑狼疮

30. 一个健康的成人,给予无铁饮食,也不给任何铁剂,体内储铁量也未因失血而丢失,需多少时间才能耗尽?
A. 3 个月以后
B. 6 个月以后
C. 1 年后
D. 3 年后
E. 5 年后

31. 女性,18 岁,有风湿病史,因贫血、脾大入院。实验室检查:红细胞半衰期为 15 天,Coombs 试验阳性。最可能的诊断是
A. 遗传性球形红细胞增多症
B. 遗传性椭圆形红细胞增多症
C. 丙酮酸激酶缺乏症
D. 珠蛋白生成障碍性贫血
E. 自身免疫性溶血性贫血

32. 女性,30 岁,发热、寒战,轻度黄疸,脾肋下 3 cm。Hb 70 g/L, PLT 56×10^9/L,网织红细胞 9%,血清铁蛋白 50 μg/L,肝功能正常,Ham 试验阴性。考虑诊断为
A. 阵发性寒冷性血红蛋白尿
B. 阵发性睡眠性血红蛋白尿
C. 慢性病性贫血
D. 肝炎后合并继发性贫血
E. Evans 综合征

33. 女性,24 岁,发热、腰痛 3 天,体温 38℃,巩膜黄染,肝肋下 1.0 cm,脾肋下 4.0 cm,尿胆原(++),血清胆红素 25 μmol/L, Hb 80 g/L, WBC 13.0×10^9/L,可见晚幼红细胞,骨髓增生明显活跃,中晚幼红细胞增多,粒红比0.8∶1。最可能的诊断为
A. 急性黄疸型肝炎
B. 慢性肝炎急性发作
C. 急性红白血病
D. 自身免疫性溶血性贫血
E. 巨幼细胞贫血

34. 男性,20 岁,输液治疗期间突感腰背疼痛、寒战高热、呼吸困难,血压 90/60 mmHg,尿量 100 ml/d,血红蛋白 80 g/L, CO_2CP 17 mmol/L, BUN 14 mmol/L。其诊断为
A. 感染性中毒性休克
B. 慢性肾炎急性发作
C. 感染性中毒性肾功能不全
D. 急性溶血性贫血伴肾功能不全
E. Evans 综合征

35. 5 岁幼儿,进食蚕豆后突感发热、恶心、呕吐、腹痛,皮肤黄染。血常规:Hb 60 g/L, WBC 8.8×10^9/L, PLT 130×10^9/L。尿常规:隐血(+++),蛋白(+++)。G6PD 活性 4.4 U/gHb。最可能病因是
A. 急性食物中毒
B. 急性肾盂肾炎
C. G6PD 缺乏

D. 脾功能亢进
E. 急性白血病

36. 35 岁,男性,服用阿司匹林后第 2 天突感发热、恶心、呕吐、腹痛,皮肤黄染。检验:Hb 60 g/L, WBC 8.8×10^9/L, PLT 130×10^9/L,尿常规:隐血(+++),蛋白(+++)。G6PD 活性 3.4 U/gHb。骨髓红系增生活跃,可见海因小体。诊断最可能是
A. 急性胃出血
B. 急性肾盂肾炎
C. G6PD 缺乏症
D. 脾功能亢进
E. 急性白血病

37. 6 个月男婴,发育迟缓,骨质疏松,全身皮肤苍白、黄染,肝脾大。检验:Hb 60 g/L, WBC 6.8×10^9/L, PLT 100×10^9/L, Coombs 试验阴性,血片可见靶形细胞,红细胞呈小细胞低色素,骨髓红系增生活跃。最可能的诊断是
A. 遗传性球形红细胞增多症
B. Cooley 贫血
C. 丙酮酸激酶缺乏症
D. Fanconi 贫血
E. Evans 综合征

38. 女性,30 岁,逐渐出现贫血,轻度黄疸,脾肋下 3 cm。血红蛋白 80 g/L,白细胞、血小板正常,网织红细胞 4%,红细胞脆性试验 0.7%,血片中见红细胞形态偏小,Coombs 试验阴性。诊断应考虑
A. G6PD 缺乏症
B. 遗传性球形红细胞增多症
C. 丙酮酸激酶缺乏症
D. 海洋性贫血
E. 自身免疫性溶血性贫血

39. 男性,18 岁,3 年来于冬天或遇冷时出现寒战、高热,排酱油色尿,巩膜无黄染,网织红细胞 6.5%,Hb 80 g/L, Ham 试验阴性,冷热溶血试验阳性。诊断为
A. 急性肾功能不全
B. 阵发性寒冷性血红蛋白尿
C. 运动性血红蛋白尿
D. 冷凝集素血症
E. 阵发性睡眠性血红蛋白尿

40. 男性,35 岁,半年来逐渐贫血,伴牙龈出血、乏力、腰腹疼痛,巩膜轻度黄染,肝脾不肿大。检验:Hb 82 g/L, WBC 3.0×10^9/L, PLT 63×10^9/L,网织红细胞 5%。尿隐血阳性,Ham 试验阳性,糖溶血试验阳性。诊断为
A. PNH
B. 慢性肝炎急性发作
C. 急性红白血病
D. 再生障碍性贫血
E. 自身免疫性溶血性贫血

41. 男性,30 岁,逐渐出现贫血,黄疸,脾肋下 3 cm。Hb 90 g/L,白细胞、血小板正常,网织红细胞 5%,红细胞脆性试验 0.7%,血片中见球形细胞,Coombs 试验阴性。最有效的治疗是
A. 抗生素治疗
B. 糖皮质激素治疗
C. 输血
D. 骨髓移植
E. 切除脾

42. 男性,36 岁,进行性贫血、皮下出血及发热半年,肝炎病史 1 年,肝肋下 2 cm,脾侧卧位可及。血红蛋白 50 g/L,红细胞 1.6×10^{12}/L,白细胞 1.5×10^9/L,血小板 80×10^9/L,骨髓增生低下,全片未见巨核细胞。诊断为
A. 肝病性贫血
B. 特发性血小板减少性紫癜

C. 肝炎后再生障碍性贫血
D. 感染性贫血
E. 急性白血病

43. 女性,18岁,面色苍白、月经过多2个月。肝肋下可及,质软,脾肋下未及。血红蛋白60 g/L,白细胞 2.7×10^9/L,血小板 30×10^9/L。分别在髂前及髂后上棘进行骨髓穿刺,取材不满意,胸骨穿刺增生活跃,粒细胞、红细胞二系成熟停滞于晚期,全片未见巨核细胞。最可能的诊断是
A. 特发性血小板减少性紫癜
B. 缺铁性贫血
C. 急性白血病
D. 再生障碍性贫血
E. 骨髓纤维化

44. 男性,24岁。头昏、乏力2个月,皮下散在出血点,肝肋下2 cm,脾未及。血红蛋白80 g/L,白细胞 3.5×10^9/L,中性粒细胞45%,淋巴细胞50%,血小板 50×10^9/L,酸化血清溶血试验阴性,骨髓片巨核细胞未见。应诊断为
A. 急性粒细胞性白血病
B. 慢性淋巴细胞性白血病
C. 再生障碍性贫血
D. 原发性血小板减少性紫癜
E. 阵发性睡眠性血红蛋白尿

45. 再生障碍性贫血出血症状的原因,下列错误的是
A. 毛细血管脆性增加
B. 血小板减少
C. 血小板功能不良
D. 纤溶活动增强
E. 血块收缩不良

46. 女,30岁,月经过多1年,Hb 80 g/L, WBC 8.0×10^9/L, PLT 180×10^9/L,网织红细胞0.015,血涂片可见红细胞中心淡染区扩大。对明确诊断没有意义的是
A. 血清铁测定
B. 总铁结合力测定
C. 血清铁蛋白测定
D. 骨髓铁染色检查
E. ^{51}铬红细胞半寿命期测定

47. 女,33岁,全身乏力、低热,伴左上腹肿块3个月。肝肋下2 cm,脾肋下8 cm。化验:血红蛋白80 g/L,白细胞 140×10^9/L,血小板 100×10^9/L,骨髓象原始粒细胞0.02,Ph染色体阳性。正确的治疗为
A. 大剂量抗生素抗感染
B. 脾切除
C. HOAP方案化疗
D. 羟基脲口服
E. VAP方案化疗

48. 贫血患者 Hb 50 g/L, WBC 4.8×10^9/L, PLT 120×10^9/L,网织红细胞2%,红细胞平均体积76fl,平均血红蛋白浓度(MCHC)0.24,血清铁蛋白7.8 μg/L。最可能的诊断是
A. 甲状腺功能减退所致贫血
B. 再生障碍性贫血
C. 溶血性贫血
D. 缺铁性贫血
E. 巨幼细胞贫血

49. 贫血患者,实验室检查为小细胞正色素性贫血,伴有慢性下肢溃疡,血清铁6.57 μmol/L,铁蛋白300 μg/L,总铁结合力41.56 μmol/L。诊断为
A. 缺铁性贫血
B. 营养性巨幼细胞贫血
C. 失血性贫血
D. 铁粒幼细胞性贫血
E. 慢性病性贫血

50. 女性,24岁,贫血1年,Hb 80 g/L, RBC

3.0×10^{12}/L,网织红细胞 2.7%,白细胞、血小板正常,经用铁剂治疗 7 天后,血红蛋白未上升,网织红细胞 4.3%。最可能的诊断是

A. 巨幼细胞贫血
B. 缺铁性贫血
C. 铁粒幼细胞性贫血
D. 溶血性贫血
E. 以上都不是

51. 女性,18 岁,1 年来渐进性面色苍白、乏力。实验室检查: Hb 50 g/L, WBC 5.0×10^{12}/L,血清铁 5.78 μmol/L,转铁蛋白饱和度 9%,网织红细胞 3%。最可能的诊断是

A. 感染性贫血
B. 海洋性贫血
C. 缺铁性贫血
D. 再生障碍性贫血
E. 溶血性贫血

52. 男性,35 岁,剑突下隐痛 3 年,与饮食有关,间有黑便。实验室检查: Hb 75 g/L, WBC 5.9×10^9/L, PLT 130×10^9/L, MCV 65fl, MCHC 29%,肝功能正常。贫血的可能原因是

A. 营养不良性贫血
B. 缺铁性贫血
C. 慢性肝病贫血
D. 巨幼细胞贫血
E. 溶血性贫血

53. 女性,32 岁,月经增多伴发热 2 周, Hb 50 g/L, WBC 1.2×10^9/L, PLT 15×10^9/L,骨髓象成熟红细胞与有核细胞比例 100∶1。该患者最可能的诊断是

A. 急性白血病早期
B. 急性再障
C. 急性 ITP 伴缺铁性贫血
D. 类白血病反应
E. 粒细胞缺乏症早期

54. 女性,26 岁,头昏、乏力 3 个月,偶有牙龈出血。查体: 贫血貌,浅表淋巴结及肝脾不大。骨髓增生低下,巨核细胞未见,淋巴细胞相对增多。下列治疗错误的是

A. 异基因骨髓移植最有效
B. 避免使用糖皮质激素
C. 雄激素可损害肝功能
D. 脾切除对部分患者可以有效
E. 反复输血可致铁负荷过重

55. 女性,29 岁,贫血病史 1 年,浅表淋巴结不肿大,肝脾未触及,血象呈现全血细胞减少。若考虑再障,下列意义最大的是

A. 网织红细胞减少
B. 骨髓增生低下,造血细胞减少
C. 骨髓非造血细胞增多,NAP 增加
D. 铁粒幼细胞消失
E. 巨核细胞增多

56. 患者贫血病史 1 年,头昏、心悸伴手指麻木。Hb 45 g/L, RBC 2.0×10^{12}/L,白细胞及血小板正常,血片见红细胞大小不等,有大椭圆形细胞和点彩细胞。首选药物为

A. 叶酸和维生素 B_{12}
B. 叶酸
C. 口服铁剂
D. 雄激素
E. 泼尼松

57. 贫血患者 Hb 68 g/L, WBC 2.8×10^9/L, PLT 80×10^9/L,网织红细胞 2%, MCV 105fl, MCHC 0.34。其骨髓检查可能是

A. 骨髓增生减低,三系形态大致正常
B. 骨髓增生活跃,红细胞体积偏小,中心淡染
C. 骨髓增生活跃,可见大量有核红细胞和碎片
D. 骨髓增生活跃,红细胞胞体大,胞质丰富,粒系分叶过多
E. 骨髓增生减低,淋巴细胞比例增高

58. 男性,58岁,头晕、乏力1年,划伤手指出血不止就诊。Hb 65 g/L, RBC 2×10^{12}/L, WBC 1.8×10^{9}/L, PLT 30×10^{9}/L,淋巴细胞80%,中性粒细胞20%,肝脾无肿大,骨髓增生低下。最可能的诊断是
A. 骨髓纤维化
B. 急性再障
C. 慢性再障
D. 脾功能亢进
E. 白血病

59. 自身免疫性溶血性贫血患者,长期反复发生溶血,近1周上呼吸道感染,后贫血加重。检验:Hb 50 g/L,网织红细胞0.3%, WBC 2.6×10^{9}/L,中性粒细胞52%,淋巴细胞48%,骨髓增生低下。最可能是
A. 急性溶血
B. 巨幼细胞贫血
C. 脾功能亢进
D. 骨髓纤维化
E. 再障危象

60. 女性,32岁,因急性失血需要输血,当输入红细胞悬液约200 ml时,突然出现畏寒、发热,呕吐1次,尿呈酱油样,血压75/45 mmHg。该患者最有可能的输血不良反应是
A. 溶血性输血反应
B. 非溶血性发热性输血反应
C. 过敏反应
D. 细菌污染反应
E. 循环超负荷

61. 男性,35岁,近半年来常畏寒、疲倦、易受凉,因咽痛、发热3天入院。查体见双侧扁桃体化脓。辅助检查:Hb 121 g/L, WBC 1.0×10^{9}/L,中性粒细胞40%,淋巴细胞60%,血小板正常,骨髓提示增生性骨髓象,粒细胞胞质内可见中毒性颗粒。患者诊断考虑
A. 急性白血病
B. 慢性淋巴细胞白血病
C. 粒细胞缺乏症
D. 类白血病反应
E. 再生障碍性贫血

62. 女性,36岁,因宫颈癌化疗,结束3天出院,出院后第4天突发高热、咳嗽、呼吸困难。查体见咽部充血。检验:Hb 101 g/L, WBC 0.9×10^{9}/L,分类未报,血小板正常。骨髓提示增生性骨髓象,粒系减少。患者诊断准确的是
A. 急性白血病
B. 白细胞减少症
C. 再生障碍性贫血
D. 类白血病反应
E. 粒细胞缺乏症

63. 女性,18岁,发热咽痛鼻出血10天,胸骨压痛明显,右下肢皮肤可触及3 cm×3 cm大小肿块,质硬。RBC 2×10^{9}/L, Hb 60 g/L, WBC 2×10^{9}/L, PLT 20×10^{9}/L,骨髓增生极度活跃,原始细胞80%,部分胞质中可见Auer小体,POX染色弱阳性,PAS染色胞质淡红色,醋酸萘酚酯酶染色阳性,能被NaF抑制。诊断是
A. 急性粒细胞白血病
B. 急性早幼粒细胞白血病
C. 急性单核细胞白血病
D. 急性红白血病
E. 急性淋巴细胞白血病

64. 男,14岁。颈淋巴结肿大2周,活检示淋巴结结构破坏,可见R-S细胞。可诊断为
A. 传染性单核细胞增多症
B. 淋巴结反应性增生
C. 霍奇金病
D. 非霍奇金淋巴瘤
E. 淋巴结结核

65. 女性,30岁,慢性粒细胞白血病病史1年,

近1周高热，脾大平脐，血红蛋白50 g/L，白细胞$20\times10^9/L$，原始粒细胞30%，中晚幼粒细胞40%，血小板$50\times10^9/L$，诊断为
A. 慢性粒细胞白血病急性变
B. 慢性粒细胞白血病合并感染
C. 慢性粒细胞白血病合并类白血病反应
D. 慢性粒细胞白血病合并骨髓纤维化
E. 慢性粒细胞白血病慢性期

66. 男性，病史2周，贫血伴全身出血点，浅表淋巴结不肿大，胸骨压痛（＋），肝轻度肿大，外周血白细胞$25\times10^9/L$，可见幼稚细胞，骨髓原始细胞＞80%，过氧化物酶（＋＋），Auer小体（＋），该患者最可能诊断是
A. 慢粒白血病急变
B. 再生障碍性贫血
C. 过敏性紫癜
D. 急性粒细胞白血病
E. 恶性淋巴瘤

67. 男性，病史2周，贫血伴全身出血点，浅表淋巴结不肿大，胸骨压痛（＋），肝轻度肿大，外周血WBC $25\times10^9/L$，可见幼稚细胞，PLT $50\times10^9/L$，Hb 40 g/L。该患者最可能的诊断是
A. 败血症
B. 再生障碍性贫血
C. 过敏性紫癜
D. 急性白血病
E. 恶性淋巴瘤

68. 男性，49岁，高热、咳嗽1周，查白细胞$40\times10^9/L$。下列与慢粒白血病不符的是
A. 外周血可见幼稚细胞
B. 血小板计数正常或增多
C. 骨髓中晚幼粒细胞多
D. NAP活性增高
E. 骨髓增生极度活跃

69. 女性，29岁，贫血、出血伴感染，查全血细胞减少，外周血未见幼稚细胞，为鉴别白血病性和再生障碍性贫血，应检查
A. 肝脾淋巴结有无肿大
B. 网织红细胞多少
C. 骨髓增生程度及原始细胞多少
D. 皮肤黏膜有无浸润
E. 巨核细胞多少

70. 男性，46岁，患慢粒3年。经检查无贫血，WBC $345\times10^9/L$，骨髓原始细胞占13%，Ph染色体阳性。患者处于慢粒的阶段是
A. 稳定期
B. 急变期
C. 缓解期
D. 初发期
E. 加速期

71. 男性，62岁，头昏苍白半年，发热伴鼻出血1周。体检：体温39℃，贫血貌，胸骨压痛（－）。Hb 50 g/L，WBC $3\times10^9/L$，PLT $20\times10^9/L$。骨髓增生明显活跃，红系出现有核细胞和巨大红细胞，粒系分叶过多，见巨大血小板。本例的诊断是
A. 再生障碍性贫血
B. 骨髓增生异常综合征
C. 急性单核细胞白血病
D. 急性红白血病
E. 急性淋巴细胞向血病

72. 女性，65岁，头昏苍白半年。贫血貌，胸骨压痛（－），肝脾不大。Hb 76 g/L，WBC $3\times10^9/L$，PLT $100\times10^9/L$。骨髓象增生明显活跃，红系出现有核细胞、巨大红细胞，环形铁粒幼细胞＞15%。本例的诊断是
A. 再生障碍性贫血
B. 巨幼细胞贫血
C. 慢性病性贫血
D. 急性红白血病

E. 骨髓增生异常综合征

73. 一位正在接受糖皮质激素治疗的 ITP 患者，突然出现脑出血，下列紧急处理措施中不适当的是
A. 血小板输注
B. 静脉注射丙种球蛋白
C. 血浆置换
D. 大剂量甲泼尼龙静脉注射
E. 氨肽素口服

74. 患者，18 岁，自幼有出血倾向，出血时间延长，凝血时间正常，血小板 150×10^9/L，血小板黏附率降低，部分凝血活酶时间延长，凝血酶原时间正常。父亲也有类似病史，考虑的诊断是
A. 血友病
B. 血管性血友病
C. 过敏性紫癜
D. 维生素 K 缺乏
E. 遗传性出血性毛细血管扩张症

75. 男性，17 岁，3 日来出现皮肤紫癜，以下肢为主两侧对称，颜色鲜红，高出皮肤表面，伴有关节及腹痛，化验 Hb 120 g/L，WBC 5.6×10^9/L，PLT 150×10^9/L，BT 正常，应诊断为
A. 血小板减少性紫癜
B. 过敏性紫癜
C. 急性白血病
D. 急性关节炎
E. 急腹症

76. 女性，19 岁，咽痛 1 周，3 天前出现皮肤大片紫红色瘀斑，以下肢为主，两侧对称，高出皮肤表面，伴腹部及关节疼痛。化验 Hb 118 g/L，WBC 8.6×10^9/L，PLT 140×10^9/L。应诊断为
A. 血小板减少性紫癜
B. 急腹症
C. 急性白血病
D. 急性关节炎
E. 过敏性紫癜

77. 男性，26 岁，3 日来出现两侧下肢为主的紫癜，颜色鲜红，高出皮肤表面，伴有关节及腹痛，诊断为过敏性紫癜。该患者的实验室检查结果应是
A. 血小板减少、APTT 延长、BT 延长
B. 血小板减少、APTT 延长、BT 正常
C. 血小板正常、APTT 延长、BT 延长
D. 血小板正常、APTT 正常、BT 延长
E. 血小板增多、APTT 延长、BT 正常

78. 男性，21 岁，头昏、皮肤紫癜数月余，近 10 天来因头痛、呕吐入院。查体：面色苍白，全身浅表淋巴结肿大，颈略有抵抗，肝肋下 1.5 cm，脾肋下 2.0 cm。Hb 58 g/L，WBC 23.0×10^9/L，PLT 45.0×10^9/L。骨髓检查：增生明显活跃，原始及早幼淋巴细胞占 48%，巨核细胞及血小板少见。脑脊液检查潘氏试验(+)，白细胞 0.02×10^9/L。诊断最大的可能是
A. 急性白血病并发颅内出血
B. 急性白血病并发颅内感染
C. 结核性脑膜炎
D. 急性淋巴细胞白血病并发脑膜白血病
E. 病毒性脑炎

79. 男性，22 岁。乏力、苍白伴发热 10 天，肝脾不肿大，Hb 30 g/L，WBC 2.2×10^9/L，分类正常，PLT 50×10^9/L，网织红细胞 0.3%，骨髓增生活跃，原始淋巴细胞 80%。最佳诊断为
A. 慢性淋巴细胞白血病
B. 急性再生障碍性贫血
C. 急性非淋巴细胞白血病
D. 慢性再生障碍性贫血
E. 急性淋巴细胞白血病

80. 男性，50 岁，左上腹饱胀半年，进食后加剧。检查：脾大，Hb 80 g/L，WBC 3.2×10^9/L，PLT 350×10^9/L，血片发现泪滴状红细胞，疑诊为原发性骨髓纤维化。下列检查中最有助于排除其他血液病所致的继发性骨髓纤维化的是

A. 血涂片检查
B. 血尿酸测定
C. 骨髓活检
D. 骨髓穿刺＋骨髓活检
E. 脾穿刺

二、A3/A4 型题

（81～83 题共用题干）

女性，38 岁，半年来逐渐贫血，伴牙龈出血，乏力、腰腹疼痛，巩膜轻度黄染，脾肋下 2 cm，不肿大。血象：Hb 53 g/L，WBC 3.0×10^9/L，PLT 48×10^9/L。尿常规：隐血（＋），蛋白（＋）。含铁血黄素（＋）。Coombs 试验阴性，Ham 试验阳性。骨髓增生低下。

81. 该患者最可能诊断是

A. 慢性病性贫血
B. 巨幼细胞贫血
C. PNH
D. 自身免疫性贫血
E. 再生障碍性贫血

82. 追问患者有阵发性解酱油色尿病史，其发生可能与之相关的因素有

A. 睡眠
B. 月经
C. 感染
D. 饮酒或疲劳
E. 以上都有

83. 患者最积极的治疗措施应是

A. 糖皮质激素
B. 输注洗涤红细胞
C. EPO
D. 异基因骨髓移植
E. 脾切除

（84～85 题共用题干）

女性，32 岁，既往患系统性红斑狼疮，近半年来常畏寒疲倦、易受凉，因咽痛、发热 3 天入院。查见咽部充血。检验：血红蛋白 110 g/L，白细胞 1.0×10^9/L，分类中性粒细胞 40%，淋巴细胞 50%，血小板正常。骨髓提示增生性骨髓象，粒红比下降，粒系核左移。

84. 患者诊断考虑

A. 急性白血病
B. 慢性淋巴细胞白血病
C. 粒细胞缺乏症
D. 类白血病反应
E. 再生障碍性贫血

85. 该患者最可能发病机制是

A. 粒细胞生成障碍
B. 粒细胞成熟障碍
C. 粒细胞消耗过多
D. 粒细胞破坏过多
E. 粒细胞分布异常

（86～88 题共用题干）

男性，36 岁，因关节肿痛 2 个月，高热、寒战、乏力 3 天入院。关节摄片见密度增高，提示坏死性骨髓炎。检验：血红蛋白 115 g/L，白细胞 0.9×10^9/L，分类未报，血小板正常。骨髓提示增生性骨髓象，粒细胞中可见中毒颗粒。

86. 患者的诊断考虑

A. 急性白血病
B. 慢性淋巴细胞白血病
C. 再生障碍性贫血
D. 类白血病反应
E. 粒细胞缺乏症

87. 该患者最可能发病机制是
A. 粒细胞生成障碍
B. 粒细胞成熟障碍
C. 粒细胞破坏过多
D. 粒细胞消耗过多
E. 粒细胞分布异常

88. 该患者治疗措施中不当的是
A. 糖皮质激素
B. 输注血浆
C. GM-CSF
D. 抗生素
E. 碳酸锂

(89～91题共用题干)

男,22岁,高热1周,应用抗生素治疗无效。胸骨压痛明显,肝脾肋下未触及。入院次日起出现皮肤多处片状瘀斑、血尿,肌内注射局部渗血不止,血压90/60 mmHg。WBC 3.2×10^9/L, Hb 50 g/L, PLT 4×10^9/L。骨髓检查:有核细胞增生极度活跃,细胞质颗粒粗大的早幼粒细胞占85%。

89. 本例的诊断是
A. 急性粒细胞白血病
B. 急性早幼粒细胞白血病
C. 急性单核细胞白血病
D. 急性淋巴细胞白血病
E. 急性红白血病

90. 患者出血的首要原因是
A. 异常早幼粒细胞浸润血管壁
B. 血小板减少
C. 血小板减少伴功能异常
D. 凝血因子Ⅱ、Ⅶ、Ⅸ、Ⅹ缺乏
E. DIC

91. 获得完全缓解后的治疗策略是
A. 化疗与全反式维A酸交替治疗
B. 单用全反式维A酸维持治疗
C. 定期联合化疗
D. 中剂量阿糖胞苷强化治疗
E. 停药,定期随诊

(92～94题共用题干)

女性,23岁,牙龈出血伴月经过多1年,体检双下肢可见散在出血点及紫癜,肝脾不大。血红蛋白90 g/L,白细胞5.5×10^9/L,分类正常,血小板25×10^9/L。尿常规正常。

92. 最可能的诊断为
A. 急性白血病
B. 过敏性紫癜
C. 特发性血小板减少性紫癜
D. 再生障碍性贫血
E. 缺铁性贫血

93. 进一步明确诊断需做的检查是
A. 骨髓穿刺
B. 铁蛋白测定
C. 出血时间
D. Coombs试验
E. 网织红细胞计数

94. 首选治疗为
A. 输血小板浓缩液
B. 抗纤溶药物
C. 免疫抑制剂
D. 肾上腺皮质激素
E. 脾切除

(95～96题共用题干)

女性,28岁,产后3天,高热,血压70/40 mmHg,恶露奇臭,四肢及躯干皮肤呈大片状瘀斑,既往无肝炎及出血病史。血红蛋白90 g/L,白细胞4.0×10^9/L,血小板进行性下降,最低为30×10^9/L。PT 20 s(对照13 s),APTT 65 s(对照45 s),3P试验(+),血FDP 190 mg/L,纤维蛋白原测定1.7 g/L, D-二聚体(++)。

95. 出血原因可能为
A. 血小板减少性紫癜
B. DIC
C. 急性再生障碍性贫血
D. 肝损害凝血障碍
E. vWD

96. 下列处理正确的是
A. 肝素+输血
B. 子宫B超检查
C. 有效抗生素
D. 抗纤溶治疗
E. 以上都需要

(97～99 题共用题干)

女性，45 岁，是一位有 2 个孩子的母亲，因头昏、乏力、面色苍白 1 年来诊。既往有十二指肠球部溃疡 20 年。化验：RBC 2.5×10^{12}/L，Hb 60 g/L，白细胞及血小板正常，血清铁蛋白 10 μg/L。诊断为缺铁性贫血。

97. 关于铁代谢下列正确的是
A. 维生素C能促进 Fe^{2+} 的吸收
B. 血清铁一般是 Fe^{2+}
C. Fe^{2+} 主要在空肠下端吸收
D. 成人每天需 Fe^{2+} 量 10 mg
E. 在肠黏膜细胞内 Fe^{2+} 与去铁蛋白结合形成铁蛋白

98. 本例缺铁性贫血最可能病因是
A. 多次妊娠
B. 慢性失血
C. 胃肠道吸收功能障碍
D. 患者需铁量增加
E. 偏食

99. 下列治疗对本例不合适的是
A. 给予硫酸亚铁口服或肌内注射右旋糖酐铁
B. 口服铁剂期间忌茶
C. 加维生素C可促进食物中 Fe^{3+} 的吸收
D. 多进食猪肝、肉类、禽蛋、香菇等含 Fe^{2+} 高的食物
E. 给予稀盐酸口服

(100～102 题共用题干)

女性，15 岁，发现贫血、黄疸 5 年。脾肋下 2.5 cm，质中。血红蛋白 90 g/L，网织红细胞 0.05，白细胞和血小板数均正常。红细胞渗透脆性试验：0.7%盐水溶液开始溶血。其父也有轻度黄疸。

100. 最有可能是下列哪种贫血？
A. 缺铁性贫血
B. 海洋性贫血
C. 遗传性球形红细胞增多症
D. 遗传性铁粒幼细胞贫血
E. 巨幼细胞性贫血

101. 要明确诊断，最有价值的实验室检查是
A. 周围血片
B. 骨髓象
C. 血清铁总铁结合力
D. 血红蛋白电泳
E. 肝功能试验

102. 考虑治疗措施时应首选
A. 输血
B. 肾上腺皮质激素
C. 脾切除
D. 叶酸
E. 维生素 B_{12}

(103～105 题共用题干)

男，36 岁，5 天前发热、咽疼，应用抗生素治疗无效，颈部浅表淋巴结肿大，咽部充血。扁桃体Ⅱ度肿大，下肢少许瘀斑。白细胞 16.6×10^9/L，原始细胞 0.60，血红蛋白 80 g/L，血小板 34×10^9/L。

103. 最可能的诊断是
A. 特发性血小板减少性紫癜
B. 缺铁性贫血
C. 再生障碍性贫血
D. 溶血性贫血
E. 急性白血病

104. 体检中应特别注意的体征是
A. 睑结膜苍白
B. 胸骨压痛
C. 浅表淋巴结肿大
D. 皮肤出血点
E. 心脏杂音

105. 为明确诊断应做的检查是
A. 血小板抗体
B. 血清铁蛋白
C. 骨髓扫描
D. 淋巴结活检
E. 骨髓涂片细胞学检查

(106～108 题共用题干)

男性,20 岁,发热 2 周,体温 38～39℃,皮肤散在紫癜,颈部及腋下可触及 0.5 cm×1.5 cm大小淋巴结 5～6 个,脾肋下 3 cm。血红蛋白 85 g/L,白细胞 10×10^9/L,血小板 25×10^9/L。

106. 对诊断帮助最大的检查
A. 血培养
B. 白细胞分类
C. 胸部 X 线片
D. 骨髓象检查
E. 血小板抗体测定

107. 治疗 3 周后,患者出现高热、头痛、呕吐,Kernig 征(+),应采取的治疗方案为
A. 应用广谱抗生素
B. 链霉素、异烟肼、利福平联合治疗
C. 化疗＋鞘内注射 MTX
D. 肾上腺糖皮质激素＋头孢菌素
E. 输注血小板

108. 此患者在发热、头痛、呕吐第 2 日做脑脊液检查,最可能的发现为
A. 脑脊液中性粒细胞增高
B. 细菌培养阳性
C. 脑脊液发现结核杆菌
D. 脑脊液蛋白量显著增高、糖定量减低
E. 脑脊液白血病细胞增多

(109～111 题共用题干)

男,20 岁,苍白、乏力 1 周。淋巴结及脾大,白细胞计数 32.0×10^9/L,骨髓中原始细胞占 83%,过氧化物酶染色阴性。

109. 最可能的诊断是
A. 急性早幼粒细胞白血病
B. 急性粒细胞白血病
C. 急性红白血病
D. 急性单核细胞白血病
E. 急性淋巴细胞白血病

110. 最适宜的化疗方案是
A. DA 方案
B. HA 方案
C. HOAP 方案
D. VDP 方案
E. CHOP 方案

111. 如果出现头痛,时有呕吐,脑脊液压力增高,脑脊液可见少量幼稚细胞,应加用的治疗是
A. 脾切除术
B. 输血小板悬液
C. 控制感染
D. 白细胞去除术
E. 鞘内注射甲氨蝶呤

（112～114 题共用题干）

男，27 岁，7 天来全身皮肤出血点伴牙龈出血来诊。化验 PLT 35×10^9/L，临床诊断为慢性特发性血小板减少性紫癜（ITP）。

112. 下列体征支持 ITP 诊断的是

A. 皮肤有略高出皮面的紫癜

B. 面部蝶形红斑

C. 口腔溃疡

D. 下肢肌肉血肿

E. 脾脏不大

113. 下列支持 ITP 诊断的实验室检查是

A. 凝血时间延长

B. 血块收缩良好

C. 抗核抗体阳性

D. 骨髓巨核细胞增多，产板型增多

E. 骨髓巨核细胞增多，幼稚、颗粒型增多

114. 该患者的首选治疗是

A. 糖皮质激素

B. 脾切除

C. 血小板输注

D. 长春新碱

E. 达那唑

第七章

风湿免疫系统

一、A1/A2 型题

1. 未经治疗时测得抗核抗体阳性率最高的疾病是
A. 干燥综合征
B. 慢性活动性肝炎
C. 系统性红斑狼疮
D. 硬皮病
E. 类风湿关节炎

2. 女性，48 岁，2 年来关节炎，日光过敏，脱发。尿蛋白(＋)。近半个月双下肢凹陷性水肿，尿少，血压 178/100 mmHg。尿蛋白(＋＋＋)，尿红细胞 10～15 个/HP，Hb 100 g/L，Scr 230 μmol/L，ANA 1∶640(膜型)，抗 Sm 抗体阳性，血 C3 0.5 g/L。最可能的临床诊断是
A. 急进性肾炎
B. 急性肾衰
C. 系统性红斑狼疮
D. 慢性肾炎
E. 急性肾炎

3. 类风湿关节炎的常见关节畸形有
A. 近端指间关节梭形肿胀，尺侧腕伸肌萎缩，手腕向桡侧旋转、偏移，手指向尺侧代偿性移位，形成指掌尺侧偏移
B. 掌指关节强直畸形
C. 肘、膝、踝关节脱位
D. 远端指间关节严重屈曲，近端指间关节过伸呈“纽扣花”样畸形
E. 远端指间关节过伸，近端指关节屈曲畸形，形成“鹅颈样”畸形

4. 类风湿关节炎的主要表现是多发性和对称性增生性滑膜炎，导致此炎症反应的原因是
A. 血循环中的 RF
B. 存在于关节的 RF
C. 关节中的 IL－1
D. 关节中的 TGF－B
E. EB 病毒

5. 女性，54 岁，2 年来双指端出现溃疡、瘢痕。半年进食发噎，2 天来气短。血压 170/112 mmHg。尿蛋白＋＋(1.5 g/d)，尿沉渣 RBC 10～30/HP，肾脏增大，胸片双下肺间质纤维化。临床诊断是
A. 血管炎
B. 食管肿物
C. 慢性肾炎
D. 系统性硬化病
E. 肺间质纤维化

6. 女性，50 岁，双手近端指间、腕关节肿痛 3 个月，伴晨僵＞2 h/d，查血沉 40 mm/h，

CRP升高，RF 1∶64，ANA阴性。双手X线片示：骨质疏松，腕关节轻度狭窄。最可能的诊断是
A. 系统性红斑狼疮
B. 多发性肌炎
C. Reiters综合征
D. 骨关节炎
E. 类风湿关节炎

7. 女性，25岁，患系统性红斑狼疮多年，间断服用过糖皮质激素，症状一度缓解。近1个月来低热、咳嗽、咳痰、胸痛伴双膝关节肿痛及皮下结节性红斑，加服糖皮质激素无效。胸片检查发现：双肺弥漫性斑点状、小片状阴影，右上可疑透光区。最可能的诊断是
A. 狼疮性肾炎
B. 类固醇性结核病
C. 肺部继发感染
D. 肺化脓症
E. 肺军团菌病

8. 关于白塞病下列正确的是
A. 常见皮肤表现为环形红斑
B. 病理是以小动脉为主的血管炎
C. 抗Mi抗体是白塞病特异性抗体
D. 超过90%的患者都有口腔溃疡
E. 神经系统一般不受累

9. 男性患者，20岁。左膝关节反复肿痛5年。体检左膝关节滑膜肿胀。浮髌试验(－)。左侧骶髂关节叩痛(＋)；化验ESR 24 mm/h，RF正常。为确认应做哪项检查？
A. IgG、IgA、IgM
B. ALT/AST
C. 骶髂关节X线
D. HLA-B27
E. 蛋白电泳

10. 女性，28岁。反复出现低热、口腔和外阴部溃疡1年，伴双下肢红色结节样皮疹、关节痛1个月，无鼻塞、流涕。咳嗽，无腹痛、腹泻。ESR 40 mm/h，ENA、抗ENA、ANCA等自身抗体均阴性。该患者最可能的诊断是
A. 干燥综合征
B. 复发性口腔溃疡
C. 系统性红斑狼疮
D. 白塞病
E. Wegener肉芽肿

11. 晨僵可以见于下列哪一种疾病？
A. 系统性红斑狼疮
B. 风湿性多肌痛
C. 骨关节炎
D. 类风湿关节炎
E. 以上疾病均可出现

12. 下列有关类风湿关节炎和强直性脊柱炎的区别正确的是
A. 在我国，类风湿关节炎患病率远大于强直性脊柱炎
B. 强直性脊柱炎是中心型类风湿关节炎
C. 强直性脊柱炎和类风湿关节炎男女患病比例相似
D. 强直性脊柱炎和类风湿关节炎基本病理改变均为滑膜炎症
E. 类风湿关节炎和强直性脊柱炎均为全身性疾病

13. 有关系统性血管炎下列正确的是
A. 显微镜下多血管炎在肾组织上常有大量免疫复合物沉着
B. ANCA阳性就可诊断系统性血管炎
C. 系统性血管炎是一组遗传性疾病
D. 韦格纳肉芽肿是以呼吸道受累为主的坏死性、肉芽肿性血管炎
E. 结节性多动脉炎肾脏损害在病理上表现为肾小球炎症

14. 年轻女性患者,出现双手指、腕关节肿胀、疼痛伴晨僵1月,ESR 80 mm/h,RF 110 U。风湿科医师诊断该患者为"类风湿关节炎",目前疾病处于活动期。该患者选择的最佳治疗措施是
A. 非甾体抗炎药
B. 非甾体抗炎药+糖皮质激素
C. 非甾体抗炎药+甲氨蝶呤
D. 非甾体抗炎药+金制剂
E. 中药治疗

15. 女性,42岁,诊断"类风湿关节炎"6年,间断服用中药和止痛药物。近来诉膝关节疼痛,夜间不能入睡,不能行走。体检双手呈"纽扣花"畸形,X线片示双膝关节间隙消失,关节边缘有唇样增生。ESR 13 mm/h,CRP正常,RF(-)。该患者合适的治疗措施是
A. 对乙酰氨基酚
B. 非甾体抗炎药
C. 甲氨蝶呤
D. 糖皮质激素
E. 补充钙片

16. 男性,18岁,双侧臀部交替性疼痛半年,双眼曾发生虹膜睫状体炎,无腹泻和尿道炎史。无皮疹。风湿科医师怀疑其患有"强直性脊柱炎"。为明确诊断应该选择下列哪一项检查?
A. 腰椎X线摄片
B. HLA-B27
C. ESR、CRP
D. ANA、RF
E. 骶髂关节摄片

17. 男性,21岁,因腰背部僵硬1月,经检查诊断为"强直性脊柱炎"。有磺胺过敏史。该患者选择最佳治疗药物是
A. 雷公藤
B. 硫氮磺吡啶
C. 甲氨蝶呤
D. 环磷酰胺
E. 以上均可以

18. 女性患者,30岁,近3月来出现低热,消瘦、多关节疼痛。尿常规检查:尿蛋白(++),红细胞10/HP。p-ANCA(+),余抗体阴性。肾穿刺:微小动脉有坏死性炎症性改变,无免疫复合物沉着。肾血管造影未发现血管狭窄。该患者最可能诊断
A. 结节性多动脉炎
B. 韦格纳肉芽肿
C. 系统性红斑狼疮
D. 显微镜下多血管炎
E. 干燥综合征

19. 女性患者,75岁,近1年来低热,自觉疲劳、四肢无力,伴躯干部皮疹。体检:上肢肌力4级,前臂肌力5级。肌酶谱正常,自身抗体阴性。肌电图:肌源性损害可能,肌肉活检见肌横纹消失,变性。肌纤维周围有单核细胞浸润。否认病前有感染和应用药物史。该患者在诊断时应警惕
A. 包涵体肌炎
B. 皮肌炎伴感染
C. 恶性肿瘤相关皮肌炎
D. 风湿性多肌痛
E. 系统性红斑狼疮

20. 患者女,53岁。关节痛半年余,诊断为"类风湿关节炎",此病一般不出现
A. 晨僵时间超过1 h
B. 双手对称性关节肿胀
C. X线片示骶髂关节间隙狭窄
D. 血沉明显增快
E. X线片示近端指间关节间隙狭窄

21. 患者男,10岁。发热,关节肿痛,皮肤出现环形红斑,心率增快出现奔马律,血沉增快。经治疗上述症状、体征消失后,需预防

继发性疾病的方法是
A. 避免关节损伤
B. 忌海鲜
C. 减少体育运动
D. 长效青霉素肌内注射
E. 激素吸入维持

22. 患者女，32岁。双腕和膝关节疼痛，伴高热2个月。曾有癫痫样发作1次。心脏超声检查示中等量心包积液；X线胸片示右侧少量胸腔积液。血常规检查血红蛋白、白细胞和血小板下降，尿蛋白(++)，多种抗生素治疗无效。最可能诊断为
A. 肾小球肾炎急性发作
B. 恶性肿瘤颅内转移
C. 系统性红斑狼疮
D. 结核性胸膜炎和心包炎
E. 再生障碍性贫血

23. 男性，45岁，反复骨痛、乏力半年，尿检发现蛋白尿(+～++)，血气分析提示酸中毒。肾活检示小管间质纤维化及炎症细胞浸润。反复骨穿未见异常，唇黏膜活检示慢性炎症。患者最可能的诊断
A. 多发性骨髓瘤
B. 系统性红斑狼疮
C. 强直性脊柱炎
D. 类风湿关节炎
E. 干燥综合征

24. 下列关于类风湿因子说法正确的是
A. 在大部分正常人类风湿因子可以出现低滴度阳性
B. 其滴度与类风湿关节炎病情活动性、严重性无关
C. 是属于IgM型的自身抗体
D. 在某些慢性感染性疾病及恶性肿瘤的患者血清中可出现阳性
E. 类风湿因子阴性可以排除类风湿关节炎的诊断

25. 类风湿关节炎是一种
A. 中老年退行性变，非炎症疾病
B. 与IgM半乳糖化缺陷有关
C. 非对称性多关节为主的疾病
D. 与A族乙型链球菌感染有关的疾病
E. 以多关节炎为主的自身免疫性疾病

26. 关于类风湿结节的特点错误的是
A. 直径数毫米至数厘米
B. 质硬
C. 有压痛
D. 常出现在关节伸侧受压部位的皮下组织
E. 对称性

27. 下列关于类风湿关节炎药物治疗正确的是
A. 早期应用快作用抗风湿病药
B. 大部分患者用一种慢作用药就可以阻止关节破坏
C. 可以常规应用糖皮质激素
D. 非甾体抗炎药是改善关节症状的一线药物
E. 不能使用中枢性镇痛药

28. 下列关于肿瘤坏死因子拮抗剂治疗类风湿关节炎说法正确的是
A. 仅有抗炎作用
B. 既有抗炎作用又有防止骨破坏的作用
C. 缓解关节症状的速度较其他慢作用抗风湿药慢
D. 不会诱发或加重感染
E. 不宜与其他慢作用药物联用

29. 类风湿关节炎病情活动相关的辅助检查是
A. 类风湿因子(RF)
B. 抗核抗体(ANA)谱
C. 血沉(ESR)和C反应蛋白(CRP)
D. 关节X线检查
E. 血清补体

30. 以下符合类风湿关节炎的分类标准的是
A. 对称性关节肿、3个以上关节肿≥6周
B. 晨僵至少2小时≥6周
C. 腕、掌指关节或远端指间关节肿≥6周
D. 手X线片改变,至少有骨质疏松和关节间隙的狭窄
E. 类风湿因子阳性(滴度>1:16)

31. 类风湿关节炎僵硬感最明显的时间是
A. 早晨
B. 上午
C. 下午
D. 晚上
E. 半夜

32. 类风湿性关节炎的主要表现是
A. 全身关节肿痛伴发热、皮疹
B. 游走性大关节肿痛
C. 对称性小关节肿痛伴晨僵
D. 腰骶痛伴晨僵
E. 多关节肿痛伴四肢末梢感觉障碍

33. 除有关节肿痛伴晨僵外,对类风湿性关节炎诊断最有意义的表现是
A. 枕后痛性皮下结节
B. 关节隆突部及受压部位有无痛性皮下结节
C. 双侧胸腔积液
D. 足跟肌腱附着端及足底痛
E. 腰椎脊髓受压致双下肢感觉异常

34. 类风湿性关节炎中,最先受累的关节组织是
A. 骨组织
B. 软骨组织
C. 滑膜组织
D. 韧带
E. 关节囊

35. 关于SLE患者妊娠描述正确的是
A. 含雌激素避孕药可以使病情稳定
B. 病情稳定且心肾功能正常者可以怀孕,可不停用免疫抑制剂
C. 妊娠前期激素的剂量要小于10 mg/d(泼尼松)
D. 在妊娠前3个月要停用一切药物
E. 妊娠过程中SLE的病情稳定不用监测化验

36. 对系统性红斑狼疮的诊断最特异的检查项目是
A. 狼疮细胞
B. 抗核抗体
C. 类风湿因子
D. 抗Sm抗体
E. 抗双链DNA抗体

37. 下列哪项不是我国风湿病学会诊断SLE的标准?
A. 颜面红斑,非畸形关节炎
B. 多发性浆膜炎
C. 肾脏病变——蛋白尿
D. 抗双链DNA抗体阳性
E. 血沉增快

38. 与系统性红斑狼疮发病无关的因素是
A. 环境因素
B. 遗传因素
C. 性腺激素
D. 胰岛素
E. 生物因素

39. 在骨关节炎与类风湿关节炎的鉴别要点中,以下最具鉴别意义的是
A. 发病年龄不同
B. 性别比例不同
C. 是否有晨僵
D. 类风湿因子是否阳性
E. 关节X线表现不同

40. 典型的强直性脊柱炎的关节X线片可显示
A. 骨质增生
B. 骨端骨质疏松
C. 软骨破坏，关节间隙狭窄
D. 局限性骨质疏松，关节面虫蚀样骨质缺损
E. 椎体方形变，椎间盘及前后韧带钙化、骨化呈竹节样改变

41. 强直性脊柱炎的临床表现不包括
A. 青年男性多发
B. 关节囊、肌腱或韧带附着点炎症
C. 腰骶部隐痛，休息不缓解，活动后症状改善
D. 可有主动脉炎、虹膜炎等表现
E. 以突发第一跖趾关节剧痛为主要特征

42. 有关强直性脊柱炎的发病正确的是
A. 抗核抗体阳性见于多数患者
B. HLA－DR4 阳性提示预后差
C. HLA－B27 阴性的患者肯定不是强直性脊柱炎
D. HLA－B27 阳性提示强直性脊柱炎的可能性大
E. HLA－B27 阴性预后差

43. 可用于控制强直性脊柱炎病情进展的药物是
A. 阿司匹林
B. 硫唑嘌呤
C. 非甾体抗炎药
D. 糖皮质激素
E. 柳氮磺吡啶

44. 干燥综合征累及肾脏时最常见的表现是
A. Ⅰ型肾小管酸中毒
B. Ⅱ型肾小管酸中毒
C. Ⅲ型肾小管酸中毒
D. Ⅳ型肾小管酸中毒
E. 间质性肾炎

45. 常以雷诺现象为首发症状的疾病是
A. 类风湿关节炎
B. 皮肌炎
C. 系统性硬化病
D. 干燥综合征
E. 反应性关节炎

46. 下列哪种疾病不属于风湿性疾病的范畴？
A. 系统性红斑狼疮
B. 干燥综合征
C. 骨关节炎
D. 甲状腺功能亢进症
E. 强直性脊柱炎

47. 以外分泌腺体的慢性炎症改变为主要特点的风湿病是
A. 骨性关节炎
B. 类风湿关节炎
C. 系统性红斑狼疮
D. 痛风
E. 干燥综合征

48. 多发性肌炎要与类风湿关节炎、系统性红斑狼疮、硬皮病及干燥综合征等引起的肌炎相鉴别，比较可靠的方法是
A. 病因学方法
B. 病理学方法
C. 免疫学方法——特异性抗体的检测
D. 体检及肌电图
E. 临床症状特点

49. 在系统性红斑狼疮的下列临床表现中最常见的是
A. 育龄女性多发
B. 皮肤黏膜与关节表现
C. 肾炎
D. 浆膜炎
E. 贫血

50. 系统性红斑狼疮，狼疮肾炎(病理为Ⅳ型)

首选的免疫抑制剂为
A. 环磷酰胺
B. 甲氨蝶呤
C. 长春新碱
D. 硫唑嘌呤
E. 雷公藤

51. 治疗重型SLE最常用的治疗是
A. 环磷酰胺
B. 肾上腺皮质激素
C. 雷公藤
D. 非甾体抗炎药
E. 红藤制剂

52. 下述哪个症状不属于原发性干燥综合征的临床表现?
A. 腮腺肿大
B. 猖獗龋
C. 下肢过敏性紫癜样皮疹
D. 致残性关节脊柱炎
E. 低血钾性软瘫

53. 虹膜睫状体炎最常见于
A. 强直性脊柱炎
B. Reiter综合征
C. 银屑病关节炎
D. 肠病性关节炎
E. 干燥综合征

54. 风湿活动的正确判断指标是
A. 血沉慢
B. 血小板减少
C. 黏蛋白降低
D. C反应蛋白增多
E. 血浆白蛋白提高

55. 不属于风湿热的主要表现的是
A. 发热
B. 关节炎
C. 心肌炎
D. 舞蹈症
E. 环形红斑

56. 关于风湿热错误的是
A. 风湿热是金葡菌感染引起的一种疾病
B. 风湿热是一种自身免疫性疾病
C. 本病有反复发作倾向
D. 舞蹈病常发生于4～7岁的儿童
E. ASO滴度升高

57. 对于风湿性关节炎,下列叙述错误的是
A. 成年多于儿童
B. 主要累及大关节
C. 关节表现为红、肿、热、痛、功能障碍
D. 关节腔内渗出浆液及纤维蛋白
E. 反复发作易致关节畸形

58. 类风湿因子阳性率最高的疾病是
A. 系统性红斑狼疮
B. 风湿性关节炎
C. 混合性结缔组织病
D. 类风湿关节炎
E. 骨关节炎

59. 类风湿因子IgG型常见于
A. 有类风湿结节患者
B. 有类风湿血管炎患者
C. Felty综合征患者
D. 以上都正确
E. 正常人

60. 与类风湿关节炎比较,风湿性关节炎
A. 多累及四肢大关节
B. 多无晨僵
C. 抗链球菌溶血素"O"升高
D. 无关节畸形
E. 以上都对

61. 目前治疗系统性红斑狼疮的主药为
A. 非甾体抗炎药

B. 磷酸氯喹
C. 雷公藤总苷
D. 环磷酰胺
E. 泼尼松

62. 妊娠可诱发 SLE 活动,特别是在
A. 妊娠早期
B. 妊娠中期
C. 妊娠晚期
D. 妊娠早期和产后 6 周
E. 妊娠晚期和产后 6 周

63. 不属于弥漫性结缔组织病的是
A. 皮肌炎
B. 类风湿关节炎
C. 强直性脊柱炎
D. 系统性红斑狼疮
E. 干燥综合征

64. “竹节样”脊椎见于
A. 强直性脊柱炎
B. 脊柱结核
C. 脊柱侧弯
D. 脊柱骨折
E. 脊柱肿瘤

65. 强直性脊柱炎有以下哪些表现?
A. HLA-B27 阳性率很高
B. 晚期出现脊柱僵硬、侧弯畸形
C. X线照片不可能出现“竹节样”脊柱
D. 好发于中老年
E. 激素治疗效果好

66. 青年男性患者,腰痛、腰僵硬,逐渐出现驼背。X线片见骶髂关节模糊,间隙消失。可能的诊断是
A. 慢性腰扭伤
B. 腰肌劳损
C. 腰椎结核
D. 腰椎间盘突出症
E. 强直性脊柱炎

67. 女,50 岁。反复低热 1 年,伴四肢大小关节肿痛。WBC 8.0×10^9/L, Hb 100 g/L, ANA(－),RF(＋)。经多种抗生素正规治疗无效,可能的诊断是
A. 风湿性关节炎
B. 系统性红斑狼疮
C. 骨关节炎
D. 类风湿关节炎
E. 结核菌感染引起的关节炎

68. 女性患者,来社区就诊,52 岁。双手关节反复肿痛伴晨僵 1 年余,近两年来疼痛加重伴晨僵,活动后可缓解。首先考虑的诊断是
A. 骨性关节炎
B. 痛风
C. 银屑病关节炎
D. 类风湿关节炎
E. 风湿性关节炎

69. 女性,50 岁。对称性多关节肿痛伴晨僵 1 年余,血 RF 1∶40(＋),ESR 100 mm/h。本患者目前不考虑的治疗措施是
A. 非甾体抗炎药
B. 泼尼松
C. 环磷酰胺
D. 甲氨蝶呤
E. 关节手术

70. 女性,27 岁。双手近端指间关节痛 2 个月,有时肿胀,伴不规则低热。体检双手近端指间关节有压痛,肿胀不明显,无畸形。血白细胞 3.2×10^9/L,尿蛋白 100 mg/dl,血沉 35 mm/h。本例最可能的诊断是
A. 风湿性关节炎
B. 类风湿关节炎
C. 反应性关节炎
D. 系统性红斑狼疮

E. 急性白血病

71. 女性,30岁。面部蝶形红斑、多关节痛、口腔溃疡5个月,发热1周。ANA(+),抗Sm抗体(+),血尿常规正常,X线胸片正常。目前无感染证据,治疗方案是
A. 泼尼松1 mg/kg+NSAID
B. 泼尼松2 mg/kg以上
C. 泼尼松1 mg/kg+CTX
D. 泼尼松1 mg/kg+NSAID+CTX
E. 泼尼松1 mg/kg+NSAID+抗生素

72. 患者男性,23岁。夜间腰痛,起床活动后好转,腰痛无向下肢放射,外用药膏及口服止痛药无好转。X线检查提示双侧骶髂关节炎。患者最可能的诊断是
A. 腰椎劳损
B. 坐骨神经痛
C. 骨关节炎
D. 类风湿关节炎
E. 强直性脊柱炎

73. 患者男性,20岁。2年前曾因外力撞击腰部致腰痛,经外用中药后好转;半年前出现夜间腰痛,起床活动后好转,腰痛无向下肢放射,口服止痛药无好转。X线检查提示双侧骶髂关节炎。患者最可能的诊断是
A. 腰椎劳损
B. 坐骨神经痛
C. 强直性脊柱炎
D. 骨关节炎
E. 类风湿关节炎

74. 女,30岁。低热伴关节肿痛3个月,轻度贫血,抗核抗体(+),抗双链DNA抗体(+),疑患系统性红斑狼疮,治疗首选的药物是
A. 非甾体抗炎药
B. 糖皮质激素
C. 免疫抑制剂
D. 抗生素
E. 柳氮磺吡啶

75. 女,23岁,3周来发热,四肢关节酸痛,无皮疹,胸透胸腔(双侧)少量积液,体检:体温38.5℃,心率118次/分,两下肺叩诊浊音,呼吸音减弱,肝、脾均未触及,两手掌指关节及膝关节轻度肿胀,血红蛋白100 g/L,白细胞3×10^9/L,血小板5×10^9/L,尿蛋白(++)。最可能的诊断是
A. 类风湿关节炎
B. 系统性红斑狼疮
C. 结核性胸膜炎
D. 病毒感染
E. 再生障碍性贫血

76. 女,50岁,掌指和腕关节反复肿痛2年余,近1个月病情加重,晨起时出现关节僵硬,活动后可缓解。首先考虑的诊断是
A. 风湿性关节炎
B. 类风湿关节炎
C. 强直性脊柱炎
D. 骨关节炎
E. 痛风

77. 类风湿关节炎患者,病程持续1年余,有对称性多关节肿痛,未经治疗,血、尿、粪常规及肝肾功能检查正常,首选方案是
A. 一种NSAIDs
B. 两种NSAIDs联合使用
C. 慢作用药
D. 慢作用药加NSAIDs
E. 慢作用药加糖皮质激素

78. 男,27岁,日晒后暴露皮肤出现皮疹,对称性关节痛,查血小板下降,尿蛋白阳性,血ANA(+),最可能的诊断是
A. 日光性皮炎
B. 剥脱性皮炎
C. 系统性红斑狼疮(SLE)
D. 类风湿关节炎

E. 干燥综合征

79. 女，20 岁，系统性红斑狼疮患者，狼疮肾，尿蛋白持续（＋＋），足量糖皮质激素治疗 4 周无效，应
A. 加大激素用量
B. 雷公藤
C. 加抗疟药
D. 加用免疫抑制剂
E. 加利尿剂

80. 痛风性关节炎早期主要病理改变发生在
A. 关节周围肌腱、韧带
B. 软骨下骨组织
C. 关节滑膜
D. 关节软骨
E. 关节周围皮下软组织

81. 女性，62 岁，干燥综合征病史 15 年，近 2 年来出现进行性呼吸困难、干咳，偶有痰中带血。体检：消瘦，呼吸浅促，26 次/分，双肺底闻及吸气相高调湿啰音。胸片双肺弥漫性网格状影，肺功能示 RV/TLC 为 30%，FEV_1/FVC 为 86%，行支气管肺泡灌洗。BALF 最可能的结果是
A. 淋巴细胞增加，巨噬细胞减少
B. 嗜酸性粒细胞明显增多
C. 细胞总数增加，但各种效应细胞比例仍正常
D. 中性粒细胞增多，巨噬细胞稍减少，但仍占多数
E. 上述情况均可出现

82. 女，45 岁，近 2 年来反复出现多发口腔溃疡，两个月前劳累后出现左膝关节肿痛，双下肢皮肤结节红斑伴疼痛，1 周前突发右眼视物不清，化验 ESR 增快，ANA 阴性，最可能的诊断是
A. 类风湿关节炎
B. 系统性红斑狼疮
C. 白塞病
D. 结核病
E. 干燥综合征

83. 患者，女，60 岁，间断双手远端指间关节疼痛 3 年，晨僵 30 min，查体可见双手指的 Heberden 结节，最可能的诊断是
A. 痛风
B. 类风湿关节炎
C. 骨关节炎
D. 银屑病关节炎
E. 系统性红斑狼疮

84. 男性，19 岁，反复左踝关节肿痛 1 年，偶有晨起背部不适，化验 HLA-B27(＋)，最可能的诊断是
A. 强直性脊柱炎
B. 骨关节炎
C. 类风湿关节炎
D. 痛风
E. 反应性关节炎

85. 女性，48 岁，四肢肌肉酸痛，乏力半年，间断低热伴体重下降 2 个月，近 1 周自觉吞咽困难，化验 ANA 阴性，CK 及 LDH 明显升高，可能的诊断是
A. 系统性红斑狼疮
B. 多发性肌炎
C. 结核
D. 食管肿瘤
E. 重症肌无力

86. 女性，65 岁。双下肢皮肤紫癜 1 个月入院。伴有低热，双手小关节、膝关节、踝关节疼痛，无关节肿，晨僵约 10 min。查体见口腔多个龋齿，无关节畸形、肿胀及压痛。化验血常规正常，ANA 1∶160 阳性，RF 1∶320 阳性，抗 SSA 抗体阳性，余自身抗体均阴性。蛋白电泳：γ 球蛋白 30%。该患者最可能诊断是

A. 过敏性紫癜
B. 类风湿关节炎
C. 病毒感染
D. 原发干燥综合征
E. 骨关节炎

87. 中年女性,3 年来反复出现双眼虹膜炎,间断性口服激素和球结膜下注射地塞米松。近半年来出现左踝关节疼痛,腰背部僵硬和疼痛,无皮疹和腹泻。该患者最可能的诊断是
A. 系统性红斑狼疮
B. 干燥综合征
C. 类风湿关节炎
D. 系统性血管炎
E. 强直性脊柱炎

88. 女性,14 岁,时常感头晕、头痛 1 年。有双下肢无力、发凉。血压 150/95 mmHg。腹部闻及血管杂音。最可能的诊断是
A. 结节性多动脉炎
B. 颞动脉炎
C. 韦格纳肉芽肿
D. 大动脉炎
E. 多发性肌炎

89. 女,66 岁,手关节痛伴晨僵 3 年。查体:双手近端和远端指间关节压痛,无软组织肿胀,远端指间关节变形,可见多个 Heberden 结节。化验:ESR 22 mm/h,类风湿因子 22 U/L(正常),抗 CCP 抗体阴性。X 线片示远端指间关节半脱位。最可能的诊断是
A. 强直性脊柱炎
B. 类风湿关节炎
C. 风湿性关节炎
D. 银屑病关节炎
E. 骨关节炎

90. 男,22 岁。腰背痛 2 年。下腰段及骶髂关节压痛,腰椎活动明显受限,X 线片示双侧骶髂关节虫蚀样破坏,脊柱呈“竹节样”改变,最可能的诊断是
A. 强直性脊柱炎
B. 腰椎间盘突出症
C. 腰椎结核
D. 腰椎肿瘤
E. 化脓性脊柱炎

91. 女,25 岁。双手关节肿胀、疼痛 2 个月,发热伴胸痛 1 周。查体:见口腔溃疡。血常规:WBC 2.11×10^9/L,Hb 90 g/L,PLT 65×10^9/L;尿蛋白(++),RBC(++);胸片 X 线示双侧少量胸腔积液。最可能的诊断是
A. 再生障碍性贫血
B. 肾小球肾炎
C. 结核性胸膜炎
D. 系统性红斑狼疮
E. 类风湿关节炎

92. 女,35 岁。确诊系统性红斑狼疮,经泼尼松 50 mg/d 治疗 1 个月病情稳定,随后激素逐渐减量,至泼尼松 25 mg/d 时出现发热,体温 38.4℃。对鉴别发热原因意义不大的检查是
A. 血沉
B. 补体
C. 抗双链 DNA 抗体
D. 血培养
E. 血常规

93. 男,22 岁。下腰痛 2 年余,加重 6 周。疼痛以夜间明显。有痛醒现象。查体:双侧“4”字试验阳性,腰部活动受限。实验室检查:血沉 48 mm/h。HLA-B27 阳性。最可能的诊断是
A. 腰椎间盘突出症
B. 类风湿关节炎
C. 风湿性关节炎
D. 强直性脊柱炎

E. 腰肌劳损

94. 女，21 岁。发热伴关节和肌肉疼痛 1 个月，近 1 周来偶感口、眼发干。实验室检查：尿蛋白(+++)，颗粒管型 6 个/HP，抗 SSA 抗体阳性，抗双链 DNA 抗体阳性。治疗上优先考虑下列哪一种药物？

A. 甲泼尼龙冲击疗法
B. 抗疟药
C. 生物制剂
D. 糖皮质激素+环磷酰胺
E. 糖皮质激素+吗替麦考酚酯

95. 女，40 岁。双手第 2、3 近端指骨间关节肿痛 6 周，晨僵>1 h。实验室检查：Hb 90 g/L，WBC 4.3×10^9/L，PLT 433×10^9/L，抗环瓜氨酸抗体(+)，ANA(-)。最可能的诊断是

A. 风湿性关节炎
B. 系统性红斑狼疮
C. 类风湿关节炎
D. 骨关节炎
E. 痛风性关节炎

96. 男，37 岁。近 3 个月晨起后出现关节活动僵硬感，稍事活动后可好转，同时伴有腰骶关节压痛明显，下肢大关节非对称性肿痛等表现。实验室检查红细胞沉降率、C 反应蛋白、免疫球蛋白升高。为明确诊断，优先考虑的检查是

A. X 线
B. 抗 CCP
C. 类风湿因子
D. 抗 Sm 抗体
E. 抗双链 DNA 抗体

97. 患者，女，28 岁。近 2 个月来出现口腔干燥，下肢紫癜样皮疹，一过性关节肿痛等表现。化验尿蛋白(++)，颗粒管型 5 个/HP，间断有血尿，类风湿因子(+)，抗 SSA 抗体阳性，抗双链 DNA 抗体阳性。首先考虑的诊断是

A. 慢性肾小球肾炎急性发作
B. 类风湿关节炎
C. 原发性肾病综合征
D. 风湿性关节炎
E. 干燥综合征

98. 女，28 岁，2 周来发热，四肢关节酸痛，无皮疹，胸透胸腔(双侧)少量积液。体检：体温 38.5℃，心率 118 次/分，两下肺叩诊浊音，呼吸音减弱，肝、脾均未触及，两手掌指关节及膝关节轻度肿胀，血红蛋白 100 g/L，白细胞计数 3×10^9/L，血小板计数 5×10^9/L，尿蛋白(++)。最可能的诊断是

A. 类风湿关节炎
B. 系统性红斑狼疮
C. 结核性胸膜炎
D. 病毒感染
E. 细菌感染

二、A3/A4 型题

(99～100 题共用题干)

女，25 岁，四肢无力伴有肌肉触痛 2 个月，不规则低热 37.8℃左右，服用吲哚美辛等治疗，症状时轻时重。体检：四肢肌力 4 级，不能连续进行蹲立动作。关节无红肿，肌痛尤以近端大肌群为著，腱反射存在。血沉 40 mm/h，血磷酸肌酸激酶(CK)2 638 U/L。

99. 该病例诊断为

A. 肢带型肌营养不良
B. 风湿性关节炎
C. 多发性肌炎
D. 吉兰-巴雷综合征
E. 周期性瘫痪

100. 若接受神经电生理检查，典型表现是

A. 神经重复频率刺激出现动作电位波幅

递减10%以上

B. 运动单位电位数目减少,呈宽时限、高波幅以及多相的波形,巨运动单位电位多见

C. 低波幅、短时限的运动单位电位,多相波比例增多以及运动单位电位不稳定

D. F波或H波反射延迟或消失,神经传导速度减慢,远端潜伏期延长

E. 正常

(101～104题共用题干)

女性,40岁,3年前双手指关节肿痛,经对症治疗后症状缓解,以后虽有关节痛,但不影响正常工作。2个月前无明显诱因出现发热(38℃左右),感乏力、气短,咳嗽不明显。查体:双手中指近指关节梭形肿胀,双腕功能略差,有压痛。右肘关节不能完全伸直,伸面有1个1.0 cm×1.5 cm皮下结节,无压痛。胸片示左侧胸腔中等量积液,肺纹理稍粗,血沉67 mm/h,CRP增高,RF高滴度阳性。

101. 此患者左侧胸腔积液最可能的原因是

A. 结核性胸膜炎

B. 类风湿关节炎

C. 系统性红斑狼疮

D. 干燥综合征

E. 风湿热

102. 下列情况应考虑到该病可能性的是

A. RF高滴度阳性

B. CRP增高

C. 血沉增快

D. 皮下无痛性结节

E. 双侧胸腔积液

103. 本患者的首选治疗方案

A. 异烟肼+利福平+乙胺丁醇

B. 青霉胺+阿司匹林

C. 肾上腺皮质激素

D. 肾上腺皮质激素+甲氨蝶呤

E. 非甾体抗炎药

104. 类风湿关节炎的常见三种肺部病变是

A. 肺间质病变、肺类风湿结节、胸膜炎

B. 肺实质病变、肺类风湿结节、胸膜炎

C. 肺炎、肺脓肿、胸膜炎

D. 支气管扩张、肺类风湿结节、胸膜炎

E. 肺类风湿结节、胸膜炎、肺炎

(105～106题共用题干)

女性,25岁,高热1周,伴轻度活动后呼吸困难,神志不清1天。辅助检查示:尿蛋白2.0 g/L,胸片未见异常,超声心动图检查提示肺动脉压为45 mmHg,头颅CT正常。

105. 患者最可能的诊断是

A. 中枢神经系统感染

B. 结核性脑膜炎

C. 系统性红斑狼疮

D. 原发性肺动脉高压

E. 原发性血管炎

106. 影响此患者预后的主要因素是

A. 血清自身抗体滴度

B. 肾受累程度及肾功能的情况

C. 补体降低水平

D. ESR增快的程度

E. 发热持续时间

(107～109题共用题干)

女性,55岁,双手指关节疼痛2年,间断发作,逐渐加重,近半年出现膝关节疼,上、下楼时明显。1个月来右膝关节肿胀明显,活动受限,行走困难。查体:双手远指关节骨性肥大,可见Heberden结节,右膝关节肿胀,浮髌试验阳性;左膝摩擦感明显。

107. 此患者首选的检查是

A. CT

B. 血常规

C. B超
D. 双手、双膝X线
E. ESR、CRP

108. 此患者考虑诊断为
A. 类风湿关节炎
B. 骨关节炎
C. 强直性脊柱炎
D. Reiter's综合征
E. 反应性关节炎

109. 此患者应首选的治疗是
A. 糖皮质激素
B. 非甾体类抗炎药物
C. 对症治疗＋关节穿刺,局部用透明质酸
D. 甲氨蝶呤
E. 中药＋理疗

(110～112题共用题干)

男性,28岁,间断腰背疼痛10年余,以夜间及晨起明显,活动后减轻,近2周出现左膝关节肿痛,活动受限。查体:左膝关节肿,浮髌试验阳性。患病以来间断出现红眼等症状,未予诊治。

110. 该患者应高度怀疑
A. 类风湿关节炎
B. 强直性脊柱炎
C. 痛风性关节炎
D. 骨关节炎
E. 风湿性关节炎

111. 做下列检查可以对诊断有提示价值的是
A. 血沉
B. ASO
C. 血常规
D. HLA-B27
E. 眼科检查

112. 此患者适合选择的治疗方案是
A. 非甾体抗炎药
B. 非甾体抗炎药＋糖皮质激素
C. 非甾体抗炎药＋柳氮磺吡啶
D. 糖皮质激素
E. 手术治疗

(113～116题共用题干)

某女,50岁,2月前出现低热、乏力,后出现双腕关节,左手第二、第三,右手第二指关节肿痛,晨起疼痛关节出现较长时间的僵硬,RF阳性。

113. 该患者最可能的诊断是
A. 骨性关节炎
B. 类风湿关节炎
C. 系统性红斑狼疮
D. 银屑病性关节炎
E. 风湿性关节炎

114. 为明确诊断应进一步检查
A. CT
B. X线片
C. HLA-B27
D. ASO
E. 以上都不对

115. 欲用DMARD治疗时应选用
A. 萘普生
B. 米诺环素
C. 吲哚美辛
D. 甲氨蝶呤
E. 环孢素A

116. 患者在联合用药治疗过程中出现了腹痛、食欲缺乏、黑便,应首先考虑的病因是
A. 类风湿性血管炎所致
B. 原发性胃溃疡所致
C. 结核性结肠炎所致
D. 抗风湿性药引起的不良反应所致
E. 直肠癌所致

三、X型题

117. 痛风患者急性痛风性关节炎期的治疗药物包括

A. 别嘌呤醇
B. 秋水仙碱
C. 吲哚美辛
D. 苯溴马隆
E. 糖皮质激素

118. 系统性红斑狼疮患者血清中可出现哪些抗体?

A. 抗 Sm 抗体
B. 抗磷脂抗体
C. 抗 ds-DNA 抗体
D. 抗粒细胞抗体
E. 以上均不对

119. 强直性脊柱炎关节外表现为

A. 主动脉瓣下纤维化
B. 急性葡萄膜炎或虹膜睫状体炎
C. 马尾综合征
D. 肺尖纤维化
E. 复发性口腔溃疡

120. 糖皮质激素的药理作用包括

A. 抑制骨髓的造血功能
B. 抑制各种炎症反应
C. 抑制中枢神经系统兴奋性
D. 抑制免疫过程的多环节
E. 抑制体温中枢对致热原的敏感性

121. 糖皮质激素的禁忌证包括

A. 患有精神病史
B. 活动性消化溃疡
C. 角膜炎、虹膜炎
D. 严重高血压、糖尿病
E. 创伤修复期、骨折

122. 关于类风湿关节炎,正确的是

A. 多见于中年女性
B. 对称性梭形软组织肿胀常见于近侧指间关节
C. 对称性梭形肿胀常见于远侧指间关节
D. 关节间隙增宽
E. 关节间隙狭窄

123. 骨盆X线片上,强直性脊柱炎与致密性髂骨炎主要鉴别点为

A. 强直性脊柱炎,关节间隙及双侧关节面不受累
B. 致密性髂骨炎,关节间隙及双侧关节面不受累
C. 致密性髂骨炎仅累及髂骨,骶骨骨质正常
D. 强直性脊柱炎,关节间隙及双侧关节面均受累
E. 致密性髂骨炎,关节间隙及双侧关节面均受累

124. 弥漫性肺间质纤维化常见于下列哪些疾病?

A. 肺类风湿病
B. 系统性红斑狼疮
C. 皮肌炎
D. 系统性硬皮病
E. 风湿性肺炎

125. 系统性红斑狼疮的X线表现有

A. 斑点或片状浸润性阴影
B. 网状或结节状阴影
C. 绒毛状或蝴蝶状实变阴影
D. 胸腔积液或胸膜增厚
E. 心脏阴影增大

126. 下述属于细胞毒性的免疫抑制剂有

A. 甲氨蝶呤
B. 环孢素
C. 环磷酰胺
D. 硫唑嘌呤
E. 他克莫司

127. 白塞病好发于
A. 口腔
B. 眼
C. 生殖器
D. 皮肤
E. 以上均不是

128. 血管炎可表现为
A. 紫癜
B. 坏死性小丘疹
C. 血疱
D. 水疱
E. 结节

129. 血管炎共同组织病理表现为
A. 血管内皮细胞肿胀
B. 血管壁纤维蛋白样变性
C. 血管周围炎症细胞浸润
D. 肉芽肿形成
E. 基底膜带 IgG 和 C3

130. 白塞病可累及下列哪些脏器?
A. 胃肠道
B. 肺
C. 心
D. 肾
E. 脑

131. 白塞病的实验室检查改变包括
A. 贫血
B. 血沉加快
C. 抗口腔黏膜自身抗体阳性
D. 类风湿因子阳性
E. WBC 增多

132. 皮肌炎的特征性皮肤损害有
A. 双上眼睑紫红色水肿性红斑
B. 血管炎
C. 甲小皮角化
D. Gottron 丘疹

133. 下列不是类风湿关节炎的治疗用药的是
A. 金制剂
B. 丙磺舒
C. 类固醇激素
D. 秋水仙碱
E. 吲哚美辛

134. 根据美国风湿病学会公布的诊断标准,出现下列哪几条表现即可诊断为类风湿关节炎?
A. 低热、乏力、食欲缺乏 3 个月
B. 两腕及左手第一掌指关节肿痛 2 个月
C. 双手晨僵,活动 2 h 后缓解,病程 2 个月
D. 类风湿因子 1∶160
E. 右肩部可触及一黄豆大、质中、无压痛的结节

135. 类风湿关节炎患者,中度发热,血沉 52 mm/h,类风湿因子阳性,出现下列哪些情况需用泼尼松治疗?
A. 频发期前收缩
B. 胸腔积液
C. 乏力食欲缺乏
D. 心包摩擦音
E. 双手多个指间关节肿胀

136. 阿司匹林可用于治疗下列哪些疾病?
A. 类风湿关节炎
B. 系统性红斑狼疮
C. 痛风
D. 风湿热
E. 退行性骨关节病

137. 系统性红斑狼疮常侵犯的颅神经是
A. 第Ⅱ对
B. 第Ⅲ对
C. 第Ⅳ对
D. 第Ⅴ对
E. 第Ⅶ对

第八章

感染性疾病

一、A1/A2 型题

1. 下列哪种疾病引起的发热多不伴寒战?
A. 疟疾
B. 大叶性肺炎
C. 伤寒
D. 流行性感冒
E. 急性肾盂肾炎

2. 易发生肠穿孔而致死的疾病是
A. 阿米巴病
B. 结核
C. 菌痢
D. 伤寒
E. 血吸虫病

3. 中毒性菌痢发病的主要原因
A. 机体免疫功能低下
B. 是机体对痢疾杆菌毒素的反应性较高所致
C. 感染了毒力强的志贺痢疾杆菌
D. 肠道病变过于严重
E. 以上都不是

4. 下列艾滋病患者的体液不含人类免疫缺陷病毒(HIV)的是
A. 血液
B. 精液
C. 乳汁
D. 阴道分泌物
E. 唾液

5. 艾滋病临床分期正确的是
A. 急性感染期、无症状感染期、持续性全身淋巴结肿大综合征期、艾滋病期
B. 发热期、无症状感染期、持续性全身淋巴结肿大综合征期、艾滋病期
C. 急性感染期、发热期、持续性全身淋巴结肿大综合征期、艾滋病期
D. 急性感染期、无症状感染期、继发机会菌感染期、艾滋病期
E. 发热期、无症状感染期、继发机会菌感染期、艾滋病期

6. 艾滋病的主要病理变化是
A. 人类免疫缺陷病毒侵犯和破坏体细胞,导致机体细胞明显受损,病死率极高
B. 人类免疫缺陷病毒侵犯和破坏部分 T 淋巴细胞,导致机体细胞免疫明显受损,最终并发严重机会性感染和肿瘤
C. 人类免疫缺陷病毒侵犯和破坏体细胞,导致多功能脏器受损,病死率极高
D. 人类免疫缺陷病毒侵犯和破坏部分 B 淋巴细胞,导致机体细胞免疫明显受损,最终并发严重机会性感染和肿瘤。
E. 以上均不对

7. 下列哪种肝炎病毒基因组为 DNA
A. 甲型肝炎
B. 乙型肝炎
C. 丙型肝炎
D. 丁型肝炎
E. 戊型肝炎

8. 下列肝炎主要通过消化道传播的是
A. 甲型肝炎
B. 乙型肝炎
C. 丙型肝炎
D. 丁型肝炎
E. 自身免疫性肝炎

9. 慢性肝炎的原因不包括
A. 甲型肝炎
B. 乙型肝炎
C. 丙型肝炎
D. 丁型肝炎
E. 自身免疫性肝炎

10. 病毒性肝炎的临床类型不包括
A. 肝炎肝硬化
B. 慢性肝炎
C. 重型肝炎
D. 淤胆型肝炎
E. 药物性肝损害

11. 慢性乙型肝炎(中度)的治疗原则除外
A. 生活规律、适当休息、加强营养
B. 可用保肝、降酶、退黄药物
C. 应用免疫调节药物
D. 抗病毒治疗
E. 注射乙肝疫苗

12. 乙型肝炎患者抗病毒治疗可采取的措施不包括
A. 护肝片
B. α-干扰素
C. γ-干扰素
D. 核苷类药物
E. 某些中药

13. 霍乱的传播途径是经
A. 呼吸道传播
B. 消化道传播
C. 虫媒传播
D. 血液传播
E. 接触传播

14. 典型麻疹的临床分期正确的是
A. 前驱期、发热期、出疹期、恢复期
B. 发热期、出疹期、恢复期
C. 前驱期、发热期、休克期、恢复期
D. 前驱期、出疹期、恢复期
E. 前驱期、发热期、热退期、出疹期、恢复期

15. 关于麻疹出疹顺序正确的是
A. 先见于耳后、发际,渐延及躯干,自上而下蔓延到全身
B. 先见于耳后、发际,渐延及头面部,自上而下蔓延到全身
C. 先见于颈部,渐延及头面部,自上而下蔓延到全身
D. 出现玫瑰色散在皮疹,面部及四肢远端皮疹极少
E. 先见于颊、面、颈,渐延及耳后、发际,自上而下蔓延到全身

16. 关于肾综合征出血热病毒(HFRSV)描述正确的是
A. HFRSV 属布尼亚病毒科,至少可分为9型,我国流行的主要是1型和2型
B. 以褐家鼠为传染源的野鼠型和以黑线姬鼠为传染源的家鼠型
C. 家鼠型流行时重症较多
D. 褐家鼠型发病高峰在2～3月
E. 野鼠型于10～12月份为流行高峰

17. 下列哪种不是近年来发现对痢疾杆菌较敏感的抗菌药物?
A. 红霉素
B. 庆大霉素
C. SMZ
D. 氟喹诺酮类
E. 氨苄西林

18. 细菌性痢疾病理改变的部位是
A. 盲肠
B. 回肠末端
C. 直肠和乙状结肠
D. 升结肠
E. 降结肠

19. 9岁男孩。1周前曾吃生凉瓜,近日出现腹痛腹泻,伴里急后重,体温38.7℃。查血常规白细胞11×10^9/L,中性粒细胞90%,淋巴细胞10%。大便常规:脓液(++),红细胞8个/HP,白细胞12个/HP。最可能的诊断是
A. 食物中毒
B. 病毒性肠炎
C. 细菌性痢疾
D. 霍乱
E. 肠伤寒

20. WHO控制新发传染病的目标包括
A. 加强全球检测能力,加强实验室基础设施和能力建设
B. 建立一个应用研究计划
C. 加强疾病预防和控制能力
D. 增进与有关方面的信息交流
E. 以上都是

21. 新发传染病的控制措施以及综合性防治策略是
A. 监测手段、诊断、治疗、疫苗必须不断测试
B. 监测手段、诊断、治疗、疫苗必须不断改善
C. 监测手段、诊断、治疗、疫苗必须不断更新
D. 监测手段、诊断、治疗、疫苗必须不断测试、改善和更新
E. 以上均不正确

22. 男性,40岁。10余年前有多个性伴侣,近年渐出现消瘦,体重下降10 kg,近1月余出现不规则发热,近2周出现高热,渐出现咳嗽、咳血丝痰,经规律抗菌药物治疗无效。查体:T 39.5℃,R 30次/分,BP 100/65 mmHg,无皮疹,皮肤无黄染,颈部、腋下、腹股沟可扪及多个1 cm×1 cm至1 cm×1.5 cm的淋巴结,右上肺叩诊实音,右肺底可闻及湿啰音,心律齐,腹平软。ANA(—)。最不可能的诊断是
A. 肺炎
B. 肺癌
C. 艾滋病
D. 肺结核
E. 结缔组织病

23. 男性,35岁。有吸毒史8年,近2月余发现颈部、腹股沟多个肿物,无发热。近年渐出现消瘦,体重下降明显。查体:T 37.2℃,R 30次/分,BP 100/65 mmHg,无皮疹,皮肤无黄染,颈部、腋下、腹股沟可扪及多个1 cm×1 cm至1 cm×1.5 cm淋巴结肿大。血常规:WBC 5×10^9/L,N 70%,L 30%,CD4值低,CD4/CD8比例倒置,首先需考虑哪种疾病的可能?
A. 艾滋病
B. 淋巴结炎
C. 传染性单核细胞增多症
D. 淋巴结结核
E. 以上疾病均有可能

24. 男,18岁。因乏力、食欲下降、厌油、恶心1周,尿黄4天就诊。查体:血压120/

75 mmHg，皮肤及巩膜黄染，无蜘蛛痣，无明显肝掌，浅表淋巴结无肿大，腹平软，肝肋下 1 cm，轻度触痛，肝区叩击痛阳性，移动性浊音(一)。下列项目中暂不予考虑的检查是

A. 甲肝抗体
B. 乙肝两对半
C. 肝功能检查
D. 电子胃镜
E. 腹部 B 超

25. 12 岁男孩，近 7 天来食欲不振、恶心、呕吐，伴乏力、尿黄来医院就诊。病前 5 周曾注射过丙种球蛋白 1 支。检查：巩膜黄染，肝肋下 2 cm，有轻度触痛，脾肋下未触及。化验：ALT 660 U/L，AST 480 U/L，TB 146.5 μmol/L，抗 HAV－IgG 阳性，抗 HAV－IgM 阴性，HBsAg 阳性，HBeAg 阳性，抗 HBc－IgM 阳性，抗 HCV 阳性。应诊断为

A. 急性乙型肝炎，甲型肝炎病毒携带者，丙型肝炎
B. 急性甲型肝炎，慢性乙型肝炎，丙型肝炎
C. 急性乙型肝炎，既往感染过甲型肝炎，丙型肝炎
D. 被动获得甲型肝炎抗体，急性甲型肝炎，乙型肝炎病毒携带，丙型肝炎
E. 被动获得丙型肝炎抗体，急性乙型肝炎，急性甲型肝炎

26. 某家庭共有 3 位成员先后出现腹泻、呕吐，每日腹泻 10～30 次不等，大便初为黄色稀水便，量多，进而变为水样便，无黏液脓血便，无发热、无腹痛、无里急后重，均有脱水表现。发病前 1 天晚餐吃海贝，最可能的诊断是

A. 肝炎
B. 病毒性肠炎
C. 细菌性痢疾
D. 霍乱
E. 肠伤寒

27. 45 岁，女性。晚上独自在家自制海鲜饭吃，深夜出现呕吐，腹泻，大便初为黄色稀水便，量多，进而变为水样便，无伴里急后重。T 37.7℃，P 100 次/分，BP 85/55 mmHg，脉搏细速，皮肤干燥。查血常规：WBC 5×10^9/L，N 70%，L 30%，RBC 155×10^9/L，Hb 150 g/L，粪便悬滴镜检可见到运动力强、呈穿梭状运动的细菌，革兰氏染色阴性。最可能的诊断是

A. 肠炎
B. 细菌性痢疾
C. 伤寒
D. 食物中毒
E. 霍乱

28. 9 岁女孩，2 天前探望生病的奶奶，其奶奶后来诊断为霍乱。今早女孩突起呕吐、腹泻，大便频繁，不可计数，为黄色稀水便，量多，进而变为水样便或米泔水样便，无腹痛、无里急后重，无尿。体检：T 36.7℃，P 125 次/分，BP 60/40 mmHg，R 26 次/分，嗜睡，脉搏极微弱，嘴唇皮肤极干燥，双肺未闻及啰音，心律齐，腹平软，肝脾未触及。查血常规 WBC 7×10^9/L，N 70%，L 30%，RBC 155×10^9/L，Hb 150 g/L，确诊为霍乱。其临床分型应是

A. 隐匿型
B. 轻型
C. 中型
D. 重型
E. 中毒型

29. 5 岁女孩，因发热、咽痛、畏光流泪 3 天，皮疹 2 天，抗菌药物治疗无效。查体：T 39℃，R 32 次/分，BP 93/65 mmHg，眼球结膜充血，咽充血，头面部、颈部和前胸部皮肤见淡红色斑丘疹，双肺未闻及啰音，心律齐，腹平软，肝脾未触及。首先考虑的诊

断是
A. 急性上呼吸道感染
B. 急性支气管炎
C. 猩红热
D. 幼儿急疹
E. 麻疹

30. 33岁女性患者,因发热流涕3天、皮疹2天就诊,确诊为麻疹;对其一同居住的3岁女儿,应临床观察多长时间?
A. 1周
B. 10天
C. 12天
D. 2周
E. 3周

31. 女,35岁,从事饮食行业。因发热,咳嗽、头痛、腰痛5天,体温在39～40℃之间,经抗菌药物治疗无效收入院。查体:T 39.5℃,R 24次/分,BP 93/65 mmHg,面部潮红,球结膜充血水肿,软腭有网状充血和出血点,腋下和胸背部皮肤可见出血点,双肺未闻及啰音,心律齐,腹平软,肝脾未触及。化验:血常规:白细胞 11.5×10^9/L,中性粒细胞85%,血小板 70×10^9/L。尿常规:蛋白(++),余无异常。首先考虑的诊断是
A. 急性上呼吸道感染
B. 急性支气管炎
C. 急性肾炎
D. 肾综合征出血热
E. 钩端螺旋体病

32. 肾综合征出血热患者,热退2天,尿量100 ml/24 h,出现气促,头痛,恶心呕吐。脉洪大,脉速,血压170/100 mmHg,呼吸30次/分,心率130次/分,神志模糊、瞳孔等大,心律齐。血常规:白细胞 12×10^9/L,中性粒细胞90%,血小板 75×10^9/L。尿常规:蛋白(+++),BUN 12.8 mmol/L, Cr 460 μmol/L。下列治疗哪项不是必要的?
A. 利尿
B. 导泻
C. 纠正酸中毒
D. 抗病毒治疗
E. 透析治疗

33. 11岁女生,突发寒战高热,伴腹痛、腹泻,腹泻10余次,粪便质少,为黏液脓血便。粪常规:脓液(++),红细胞6个/HP,白细胞满视野。血常规:白细胞 10.5×10^9/L,中性粒细胞90%,淋巴细胞10%,粪细菌培养痢疾杆菌阳性。应选择下列哪种药物治疗?
A. 头孢菌素
B. 红霉素
C. 诺氟沙星
D. 氯霉素
E. 利巴韦林

34. 65岁,男性。反复腹痛腹泻伴里急后重2月余,消瘦明显,每日排黏液脓血便数次,患者被诊断为菌痢,尚需与哪种疾病鉴别?
A. 结肠癌
B. 伤寒
C. 霍乱
D. 病毒性肠炎
E. 血吸虫病

35. 男性,45岁。12周前开始腹泻腹痛,脓血便,1日10余次,经当地用黄连素、呋喃唑酮治疗后症状好转,现因外伤入院。体检:轻度贫血,无黄疸,肝脾未触及,左下腹轻压痛。大便常规:红细胞40个/HP,白细胞20个/HP。最可能的诊断是
A. 伤寒
B. 急性阿米巴痢疾
C. 慢性菌痢
D. 急性菌痢
E. 慢性溃疡性结肠炎

36. 18岁男性，4天前有进食不洁食物史，2天来发热寒战伴腹痛、腹泻，每日10余次，初为稀便，后为黏液脓血便，伴里急后重。粪常规 WBC 20～25个/HP，RBC 10～15个/HP，考虑其全身症状主要是由下列哪一项引起？
A. 痢疾杆菌的外毒素
B. 痢疾杆菌的内毒素
C. 霍乱肠毒素
D. 肠毒素
E. 神经毒素

37. 12岁男性，体温38.5℃，右腮腺区肿痛，皮肤温度稍高，略红，有压痛，触之较软。CT示右侧腮腺普遍增大，边缘模糊，密度增高，内有小气液面。最可能的诊断是
A. 恶性肿瘤
B. 流行性病毒性腮腺炎
C. 淋巴瘤
D. 混合瘤
E. 化脓性腮腺炎并脓肿形成

38. 女孩，8岁，小学生，因发热伴左耳下肿痛2d来诊。体检：体温38.6℃，神志清，咽红，左侧腮腺肿大，边界不清，有弹性感及压痛，心、肺无异常，诊断为流行性腮腺炎。为防止传染给其他同学，其隔离期应是
A. 腮腺肿大前5d至肿大后1周
B. 腮腺肿大前7d至消肿后1周
C. 腮腺肿大开始至消肿后7d
D. 腮腺肿大开始至腮腺完全消肿
E. 腮腺肿大前5d至腮腺消肿为止

39. 女性，12岁，腹泻1天，每日6～7次，水样便，无明显里急后重感，粪便镜检白细胞0～2/HP，涂片见革兰氏染色阴性且弯曲排列成流星状细菌，悬滴法动力强。最大可能诊断的是
A. 急性肠炎
B. 细菌性痢疾
C. 霍乱
D. 阿米巴痢疾
E. 细菌性食物中毒

40. 男孩7岁，因患血友病多次接受血制品输注。3周来有发热、乏力、腹泻，明显消瘦。近5日有咳嗽，渐加剧伴喘，门诊摄X线胸片为“间质性肺炎”改变。为明确诊断，可做的进一步检查是
A. 痰液抗酸杆菌培养
B. 血抗 HBe-IgM 测定
C. 血抗 HIV 测定
D. 粪便中查找隐孢子虫卵囊
E. 血抗 HCV 测定

41. 下列有关细菌性食物中毒胃肠型描述不正确的是
A. 潜伏期短，起病急，常集体发病
B. 以呕吐、腹痛、腹泻等胃肠道症状为主
C. 多在1～3天内恢复
D. 均应给予抗生素
E. 维持水、电解质及酸碱平衡

42. 男孩，5岁，半小时前被狗咬伤腿部，该狗为自家圈养，从未伤及过他人。为防止发生狂犬病，对该患儿应该采取的正确措施是
A. 处理伤口，并隔离10天
B. 处理伤口，并注射狂犬疫苗及免疫血清
C. 注射疫苗，同时包扎伤口
D. 注射免疫血清，并处理伤口
E. 注射丙种球蛋白

43. 流行性脑脊髓膜炎流行的特点是
A. 呈地方性流行
B. 新生儿也易患流行性脑脊髓膜炎
C. 人是唯一的传染源
D. 流行性脑脊髓膜炎流行时，仅少数患者发展成败血症或化脓性脑膜炎
E. 以上都不是

44. 下列哪项不是流行性脑脊髓膜炎(休克型)的临床特点?
A. 感染性休克
B. 血培养阳性
C. 起病急骤,中毒症状明显
D. 瘀点、瘀斑进行性增多,融合
E. 脑膜刺激征(+),脑脊液化脓性改变

45. 1岁患儿,因“发热3天伴抽搐1次”于7月16日入院。体温39.5℃,神志清,血压正常,颈部略有阻抗。开塞露通便后,粪镜检显示每高倍视野白细胞6~8个、红细胞2~3个。入院当晚出现频繁抽搐,由嗜睡很快进入昏迷状态。脑脊液外观清,白细胞100×10^6/L,中性粒细胞60%,淋巴细胞40%,糖2.5 mmol/L,氯化物120 mmol/L,蛋白700 mg/L。外周血白细胞20.0×10^9/L,中性粒细胞85%。应拟诊为
A. 流行性脑脊髓膜炎
B. 流行性乙型脑炎
C. 化脓性脑膜炎
D. 结核性脑膜炎
E. 中毒型菌痢

46. 男孩,3岁。发热伴呕吐半天。体检:体温39℃,精神萎靡,面色较苍白,皮肤可见瘀点,无明显神经系统体征。拟诊为流行性脑脊髓膜炎,考虑该患儿处于临床哪一期?
A. 前驱期
B. 潜伏期
C. 上呼吸道感染期
D. 败血症期
E. 脑膜炎期

47. 5岁半男孩。发热3天伴嗜睡1天于8月下旬入院。住院次日体温高达40℃,伴频繁抽搐、昏睡。颈部明显阻抗,四肢肌张力增高,腱反射亢进,巴氏征(+)。脑脊液外观微浊,WBC 600×10^6/L,N 65%,蛋白500 mg/L,糖、氯化物正常。外周血WBC 20.0×10^9/L,N 70%,L 30%。试问该患儿最可能的诊断是
A. 化脓性脑膜炎
B. 结核性脑膜炎
C. 流行性乙型脑炎
D. 流行性脑脊髓膜炎
E. 隐球菌性脑膜炎

二、A3/A4型题

(48~51题共用题干)

10岁男孩,因发热1周于8月份入院。体检:表情淡漠,躯干部散在数枚淡红色斑丘疹,咽不红,颈部淋巴结数枚,黄豆大小,心肺无异常,腹胀,肝肋下3 cm,脾肋下2 cm。实验室检查:白细胞7×10^9/L,中性粒细胞65%,淋巴细胞30%,异形淋巴细胞8%,ALT 70 U/L,AST 80 U/L,2天前肥达试验阴性。

48. 该患者最可能的诊断是
A. 败血症
B. 钩端螺旋体病
C. 伤寒
D. 急性病毒性肝炎
E. 传染性单核细胞增多症

49. 目前最有意义的病原学检查是
A. 血培养
B. 粪尿培养
C. 肝炎病毒检测
D. 肥达试验
E. EB病毒抗体检测

50. 如果肥达试验结果为O 1∶40,H 1∶80,结合病史你如何解释?
A. 伤寒病程早期,可继续随访
B. 为其他沙门氏菌感染
C. 可排除伤寒诊断
D. 可诊断为伤寒

E. 为回忆反应

51. 该患儿在病程第 2 周末时突然出现腹痛，心率加快，血压偏低。考虑可能发生的情况是
A. 脾脏破裂
B. 感染性休克
C. 肠穿孔或肠出血
D. 肝炎并发胆囊炎
E. 以上都不是

(52～55 题共用题干)

男孩，10 岁，于 1 月 15 日来院急诊。其母代诉，起病急，高热、头痛伴呕吐 8 h，现呼之不应。体温 40℃，面色苍灰，四肢冷，全身皮肤出现广泛瘀点、瘀斑，脉细速，血压测不出，脑膜刺激征不明显。

52. 本病例诊断最大的可能是
A. 中毒型细菌性痢疾
B. 金黄色葡萄球菌败血症
C. 流行性出血热
D. 暴发型流行性脑脊髓膜炎(休克型)
E. 中毒型猩红热

53. 确诊本病最重要的依据是
A. 高热、头痛、呕吐
B. 鼻咽拭子培养阳性
C. 皮肤有瘀点、瘀斑
D. 血培养阳性
E. 面白、肢冷、血压测不出

54. 本病发病最重要的原理是
A. Ⅰ型变态反应
B. 脂多糖内毒素致全身微循环障碍
C. 全身血管通透性增高，组织充血、水肿
D. 急性肾上腺皮质功能衰竭
E. 体液免疫功能低下

55. 对于本病的抢救，国内普遍选用山莨菪碱。从理论上讲，以下哪项不是本药的作用机制?
A. 解除平滑肌痉挛，扩张血管，疏通及改善微循环
B. 降低细胞应激性
C. 增加冠状动脉血流量及心搏量，改善心功能
D. 降低血黏度，防止发生 DIC
E. 拮抗肾上腺素 α 受体兴奋，抗 5-羟色胺

(56～57 题共用题干)

男孩，5 岁。1993 年 7 月因发热 1 天，呕吐 8 次，抽搐 6 次，神志不清来院。体检：体温 41℃，昏迷状，压眶无反应，面色苍白，呼吸每分钟 25 次，心率每分钟 136 次，两肺可闻痰鸣音，颈有抵抗，克氏征、布氏征均阳性，双瞳孔等大，对光反应迟钝，腹壁、提睾、膝反射未引出。

56. 该患儿急需做的检查是
A. 血常规、血培养
B. 脑脊液检查
C. 头颅 CT
D. 脑电图检查
E. 大便常规及培养

57. 该患儿最可能的诊断是
A. 脑型疟疾
B. 中暑
C. 化脓性脑膜炎
D. 结核性脑膜炎
E. 流行性乙型脑炎

三、X 型题

58. 对狂犬病毒的描述正确的是
A. 弹状病毒科
B. 单股负链 DNA
C. 易为紫外线灭活
D. 具有嗜神经性
E. 易被酒精灭活

59. 麻疹的皮疹特点是
A. 疹退无脱屑
B. 按出疹的先后顺序消退
C. 大小一致
D. 斑丘疹
E. 疹退无色素沉着

60. 艾滋病的传播途径是
A. 日常生活接触传播
B. 血液传播
C. 粪-口途径
D. 性接触传播
E. 空气飞沫传播

61. 艾滋病的病原学特点是
A. 对紫外线敏感
B. 耐热
C. 其基因组有两条正链 RNA
D. 分 HIV-1、HIV-2、HIV-3 三型
E. 单链 RNA 病毒

62. 可以通过接种疫苗预防的肝炎是
A. 戊型肝炎
B. 丁型肝炎
C. 丙型肝炎
D. 乙型肝炎
E. 甲型肝炎

63. 可转为慢性肝炎的病毒性肝炎是
A. 丙型肝炎
B. 甲型肝炎
C. 戊型肝炎
D. 乙型肝炎
E. 丁型肝炎

64. 下列传染病不属于乙类的是
A. 血吸虫病
B. 麻风病
C. 新生儿破伤风
D. 狂犬病
E. 流行性腮腺炎

65. 儿童伤寒的临床特点是
A. 年龄越小,症状越不典型
B. 起病较急,热型多不规则,少有稽留热
C. 胃肠道症状如呕吐腹泻较明显
D. 肝脾肿大不显著
E. 肠道并发症多见

66. 麻疹的隔离期通常是
A. 出疹后 5 天
B. 出疹后 7 天
C. 出疹后 10 天
D. 并发肺炎者,出疹后 10 天
E. 并发肺炎者,出疹后 2 周

67. 诊断传染性单核细胞增多症,嗜异性凝集试验必须
A. 效价 132 以上
B. 效价逐周上升 4 倍以上,具有诊断意义
C. 经豚鼠肾吸附后,效价仍在 164 以上
D. 经牛红细胞吸附后,效价仍在 164 以上
E. 可以被牛红细胞和豚鼠肾完全吸附

第九章

急诊与重症医学

一、A1/A2 型题

1. 感染性休克的最常见病因是
A. 革兰氏阴性菌
B. 革兰氏阳性菌
C. 病毒
D. 螺旋体
E. 真菌

2. 女，70 岁，因急腹症入院，急救过程中先后出现少尿、肺水肿、呼吸困难，嗜睡，意识障碍，消化道出血等症状，应诊断为
A. DIC
B. ARF
C. MODS
D. ARDS
E. Curling 溃疡

3. 下列不属于心搏骤停常见原因的是
A. 触电
B. 心源性休克
C. 药物中毒反应或过敏
D. 器质性心脏病
E. 癫痫发作

4. 女，62 岁。外伤后心搏骤停，呼吸困难，需要进行心肺复苏，用药时给药途径不包括
A. 心内注射
B. 肌内注射
C. 静脉给药
D. 气管内给药
E. 中心静脉滴注

5. 女，49 岁。车祸后昏迷，呼吸暂停，瞳孔散大，怀疑心跳呼吸骤停，现场复苏应首先
A. 标准 PCR
B. 开放气道
C. 机械通气
D. 人工呼吸
E. 胸外按压

6. 男，51 岁。外伤后意识丧失，呼吸困难，急救时人工呼吸吹气量一般是
A. 不少于 1 000 ml
B. 不超过 1 000 ml
C. 不少于 600 ml
D. 不少于 800 ml
E. 不超过 800 ml

7. 女，59 岁。心前区疼痛不止，突然昏迷，呼吸困难，现场进行 CPR 急救，常见的并发症是
A. 肺水肿
B. 心搏骤停
C. 心力衰竭
D. 心脏移位

E. 胃内容物反流

8. 下列各项,不符合多脏器功能障碍综合征的诊断标准的是

A. 存在着持续高代谢、高动力循环和异常耗能等全身过度的炎性反应

B. 存在严重创伤、休克、感染及大量坏死组织存留或重症胰腺炎、病理产科等诱发MODS的病史或病因

C. 直接暴力所致的原发性器官衰竭

D. 脓毒血症的表现及相应的临床症状

E. 存在两个以上器官功能不全

9. 张某,35岁,右下肢疖肿,口服抗生素治疗未见好转,3天后下肢红肿疼痛,发热,继之出现高热,寒战,体温40.2℃,呼吸困难,神志模糊,心率112次/分,血压90/66 mmHg,血常规检查白细胞24×10^9/L,中性粒细胞为0.9×10^9/L。其诊断是

A. 皮肤感染

B. 多脏器功能障碍综合征

C. 呼吸道感染

D. 心律失常

E. 脑炎

10. 女性,66岁,反复咳嗽、咳痰伴喘息30年。2周前因下肢水肿、尿少和呼吸困难加重给予抗生素和利尿剂等治疗,症状有明显减轻。2天前突然出现意识障碍。血气分析示pH 7.55, PaO_2 65 mmHg, $PaCO_2$ 60 mmHg, HCO_3^- 45 mmol/L,血K^+ 3.0 mmol/L, Na^+ 128 mmol/L, Cl^- 76 mmol/L, WBC 12.6×10^9/L, N 85%。患者出现意识障碍最可能的情况是

A. 肺性脑病

B. 低钠血症

C. 感染中毒性脑病

D. 代谢性碱中毒

E. 抗生素的不良反应

11. 女性,60岁,COPD病史20余年,2年来下肢水肿。近5天咳喘加重,并逐渐出现意识模糊、躁动不安。血气分析示pH 7.24, PaO_2 48 mmHg, $PaCO_2$ 85 mmHg, HCO_3^- 30 mmol/L。该患者的酸碱失衡为

A. 代谢性酸中毒,失代偿

B. 呼吸性酸中毒,失代偿

C. 呼吸性酸中毒+代谢性酸中毒

D. 呼吸性酸中毒+代谢性碱中毒

E. 呼吸性酸中毒,代偿

12. 女性,65岁,间断咳喘20多年,1月来加重伴水肿。查体:端坐位,发绀,两肺可闻干湿啰音,双下肢水肿。经抗感染、利尿等治疗后病情好转。但2天后神志不清,手足搐搦。血气分析 pH 7.50, PaO_2 70 mmHg, $PaCO_2$ 60 mmHg, HCO_3^- 43 mmol/L, K^+ 3.0 mmol/L, Na^+ 132 mmol/L, Cl^- 70 mmol/L。该患者的酸碱失衡类型为

A. 代谢性碱中毒,失代偿

B. 呼吸性碱中毒,失代偿

C. 呼吸性酸中毒+代谢性碱中毒

D. 代谢性碱中毒,代偿

E. 呼吸性碱中毒+代谢性碱中毒

13. 男性,40岁,肝硬化腹水,数天大量利尿出现嗜睡,多语,四肢有时抽搐,呼吸14次/分。pH 7.5, CO_2CP 30 mmol/L; HCO_3^- 31 mmol/L; K^+ 3 mmol/L, Cl^- 90 mmol/L, Ca^{2+} 3.5 mmol/L,尿pH 5.0。患者目前应是下列哪种情况?

A. 肝硬化并发肝性脑病

B. 肝硬化并发肝肾综合征

C. 肝硬化并发低钾低氯性代谢性碱中毒

D. 肝硬化,肝性脑病并发低钙血症

E. 肝硬化并发肝癌

14. 男性,45岁,患肝硬化,腹水,用呋塞米后尿量每日3 000 ml,近日出现四肢肌肉软弱无力,伴恶心呕吐,心电图出现传导和节律异

常，下列情况最可能的是

A. 低钾血症

B. 高钾血症

C. 低钠血症

D. 高钠血症

E. 低镁血症

15. 男性，肝硬化腹水患者经药物治疗后，血钾为 2.4 mmol/L，尿钾 40 mmol/L。此患者低钾原因最可能是

A. 低盐饮食

B. 食欲不振

C. 放腹水

D. 呕吐

E. 利尿治疗

16. 肝硬化腹水患者，大量利尿后，嗜睡，多语，呼吸 14 次/分，有时四肢抽搐，血 pH 7.5，CO_2CP 34 mmol/L，HCO_3^- 32 mmol/L，BE +5.5，尿 pH 5.0，$PaCO_2$ 7 kPa，血 K^+ 3.0 mmol/L，血 Cl^- 90 mmol/L，血 Na^+ 145 mmol/L。诊断为

A. 肝硬化并肝肾综合征

B. 肝硬化并肝性脑病

C. 肝硬化并低钾低氯性代谢性碱中毒

D. 肝性脑病并呼吸性碱中毒

E. 肝硬化并酸中毒

17. 男，42 岁，慢性肾炎病史多年，近 1 年经常出现双下肢水肿，一直服用双嘧达莫和氢氯噻嗪。近 1 周感觉腰痛，乏力，双下肢无力。首先必须考虑的是

A. 肾功能严重减退

B. 低钾血症

C. 肾盂肾炎

D. 双嘧达莫中毒

E. 氢氯噻嗪中毒

18. 男，18 岁，学生，持续发热 10 天，体温 38～40.5℃，休克 1 天，病前 1 周打篮球时右大足趾有刺伤史。查体：血压 49/37 mmHg，右侧腹股沟可扪及数个蚕豆大小的淋巴结、质中、有压痛，右侧臀部可见 5 cm×7.5 cm大小肿块，局部有红、肿、热、压痛，无波动感。血象：WBC 22.0×10^9/L，N 0.92，L 0.08。初步考虑为感染性休克，最可能的致病原因是

A. 革兰氏阴性杆菌

B. 革兰氏阳性球菌

C. 寄生虫

D. 病毒

E. 真菌

19. 女，60 岁，干部，3 天前开始腹泻，继之发热，体温 39～40.5℃，出汗多，尿量减少，入院前 1 天病情加重，血压下降，在当地经抗休克处理效果不佳而转院。查体：体温 39℃，血压 0，四肢末端冰凉、发绀，注射部位可见瘀斑。血象：WBC 10.2×10^9/L，N 0.82，L 0.18，PLT 105×10^9/L，尿蛋白阴性。诊断为感染性休克，最可能的致病菌是

A. 革兰氏阴性杆菌

B. 革兰氏阳性球菌

C. 出血热病毒

D. 真菌

E. 螺旋体

20. 女，45 岁。右面部疖肿 10 天，多次挤压排脓，今突发寒战、高热，伴头晕，无抽搐。查体：T 40℃，R 26 次/分，BP 100/70 mmHg，右面部肿，口唇无偏斜，胸壁及肢体皮下可见出血斑，血 WBC 20×10^9 L，核左移。该患者目前的诊断是

A. 右腮腺脓肿

B. 菌血症

C. 感染性休克

D. 颅内感染

E. 脓毒症

21. 女,45 岁。前额部疖肿 10 天。多次挤压排脓。今突发寒战、高热,伴头晕,无抽搐。查体:T 40℃,P 90 次/分,R 26 次/分,BP 100/70 mmHg,神志清楚,前额红肿,伴脓头,胸壁及肢体皮下可见瘀斑。血 WBC 20.2×10^9/L,核左移。血培养(一)。该患者目前的主要诊断是
A. 脓毒症
B. 额部蜂窝织炎
C. 菌血症
D. 颅内感染
E. 感染性休克

22. 患者,男,28 岁。因高位小肠瘘 1 天入院。入院后经颈内静脉插管滴入肠外营养液,两周后突然出现寒战、高热,无咳嗽、咳痰,腹部无压痛和反跳痛。首先考虑的诊断是
A. 肺部感染
B. 高渗性非酮症昏迷
C. 咽喉部感染
D. 气胸
E. 导管性脓毒症

23. 下列选项中,哪个不是昏迷程度的分级?
A. 嗜睡
B. 昏睡
C. 晕厥
D. 浅昏迷
E. 深昏迷

24. 下列几种休克中微循环变化和内脏继发性损害较严重的是
A. 心源性休克
B. 低血容量性休克
C. 感染性休克
D. 过敏性休克
E. 神经源性休克

25. 下列关于休克的叙述正确的是
A. 通常在迅速失血超过全身总血量的 10%时即出现休克
B. 失血性休克时,应首先快速输入 10%~50%葡萄糖溶液,继之大量输血
C. 损伤性休克不属于低血容量性休克
D. 感染性休克多是革兰氏阴性杆菌所释放的内毒素引起的内毒素性休克
E. 感染性休克的治疗原则是首先控制感染

26. 休克的实质为
A. 血压下降
B. 中心静脉压下降
C. 脉压下降
D. 心脏指数下降
E. 组织灌注量不足及细胞缺氧

27. 心肺复苏用药首选
A. 阿托品
B. 肾上腺素
C. 胺碘酮
D. 去甲肾上腺素
E. 异丙肾上腺素

28. 出现心室颤动应立即
A. 静注利多卡因
B. 静注胺碘酮
C. 静注肾上腺素
D. 同步电复律
E. 非同步电复律

29. 胸外心脏按压的正确部位是
A. 心前区
B. 胸骨中下 1/3 交界处
C. 胸骨中段
D. 胸骨中上 1/3 交界处
E. 剑突处

30. 关于心肺复苏给药途径,不主张
A. 心内注射
B. 中心静脉

C. 外周静脉
D. 气管内给药
E. 骨髓内

31. 男性，30 岁，肺炎。查体：体温 35.9℃，血压 60/40 mmHg，脉搏 136 次/分。治疗除控制感染外，首要的处理应该是
A. 使用强心剂
B. 补充血容量
C. 使用血管活性药物
D. 使用利尿剂
E. 使用大剂量肾上腺皮质激素

32. 以下毒血症与菌血症的鉴别中叙述不正确的是
A. 两者的致病菌可不一致
B. 两者均不属于全身性感染
C. 血细菌培养，前者阴性，后者可阳性
D. 前者的致病菌并不侵入血循环
E. 两者均有明显的全身性反应

33. 有关烧伤创面脓毒症的概念以下错误的是
A. 创面有细菌感染，并向痂下邻近的非烧伤组织侵入
B. 痂下组织细菌量计数超过 10^5 个/克组织
C. 血培养多为阴性
D. 创面及周缘组织可以没有细菌感染
E. 细菌毒素引起全身感染中毒症状

34. 大面积深度烧伤合并急性肾功能不全患者出现大面积创面溶痂、感染并有脓毒症征象，此时宜采取的创面处理措施是
A. 创面包扎，全身应用强有力的敏感抗生素
B. 创面外用强有力的敏感抗生素湿敷
C. 去除坏死焦痂，有效创面覆盖
D. 暴露疗法，尽可能保痂
E. 浸浴促进自然脱痂

35. 急性重症创伤患者在多少小时以上发生多个脏器功能障碍或衰竭才可诊断 MODS?
A. 12 h
B. 16 h
C. 18 h
D. 20 h
E. 24 h

36. 女性，18 岁。上唇红肿伴剧痛 2 天。查体：上唇隆起呈紫红色，有多个脓栓，中央破溃坏死。化验：WBC 26×10^9/L，N 0.90。下列治疗措施错误的是
A. 全身应用抗生素
B. 立即采用“＋”或“＋＋”形切口切开引流
C. 适当休息
D. 加强营养
E. 理疗

37. 男性，42 岁。10 天前右大腿外伤，当时 X 线摄片无骨折，超声检查未见血肿，3 天后右腿疼痛加重并有发热 38.5℃，2 天后体温上升到 39℃，并伴有寒战，拟诊为右大腿深部脓肿。下列表现中不符合患者病情的是
A. 局部红肿不明显
B. 有全身症状
C. 局部压痛明显
D. 局部有波动感
E. 穿刺有脓

38. 心肺脑复苏时治疗室性心律失常最常用的药物是
A. 阿托品
B. 胺碘酮
C. 利多卡因
D. 肾上腺素
E. 碳酸氢钠

39. 对成年人胸外双相波电除颤最常用的电

能是
A. 100 J
B. 200 J
C. 300 J
D. 400 J
E. 500 J

40. CPR 后因缺氧最易引起的并发症是
A. 肺水肿
B. 脑水肿
C. 心力衰竭
D. 肾衰竭
E. 肝衰竭

41. 一患者在硬膜外麻醉下行胆囊切除术，$T_{7\sim8}$ 穿刺，首次给予 1.33% 利多卡因 15 ml，给药后 20 分钟医师手术切皮时发现血色发紫，刀口不渗血，诊断心跳停止，应进行哪种抢救措施？
A. 脱水治疗
B. 头部降温
C. 胸内心脏按压
D. 气管插管及胸外心脏按压
E. 口对口人工呼吸

42. 胸外除颤时，电极板应置于
A. 胸骨右缘第 3 肋间和心尖区
B. 胸骨左缘第 2 肋间和心尖区
C. 胸骨右缘第 2 肋间和心尖区
D. 心尖区和右侧肩胛区
E. 胸骨左缘第 3 肋间和心尖区

43. 急救人员 5 min 到现场抢救心脏骤停患者，CPR 与 AED 联合的最佳方式为
A. 除颤→CPR→检查心律
B. 除颤→检查心律→CPR
C. CPR→除颤→检查心律
D. CPR→除颤→CPR
E. CPR→连续 3 次除颤→CPR

44. 下述哪项不是气管插管的并发症？
A. 心律失常
B. 肺不张
C. 苏醒延迟
D. 喉头水肿
E. 肺部感染

45. 成人胸外心脏按压，一般使胸骨下陷的深度为
A. 1～2 cm
B. 2～3 cm
C. 3～4 cm
D. 4～5 cm
E. 5～6 cm

46. 有效心肺复苏(CPR)的标准中不包括
A. 瞳孔变小
B. 皮肤颜色红润
C. 摸到大动脉搏动
D. 收缩压回升至 120 mmHg 以上
E. 心跳恢复

47. 有关中心静脉插管，不恰当的是
A. 经常更换穿刺部位的敷料
B. 锁骨下静脉穿刺插管不可保留很长时间，应定期更换
C. 如出现不明原因发热，首先考虑拔除中心静脉插管
D. 避免用单腔中心静脉插管输注血液制品
E. 每日输液完毕后可用肝素盐水封管

二、A3/A4 型题

(48～49 题共用题干)

男，60 岁。发热伴寒战、心悸 7 天，体温最高 39℃，头痛、咳嗽，右大腿肿痛，病情渐重入院。查体：T 38℃，P 100 次/分，R 24 次/分，BP 100/75 mmHg。神志清楚，巩膜轻度黄染，双肺呼吸音粗，无啰音，心脏无异常，腹平软、无压痛，肝区无叩痛右大腿中段红肿，范围约

10 cm，压痛明显，有波动感。血 WBC 20×10^9/L，Hb 100 g/L。

48. 该患者目前最可能的诊断是
A. 感染性休克
B. 肝脓肿
C. 菌血症
D. 急性肺炎
E. 脓毒症

49. 对该患者，最恰当的处理是
A. 应用针对 G^- 菌抗生素
B. 适当输注新鲜血
C. 应用糖皮质激素
D. 切开引流
E. 抗休克治疗

（50～51 题共用题干）

患者女，35 岁。消瘦、乏力、怕热、手颤 2 个月，夜间突然出现双下肢软瘫。急诊查：神志清，眼球突出，眼裂肿大，血压 140/80 mmHg，心率 108 次/分，律齐，甲状腺轻度增大，无血管杂音。

50. 为明确诊断，应首先进行的检查项目是
A. 头颅 CT、血糖测定
B. 肌电图及血电解质测定
C. 胸部 CT 及血抗乙酰胆碱受体抗体测定
D. 血气分析及血电解质测定
E. 血电解质测定及甲状腺功能测定

51. 此患者的急诊处理应
A. 螺内酯治疗
B. 纠正电解质紊乱
C. 静脉滴注氯化钾及胰岛素
D. 溴吡斯的明和皮质激素治疗
E. 脱水降颅压治疗

（52～53 题共用题干）

患者男，73 岁。体重 62 kg，全胃切除术后 5 天，大量肠液自腹腔引流管引出，左上腹疼痛。查体：左上腹压痛，无肌紧张。

52. 该患者热量的每天基本需要量是
A. 800 kcal
B. 1 200 kcal
C. 1 500 kcal
D. 2 000 kcal
E. 2 500 kcal

53. 首选的治疗措施是
A. 急症手术
B. 肠外营养
C. 要素饮食
D. 普通饮食
E. 输血

（54～56 题共用题干）

男，35 岁，消瘦、乏力、怕热、手颤 2 个月，夜间突然出现双下肢软瘫。急诊查体：神志清，血压 140/80 mmHg，心率 108 次/分，律齐，甲状腺轻度增大、无血管杂音。

54. 导致患者双下肢软瘫的直接原因可能是
A. 脑栓塞
B. 运动神经元病
C. 重症肌无力
D. 呼吸性碱中毒
E. 血钾异常

55. 为明确诊断，应首先进行的检查项目是
A. 头颅 CT、血糖测定
B. 肌电图及血电解质测定
C. 胸部 CT 及血抗乙酰胆碱受体抗体测定
D. 血气分析及血电解质测定
E. 血电解质测定及甲状腺功能测定

56. 此患者的急诊处理应
A. 螺内酯治疗
B. 纠正电解质紊乱

C. 静脉滴注氯化钾及胰岛素
D. 溴吡斯的明和皮质激素治疗
E. 脱水降颅压治疗

(57～59 题共用题干)

女性,67 岁,因患急性心肌梗死住冠心病监护室治疗。入院时因有频发室性期前收缩给予利多卡因 75 mg 静脉注射,继以 1 mg/min 持续静脉滴注。入院 4 h 突然发生抽搐,心电图提示室颤。

57. 应立即采取的抢救措施是
A. 预置临时心脏起搏器
B. 心外按压
C. 心内注射利多卡因
D. 心内注射肾上腺素
E. 非同步直流电除颤

58. 两次除颤均未成功,心电监测提示心脏停搏,应采取的措施是
A. 静脉注射阿托品
B. 静脉注射肾上腺素
C. 心内注射阿托品
D. 心内注射异丙肾上腺素
E. 静脉注射碳酸氢钠

59. 在急性心肌梗死合并心律失常时,下列说法错误的是
A. 室速药物治疗不满意,及早同步直流电复律
B. 室颤首选非同步电复律
C. 室性心律失常可用胺碘酮改善
D. 缓慢心律失常应及早安置永久起搏器
E. 室性期前收缩可采用利多卡因

三、X 型题

60. 从血流动力学角度,血压主要取决于
A. 心肌收缩力
B. 体循环周围血管的阻力
C. 心输出量
D. 血容量
E. 以上均是

61. 下列哪些是保持呼吸道通畅的措施?
A. 气管插管
B. 气管切开
C. 静脉滴注氨茶碱
D. 静脉滴注呼吸兴奋药
E. 呼吸道湿化

62. 关于休克时的代谢改变正确的有
A. 糖原和脂肪代谢亢进
B. 早期可导致呼吸性碱中毒
C. 后期可出现混合性酸中毒
D. 随着休克的进展,可出现胰岛素分泌减少,胰高血糖素分泌增加
E. 由于 ATP 生成不足,使细胞膜上钠泵转运失灵造成细胞水肿

63. 治疗感染性休克常用的缩血管药物有
A. 去甲肾上腺素
B. 异丙肾上腺素
C. 间羟胺
D. 东莨菪碱
E. 酚妥拉明

64. 感染性休克的抗休克治疗包括
A. 扩充血容量
B. 纠正酸中毒
C. 血管活性药的应用
D. 维护重要脏器的功能
E. 肾上腺皮质激素的应用

65. 感染性休克的病死率高,早期诊断可降低病死率,有下列哪项表现者应警惕休克的发生?
A. 年老体弱或年幼儿童发生严重感染者
B. 患有慢性疾病或免疫功能低下的患者发生感染时

C. 患有易引起感染性休克的感染性疾病者
D. 感染性疾病伴有面色发灰、四肢厥冷者
E. 烦躁、脉速、脉压减少等微循环障碍者

66. 关于感染性休克的治疗下列正确的有
A. 为减轻毒血症可予短程肾上腺皮质激素
B. 必须获知致病菌后才予抗生素治疗
C. 宜选用强有力的抗菌谱广的杀菌剂治疗
D. 抗生素剂量宜较大应静脉内给药
E. 包括积极控制感染和抗休克两方面

67. 易导致感染性休克的病原体为
A. 脑膜炎奈瑟菌
B. 铜绿假单胞菌
C. 白假丝酵母菌
D. 沙门氏菌属
E. 志贺菌属

第十章

理化因素所致疾病及中毒

一、A1/A2 型题

1. 重症 CO 中毒患者最有效的治疗措施是
A. 鼻导管间断低流量吸氧
B. 高压氧舱治疗
C. 吸入纯氧鼻导管
D. 持续低流量
E. 吸氧面罩吸氧

2. 氰化物中毒时,患者的呼吸气味可呈
A. 烂苹果味
B. 蒜臭味
C. 腥臭味
D. 酒味
E. 苦杏仁味

3. 呼吸呈蒜味的毒物是
A. 阿托品
B. 地西泮
C. 酒精
D. 有机磷农药
E. 亚硝酸盐

4. 有机磷中毒中,属烟碱样症状的是
A. 恶心、呕吐腹痛
B. 多汗、流涎、流泪、流涕
C. 咳嗽、气促、肺水肿
D. 心跳减慢和瞳孔缩小
E. 肌纤维颤动、肌肉强直性痉挛

5. 男,25 岁。早晨被发现意识不清,仰面倒在床上,床旁有呕吐物,房间内用煤炉取暖,急送医院。查体:T 36.5℃,P 65 次/分,R 25 次/分,BP 95/65 mmHg。昏迷状态,呼吸困难,面色潮红,口唇呈轻度发绀,双瞳孔等圆等大,两肺可闻及湿啰音,以右侧为著。SpO_2 85%。目前应立即采取的处理措施是
A. 无创通气
B. 吸氧、应用糖皮质激素
C. 立即高压氧舱治疗
D. 高浓度吸氧、强心利尿
E. 气管插管、清理气道、机械通气

6. 女性,24 岁。误服"敌敌畏"10 ml 半小时后昏迷来院,诊断急性有机磷中毒。下列属烟碱样症状的是
A. 多汗
B. 肌纤维束颤动
C. 瞳孔缩小
D. 流涎
E. 肺水肿

7. 男性,28 岁,晨卧床不起,人事不省,多汗,流涎,呼吸困难。体检:神志不清,双瞳孔缩小如针尖,双肺布满湿啰音,心率 60 次/

分，肌束震颤，抽搐。最可能的诊断是
A. 急性地西泮中毒
B. 急性巴比妥中毒
C. 急性一氧化碳中毒
D. 急性氯丙嗪中毒
E. 急性有机磷中毒

8. 女性，29 岁，口服不详农药 50 ml 后，呕吐，流涎，走路不稳，视物模糊，呼吸困难，口中有大蒜样气味。最重要的实验室检查是
A. 血液胆碱酯酶活力
B. 血电解质
C. 尿中磷分解产物检测
D. 肝、肾功能检查
E. 血气分析

9. 女，25 岁，误服有机磷农药 50 ml，立即被家人送往医院，该患者抢救成功的关键是
A. 彻底洗胃
B. 早期应用解磷定
C. 早期应用阿托品
D. 解磷定与阿托品合用
E. 静脉注射毛花苷丙

10. 男，50 岁。因急性中度一氧化碳中毒、意识障碍入院治疗，经吸氧、支持及对症治疗后，患者意识恢复，好转出院，2 周后患者突然出现失语、不能站立、偏瘫，大小便失禁。查体：T 36.5℃，P 85 次/分，R 16 次/分，BP 125/70 mmHg，双侧病理反射阳性，首先考虑的诊断是
A. 中枢神经系统感染
B. 急性脑梗死
C. 急性脑出血
D. 药物中毒
E. 急性一氧化碳中毒迟发脑病

11. 男，16 岁。溺水，经急救后送来急诊。查体：P 120 次/分，R 32 次/分，BP 95/65 mmHg，神志清楚，口唇发绀，双肺可闻及湿啰音。面罩吸氧后氧饱和度监测显示为 85%。该患者应立即采取的治疗措施是
A. 静脉注射地塞米松
B. 静脉注射毛花苷丙
C. 无创通气
D. 皮下注射吗啡
E. 静脉注射呋塞米

12. 一名癫痫大发作的患者，因服用过量的苯巴比妥而引起昏迷，呼吸微弱，送医院急救。不该采取的措施是
A. 人工呼吸
B. 静脉滴注呋塞米
C. 静脉滴注碳酸氢钠
D. 静脉滴注氯化铵
E. 静脉滴注贝美格

13. 有机磷引起中毒的机制是
A. 直接激动胆碱受体
B. 持久地抑制腺苷环化酶
C. 持久地抑制磷酸二酯酶
D. 持久地抑制胆碱酯酶
E. 持久地抑制单胺氧化酶

14. 有机磷酸酯类急性中毒表现为
A. 腺体分泌减少、胃肠平滑肌兴奋
B. 膀胱逼尿肌松弛、呼吸肌麻痹
C. 支气管平滑肌松弛、唾液腺分泌增加
D. 神经节兴奋、心血管作用复杂
E. 脑内乙酰胆碱水平下降、瞳孔扩大

15. 患者男，32 岁。因口服“敌敌畏”，重度中毒 1 小时入院，经阿托品、氯解磷定等各项治疗 3 天后神志清醒，中毒症状缓解，体征消失，再用阿托品口服维持 6 天后，查全血胆碱酯酶活力仍处于 80%左右。究其原因，最可能是
A. 系高毒类毒物中毒
B. 胃、肠、胆道内仍有残毒在吸收
C. 用解毒药剂量不足

D. 肝脏解毒功能差
E. 红细胞再生尚不足

16. 患者女,36岁。因急性一氧化碳中毒入院,治疗1周后症状消失出院,2个月后突然出现意识障碍。既往无高血压及脑血管病史。最可能的诊断是
A. 脑出血
B. 脑梗死
C. 肝性脑病
D. 中毒迟发脑病
E. 中间综合征

17. 下面属于淡水溺水特点的是
A. 血浆渗透压增高
B. 血浆渗透压降低
C. 高镁血症
D. 高钙血症
E. 血浆渗透压正常

18. 下列不是促使中暑的原因的是
A. 环境温度过高
B. 产热增加
C. 散热障碍
D. 汗腺功能障碍
E. 睡眠不足

19. 急性中毒时,下列哪种毒物中毒可用2%碳酸氢钠洗胃?
A. 敌百虫中毒
B. 硫酸中毒
C. 汞中毒
D. 硝酸中毒
E. 盐酸中毒

20. 下列哪种毒物中毒不宜洗胃?
A. 强碱中毒
B. 镇静催眠药中毒
C. 有机磷农药中毒
D. 急性酒精中毒
E. 急性灭鼠药中毒

21. 急性中毒需洗胃清除胃内尚未吸收的毒物,在服毒后什么时间内洗胃有效?
A. 6 h
B. 12 h
C. 16 h
D. 24 h
E. 36 h

22. 以下哪项不是急性中毒的治疗原则?
A. 无论什么样中毒,即现场抢救
B. 清除进入体内尚未吸收的毒物
C. 选用特效解毒药
D. 对症治疗
E. 促进已吸收毒物排出

23. 不属于急性一氧化碳中毒临床表现的是
A. 昏迷
B. 口唇黏膜呈樱桃红色
C. 抽搐
D. 呼吸困难
E. 贫血

24. 急性一氧化碳中毒的救治下列不正确的是
A. 高压氧治疗
B. 20%甘露醇静脉滴注
C. 胞磷胆碱静脉滴注
D. 呋塞米静脉注射
E. 亚甲蓝静脉注射

25. 男性,45岁,家属发现其昏迷不醒,屋内可闻及煤气味。体检:口唇呈樱桃红,呼出气中有酒味,瞳孔正常大小,BP 100/60 mmHg,HR 110次/分,血中COHb浓度49%。头颅CT正常。最可能的昏迷原因是
A. 脑卒中
B. 一氧化碳中毒
C. 催眠药中毒

D. 酒精中毒
E. 有机磷中毒

二、A3/A4 型题

(26～29 题共用题干)

女,25 岁。10 min 前家属发现患者在家中意识不清,四肢强直性痉挛,伴呼吸困难。体格检查:昏迷,瞳孔缩小,流涎、多汗,呼吸急速,两肺布满湿啰音,心率减慢,呼气有刺激性大蒜味。

26. 对该患者立即处理的措施是
A. 阿托品 1 mg 静脉注射
B. 1%亚甲蓝 10 ml 静脉注射
C. 20%甘露醇滴注
D. 维生素 K_1 10 mg 静脉注射
E. 阿托品 10 mg 静脉注射

27. 明确诊断需做的检查是
A. 血液碳氧血红蛋白测定
B. 全血胆碱酯酶活力测定
C. 血乙醇浓度
D. 血铅测定
E. 血氨浓度

28. 对该患者立即洗胃,下列不正确的是
A. 插胃管要准确,到位
B. 洗胃液一般用温开水,也可选用解毒物质
C. 每次注入量 200～250 ml,每次灌注后尽量排出
D. 洗胃液总量达 1 L 后停止洗胃
E. 患者取左侧卧位

29. 患者出现肺水肿表现,最主要的抗肺水肿药物是
A. 毛花苷丙
B. 氨茶碱
C. 利尿药
D. 阿托品
E. 糖皮质激素

(30～33 题共用题干)

男性,26 岁,清晨上班时被人发现昏迷在车库内发动着的轿车里,身边有呕吐物。查体:浅昏迷状态,对疼痛刺激肢体有反应,双侧瞳孔 2 mm,对光反应迟钝,腱反射减弱;血压 110/60 mmHg,心率 95 次/分,心肺(—),皮肤完整。

30. 该患者最可能的诊断是
A. 低血糖
B. 糖尿病酮症酸中毒
C. 脑血管意外
D. 急性一氧化碳中毒
E. 镇静催眠药中毒

31. 若该患者既往体健,为确定诊断,首选下列哪种检查?
A. 血糖测定
B. 生化、血气分析检查
C. 脑 CT 检查
D. 心电图检查
E. 血液 COHb 含量测定

32. 确诊后,最有效的治疗措施是
A. 应用 20%甘露醇脱水
B. 应用糖皮质激素
C. 输液、吸氧
D. 高压氧治疗
E. 应用促进脑细胞代谢剂

33. 若患者经治疗后好转出院,但半个月后出现痴呆、震颤麻痹综合征,最可能是
A. 中毒迟发性脑病
B. 迟发性神经病
C. 并发脑炎
D. 脑血管意外
E. 脑水肿加重

三、X 型题

34. 急性有机磷中毒经抢救好转或基本恢复后突然出现病情反复,再度陷入昏迷,其原因可能有

A. 胆碱酯酶活力较低,迷走神经兴奋性较高
B. 中毒性心肌炎
C. 缺氧及电解质紊乱
D. 阿托品停用过早
E. 患者活动过早

35. 使用阿托品抢救有机磷中毒,阿托品化的指征为

A. 瞳孔较前扩大,不再缩小
B. 口干及皮肤干燥,颜面潮红
C. 心率加快
D. 肺部湿啰音减少或消失
E. 肌肉颤动

36. 下列为有机磷农药中毒毒蕈碱样症状的是

A. 恶心、呕吐
B. 流涎、多汗
C. 细支气管痉挛,分泌增加
D. 肌肉颤动
E. 极度兴奋

37. 急性重度一氧化碳中毒常与下列哪几种疾病鉴别?

A. 脑血管意外
B. 成人呼吸窘迫症
C. 糖尿病酮症酸中毒
D. 周期性瘫痪
E. 脑震荡

38. 急性中度一氧化碳中毒的特点是

A. 碳氧血红蛋白饱和度在 30%～40%
B. 脉搏增快
C. 嗜睡及昏迷
D. 口唇发绀
E. 肌肉张力增高

第十一章

基本技能

A1/A2 型题

1. 健康体检时胸部 X 线片发现肺内靠近胸膜的孤立性小结节，此时应首先进行的检查是
   A. 定期复查胸部 X 线片
   B. 支气管镜
   C. 痰细胞学
   D. 胸部 CT
   E. 经皮穿刺活检

2. 腹部损伤有腹内脏器损伤时，诊断性腹腔穿刺阳性率至少可达
   A. 50%
   B. 80%
   C. 90%
   D. 95%
   E. 70%

3. 男，50 岁，30 年吸烟史，支气管镜活检可见鳞状上皮和支气管腺体，此种病理变化属于
   A. 支气管黏膜化生
   B. 支气管黏膜肥大
   C. 支气管黏膜萎缩
   D. 支气管鳞状细胞癌
   E. 支气管腺癌

4. 对Ⅰ型呼吸衰竭患者，若给予高浓度氧疗仍无效，其原因很可能为
   A. 严重肺通气功能障碍
   B. 严重肺动-静脉样分流
   C. 通气/血流比例增大
   D. 肺弥散功能障碍
   E. 耗氧量增加

5. 二度Ⅰ型房室传导阻滞的心电图特征是
   A. PR 间期进行性缩短，直至一个 P 波受阻不能下传到心室
   B. 相邻 RR 间距进行性延长，直至一个 P 波受阻不能下传到心室
   C. PR 间期进行性延长，直至一个 P 波受阻不能下传到心室
   D. PR 间期＞0.20 s，P 波下传无受阻
   E. PR 间期固定，P 波间断受阻不能下传到心室

6. 男，47 岁，突然神志丧失，呼吸不规则，即刻进行心脏按压，判断其是否有效的主要方法是
   A. 测血压
   B. 呼喊患者看其是否清醒
   C. 摸桡动脉搏动
   D. 摸股动脉搏动
   E. 观察末梢循环状况

7. 属于正确的胸外心脏按压方法是
A. 背部垫以硬板
B. 按压部位在左锁骨中线第5肋间
C. 按压次数约60～80次/分
D. 使胸骨下陷1～2 cm
E. 每按压5次后进行人工呼吸2次

8. Q波型急性心肌梗死心电图特征为
A. 宽而深的Q波,ST段呈弓背向上抬高,T波倒置
B. 宽而深的Q波,ST段降低,T波抬高
C. 宽而深的Q波,ST段降低,T波倒置
D. 浅而宽的Q波,ST段降低,T波抬高
E. 浅而宽的Q波,ST段抬高,T波倒置

9. 腹部损伤时做诊断性腹腔穿刺,抽出不凝血,最可能的诊断是
A. 前腹壁血肿
B. 空腔脏器破裂
C. 实质性脏器破裂
D. 误穿入腹腔血管
E. 后腹膜间隙血肿

10. 根据卫生部输血指南不需输血的指标是
A. 血红蛋白超过90 g/L
B. 血红蛋白超过100 g/L
C. 血红蛋白超过110 g/L
D. 血红蛋白超过120 g/L
E. 血红蛋白超过140 g/L

11. 营养性缺铁性贫血的血涂片检查不可能为
A. 红细胞大小不等,以大者为多,中央淡染区不明显
B. 红细胞大小不等,未见异形、靶形红细胞
C. 红细胞大小不等,小者中央淡染区扩大
D. 红细胞大小不等,以小者为多,中央淡染区扩大
E. 红细胞大小不等,染色较浅

12. 关于输血的叙述,错误的是
A. 父母的血可直接输给子女
B. O型血可少量、缓慢输给其他血型者
C. AB型者可少量、缓慢接受其他血型血
D. Rh阳性者有可能接受Rh阴性的血液
E. ABO血型相符者输血前仍需做交叉配血

13. 治疗呼吸衰竭时,为建立通畅的气道应采取以下措施,除了
A. 给予可待因止咳
B. 给予祛痰药促进排痰
C. 给予支气管解痉药
D. 必要时作气管插管吸痰
E. 积极对因治疗

14. 诊断呼吸衰竭最重要的血气分析指标是
A. pH<7.35
B. pH>7.45
C. 动脉血二氧化碳分压>50 mmHg
D. 二氧化碳结合力>29 mmol/L
E. 动脉血氧分压<60 mmHg

15. 慢性Ⅱ型呼吸衰竭患者给氧的原则是
A. 高浓度高流量间断给氧
B. 低浓度低流量间断给氧
C. 早期呼吸机辅助呼吸
D. 高浓度低流量持续给氧
E. 低浓度低流量持续给氧

16. 抢救由心室颤动引起的心脏骤停时,最有效的方法是
A. 静脉注射利多卡因
B. 皮下注射肾上腺素
C. 植入心脏起搏器
D. 非同步电击复律
E. 同步电击复律

17. 心室颤动引起阿-斯综合征时,最有效的抢救方法是

A. 静脉注射利多卡因
B. 皮下注射肾上腺素
C. 植入心脏起搏器
D. 同步电击复律
E. 非同步电击复律

18. 心室颤动时初次直流电除颤的能量是
A. 360 J
B. 100 J
C. 150 J
D. 200 J
E. 300 J

19. 结核性腹膜炎的腹腔积液大多是
A. 草黄色渗出液
B. 血性渗出液
C. 乳糜性渗出液
D. 草绿色漏出液
E. 透明渗出液

20. 卧位腰椎穿刺,脑脊液压力正常值是
A. 50～70 mmH_2O(0.49～0.69 kPa)
B. 80～180 mmH_2O(0.78～1.76 kPa)
C. 190～220 mmH_2O(1.86～2.16 kPa)
D. 230～250 mmH_2O(2.25～2.45 kPa)
E. 260～280 mmH_2O(2.55～2.74 kPa)

21. 婴儿时期腰椎穿刺的椎间隙是
A. T_{12}～L_1椎间隙
B. $L_{1\sim2}$椎间隙
C. $L_{2\sim3}$椎间隙
D. L_5～S_1椎间隙
E. $L_{4\sim5}$椎间隙

22. 急性肺损伤/急性呼吸窘迫综合征血气分析典型的改变为
A. PaO_2 升高,pH 升高
B. PaO_2 降低,pH 降低
C. PaO_2 降低,pH 升高
D. PaO_2 升高,pH 降低
E. 以上均不对

23. 氧疗指
A. 通过增加吸入氧量纠正患者缺氧
B. 通过增加吸入氧浓度纠正患者缺氧
C. 通过减少吸入氧浓度纠正患者氧中毒
D. 通过减少吸入氧量纠正患者氧中毒
E. 以上均不对

24. 小胃癌的癌灶直径小于
A. 5 mm
B. 8 mm
C. 10 mm
D. 12 mm
E. 20 mm

25. 慢性胃炎的发病机制中,与幽门螺杆菌感染无关的因素是
A. 产生胃壁细胞抗体
B. 在胃黏液上具有 HP 靶位
C. 细胞毒素作用
D. 免疫反应
E. 产生多种酶及代谢产物

26. 双人或单人心肺复苏时,胸外心挤压与人工呼吸的比例是
A. 4∶1
B. 5∶1
C. 6∶1
D. 15∶2
E. 30∶2

27. 猝死抢救时最先进行的基础心肺复苏为
A. 气管插管
B. 胸外按压
C. 除颤复律
D. 心脏起搏
E. 肾上腺素

28. 下列不属于高级心肺复苏的措施的是

A. 人工呼吸
B. 气管插管
C. 电除颤
D. 建立静脉通路,维持循环
E. 药物

29. 经口气管插管的留置时间一般不超过
A. 72 h
B. 5 天
C. 7 天
D. 10 天
E. 24 h

30. 心搏骤停处理原则中正确的是
A. 需心电图证实后方施行 CPR
B. 心音消失是诊断心搏骤停的必备条件
C. 意识消失及大动脉搏动消失是诊断心搏骤停的必备条件
D. 早期复苏只需胸外按压
E. 以上都不对

31. 心肺复苏“生存链”不包括
A. 早期识别和启动 EMSS
B. 早期后送
C. 早期 CPR
D. 早期除颤
E. 早期由专业人员进行高级生命支持

32. 治疗心室颤动的最有效措施是
A. 吸氧
B. 镇静
C. 静脉注射利多卡因
D. 气管内滴注肾上腺素
E. 电除颤

33. 心脏骤停进行胸外按压时速率约为
A. 70 次/分
B. 80 次/分
C. 90 次/分
D. 100 次/分
E. 110 次/分

34. 第一次电击除颤后首先做
A. 评估心率
B. 继续胸外按压
C. 推注药物
D. 人工通气
E. 测量血压

35. 成人心肺复苏打开气道的最常用方式为
A. 仰头举颏法
B. 双手推举下颌法
C. 托颏法
D. 环状软骨压迫法
E. 头部平举法

36. 最新成人心肺复苏指南要求胸外按压的频率为
A. 100 次/分
B. 80 次/分
C. 80～100 次/分
D. 60～80 次/分
E. 120 次/分

37. 成人实施人工呼吸时的频率通常为
A. 12 次/分
B. 16 次/分
C. 12～16 次/分
D. 20 次/分
E. 15 次/分

38. 发现心搏骤停患者最好在心跳呼吸停止后几分钟内就开始有效的心肺复苏?
A. 4 min 内
B. 4～6 min
C. 6～10 min
D. 10 min 以后
E. 2 min 内

39. 关于口对口人工呼吸的说法错误的是

A. 抢救者站在患者一侧，一手按压额部，一手托住颈部，将下颌向上后方翘起使头后仰
B. 开始时宜连续吹入 3～4 次，然后以每 15 秒 1 次的频率吹入
C. 为防止吹入气经鼻腔逸出，可用按前额的手捏住患者鼻孔或在吹气时用面颊紧贴患者鼻孔
D. 吹气后放开口鼻任胸廓回缩呼气，同时观察胸廓起伏，听呼吸音
E. 人工呼吸通常与胸外心脏按压配合进行

40. 大量心包积液发生心脏压塞时，最快速解除心脏压塞的治疗措施是
A. 应用利尿剂
B. 大剂量激素静脉滴注
C. 心包穿刺
D. 应用大剂量抗生素
E. 心外按压

41. 院前急救中，早期电除颤要求在下列哪项时限内完成？
A. 患者发病后 5 min 内
B. 目击者发现患者 5 min 内
C. 急救医师到达现场 5 min 内
D. 接到求救后 5 min 内
E. 急救医师到达现场 10 min 内

42. 对溺水所致呼吸心搏骤停者，其紧急处理措施是
A. 立即倒水
B. 呼吸兴奋剂的应用
C. 心内注射肾上腺素
D. 人工呼吸和胸外心脏按压
E. 糖皮质激素的应用

第十二章

模拟试卷一

一、A1/A2 型题

1. 过敏性紫癜时出现的异常实验检查结果是
   A. 血管收缩不良
   B. 凝血时间延长
   C. 出血时间延长
   D. 毛细血管脆性试验阳性
   E. 血小板计数减少

2. 下列哪项是缺铁性贫血最常见的病因?
   A. 慢性胃炎
   B. 慢性肝炎
   C. 慢性溶血
   D. 慢性感染
   E. 慢性失血

3. 关于阵发性睡眠性血红蛋白尿发病机制叙述正确的是
   A. 红细胞对补体激活敏感度下降
   B. GPI 锚连膜蛋白过度表达
   C. 补体适宜 pH 为 8.0～9.0
   D. CD55 和 CD59 因子与发病关系最密切
   E. 夜间发病为 pH 升高所致

4. 慢性特发性血小板减少性紫癜合并贫血应首选下列哪种检查?
   A. 血清铁蛋白测定
   B. 血清叶酸测定
   C. 血红蛋白电泳
   D. 酸溶血试验
   E. 红细胞渗透脆性试验

5. 慢性再生障碍性贫血患者最常见的感染是
   A. 败血症
   B. 上呼吸道感染
   C. 尿路感染
   D. 肠道感染
   E. 皮肤感染

6. 再障与下列较难鉴别的是
   A. 缺铁性贫血
   B. 非白血性白血病
   C. 脾功能亢进
   D. PNH 不发作型
   E. 巨幼细胞贫血

7. 下列是血小板消耗过多导致的血小板减少性疾病的是
   A. 特发性血小板减少性紫癜
   B. 弥散性血管内凝血
   C. 白血病
   D. 病毒感染
   E. 再生障碍性贫血

8. 室上嵴肥厚可引起
   A. 明显的心脏顺钟向转位

B. V_1导联P波电压增高
C. V_5导联R/S>1
D. 左心室流出道狭窄
E. 室性心动过速

9. 关于卵圆窝的描述，正确的是
A. 卵圆窝位于心房的外侧壁
B. 卵圆窝位于房间隔中下部，为胎儿时期卵圆孔闭合后遗留的遗迹
C. 房间隔缺损一般不发生于卵圆窝处
D. 卵圆窝处房壁最厚
E. 卵圆窝面积较大，约占房间隔的2/3

10. 关于右房室口解剖和功能的描述，错误的是
A. 右房室口呈卵圆形
B. 房室环上有3个三角形的瓣叶附着
C. 右心室壁上有3组乳头肌发出腱索与3个瓣叶相连
D. 三尖瓣复合体的共同作用是保证血液的双向流动
E. 隔叶附着于右心室前壁之上

11. 急性广泛前壁心肌梗死(V_1～V_5导联ST段抬高伴异常Q波)主要是由于
A. 左回旋支闭塞
B. 左前降支近端闭塞
C. 右冠状动脉闭塞
D. 左前降支远端闭塞
E. 左前降支的对角支闭塞

12. 快反应细胞1相复极离子流(I_{to})的主要离子成分是
A. Ca^{2+}
B. Na^+
C. Cl^-
D. K^+
E. 以上都不是

13. 当心肌细胞复极时，膜电位恢复到−80～−90 mV，意味着
A. 相对不应期结束，进入超常期
B. 给予任何刺激都能使心肌产生一次正常传导的动作电位
C. 心肌细胞兴奋性增高，产生的动作电位幅度比恢复极化状态后所产生的动作电位高
D. 由于膜电位比完全恢复极化状态时更接近阈电位，因此兴奋性减低
E. 心肌细胞兴奋性低，产生的动作电位幅度比恢复极化状态后所产生的动作电位高

14. 关于心肌细胞动作电位超常期特性的描述，正确的是
A. 心肌细胞兴奋性高于正常
B. 钠通道开放能力超过正常
C. 产生的动作电位除极化幅度超过正常
D. 产生的动作电位除极化速度超过正常
E. 兴奋传导的速度高于正常

15. 男性，35岁，平素体健，突发心悸，心电图示P波显示不清，RR间距绝对不齐，QRS波群呈室上性，心室率为86～112次/分，应考虑为
A. 窦性心律不齐
B. 紊乱性房性心动过速
C. 阵发性房性心动过速
D. 心房颤动
E. 心房扑动

16. 贲门失弛缓症胃肠钡餐造影时的典型X线表现是
A. 见逆蠕动波
B. 食管下段狭窄
C. 呈萝卜根状
D. 狭窄边缘处光滑
E. 以上都是

17. 下列有关溃疡性结肠炎的X线钡灌肠表现

中错误的是
A. 肠管狭窄短缩
B. 多发溃疡
C. 息肉形成
D. 黏膜破坏、中断
E. 结肠袋消失

18. 小儿腹部平片出现“双气泡”征应诊断
A. 十二指肠闭锁
B. 正常变异
C. 幽门肌肥大
D. 胃扭转
E. 小肠旋转不良

19. 关于肝硬化的病理改变引起CT表现的描述,下列不正确的是
A. 再生结节显著,肝表面高低不平
B. 肝细胞坏死、增生使肝形态比例异常
C. 纤维化、结节再生、变性坏死使肝密度不均
D. 肝细胞坏死出现低密度
E. 门静脉高压使脾大和侧支循环血管曲张

20. 胰腺癌时CT影像中出现的“双管征”是指扩张的
A. 胰导管和肝内胆管
B. 门静脉和肝动脉
C. 胆总管和主胰管
D. 肝内胆管和胆总管
E. 脾静脉和肠系膜上静脉

21. 关于胃癌的基本X线表现,错误的是
A. 半月综合征
B. 黏膜皱襞破坏中断
C. 皮革胃
D. 胃壁僵硬
E. 项圈征及狭颈征

22. 下述胰头癌十二指肠曲的X线征象中,错误的是
A. 球后段出现笔杆征
B. 黏膜呈毛刷状尖角状
C. 腔边出现反“3”字形改变
D. 肠腔内出现充盈缺损
E. 肠壁出现双边影

23. 胆管细胞囊腺癌CT表现,除外
A. 囊内液体密度
B. 实质部分为低密度
C. 可见囊壁结节
D. 囊壁厚薄不均
E. 病变显著强化

24. 肝癌的影像表现不正确的是
A. 肝癌增强扫描静脉期,平扫呈低密度的病灶区CT值迅速升高并明显高于正常肝实质
B. 肿瘤以膨胀性生长为主的病灶增长较慢,形成假包膜,可出现晕圈征
C. 肝癌结节中可形成坏死或偶见脂肪成分
D. 肿瘤呈浸润性生长一般无包膜形成,边界模糊不清
E. 肝癌75%～80%血液由肝动脉供应

25. 溃疡性结肠炎的影像表现不正确的是
A. 慢性期肠管变短,肠袋消失,肠腔变细,可有回流性肠炎改变,可见结肠扩张
B. 急性期肠管痉挛激惹呈“线样征”
C. 亚急性期黏膜呈颗粒状、息肉状;肠袋变形,肠管僵硬
D. 急性期充盈时肠壁边缘呈锯齿状,排空后见小刺状溃疡,溃疡较大时呈“T”状或领扣状
E. 10%可发生癌变

26. 关于肺结核治疗效果的评价,以下不正确的是
A. 结素试验可协助判断病情

B. 临床治愈时,空洞仍可存在
C. 临床治愈时,病灶内仍可残留结核菌
D. 痰菌阴转为考核疗效的主要指标
E. 临床治愈则不再有咯血

27. 40岁,女性,肺结核涂阳患者正规抗结核治疗2周,判断该患者有无传染性应该
A. 做结核菌素试验
B. 查痰结核菌
C. 询问患者有无咯血
D. 检查患者有无发热
E. 拍胸片检查有无空洞

28. 男性,75岁,确诊慢性肺源性心脏病,引起该病最常见的原因是
A. 纤维空洞型肺结核
B. 支气管扩张
C. 肺间质纤维化
D. 慢性支气管炎、阻塞性肺气肿
E. 脊柱胸廓畸形

29. 医师在执业活动中有权出具的医学证明文件应当是
A. 在注册的执业范围内
B. 在所在医疗机构的服务范围内
C. 在医疗范围内
D. 患者实事求是地提出要求的范围内
E. 以上都不是

30. 医师使用的药品、消毒药剂和医疗器械应当是
A. 所在医疗单位允许使用的
B. 正式生产的
C. 有经营权的单位销售的
D. 经临床证明可以使用的
E. 经国家有关部门批准使用

31. 医师在执业活动中违反技术操作规范,造成严重后果的,给予警告或者责令暂停执业活动
A. 3～6个月
B. 6个月～1年
C. 6个月～1年半
D. 1年～1年半
E. 1～2年

32. 根据《献血法》,医疗机构用于临床的血液应当符合
A. 行业规定标准
B. 地方规定标准
C. 血站规定标准
D. 国家规定标准
E. 省级卫生行政部门规定标准

33. 《执业医师法》规定,卫生行政部门对医师的一些医疗行为可以予以警告或责令暂停六个月以上一年以下执业活动,情节严重的吊销执业证书;构成犯罪的,追究其刑事责任。下列各项在《执业医师法》中没有规定的是
A. 未经患者或家属同意,对患者进行试验性临床治疗的
B. 因态度恶劣与患者发生医疗纠纷的
C. 索取、非法收受患者财物或牟取其他不正当利益的
D. 泄漏患者隐私,造成严重后果的
E. 未按规定给患者使用麻醉药品

34. 现行《医疗事故处理条例》规定的医疗事故是指
A. 在诊疗护理工作中,因医务人员诊疗护理过失,造成患者死亡、残废、组织器官损伤导致功能障碍
B. 在诊疗护理工作中,因医务人员诊疗护理过失,直接造成患者死亡、残废、组织器官损伤导致功能障碍
C. 在诊疗护理工作中,因医务人员诊疗护理过失,直接造成患者死亡、残废、组织器官损伤导致功能障碍以及病程延长
D. 在诊疗护理工作中,因医务人员诊疗护

理过失,直接造成患者死亡、残废、组织器官损伤导致功能障碍以及病程延长和痛苦增加

E. 在诊疗护理工作中,因医务人员诊疗护理过失,直接造成患者死亡、残废、组织器官损伤导致功能障碍以及病程延长、痛苦增加和费用增加

35. 医疗事故按以下方式分类

A. 责任事故,技术事故,混合事故

B. 责任事故,技术事故,医疗差错

C. 责任事故,技术事故,以责任为主的事故,以技术为主事故

D. 责任事故,技术事故

E. 责任事故,技术事故,以责任为主的事故,以技术为主事故,医疗差错

36. 我国传染病防治法规定管理的甲类传染病是指

A. 鼠疫、艾滋病

B. 鼠疫、霍乱

C. 鼠疫、霍乱、艾滋病

D. 鼠疫、霍乱、伤寒、副伤寒

E. 鼠疫、霍乱、艾滋病、伤寒或副伤寒

37. 危重昏迷患者经治疗后脱离危险,进入康复期,医患关系交往模式的类型将由

A. 主动-被动型转为指导-合作型

B. 主动-被动型转为共同参与型

C. 指导-合作型转为共同参与型

D. 指导-合作型转为主动-被动型

E. 共同参与型转为主动-被动型

38. 对医学伦理学不伤害原则的准确理解是对患者

A. 避免责任伤害

B. 避免技术伤害

C. 避免躯体伤害

D. 避免心理伤害

E. 以上都是

39. 下列哪项不是初级卫生保健的工作内容?

A. 增进健康

B. 预防疾病

C. 及时治疗

D. 康复防残

E. 制定国家卫生政策

40. 辅助检查时医师应遵循的道德要求不包括的是

A. 综合分析、切忌片面

B. 知情同意、尽职尽责

C. 服从患者、认真负责

D. 需要出发、目的纯正

E. 密切联系、加强协作

41. 人体实验的道德原则中维护受试者利益指

A. 人体实验的危险应该是很小的

B. 人体实验的危险不能超过实验带来的利益

C. 人体实验应该是没有风险的

D. 人体实验应该以不损害人们的健康为前提

E. 人体实验应该预测到所有的风险和预期的价值

42. 医德修养的方法是

A. 积极参加医院的各种政治学习

B. 让领导多督促自己

C. 让同事多提醒自己

D. 让患者多监督自己

E. 追求慎独

43. 下列有助于鉴别肝癌和良性活动性肝病的是

A. HBsAg 阳性

B. AFP 阳性

C. AFP 阴性

D. 肝功能明显损伤

E. AFP 和 ALT 动态曲线

44. 下列用于胃食管反流病维持治疗的药物中,效果最好的是
A. 莫沙必利
B. 多潘立酮
C. 氢氧化铝
D. 西咪替丁
E. 奥美拉唑

45. 治疗重症胃食管反流病的首选药物是
A. 雷尼替丁
B. 莫沙必利
C. 奥美拉唑
D. 氢氧化铝
E. 丙谷胺

46. 下列有关胃食管反流病烧心的描述,错误的是
A. 烧心是指胸骨后或剑突下烧灼感
B. 常在餐后 0.5 h 出现
C. 腹压增高时可加重
D. 弯腰时可加重
E. 卧位可加重

47. 反流性食管炎的治疗措施,除外
A. 少进高脂食物
B. 口服雷尼替丁
C. 口服莫沙必利
D. 口服阿托品
E. 睡时将床头抬高 10～15 cm

48. 反流性食管炎的发病机制主要是
A. 食管下括约肌张力增高
B. 食管下括约肌张力减低
C. 胃酸及胆酸等物质反流
D. 食管黏膜组织抵抗力下降
E. 食管对反流物清除力下降

49. 反流性食管炎的临床表现主要是
A. 咽部异物感
B. 烧心、反酸
C. 吞咽困难
D. 胸骨后疼痛
E. 吞咽痛

50. 霍奇金病患者有发热,颈、腋下、腹股沟淋巴结肿大,其他脏器未累及,临床分期属于
A. ⅡA 期
B. ⅡB 期
C. ⅢA 期
D. ⅢB 期
E. ⅣA 期

51. 贫血患者 Hb 50 g/L, WBC 4.8×10^9/L, PLT 120×10^9/L,网织红细胞 2%,红细胞压积 20%,红细胞平均体积 76 fl,平均血红蛋白浓度(MCHC)0.24。最可能的诊断是
A. 甲状腺功能减退所致贫血
B. 再生障碍性贫血
C. 溶血性贫血
D. 缺铁性贫血
E. 巨幼细胞贫血

52. 腺垂体合成和分泌的促甲状腺激素(TSH)
A. 为甲状腺组织主动摄取而甲状腺内浓度较高
B. 直接分泌到甲状腺中,只在甲状腺内发现
C. 沿神经轴突纤维移动到甲状腺组织中
D. 经特定血管系统输送到甲状腺组织中
E. 分泌释放到血液中分布至全身

53. 垂体泌乳素腺瘤妇女的高泌乳素血症长期不予治疗可发生
A. 高血压
B. 低钾血症
C. 甲状腺功能减退
D. 低蛋白血症
E. 骨质疏松症

54. 腺垂体功能减退症危象最常见的诱发因

素是
A. 过度劳累
B. 蝶鞍区放射治疗
C. 服用镇静剂
D. 激素替代治疗中断
E. 感染性疾病

55. 原发甲状腺功能减退症最早出现异常的是
A. 血 TSH
B. 血总 T_3
C. 血游离 T_3
D. 血总 T_4
E. 血游离 T_4

56. 下列哪种疾病引起的发热多不伴寒战?
A. 疟疾
B. 大叶性肺炎
C. 伤寒
D. 流行性感冒
E. 急性肾盂肾炎

57. 易发生肠穿孔而致死的疾病是
A. 阿米巴病
B. 结核
C. 菌痢
D. 伤寒
E. 血吸虫病

58. 中毒性菌痢发病的主要原因
A. 机体免疫功能低下
B. 是机体对痢疾杆菌毒素的反应性较高所致
C. 感染了毒力强的志贺痢疾杆菌
D. 肠道病变过于严重
E. 以上都不是

59. 下列不是休克的诊断条件的是
A. 意识障碍
B. 高热
C. 四肢湿冷
D. 收缩压小于 10.64 kPa(80 mmHg)
E. 脉搏快,超过 100 次/分或不能触及

60. 某急性药物中毒患者,表现为昏迷、瞳孔极度缩小,呼吸深度抑制,血压降低。出现上述中毒症状的药物是
A. 苯巴比妥
B. 吗啡
C. 地西泮
D. 氯丙嗪
E. 苯妥英钠

61. 现场发现一氧化碳中毒昏迷患者,在生命体征平稳的情况下应首先采取的措施是
A. 给予促醒剂
B. 静脉输平衡液
C. 给予呼吸兴奋剂
D. 去除一氧化碳来源
E. 患者撤离现场

62. 可导致输血反应的天然抗体类型是
A. IgM
B. IgG
C. IgD
D. IgE
E. IgA

63. 男性,79 岁。有 COPD 病史 30 年,近 1 周来咳嗽咳痰气短加剧,2 天来神志不清,胡言乱语。动脉血气分析:pH 7.20,$PaCO_2$ 96 mmHg,PaO_2 50 mmHg。应考虑
A. Ⅰ型呼吸衰竭
B. Ⅱ型呼吸衰竭、肺性脑病
C. 急性脑炎
D. 急性呼吸窘迫综合征
E. 脑血管意外

64. 女性,32 岁,间歇性上腹不适 4 年,餐后加重,嗳气,基础胃酸分泌量(BAO)为 0,最大胃酸分泌量(MAO)为 10 mmol/L,壁细胞

总数(PCM)为正常的1/4,其最可能的疾病是
A. 慢性浅表性胃炎
B. 十二指肠球部溃疡
C. 慢性萎缩性胃炎
D. 胃溃疡
E. 胃癌

65. 女性,24岁,贫血1年,血红蛋白80 g/L,红细胞3.0×10^{12}/L,网织红细胞2.7%,白细胞、血小板正常,经用铁剂治疗7天后,血红蛋白未上升,网织红细胞4.3%。最可能的诊断是
A. 巨幼细胞贫血
B. 缺铁性贫血
C. 铁粒幼细胞性贫血
D. 溶血性贫血
E. 以上都不是

66. 女性,18岁,1年来渐进性面色苍白、乏力。实验室检查:Hb 50 g/L,WBC 5.0×10^9/L,血清铁5.78 μmol/L,转铁蛋白饱和度9%。最可能的诊断是
A. 感染性贫血
B. 海洋性贫血
C. 缺铁性贫血
D. 再生障碍性贫血
E. 溶血性贫血

67. 男性,35岁,剑突下隐痛3年,与饮食有关,间有黑便。实验室检查:Hb 75 g/L,WBC 5.9×10^9/L,PLT 130×10^9/L,MCV 65 fl,MCHC 29%,肝功能正常。贫血的可能原因是
A. 营养不良性贫血
B. 缺铁性贫血
C. 慢性肝病贫血
D. 巨幼细胞贫血
E. 溶血性贫血

68. 男性,20岁,输液治疗期间突感腰背疼痛,寒战高热,呼吸困难,血压90/60 mmHg,尿量100 ml/d,血红蛋白80 g/L,COCP 17 mmol/L,BUN 14 mmol/L。其诊断为
A. 感染性中毒性休克
B. 慢性肾炎急性发作
C. 感染性中毒性肾功能不全
D. 急性溶血性贫血伴肾功能不全
E. Evans综合征

69. 女,40岁,闭经、溢乳半年,磁共振发现垂体1.5 cm×1.0 cm占位病变,需做激素检查。下列无助于诊断的检查是
A. 泌乳素
B. 生长激素
C. 促肾上腺皮质激素
D. 血管加压素
E. 促甲状腺激素

70. 男,46岁,消瘦、乏力、头晕、食欲缺乏3年,近5个月早晨有时出现精神症状,进食后缓解。查体:BP 80/60 mmHg,皮肤色素沉着,心率60次/分,血糖2.7 mmol/L,血钠124 mmol/L,血钾5.2 mmol/L。最可能的病因是
A. 原发性慢性肾上腺皮质功能减退症
B. 胰岛素瘤
C. 营养不良
D. 2型糖尿病
E. 自主神经功能紊乱

71. 初孕妇,26岁,妊娠33周,用胰岛素治疗糖尿病,今晨5时清醒,心慌、出汗。此时最有效的处理措施是
A. 检测血糖
B. 检测尿糖及酮体
C. 进食
D. 静脉注射胰岛素
E. 测量体温

72. 女,27岁。发热1个月,伴关节肿痛,脱发和口腔溃疡。化验:尿蛋白(+++),红细胞20～30/HP,血ANA(+)。最可能的诊断是

A. 系统性红斑狼疮
B. 类风湿关节炎
C. 干燥综合征
D. 风湿热
E. 成人Still病

73. 农村妇女,40岁。8年前其丈夫(长途车司机)病重,渐出现消瘦,体重下降明显,高热1月余,当时因家境困难未能医治病故。现该妇女出现与其丈夫类似症状,近1月余出现不规则发热,近2周出现高热,曾予抗菌药物治疗无效。查体:T 39.5℃,R 30次/分,BP 100/65 mmHg,无皮疹,皮肤无黄染,颈部、腋下、腹股沟可扪及多个1 cm×1 cm至1 cm×1.5 cm淋巴结,心律齐,腹平软。下列哪一种检查最有确诊价值?

A. 胸片
B. B超
C. 心电图
D. ANA
E. HIV特异性病原学检查

74. 心脏在胸腔中的位置正确的是

A. 位于胸腔中央
B. 2/3位于中线的左侧,1/3位于右侧
C. 2/3位于中线的右侧,1/3位于左侧
D. 全部位于心脏左侧
E. 全部位于心脏右侧

75. 关于心脏位置的描述,不正确的是

A. 心脏位置随人的体型会有改变
B. 心脏位置随人的呼吸会有改变
C. 吸气末心脏可呈横位
D. 肥胖的人心脏可呈横位
E. 瘦高的人心脏可呈悬垂位

76. 关于心尖部解剖的描述,不正确的是

A. 心尖部圆钝、游离
B. 由左心室和右心室构成
C. 朝向左前下方
D. 与左胸前壁接近
E. 在左第5肋间隙锁骨中线内侧1～2 cm处可扪及心尖搏动

77. 关于心底部解剖的描述,不正确的是

A. 由左心房和小部分右心房组成
B. 心底朝向左后上方
C. 上、下腔静脉分别注入右心房
D. 左、右肺静脉从两侧注入左心房
E. 心底后膈面、心包后壁与食管、迷走神经和胸主动脉等毗邻

78. 关于心脏膈面(下面)解剖的描述,不正确的是

A. 主要由左心房和小部分右心房构成
B. 几乎呈水平位
C. 与膈肌毗邻
D. 2/3由左心室构成
E. 1/3由右心室构成

79. 房室交叉是指

A. 前室间沟、后室间沟与后房间沟的相交处
B. 后房间沟、前室间沟与冠状沟的相交处
C. 前室间沟、后室间沟与冠状沟的相交处
D. 后房间沟、后室间沟与冠状沟的相交处
E. 后房间沟、前室间沟与房室沟的相交处

80. 右心室是

A. 最靠右侧的心腔
B. 最前方的心腔
C. 最后方的心腔
D. 最靠左侧的心腔
E. 最靠食管的心腔

81. 固有心房和腔静脉窦之间在心脏表面的分界是

A. 界嵴
B. 梳状肌
C. 乳头肌
D. 界沟
E. 室上嵴

82. 右房室口在固有心房的
A. 右前下方
B. 左前下方
C. 右后下方
D. 左后下方
E. 左前方

83. 腔静脉窦内有
A. 上腔静脉口、下腔静脉口和右房室口
B. 上腔静脉口、右房室口和冠状窦口
C. 下腔静脉口、右房室口和冠状窦口
D. 上腔静脉口、下腔静脉口和冠状窦口
E. 卵圆窝、右房室口和冠状窦口

84. 单纯性卵巢囊肿 MRI 表现为
A. T1WI 呈高信号，T2WI 呈低信号
B. T1WI 呈低信号，T2WI 呈高信号
C. T2WI 呈高信号，T2WI 呈高信号
D. T1WI 呈低信号，T2WI 呈低信号
E. T1WI 呈等信号，T2WI 呈高信号

85. 子宫颈癌最常见的组织类型是
A. 大细胞癌
B. 腺癌
C. 鳞状上皮癌
D. 小细胞癌
E. 未分化癌

86. 关于卵巢浆液性囊腺癌的描述不正确的是
A. 多为双侧卵巢受累
B. 早期就可有腹腔转移
C. 可为囊实性质地
D. 就诊时，瘤体多较大
E. 囊壁厚，且厚度不均，可强化

87. 男，60 岁，排尿困难，CT 前列腺后叶增大，密度低，增强后左叶内可见 16 mm×22 mm 低密度区，边缘尚清，病变与左盆底肌分界不清。最可能的诊断为
A. 前列腺增生
B. 前列腺转移
C. 前列腺炎症
D. 前列腺癌
E. 前列腺脓肿

88. 患者女性，46 岁，腹痛，腹部有包块。CT 示右肾上部有 4 cm×6 cm 大小的肿块，边缘清楚，等高混杂密度，内有低密度，CT 值为−76Hu，造影后低密度区无强化，等密度区中度强化。应诊断哪种疾病？
A. 肾血管平滑肌脂肪瘤
B. 肾脓肿
C. 肾癌
D. 肾腺瘤
E. 肾脂肪瘤

89. 患者，男，63 岁，排尿困难 1 个月余，加重伴血尿 10 天，PSA 为 43 ng/mL，CT 表现如下图。最有可能是哪种疾病？

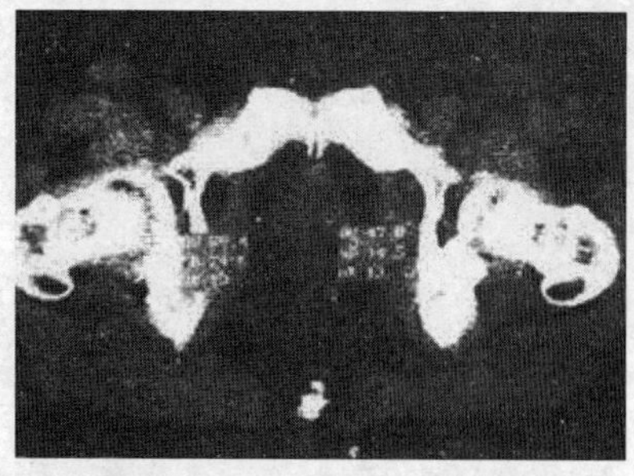

A. 前列腺炎
B. 前列腺增生
C. 前列腺癌
D. 前列腺脓肿
E. 前列腺囊肿

90. 肾脏先天畸形不包括

A. 多囊肾
B. 单肾
C. 异位肾
D. 马蹄肾
E. 重复肾

91. 关于肾上腺转移癌的描述,下列说法不正确的是
A. 肾上腺是转移癌的好发部位
B. 主要以直接扩散的方式转移到肾上腺
C. 肺癌肾上腺转移占首位
D. 转移癌常发生于双侧
E. MRI 信号大多数不均匀

92. 肾上腺疾病中,以下属于肾上腺髓质病变的是
A. Addison 病
B. 库欣综合征
C. 无分泌作用的皮质腺瘤
D. 原发性醛固酮增多症
E. 嗜铬细胞瘤

93. 关于"葡萄胎"病理特点,下述不正确的是
A. 绒毛膜促性腺激素分泌增加
B. 半数患者,子宫比同月妊娠大
C. 1/4 患者,子宫比同月妊娠小
D. 半数患者,双侧黄体囊肿
E. 多为恶性,易转移

94. 30 岁患者,阵发性心悸 2 年,每次突然发生,持续 0.5~1 h。查体:心率200 次/分,律齐,心电图 QRS 波形正常,P 波不能明确查见。诊断为
A. 心房颤动
B. 窦性心动过速
C. 心房扑动
D. 阵发性窦性心动过速
E. 阵发性室上性心动过速

95. 冠心病患者突感心悸、胸闷,血压为 90/60 mmHg,心尖部第一心音强弱不等;心电图示心房率慢于心室率,两者无固定关系,QRS 波增宽为 0.12 s,可见心室夺获和室性融合波。诊断为
A. 心房扑动
B. 心房颤动
C. 多发性室性早搏
D. 阵发性室上性心动过速
E. 阵发性室性心动过速

96. 65 岁男性冠心病患者,稍活动后即可出现心悸、气短,根据其临床表现可诊断为
A. 心功能Ⅰ级
B. 心功能Ⅱ级
C. 心功能Ⅲ级
D. 心功能Ⅳ级
E. 心功能 0 级伴老年性肺气肿

97. 女性,62 岁,风湿性心脏病心衰用洋地黄和利尿剂治疗,出现恶心、食欲缺乏,心电图为室早二联律。下列情况最可能的是
A. 心衰加重
B. 低钾
C. 洋地黄中毒
D. 风湿活跃
E. 洋地黄剂量不足

98. 75 岁,女性,突然出现高度呼吸困难,发绀,咳粉红色泡沫样痰,血压 80/50 mmHg,两肺散在干、湿啰音,心率 140 次/分,心律绝对不齐,心尖部闻及隆隆样舒张中晚期杂音,心电图示心房颤动。抢救措施首选
A. 静脉滴注硝普钠
B. 静脉注射呋塞米
C. 静脉注射氨茶碱
D. 皮下注射吗啡
E. 静脉注射毛花苷丙

99. 患者男,78 岁。慢性肺源性心脏病顽固性心力衰竭,经抗感染及强心利尿治疗效果

不佳。进一步采取的措施是
A. 加大强心药剂量
B. 加大利尿药剂量
C. 应用激素治疗
D. 应用血管扩张剂
E. 呼吸机辅助通气

100. 一名45岁慢性心功能不全男性患者突然发作心动过速，心电图提示室上性心动过速，心室率为180次/min，该患者最好选用下列哪一种抗心律失常药物来控制室上性心动过速？
A. 腺苷
B. 毛花苷丙
C. 普罗帕酮
D. 奎尼丁
E. 维拉帕米

101. 男性，55岁，血压180/110 mmHg，服降压药后血压控制在130～140/80～90 mmHg，心电图示左心室肥厚，眼底视网膜动脉变窄，尿蛋白(＋＋＋)。最可能的诊断是
A. 高血压病2级，中危
B. 高血压病2级，高危
C. 高血压病2级，很高危
D. 高血压病3级，高危
E. 高血压病3级，很高危

102. 解除呼吸道梗阻的方法有
A. 口咽通气道
B. 提颏
C. 气管内插管
D. 上抬下颌
E. 以上全是

103. 保持呼吸道通畅最可靠的方法是
A. 口咽通气道
B. 鼻咽通气道
C. 气管内插管
D. 喉罩
E. 上抬下颌

104. 女性，30岁。过去有肺结核病史，近2个月咳嗽，无痰，少量间断咯血，乏力，胸片未见活动性肺结核病变，但痰结核菌两次(＋)。进一步检查首选
A. 血沉
B. 肺部CT
C. 结核菌素实验
D. 痰脱落细胞检查
E. 纤维支气管镜

105. 慢性呼吸衰竭患者在合理应用呼吸兴奋剂方面，下列说法不正确的是
A. 呼吸兴奋剂可增加通气量
B. 尼可刹米是常用的呼吸中枢兴奋剂
C. 在气道分泌物较多时也能减少呼吸功的消耗
D. 有利于咳嗽反射
E. 能使患者神志清醒

106. 女性，46岁。支气管哮喘急性发作，血气分析示 $PaCO_2$ 增高。提示
A. 病情好转
B. 病情恶化
C. 无临床意义
D. 出现心力衰竭
E. 出现呼吸性碱中毒

107. 患者男，64岁。肝癌术后数年，现出现反复咳嗽、咳痰，X线图像如下图所示。

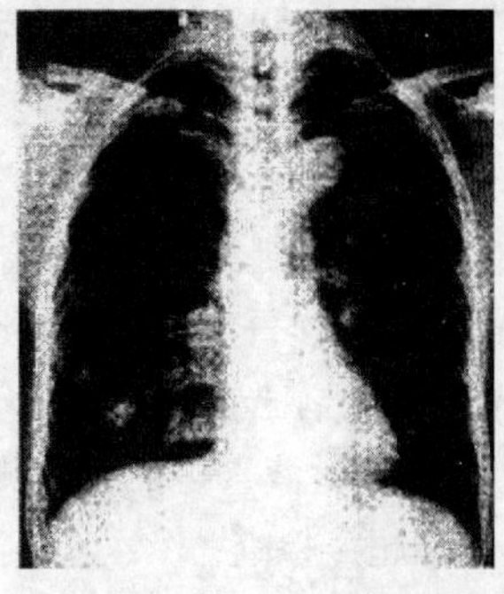

最有可能的诊断是
A. 中央型肺癌
B. 周围型肺癌
C. 肺转移癌
D. 肺结核
E. 肺炎

108. 男性，79岁。有COPD史30年，近1周来咳嗽、咳痰、气短加剧，2天来神志不清，胡言乱语。动脉血气分析：pH 7.20，$PaCO_2$ 96 mmHg，PaO_2 50 mmHg。应考虑
A. Ⅰ型呼吸衰竭
B. Ⅱ型呼吸衰竭、肺性脑病
C. 急性脑炎
D. 急性呼吸窘迫综合征
E. 脑血管意外

109. 男性患者，52岁，慢性支气管炎、肺气肿6年。因咳嗽用力，突发胸痛、气促，即送医院急诊。体检：血压100/70 mmHg，呼吸28次/分。烦躁，唇、指发绀，气管偏左，右侧胸廓饱满，叩诊鼓音，呼吸音明显减弱。拟诊：右侧气胸。未做相应处理，即送放射科透视。透视结束后发现患者潮式呼吸，立即送急诊室抢救，但不幸在去急诊室途中呼吸、心跳停止，患者死亡。对这一案例，医务人员正确的选择应该是
A. 确诊病情，收集客观依据
B. 根据症状，请有关医师会诊再决定如何处理
C. 迅速判断并确定恰当的目标，甚至可以边诊断边处理，给予及时医疗干预
D. 当机立断，谨慎地做诊断性穿刺
E. 先予观察，再作处理

110. 男性，32岁，因服吲哚美辛数片后觉胃痛，今晨呕咖啡样胃内容物500 ml来诊，既往无胃病史。首选的检查是
A. 血清促胃液素(胃泌素)测定
B. B型超声检查
C. X线胃肠钡餐
D. 急诊胃镜检查
E. 胃液分析

111. 男性，41岁，2周来反复呕血3次，每日黑便3～5次。下列能判断上消化道出血已基本停止的是
A. 血压、脉搏输血后恢复正常又恶化
B. 细胞计数、血红蛋白继续下降
C. 由鲜红色血便变成黑便
D. 肠鸣音活跃
E. 中心静脉压不稳定

112. 男性，40岁，呕血不止，烦躁，面色苍白，出冷汗，此时应首先做的处理是
A. 快速输血
B. 快速补液
C. 口服去甲肾上腺素
D. 肌注巴曲酶
E. 手术止血

113. 男性，30岁，3年来间断性上腹痛，多在春秋发作。近10天又有上腹痛，晨呕血400 ml，排柏油便4次，自觉头晕、心悸。血压98/68 mmHg，心率108次/分，肝脾未触及，HBsAg(+)。可能的诊断为
A. 肝硬化食管静脉曲张破裂出血
B. 消化性溃疡出血
C. 急性胃黏膜损伤
D. 食管贲门黏膜撕裂综合征
E. 胃癌出血

114. 男性，38岁，半月来上腹不适、疼痛，反酸，2 h前上腹疼加重，继而呕血约150 ml，呕血后疼痛稍缓解。最可能的疾病是
A. 胰腺炎并出血
B. 慢性胃炎
C. 胆囊炎
D. 消化性溃疡
E. 胃癌

115. 消化性溃疡最常见的并发症是
A. 幽门梗阻
B. 穿孔
C. 癌变
D. 出血
E. 反流性食管炎

116. 原发性肝癌的早期诊断最有意义的是
A. 碱性磷酸酶增高
B. γ-谷氨酰转肽酶增高
C. 甲胎蛋白增高
D. 乳酸脱氢酶增高
E. 单胺氧化酶增高

117. 抑制胃酸药作用最强的药物是
A. H_2 受体拮抗剂
B. 抗胆碱能药物
C. 丙谷胺
D. 质子泵抑制剂
E. 前列腺素 E_2

118. 女，29 岁，肥胖、头痛伴痛经 1 年。查体：BP 180/110 mmHg，向心性肥胖，满月脸，皮肤薄，有痤疮，腹壁有宽大紫纹，下肢胫前可凹性水肿。为明确库欣综合征，拟检查
A. 血浆皮质醇
B. 尿游离皮质醇
C. 血皮质醇昼夜节律
D. 小剂量地塞米松抑制试验
E. 大剂量地塞米松抑制试验

119. 男，40 岁。因肥胖、头晕、无力两年半入院。查体：BP 180/120 mmHg，身高170 cm，体重 85 kg，BMI 29.4，向心性肥胖，满月脸，多血质，"水牛背"，皮肤有痤疮，腹壁有粗大紫纹。对确定诊断最有意义的检查结果是
A. 血促肾上腺皮质激素水平增高
B. 血浆皮质醇水平增高
C. 尿促肾上腺皮质激素水平增高
D. 尿游离皮质醇增高
E. 小剂量地塞米松抑制试验尿皮质醇量不受抑制

120. 女，38 岁，2 年前诊断为原发性慢性肾上腺皮质功能减退症，长期口服氢化可的松(30 mg/d)替代治疗。近 2 天发热 38℃，咽痛。目前氢化可的松应
A. 改用等效量的地塞米松
B. 因有感染而暂时停用
C. 剂量减少 1/2
D. 剂量维持不变
E. 剂量增加为 2～3 倍

121. 女，28 岁，皮肤色素沉着，乏力 3 年，经常感冒，食欲差，偶尔恶心，呕吐。查体：心率 100 次/分，血压 90/60 mmHg，全身皮肤较黑，掌纹，乳晕色深，齿龈、颊黏膜叶可见色素沉着，余未见异常。替代治疗应选用的药物为
A. 氢化可的松
B. 地塞米松
C. 泼尼松
D. 甲泼尼龙
E. 泼尼松龙

122. 甲亢青年女性，心率 106 次/分，血压 108/72 mmHg，应属于
A. 正常
B. 轻度甲亢
C. 中度甲亢
D. 重度甲亢
E. 甲状腺危象

123. 女，21 岁，主因心慌伴乏力、消瘦就诊。查体：心率 126 次/分，血压 125/60 mmHg，双手细颤，双眼稍突，颈部明显增粗，双甲状腺Ⅲ度肿大，光滑，未及结节，活动，听诊有血管杂音。明确诊断可选以下哪项

检查?
A. 颈部CT
B. 颈部平片
C. 双甲状腺核素扫描
D. 颈部多普勒超声
E. 选择性血管造影

124. 男性,38岁,体检发现尿路结石入院,入院后检查发现胃溃疡。查血钙为3 mg/dl,血磷2 mg/dl,考虑诊断为
A. 原发性尿路结石
B. 肾癌
C. 胰腺癌
D. 甲状旁腺功能亢进
E. 以上都不是

125. 男性,40岁,体检发现空腹血糖6.4 mmol/L,此患者应首选下面哪项检查确诊?
A. 再复查一次空腹血糖
B. 尿糖
C. 糖化血红蛋白
D. 糖耐量试验
E. 餐后2 h血糖

二、A3/A4型题

(126~128题共用题干)

女性,32岁,反复发热1月左右,体温37~38℃,伴关节肌肉酸痛就诊。体检:轻度贫血貌,心界不大,心率90次/分,心尖有收缩期吹风样杂音3级,并有收缩中期喀喇音。诊断为风湿性心脏病,二尖瓣关闭不全,发热待查。

126. 入院后首先处理是
A. 1~2天内抽取血培养3~4次
B. 尿常规检查有否镜下血尿
C. 抗生素静脉滴注
D. 检查血沉、抗“O”除外风湿活动
E. B超检查有否脾肿大

127. 最有助于诊断的辅助检查是
A. 胸部X线摄片
B. 心电图
C. 超声心动图
D. 心血管造影
E. 心脏CT

128. 本例拟给予抗生素诊断性治疗。患者对抗生素反应良好,5 h后体温逐渐降至正常,此时抗生素应用疗程是
A. 体温正常后3 h可停用抗生素
B. 2周
C. 5个月
D. 4~8周
E. 10个月

(129~132题共用题干)

患者男,35岁,2年前无明显诱因出现气急、咳嗽,以活动后明显,未予重视。1年前患者感冒后上述症状加重,且开始出现发热、胸痛及呼吸困难,至当地医院就诊行胸部X片示:双肺可见密度较高、边缘较整齐的结节状影,直径3~5 mm,以双肺中野为主,肺尖及肺底透光度较强,肺纹理大部分消失。在当地医院诊断为“血行播散性肺结核”,予抗结核治疗半年,无明显效果,又至上级医院治疗。胸部X片与上次相似但有所加重,且右肺上野出现大小不等的多个透亮区。患者10年前在金矿作为风钻工工作了1年,现在开杂货店。过去史无特殊,有10多年的吸烟史。查体:体温升高,双肺可闻及湿啰音,未见杵状指。

129. 根据现有资料,患者最可能的诊断是
A. 职业性哮喘
B. 慢性阻塞性肺疾病
C. 硅沉着病
D. 细支气管肺泡癌
E. 结节病
F. 变应性肺炎

130. 该疾病常见的并发症有(多选)
A. 肺源性心脏病
B. 自发性气胸
C. 肺结核
D. 肺部感染
E. 支气管扩张
F. 肺血栓栓塞症
G. 结节病

131. 患者入院后行进一步检查：血常规示白细胞计数增加，以中性粒细胞为主；皮肤结核菌素试验为阴性；动脉血气分析正常。根据现在的资料，合理的治疗手段是(多选)
A. 使用免疫抑制剂
B. 抗感染药物
C. 止咳药物
D. 短期使用糖皮质激素
E. 汉防己甲素

132. 经过治疗后，患者症状好转。但1天前患者突感右侧剧烈胸痛，伴呼吸困难。下面说法正确的是(多选)
A. 患者最可能是并发了自发性气胸
B. 此时最重要的检查是胸部X片
C. 高浓度吸氧可以加快患者的恢复
D. 可给予患者镇痛药物
E. 患者应严格卧床休息
F. 可行胸腔穿刺抽气

(133～135题共用题干)

女性，48岁，胃溃疡史10年，近1年症状加剧，食欲不佳。胃镜检查示胃角溃疡，幽门螺杆菌阳性。

133. 最有诊断价值的病史是
A. 上腹无规律性疼痛
B. 饥饿疼为主，进食缓解
C. 午夜痛为主
D. 发作性剧痛
E. 腹痛发生于饭后0.5～1 h

134. 鉴别胃良性与恶性溃疡的主要根据是
A. 疼痛程度
B. 全身情况
C. 粪便隐血持续阳性
D. 胃镜与病理检查
E. 内科治疗无效

135. 抗HP最佳治疗方案是
A. 阿莫西林＋甲硝唑
B. 多潘立酮＋阿莫西林
C. 手术切除
D. 铋剂＋阿莫西林＋甲硝唑
E. 甘珀酸

(136～137题共用题干)

男性，13岁，咽痛、发热20余天，眼睑水肿伴肉眼血尿1周。

136. 入院后查血Hb 102 g/L，其贫血的原因最可能为
A. 缺铁
B. 促红细胞生成素生成减少
C. 血液稀释
D. 骨髓受抑制
E. 红细胞寿命缩短

137. 入院时伴有急性左心衰竭，其原因为
A. 血压升高
B. 肺动脉高压
C. 血浆肾素活性增高
D. 水钠潴留
E. 心肌损害

(138～140题共用题干)

男性，40岁，BMI 29.1。OGTT试验示：空腹血糖5.2 mmol/L，服糖后2 h血糖9.8 mmol/L，空腹胰岛素40 mU/L。

138. 该患者可诊断为
A. 空腹血糖受损
B. 糖耐量减低
C. 1型糖尿病
D. 正常葡萄糖耐量
E. 2型糖尿病

139. 患者血糖异常的原因为
A. 存在胰岛素抵抗
B. 存在胰岛B细胞功能障碍
C. 外周组织胰岛素受体数目减少
D. 循环中存在大量胰岛素抗体
E. 拮抗胰岛素的激素分泌过多

140. 该患者应作哪项处理?
A. 控制饮食、增加体育运动,减轻体重
B. 磺脲类
C. 胰岛素
D. 双胍类
E. 暂不处理,定期随访

(141～143题共用题干)

某青年学生健康体检时,心电图示心室率65次/分,PR间期为0.26 s, QRS-T波群未见异常。

141. 心电图的诊断为
A. 一度房室传导阻滞
B. 窦性心动过缓
C. 二度Ⅰ型窦房传导阻滞
D. 三度房室传导阻滞
E. 二度Ⅰ型房室传导阻滞

142. 正确的处理为
A. 阿托品
B. 置入临时心室起搏器
C. 经食管心房起搏
D. 不需要治疗
E. 持续静脉滴注异丙肾上腺素

143. 应与之鉴别的情况是
A. 交界性期前收缩
B. 室性期前收缩
C. 二度窦房传导阻滞
D. 一度窦房传导阻滞
E. 房室结双径路

(144～146题共用题干)

男性,35岁,胃溃疡史5年,3个月来上腹无规律疼痛,进食后显著。钡餐透视:胃黏膜增粗、紊乱,胃窦见1.0 cm×1.5 cm龛影。

144. 该患者的诊断为
A. 胃溃疡恶变
B. 复合性溃疡
C. 胃溃疡并慢性胃炎
D. 胃溃疡并幽门梗阻
E. 胃溃疡并胃黏膜脱垂

145. 如血压为60/45 mmHg,脉搏120次/分,烦躁,出汗,首选的处理是
A. 快速输血
B. 口服去甲肾上腺素
C. 快速输盐水
D. 快速输葡萄糖
E. 肌注巴曲酶

146. 病情需紧急手术的是
A. 穿透性溃疡
B. 并幽门梗阻
C. 胃溃疡可疑癌变
D. 大出血停止后不到1日,又有大出血
E. 反复上消化道出血,现又排柏油便

(147～150题共用题干)

女性,42岁,发热、全身痛、颈痛3天,2周前"感冒"。查体:甲状腺Ⅱ度肿大,质地韧硬,触痛明显,心率104次/分,皮肤潮湿,双手平伸细震颤(+)。

147. 该患者应进行哪一组检查以确诊?
A. 血常规、T_3、T_4
B. ESR、T_3、T_4、甲状腺摄^{131}I率
C. TGAb、TPOAb、T_3、T_4
D. TSAb、T_3、T_4、TSH
E. 甲状腺摄^{131}I率、TSAb、T_3、T_4

148. 上述检查最可能出现的异常是
A. WBC增高,T_3、T_4增高
B. ESR明显增快,T_3、T_4增高,甲状腺摄碘率明显降低
C. TGAb、TPOAb强阳性,T_3、T_4增高
D. TSAb阳性,T_3、T_4增高,TSH降低
E. 甲状腺摄碘率增高伴高峰前移,TSAb阳性,T_3、T_4增高

149. 该患者如T_3、T_4增高,是由于
A. 甲状腺激素合成增多
B. 甲状腺激素合成及释放均增加
C. 甲状腺滤泡结构破坏,甲状腺激素释放入血循环
D. 外周组织对甲状腺激素不敏感,致其代偿性分泌增多
E. 自身免疫性破坏致甲状腺激素过多释放入血

150. 治疗选择
A. 抗甲状腺药物+β受体阻滞剂
B. 有机碘+抗甲状腺药
C. β受体阻滞剂+有机碘
D. 甲状腺激素+非甾体抗炎药
E. 非甾体抗炎药或糖皮质激素+β受体阻滞剂

三、X型题

151. 高血压的并发症有
A. 右心房肥大
B. 主动脉夹层
C. 脑出血
D. 眼底出血
E. 糖尿病肾病

152. 预防肺结核,卡介苗接种适用于
A. 结核性胸膜炎患者
B. 病后体质较差
C. 结核菌素试验阳性儿童
D. 健康的新生儿和儿童
E. 结核菌素试验特别是2次试验阴性者

153. 可演变为肝硬化的病毒性肝炎为
A. 戊型肝炎
B. 甲型肝炎
C. 丁型肝炎
D. 丙型肝炎
E. 乙型肝炎

154. 肾血管狭窄导致的继发性高血压多属于顽固性,其治疗方法包括
A. 经皮肾动脉成形术
B. 肾移植术
C. 血运重建术
D. 药物治疗采用ACEI或ARB
E. 肾切除术

155. 常用检查甲状旁腺功能亢进症的方法有
A. 测定血清甲状旁腺素的浓度
B. 测量血钙、血磷值
C. 测定尿中环磷酸腺苷(cAMP)的排出量
D. 肾小管磷回收试验
E. 骨骼X线片

156. 下列哪项为有机磷中毒的烟碱样症状?
A. 全身肌肉颤动
B. 瞳孔缩小
C. 血压升高
D. 腹痛、腹泻
E. 头晕、烦躁不安

157. 以下各项中,可导致高血压的有
A. 过量饮酒
B. 过度肥胖
C. 高蛋白饮食
D. 从事精神紧张度高的工作
E. 长期服用短效避孕药

158. 下列哪项是肺炎链球菌肺炎的并发症?
A. 胸膜炎
B. 心包炎
C. 感染性休克
D. 脑膜炎
E. 肺脓肿

159. 下列哪项是继发性肺结核的特点?
A. 病变多位于肺尖或锁骨下区
B. 局部反应剧烈,易发生空洞
C. 肺门淋巴结常受累
D. 多沿支气管播散
E. 愈合方式为消散、纤维化或钙化

160. 下列可发展为肺心病的是
A. 支气管、肺疾病
B. 胸廓运动障碍性疾病
C. 肺血管疾病
D. 睡眠呼吸暂停综合征
E. 胸膜病变

161. 下列符合克罗恩病的特点的有
A. 病变呈连续性
B. 病变在回肠末段及近端结肠
C. 病变累及肠壁全层
D. 常有瘘管形成
E. 大便呈糊状,无脓血

162. 尿胆原阳性可见于
A. 肝细胞性黄疸
B. 中毒性肝炎
C. 溶血性黄疸
D. 胆总管癌
E. 再障

163. 胃液分析结果为胃酸缺乏可见于
A. 慢性浅表性胃炎
B. 慢性A型萎缩性胃炎
C. 慢性B型萎缩性胃炎
D. 胃癌
E. 胃溃疡

164. 下列因素可导致慢性肾盂肾炎内科治疗失败的有
A. 尿路梗阻
B. 混合细菌感染
C. 耐药菌产生
D. 细菌以外的病原微生物感染
E. 治疗时大量饮水,减低尿中抗生素浓度

165. 慢性肾衰竭常见的电解质紊乱是
A. 高血钙
B. 低血钙
C. 高血镁
D. 低血镁
E. 高血钾

166. 诊断桥本甲状腺炎的方法有
A. B超检查
B. 测定血清抗甲状腺球蛋白抗体
C. 测定血清抗甲状腺微粒体抗体
D. 甲状腺穿刺活检
E. 手术后病理检查

167. 糖尿病酮症酸中毒患者,过多过快补充碳酸氢钠产生的不良影响,下列正确的是
A. 脑脊液pH反常升高
B. 血pH骤升使血红蛋白和氧的亲和力上升
C. 可诱发或加重脑水肿
D. 促进钾离子向细胞内转移
E. 反跳性碱中毒

168. 关于糖尿病酮症酸中毒时钾代谢紊乱的描述中正确的是

A. 如诱因为胃肠功能紊乱，可因呕吐、腹泻失钾

B. 酮症后可因进食减少、呕吐致低钾

C. 糖尿病加重后因渗透性利尿而排钾

D. 酸中毒，使钾向细胞内转移

E. 胰岛素治疗后使钾向细胞内转移

169. 糖皮质激素的禁忌证包括

A. 患有精神病史

B. 活动性消化溃疡

C. 角膜炎、虹膜炎

D. 严重高血压、糖尿病

E. 创伤修复期、骨折

170. 关于类风湿关节炎，正确的是

A. 多见于中年女性

B. 对称性梭形软组织肿胀常见于近侧指间关节

C. 对称性梭形肿胀常见于远侧指间关节

D. 关节间隙增宽

E. 关节间隙狭窄

171. 传染病流行的三个基本条件是

A. 传染源

B. 社会因素

C. 易感人群

D. 自然因素

E. 传播途径

172. 治疗感染性休克常用的缩血管药物有

A. 去甲肾上腺素

B. 异丙肾上腺素

C. 间羟胺

D. 东莨菪碱

E. 酚妥拉明

173. 霍奇金病的临床常见症状有哪些

A. 颈部或锁骨上淋巴结肿大

B. 全身瘙痒

C. 肝肿大

D. 病理性骨折

E. 周期性发热

174. 特发性血小板减少性紫癜诊断要点包括

A. 紫癜

B. 血小板生存时间缩短

C. 脾肿大

D. 骨髓巨核细胞增多

E. 血小板计数减少

175. 下列符合慢性粒细胞白血病的是

A. 白细胞总数升高

B. Ph 染色体阳性

C. 巨脾

D. 血清尿酸值升高

E. 中性粒细胞内碱性磷酸酶活性升高

第十三章

模拟试卷二

一、A1/A2 型题

1. 不支持慢性粒细胞白血病加速期诊断的是
A. 外周血中原始粒细胞≥10%
B. 骨髓中原始粒细胞≥10%
C. 外周血嗜碱性粒细胞>20%
D. 不明原因的血小板进行性减少
E. 不明原因的血小板进行性增加

2. 关于急性白血病骨髓移植治疗,错误的是
A. 应采用 HLA 匹配的同胞异基因骨髓
B. 应在第一次化疗缓解后进行
C. 应及早进行,与年龄有关
D. 可选择自体干细胞移植
E. 异基因骨髓移植可能治愈急性白血病

3. 治疗急性白血病的药物中,易引起凝血因子减少的是
A. 阿糖胞苷
B. 长春新碱
C. 柔红霉素
D. 左旋门冬酰胺酶
E. 依托泊苷

4. 区别急性与慢性白血病的主要依据是
A. 病程长短
B. 血白细胞增加程度
C. 有无肝脾淋巴结肿大
D. 血片中原始细胞比例
E. 骨髓幼稚细胞的成熟程度

5. 关节型过敏性紫癜不会出现的临床表现是
A. 关节肿胀
B. 多发生于大关节
C. 部位固定,非游走性
D. 呈反复性发作
E. 不遗留关节畸形

6. 下列属于贮存铁的是
A. 血红蛋白铁
B. 肌红蛋白铁
C. 转铁蛋白结合的铁
D. 乳铁蛋白结合的铁
E. 含铁血黄素

7. 下列符合缺铁性贫血的实验室检查结果的是
A. 血清铁降低、总铁结合力降低、转铁蛋白饱和度降低
B. 血清铁降低、总铁结合力升高、转铁蛋白饱和度降低
C. 血清铁降低、总铁结合力正常、转铁蛋白饱和度降低
D. 血清铁降低、总铁结合力升高、转铁蛋白饱和度正常
E. 血清铁正常、总铁结合力升高、转铁蛋

白饱和度降低

8. Vieussens 环是指

A. 前降支发出的左圆锥支和回旋支发出的左缘支

B. 回旋支发出的左缘支和右冠状动脉发出的右旋支

C. 前降支发出的左圆锥支和右冠状动脉发出的右圆锥支互相吻合形成的动脉环

D. 回旋支发出的左室后支和右冠状动脉发出的右圆锥支

E. 前降支发出的右圆锥支和右冠状动脉发出的后降支

9. 有关右位心的表述,不正确的是

A. 心脏因胚胎发育的原因可以反位,称右位心

B. 常伴有腹腔内脏器官的反位

C. 心脏的位置偏于中线右侧,心尖指向右下方

D. 常有血流动力学改变

E. 如果心脏位于胸腔右侧,心脏并无结构和功能上的改变,各房室之间的位置关系正常,称之为心脏位置右移

10. 下列关于心脏位置的描述,不正确的是

A. 心脏位于胸腔的前下部、中纵隔内

B. 心脏的位置偏左,约 2/3 位于中线左侧,1/3 位于中线右侧

C. 心脏的长轴自右前上方向左后下方倾斜,与正中矢状面约成 45°角

D. 心脏在发育过程中沿纵轴发生自右向左轻度旋转

E. 成人的右半心大部分在右前上方,左半心大部分在左后下方

11. 关于窦房结细胞电生理特性的描述,不正确的是

A. 4 相自动缓慢除极

B. 属于慢反应细胞

C. 0 相除极的内向电流主要是 Na^+

D. 没有明显的 1 相和 2 相

E. 是自律细胞

12. 关于心肌细胞动作电位阈电位的定义,正确的是

A. 阈电位实际上就是舒张期静息电位

B. 阈电位是指除极时所达到的最高膜电位

C. 阈电位是指能引起细胞发生动作电位的临界电位

D. 阈电位是指细胞膜上的快 Na^+ 通道开放,膜内的 Na^+ 迅速外流

E. 阈电位指 2 相时的膜电位

13. 心室易损期在心电图上大致位于

A. R 波降支

B. T 波起始处

C. T 波顶峰前或后 30～40 ms 内

D. S 波内

E. T 波顶峰后 50 ms 处

14. 关于蝉联现象的表述,不正确的是

A. 是指激动沿一侧传导路径下传的同时对另一侧径路连续产生隐匿性传导,使另一侧径路传导发生连续性功能性阻滞

B. 可发生于房室结快慢径路之间

C. 预激旁路与正常房室传导系统之间不会发生蝉联现象

D. 心房颤动时出现连续的宽大畸形 QRS 波群,可以是束支间发生蝉联现象所致

E. 心房扑动时也可发生束支间蝉联现象,并出现连续的宽大畸形 QRS 波群

15. 有关肝硬化的 CT 表现,不正确的是

A. 肝左叶及尾状叶增大较为常见

B. 肝实质密度一般与正常肝无明显变化

C. 肝表面凹凸不平,肝缘变钝

D. 肝硬化再生结节CT动态增强扫描无明显强化
E. 胃底部可见小球形或扭曲的条虫样影

16. 在正常腹部平片上见不到下列哪种软组织影?
A. 腰大肌
B. 肝脏
C. 膈
D. 肾脏
E. 胰腺

17. 关于肠梗阻影像表现不正确的是
A. 麻痹性肠梗阻扩张的肠管相互靠近,并且间隙常见增宽
B. 扩张的肠襻靠拢形成咖啡豆状为急性机械性小肠梗阻的典型表现
C. 麻痹性肠梗阻的特点是大小肠呈均等积气、扩张,可有气-液平面
D. 绞窄性小肠梗阻时肠襻由于嵌顿而且充满液体而呈软组织团块阴影,形成"假肿瘤"征象
E. 急性结肠梗阻时闭襻性扭转的特点是,结肠明显扩张,可达10~20 cm,扩张的乙状结肠呈马蹄状,内有两个较宽的液面,其扩张的顶部可达中上腹部

18. 下列哪项是乙状结肠扭转确诊的检查方法?
A. 口服钡餐造影
B. X线平片
C. 血管造影
D. CT
E. 钡灌肠检查

19. 怀疑胃溃疡的患者首选的检查方法是
A. CT
B. X线平片摄影
C. B超
D. 口服钡剂造影
E. MRI

20. 下列关于脾淋巴瘤的描述,错误的是
A. 是常见的恶性脾脏肿瘤
B. 病理上分为弥漫肿大型、粟粒型、多发结节型和孤立大肿块型四型
C. CT上有特征性改变
D. 增强扫描有助于发现病灶
E. 合并腹膜后淋巴结肿大有助于诊断

21. 关于肝囊肿的CT表现不正确的是
A. 边界锐利光滑
B. 单发或多发
C. 平扫囊壁一般不显示
D. 圆形水样密度
E. 增强扫描囊肿内无强化,囊壁强化而显影

22. 下列与急性胰腺炎的CT表现不符的是
A. 胰腺及胰管钙化
B. 胰腺肿大
C. 蜂窝织炎和假囊肿形成
D. 吉氏筋膜增厚
E. 可合并脓肿、出血

23. 局灶性结节增生的影像表现不正确的是
A. 增强动脉期呈均匀强化,病灶中心瘢痕组织延时可见强化
B. 肿块往往位于肝脏外周,靠近包膜
C. 中心瘢痕组织在平扫时呈低密度或略低密度
D. 平扫时肿块密度均匀,略低或接近周围正常肝组织
E. 静脉期病灶密度下降,呈等密度或略低密度

24. 男性,35岁,患慢性哮喘近20年,严重影响工作和生活。下列治疗中不妥当的是
A. 吸入表面激素
B. 茶碱缓释片(或控释片)

C. 应用抗生素控制炎症
D. 适当联合β受体激动剂
E. 有选择性联合抗过敏药物

25. 支气管哮喘发作时，最有诊断意义的体征是
A. 胸廓饱满
B. 肋间隙增宽
C. 听诊两肺广泛哮鸣音
D. 触诊胸部语颤减弱
E. 叩诊胸部过清音

26. 支气管哮喘的临床特征是
A. 吸气性呼吸困难
B. 反复发作，呼气性呼吸困难
C. 反复发作，混合型呼吸困难
D. 夜间阵发性呼吸困难
E. 肺部有较多的喘鸣伴肺底湿啰音

27. 与慢性支气管炎的发生关系最密切的是
A. 吸烟
B. 感染因素
C. 理化因素
D. 气候异常
E. 过敏因素

28. 对慢性呼吸衰竭，失代偿性呼吸性酸中毒的处理原则，最重要的是
A. 增加通气量
B. 持续低流量给氧
C. 积极控制感染
D. 补充碳酸氢钠纠正酸中毒
E. 治疗原发病

29. 慢性肺心病最常见的病因是
A. COPD
B. 支气管哮喘
C. 支气管扩张
D. 肺结核
E. 肺间质纤维化

30. 原发性肺脓肿最常见的病原菌是
A. 肺炎链球菌
B. 金黄色葡萄球菌
C. 真菌
D. 链球菌
E. 厌氧菌

31. 肺通气/血流比值的正常值为
A. 1.0
B. 2.0
C. 0.96
D. 0.84
E. 0.6

32. 下列哪项不是流行性感冒的主要特点？
A. 传染性强，常有较大范围的流行
B. X线胸片检查多数有肺纹理增粗
C. 鼻咽部炎症症状和体征较轻
D. 致病原是流感病毒，病毒分离和血清学检查可确诊
E. 起病急，全身症状较重，有高热、全身酸痛和眼结膜炎

33. 参与速发型支气管哮喘的主要免疫炎症细胞为
A. 血小板
B. 肥大细胞
C. 巨噬细胞
D. T细胞
E. 中性粒细胞

34. 下面有关哮喘特征的描述中不准确的是
A. 凡气道高反应性者都是支气管哮喘
B. 反复发作性呼气性呼吸困难
C. 不同程度的可逆性气道阻塞
D. 可自行缓解或治疗后缓解
E. 典型发作时可闻及哮鸣音

35. 支气管扩张最有意义的体征是
A. 局限性哮鸣音

B. 局限性湿啰音
C. 贫血貌
D. 消瘦
E. 杵状指

36. 以下关于正常人胸腔积液的叙述错误的是
A. 人体每天胸腔有 500～1 000 ml 液体通过
B. 胸液中的蛋白主要经过淋巴管吸收
C. 其产生与吸收处于动态平衡状态
D. 液体由脏层胸膜产生通过壁层胸膜吸收
E. 任何原因使生成增加或吸收减少就会打破胸腔液体的平衡

37. 女性，70 岁，有慢性咳嗽、咳痰史 30 年，气急加重 3 天。血气分析：pH 7.26，$PaCO_2$ 60 mmHg，PaO_2 57 mmHg，HCO_3^- 26 mmol/L。有关酸碱失衡应诊断为
A. 失代偿性呼吸性碱中毒
B. 代谢性酸中毒
C. 失代偿性呼吸性酸中毒
D. 代偿性呼吸性酸中毒
E. 代偿性呼吸性碱中毒

38. 下列状况易发生消化性溃疡的是
A. Addison 病
B. 洋地黄治疗期间
C. 妊娠晚期
D. 甲状旁腺功能亢进症
E. 糖尿病

39. 有下列情形之一的，不予医师执业注册，除了
A. 受吊销医师执业证书行政处罚，自处罚决定之日起至申请注册之日止不满一年的
B. 受吊销医师执业证书行政处罚，自处罚决定之日起不满二年的
C. 受吊销医师执业证书行政处罚，自处罚决定之日起满二年不满三年
D. 受刑事处罚，自刑罚执行完毕之日起至申请注册之日止不满一年的
E. 受刑事处罚，自刑罚执行完毕之日起至申请注册之日止不满二年的

40. 被注销注册，收回医师执业证书的当事人有异议的，依法申请复议或者起诉的期限是自收到注销注册通知之日起
A. 7 日内
B. 10 日内
C. 15 日内
D. 20 日内
E. 30 日内

41. 国家鼓励率先献血的人员有
A. 工人
B. 农民
C. 知识分子
D. 现役军人
E. 中等学校在校学生

42. 《医疗机构管理条例》规定的医疗机构执业规则与《执业医师法》规定的医师执业规则有许多相同或相似的内容，下列各项只在《医疗机构管理条例》中有规定的是
A. 按登记注册的范围开展诊疗活动
B. 对危重患者应立即抢救
C. 发生重大灾害、事故、疾病流行等情况时，必须服从卫生行政部门调遣
D. 必须承担卫生行政部门委托的支援农村、指导基层医疗卫生工作等任务
E. 对传染病、精神病、职业病等特殊患者，应按国家有关法律、法规的规定办理

43. 在诊疗护理工作中，有下列情形之一的，不属于医疗事故
A. 虽有诊疗护理错误，但未造成患者死亡、残废、组织器官损伤导致功能障碍；由于医务人员疏忽而发生的不良后果；

发生难以避免的并发症；以患者及其家属不配合诊治为主要原因而造成不良后果

B. 虽有诊疗护理错误，但未造成患者死亡、残废、组织器官损伤导致功能障碍；由于医务人员过于自信而发生的不良后果；发生难以避免的并发症；以患者及其家属不配合诊治为主要原因而造成不良后果

C. 虽有诊疗护理错误，但未造成患者死亡、残废、组织器官损伤导致功能障碍；由于医务人员技术原因而发生难以预料和防范的不良后果；发生难以避免的并发症；以患者及其家属不配合诊治为主要原因而造成不良后果

D. 虽有诊疗护理错误，但未造成患者死亡、残废、组织器官损伤导致功能障碍；由于病情或患者体质特殊而发生难以预料和防范的不良后果；发生并发症；以患者及其家属不配合诊治为主要原因而造成不良后果

E. 虽有诊疗护理错误，但未造成患者死亡、残废、组织器官损伤导致功能障碍；由于病情或患者体质特殊而发生难以预料和防范的不良后果；发生难以避免的并发症；以患者及其家属不配合诊治为主要原因而造成不良后果

44. 医疗事故按以下标准分级

A. 一级医疗事故：造成患者残废或者功能障碍的；二级医疗事故：造成患者严重残废或者严重功能障碍的；三级医疗事故：造成患者死亡的

B. 一级医疗事故：造成患者死亡的；二级医疗事故：造成患者严重残废或者严重功能障碍的；三级医疗事故：造成患者残废或者功能障碍的

C. 一级医疗事故：造成患者死亡的；二级医疗事故：造成患者严重残废或者严重功能障碍的；三级医疗事故：造成患者残废或者功能障碍的；四级医疗事故：造成患者病程延长或者费用增加

D. 一级医疗事故：造成患者残废或者功能障碍的；二级医疗事故：造成患者严重残废或者严重功能障碍的；三级医疗事故：造成患者死亡的；四级医疗事故：造成患者病程延长或者费用增加

E. 一级医疗事故：造成患者死亡的；二级医疗事故：造成患者严重残废或者严重功能障碍的；三级医疗事故：造成患者残废或者功能障碍的；四级医疗事故：造成患者痛苦以及病程延长或者费用增加

45. 在传染病的预防工作中，有关单位应当按照国家规定，对以下人员采取有效的防护措施和医疗保健措施，除了

A. 在工作中接触传染病病原体的

B. 在工作中可能接触传染病病原体的

C. 从事传染病医疗的

D. 从事传染病教学的

E. 现场处理疫情的

46. 医师的临床知识和技能×患者的依从性，等于

A. 治疗效果

B. 技术交往

C. 非技术交往

D. 言语交往

E. 非言语交往

47. 欧美医学伦理学（生命伦理学）四原则不含

A. 不伤害

B. 有利

C. 尊重

D. 胆识

E. 公正

48. 我国新时期卫生工作方针包括下列内容，除外

A. 预防为主
B. 以农村为重点、中西医并重
C. 大力发展合作医疗和社区卫生服务
D. 依靠科技与教育、动员全社会参与
E. 为人民健康服务、为社会主义现代化建设服务

49. 在体格检查中,医师应遵循的道德要求不包括的是
A. 全面系统、认真细致
B. 关心体贴、减少痛苦
C. 尊重患者、心正无私
D. 动作适度、耐心细致
E. 方法简便、提高效果

50. 人体试验
A. 只要医学研究需要就可进行
B. 只要经过大量、可靠的动物试验后就可进行
C. 只要课题组论证充分就可进行
D. 只要在专家组的监督下就可进行
E. 只要课题组上报完整、严谨的报告,经专家组及上级主管部门经规定程序审批后就可进行

51. 医务人员自觉遵守医德规范,将社会的医德规范要求内化为自己的医德品质的活动是
A. 医德活动
B. 医德修养
C. 医德评价
D. 医德教育
E. 医德决策

52. 下列应首先考虑急性心肌梗死可能的情况是
A. 患者虽无症状但Ⅲ导联出现Q波
B. 夜间发生心绞痛
C. 缺血性胸痛持续大于30 min
D. 不明原因晕厥
E. 下肢深静脉血栓形成,患者突发胸痛、呼吸困难

53. 主要药理作用是扩张冠状动脉,增加冠状动脉血流的药物是
A. 氯沙坦
B. 美托洛尔
C. 卡托普利
D. 阿司匹林
E. 硝酸异山梨酯

54. 以下瓣膜病变常发生晕厥的是
A. 二尖瓣狭窄
B. 二尖瓣关闭不全
C. 主动脉瓣狭窄
D. 主动脉瓣关闭不全
E. 三尖瓣关闭不全

55. 以下疾病的胸片显示肺血减少的是
A. 二尖瓣关闭不全
B. 主动脉瓣关闭不全
C. 二尖瓣狭窄
D. 肺动脉瓣狭窄
E. 主动脉瓣狭窄

56. 为尽量减少心房颤动患者发生体循环栓塞的风险,应首选的药物是
A. 阿司匹林
B. 华法林
C. 氯吡格雷
D. 低分子肝素
E. 普通肝素

57. 引起休克性肺炎最常见的病原菌是
A. 金黄色葡萄球菌
B. 呼吸道病毒
C. 革兰氏阴性杆菌
D. 肺炎链球菌
E. 真菌

58. 下列关于食管癌早期表现的叙述错误的是
A. 吞咽时食物滞留感
B. 吞咽疼痛部位与病变一致
C. 可早期表现为背部疼痛
D. 早期即可表现为剧烈而持续的疼痛
E. X线表现为黏膜皱襞增粗，迂曲如虚线样中断

59. 浅表性胃炎的病理，下列错误的是
A. 黏膜充血、水肿或伴有渗出液
B. 少数有糜烂及出血
C. 胃腺体部分消失
D. 黏膜有淋巴细胞、炎症细胞浸润
E. 某些呈疣状胃炎的表现

60. 急性化脓性胃炎最常见的致病菌是
A. 沙门氏菌
B. 嗜盐菌
C. 幽门螺杆菌
D. 金黄色葡萄球菌
E. 甲型溶血性链球菌

61. 不符合先天性甲状腺功能减退症表现的是
A. 生长缓慢
B. 智力低下
C. TSH降低
D. 骨龄落后
E. 发病年龄较早

62. 有关低血糖症的论述中，正确的是
A. 口服α-葡萄糖苷酶抑制剂易发生低血糖
B. 低血糖可伴有精神症状
C. 部分2型糖尿病可表现为低血糖
D. 胰岛素瘤较少出现空腹低血糖
E. 腺垂体功能减退低血糖时血胰岛素升高

63. 生长激素瘤多发生于
A. 下丘脑
B. 垂体前叶
C. 垂体后叶
D. 脑膜
E. 脑室

64. 下列因素中，提示类风湿关节炎预后较差的是
A. 病程长
B. HLA-DR3阳性
C. 抗核抗体阳性
D. 类风湿因子持续低滴度阳性
E. 多发类风湿结节

65. 强直性脊柱炎患者检查腰椎活动度应采用
A. Schober试验
B. "4"字试验
C. 浮髌试验
D. 直腿抬高试验
E. 测量握力

66. 以下关于艾滋病的叙述，不正确的是
A. 是人类免疫缺陷病毒引起的
B. 即获得性免疫缺陷综合征
C. 人群对本病普遍易感
D. 是性接触传染病
E. HIV主要侵犯和破坏部分B细胞

67. 易感染HIV的高危人群不包括
A. 多个性伴侣
B. 静脉吸毒人群
C. 多次接受血及血制品者
D. HIV检测阳性的母亲所生的婴儿
E. 夫妻间性生活频繁者

68. 下列几种休克中微循环变化和内脏继发性损害较严重的是
A. 心源性休克
B. 低血容量性休克
C. 感染性休克
D. 过敏性休克

E. 神经源性休克

69. 决定微循环营养通路周期性开闭的主要因素是
A. 血管升压素
B. 肾上腺素
C. 去甲肾上腺素
D. 血管紧张素
E. 局部代谢产物

70. 下述不是巴比妥类药物中毒的特点是
A. 症状严重程度与剂量有关
B. 轻度中毒表现为嗜睡、情绪不稳定
C. 重度中毒可出现急性肌张力障碍反应
D. 可出现低血压和休克的表现
E. 呼吸抑制浅慢到停止

71. 下列情况禁用诊断性腹腔穿刺术的是
A. 小儿及老人
B. 精神状态不正常者
C. 严重腹胀者
D. 昏迷者
E. 病史不清者

72. 第一次心包穿刺抽液总量不宜超过
A. 100 ml
B. 150 ml
C. 200 ml
D. 250 ml
E. 300 ml

73. 男性,68 岁,2 周前曾发生急性心肌梗死,现出现心前区跳动性疼痛,闻及心包摩擦音,肌钙蛋白正常。治疗首选
A. 异烟肼
B. 阿司匹林
C. 糖皮质激素
D. 地高辛
E. 呋塞米

74. 男性,48 岁,突发胸痛,怀疑急性心肌梗死,下列对心肌梗死的诊断最可靠的是
A. ST 段抬高
B. 冠状 T 波
C. aVR 导联呈 QS 型
D. CK-MB
E. 肌钙蛋白

75. 男,44 岁。Graves 病 11 年,因抗甲状腺药物治疗不规则,病情长期未获满意控制。近 1 个月来出现心慌、气短、多汗而入院检查。诊断为 Graves 病,甲状腺功能亢进性心脏病(心房颤动)。其心脏病治疗的关键措施是
A. 电转复
B. 大剂量普萘洛尔
C. 卧床休息,镇静剂
D. 毛花苷丙治疗
E. 正规的抗甲状腺药物控制甲亢

76. 女,22 岁。心慌、多汗、低热 1 周。查体:甲状腺左叶肿大、触痛、质硬。血 FT_3 及 FT_4 升高,血沉 80 mm/h。应首先考虑
A. 甲状腺左叶出血
B. 自主性功能亢进性甲状腺瘤
C. Graves 病
D. 亚急性甲状腺炎
E. 桥本甲状腺炎

77. 男,20 岁。乏力、皮肤变黑 2 年。查体:血压 90/60 mmHg,心率 90 次/分。颊黏膜及齿龈可见色素沉着,掌纹、乳晕色深。最可能的诊断是
A. 垂体前叶功能低减
B. 慢性原发性肾上腺皮质功能减退症
C. 皮肤黑色素变性
D. 库欣综合征
E. 低血压

78. 女,35 岁。双手第 2、3、5 近端指间关节、

双腕和双肘关节肿痛 1 年，伴晨僵 1 小时。查体：上述关节肿胀、压痛。实验室检查：ESR 48 mm/h，CRP 升高。双手 X 线片：双手骨质疏松，第 2 近端指间关节可见骨质破坏。对诊断最有意义的实验室检查是

A. 血尿酸
B. 类风湿因子
C. 抗核抗体
D. 抗链“O”
E. 抗环瓜氨酸肽抗体

79. 女，38 岁。四肢无力、双下肢水肿及皮下出血点 2 月。实验室检查：尿蛋白(＋＋)，红细胞(＋＋)，ANA 1∶320，血小板 62×10^9/L，有光过敏。最可能的诊断是

A. 多发性肌炎
B. 系统性红斑狼疮
C. 急性肾小球肾炎
D. 慢性肾小球肾炎
E. 过敏性紫癜

80. 女，60 岁。被家人发现其昏迷在浴室内，浴室使用的是燃气热水器。急诊入院。查体：皮肤潮红，瞳孔大小正常，口唇樱桃红色。最可能的诊断是

A. 阿托品中毒
B. 一氧化碳中毒
C. 乙醇中毒
D. 有机磷杀虫药中毒
E. 安眠药中毒

81. 上腔静脉和右心耳的交界处为界沟，窦房结在界沟

A. 下 1/3 心外膜下
B. 中 1/3 心外膜下
C. 上 1/3 心外膜下
D. 上 1/2 心外膜下
E. 下 1/2 心外膜下

82. 冠状窦口位于

A. 上腔静脉口与右房室口之间
B. 下腔静脉口与右房室口之间
C. 上腔静脉口与下腔静脉之间
D. 腔静脉窦的下部
E. 卵圆窝与右房室口之间

83. 冠状窦的组织结构相似于

A. 大动脉
B. 大静脉
C. 小动脉
D. 小静脉
E. 中等动脉

84. 卵圆窝位于房间隔

A. 左侧面的中上部
B. 右侧面的中上部
C. 左侧面的中下部
D. 右侧面的中下部
E. 左侧面的前上部

85. 右束支位于三尖瓣

A. 前叶的前上方
B. 后叶的后下方
C. 隔侧叶的后下方
D. 前叶的后下方
E. 隔侧叶的前上方

86. 隔缘肉柱的作用是

A. 参与防止室壁过度扩张
B. 保证血液单向流动
C. 阻止血液反流入右心室
D. 防止瓣膜翻向心房
E. 以上都不是

87. 肌袖位于

A. 主动脉
B. 肺动脉
C. 上腔静脉
D. 下腔静脉
E. 肺静脉

88. 关于室间隔膜部的描述,不正确的是
A. 位于心房与心室交界部位
B. 分为房室部和室间部
C. 后上部位于右心房与左心室之间,称房室部
D. 前下部位于左、右心室之间,称室间部
E. 室间隔缺损很少发生于膜部

89. 前列腺癌常发生骨转移,其表现为
A. 成骨型、溶骨型
B. 混合型
C. 混合型、溶骨型
D. 成骨型、混合型
E. 成骨型、溶骨型、混合型,以成骨型多见

90. 下述哪种肿瘤来源于骨髓?
A. 软骨肉瘤
B. 骨样骨瘤
C. 骨软骨瘤
D. 尤文肉瘤
E. 骨巨细胞瘤

91. 韩-薛-柯病最好发于
A. 颅骨
B. 眼眶
C. 骨盆
D. 股骨
E. 脊椎

92. 关于应力性骨折,正确的描述是
A. 为青少年特有的骨折类型
B. 可见明确的低密度骨折线
C. 有明显成角畸形
D. 第4跖骨
E. 同一部位多次轻微外伤所致

93. 下列关于短管状骨结核表现描述正确的为
A. 青年好发,且多为双侧
B. 好发部位为远节指(趾)骨,多可自愈
C. 常可见沙粒样死骨
D. 特征表现为骨气鼓
E. 骨膜反应少见

94. 下列疾病能导致急、慢性肾功能衰竭的是
A. 尤文肉瘤
B. 骨髓瘤
C. 库欣综合征
D. 痛风
E. Marfan综合征

95. 预防房颤患者发生体循环栓塞,应首选下列哪种药物?
A. 阿司匹林
B. 华法林
C. 噻氯匹定
D. 低分子肝素
E. 普通肝素

96. 急性心肌炎患者,反复出现阿-斯综合征,心电图示三度房室传导阻滞,最恰当的处理是
A. 静脉滴注异丙基肾上腺素
B. 静脉滴注硝酸甘油
C. 安置临时人工心脏起搏器
D. 静脉滴注氢化可的松
E. 静脉滴注阿托品

97. 室性心动过速伴严重血流动力学障碍时,终止发作首选
A. 利多卡因
B. 普鲁卡因胺
C. 美西律
D. 电复律
E. 人工起搏超速抑制

98. 下列哪项不是房速的心电图表现?
A. 房率通常在150～200次/分
B. P波与窦性心律不同,在Ⅱ、Ⅲ、aVF导联通常直立
C. P波之间的等电位线存在

D. 刺激迷走神经能终止心动过速

E. 发作时心率逐渐加速

99. 有关心房颤动的治疗原则，下列不正确的是

A. 治疗原发的心血管病

B. 48 h 内新发生者，应尽快复律，无须抗凝

C. 经转复及维持治疗均无效，房颤持续时间 1 年以上者，治疗目的为控制心室率，预防心力衰竭

D. 对房颤持续时间超过 48 h 者应在有效抗凝治疗后再复律

E. 对合并心功能不全的心房颤动患者，应首选普罗帕酮控制心室率，防止心功能进一步恶化

100. 诊断阵发性室上性心动过速最有意义的是

A. 心率＞160 次/分

B. 颈动脉窦按摩能增加房室传导阻滞

C. 颈动脉窦按摩使心率突然减慢

D. 颈动脉窦按摩使心率逐渐减慢，停止后心率复原

E. 心律绝对规则

101. 男性，35 岁。近 2 月反复咳嗽、乏力，经抗菌药物治疗无明显好转，近 1 周偶有血丝痰，有午后潮热、消瘦。查体：T 37.9℃，R 28 次/分，P 88 次/分，右上肺呼吸音略低，未闻及啰音。胸片示左肺上叶尖段炎症，伴有空洞形成。考虑诊断

A. Ⅰ型肺结核

B. Ⅱ型肺结核

C. Ⅲ型肺结核

D. Ⅳ型肺结核

E. Ⅴ型肺结核

102. 女性，25 岁。平素体健，近 1 月余胸闷、咳嗽、痰少、乏力；近 1 周偶有血痰，有低热、右胸痛、气促、消瘦。查体：T 37.8℃，R 33 次/分，P 84 次/分，右肺叩诊实音，呼吸音弱。B 超：右胸积液。考虑诊断

A. Ⅰ型肺结核

B. Ⅱ型肺结核

C. Ⅲ型肺结核

D. Ⅳ型肺结核

E. Ⅴ型肺结核

103. 男，28 岁，突发呼吸困难，结合以下图像，最可能的诊断是

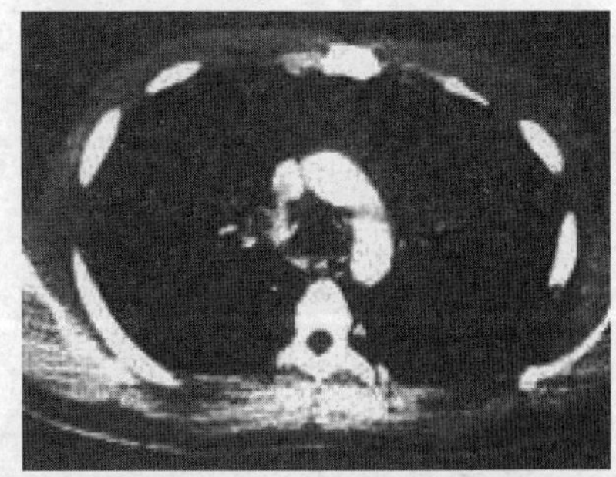

图 1

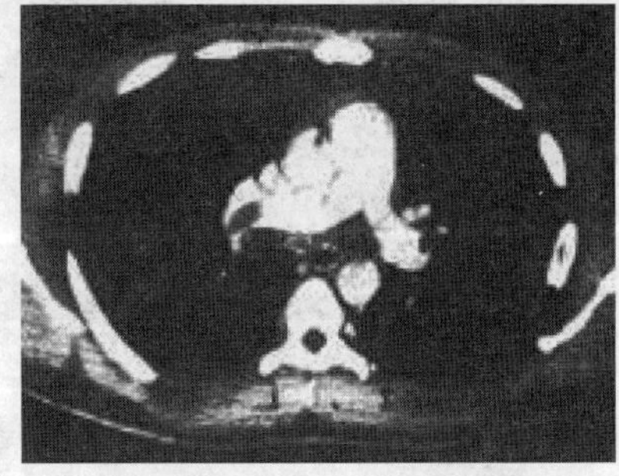

图 2

A. 右上肺大叶性肺炎

B. 右上肺奇叶

C. 右主肺动脉栓塞

D. 右肺中央型肺癌并右上肺不张，淋巴转移

E. 右上肺小叶性肺炎

104. 患者，男，38 岁，咳嗽、咳痰、咯血，结核菌素实验(－)，结合以下 CT 图像，最可能的诊断是

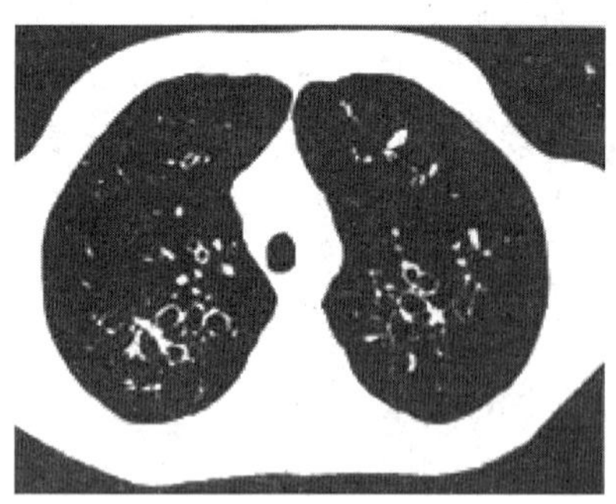

图 2

A. 支气管扩张
B. 肺孢子虫病
C. 肺囊肿
D. 间质性肺炎
E. 特发性肺间质纤维化

105. 男,31岁,反复咳嗽、咯血10年余,结合影像学检查,最可能的诊断是

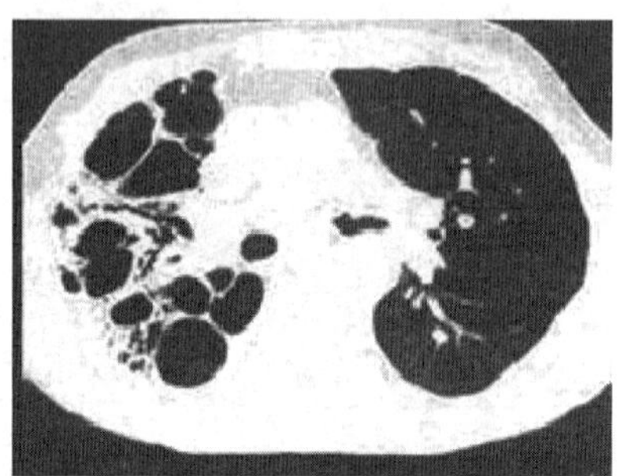

图 1

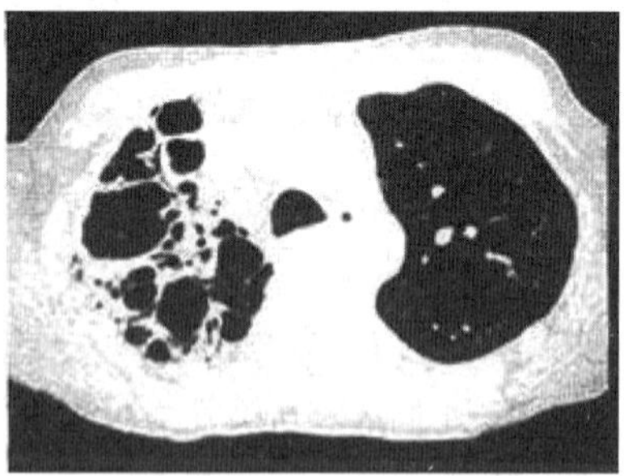

图 2

A. 肺囊肿
B. 间质性肺炎
C. 肺曲菌病
D. 支气管扩张
E. 肺结核

106. 男,28岁,外伤后1 h,胸部CT如下图,最可能的诊断为

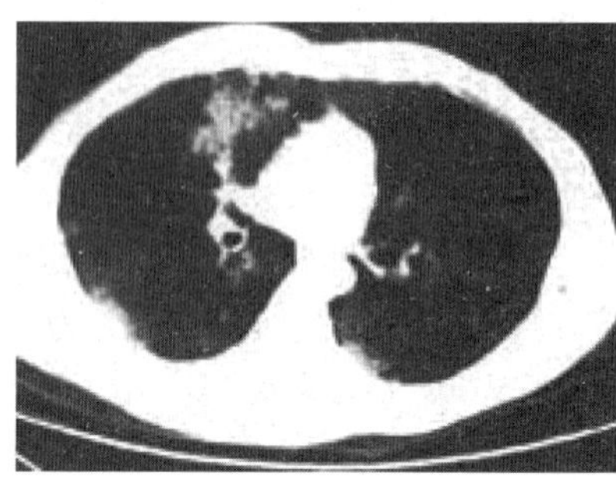

图 1

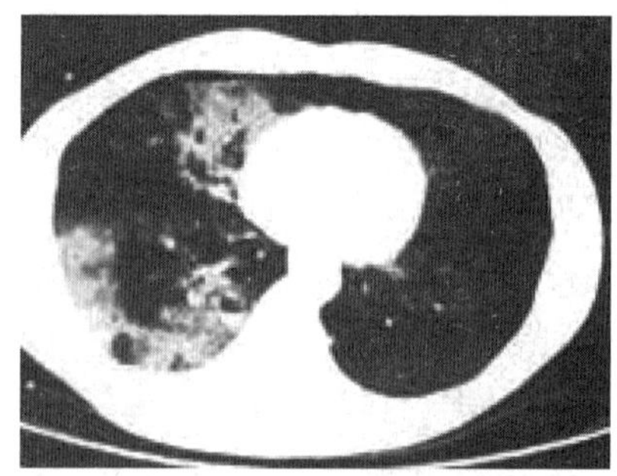

图 2

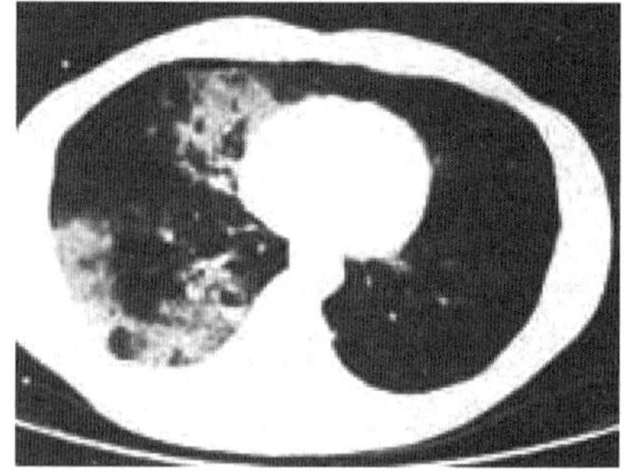

图 3

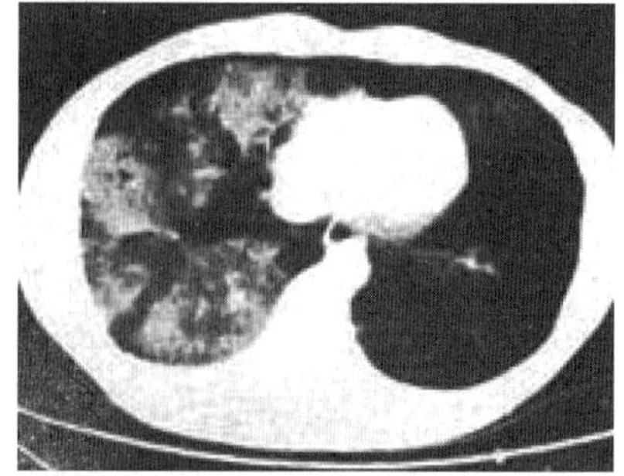

图 4

A. 肺炎
B. 肺脓肿
C. 肺囊肿
D. 肺癌
E. 双肺挫伤

107. 男性，34 岁，反复咳脓痰，偶尔痰中带血，双下肺呼吸音增粗。下列诊断最可能的是
A. 慢性支气管炎
B. 气胸
C. 支气管扩张
D. 肺水肿
E. 支气管哮喘

108. 患者男，18 岁，被人殴打后胸痛，结合下图胸片，最可能的诊断是

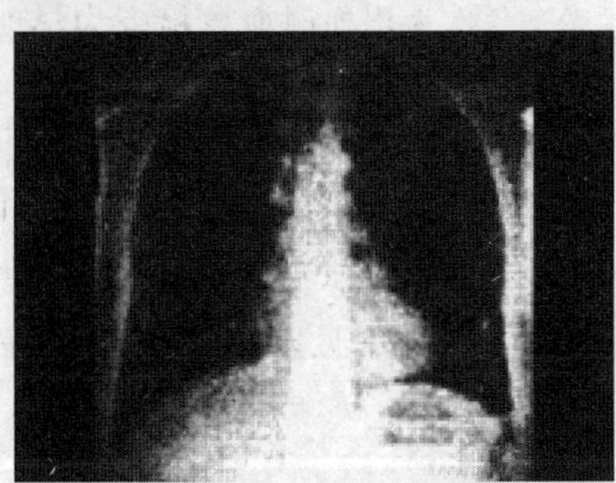

图 1

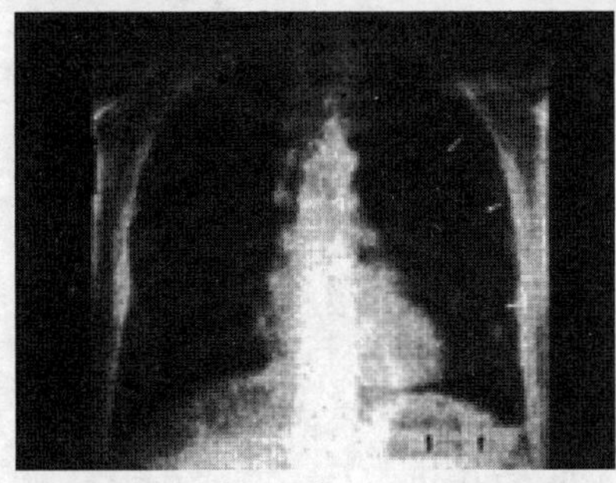

图 2

A. 血气胸
B. 气胸
C. 胸腔积液
D. 肺气肿
E. 肺挫伤

109. 患者男，36 岁，低热、咳嗽、咳痰、体重减轻，结合 CT 图像，最可能的诊断是

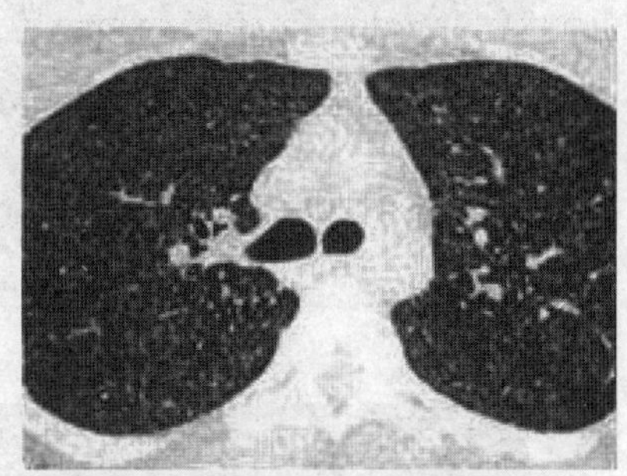

图 1

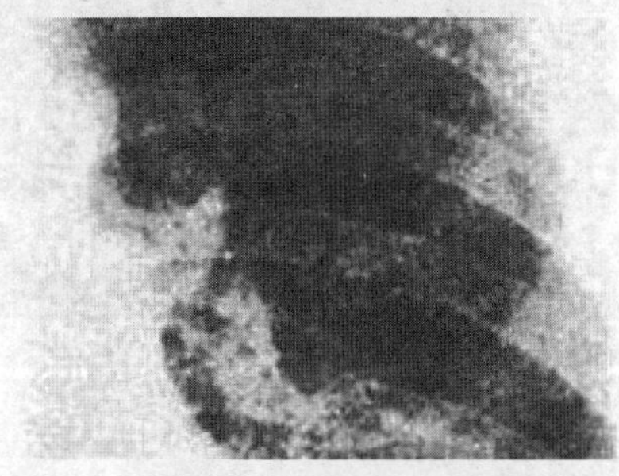

图 2

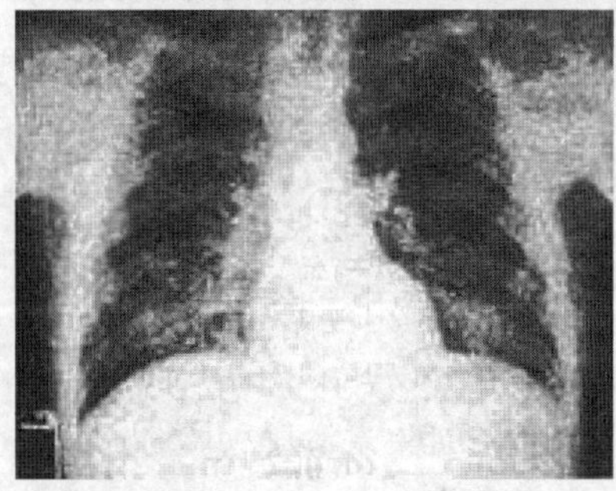

图 3

A. 病毒性肺炎
B. 粟粒型肺结核
C. 硅肺
D. 肺转移癌
E. 细支气管肺泡癌

110. 男，68 岁，胸闷、咳痰、咯血 2 月余，胸部 CT 如下图，最可能的诊断为
A. 右上肺不张
B. 右肺中央型肺癌
C. 右上肺炎
D. 右上肺肉瘤

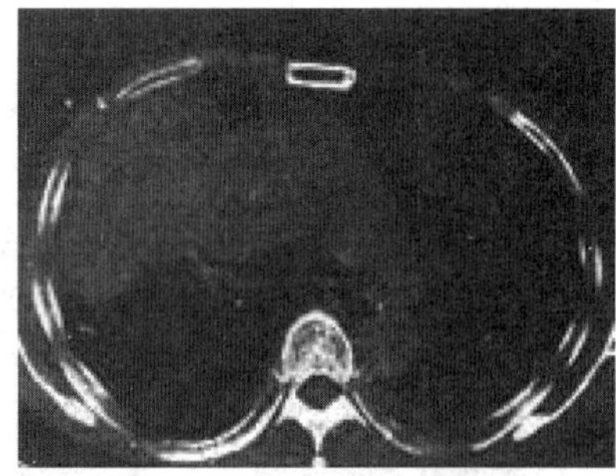

图1

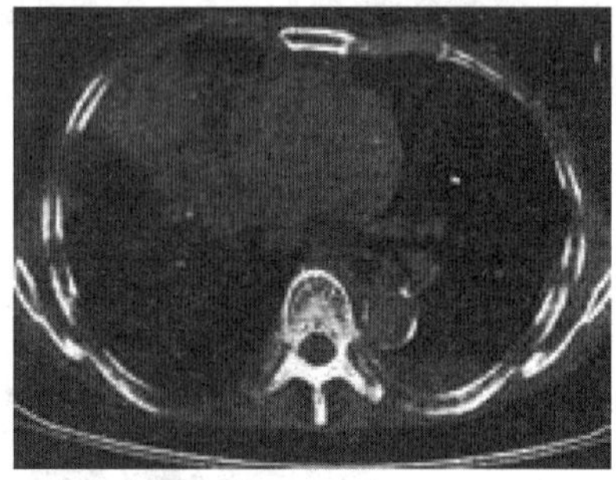

图2

E. 肺炎性假瘤

111. 烧伤合并肺功能衰竭的治疗错误的是
A. 维持气道通畅
B. 及时纠正低氧血症
C. 控制感染
D. 常规使用肾上腺皮质激素
E. 酌情使用白蛋白和利尿剂

112. 在应用抗生素治疗MRSA感染时，下列药物应首选
A. 万古霉素
B. 头孢他啶
C. 哌拉西林
D. 美罗培南
E. 阿米卡星

113. 有关烧伤吸入性损伤的认识下列正确的是
A. 只有在大面积烧伤合并吸入性损伤时才需行气管切开术
B. 吸入性损伤休克期过后，不需再行气管切开术
C. 纤维支气管镜既可作为吸入性损伤的诊断手段，也是一种治疗工具
D. 休克期应减少输液量，防止肺水肿
E. 对轻、中度吸入性损伤患者不应行气管切开术

114. 女性，35岁，有胆囊结石病史8年。1天前出现左上腹剧烈疼痛，向腰背部放射，伴恶心、呕吐，但无发热，无血尿，无黄疸。为明确诊断，首选的实验室检查是
A. 便常规和隐血试验
B. 血清转氨酶
C. 血清淀粉酶检查
D. 尿常规
E. 上消化道钡餐透视

115. 关于上消化道出血不正确的是
A. 急性大出血时血象检查为早期诊断和病情观察的依据
B. 上消化道大量出血后多数可出现低热
C. 胃内积血250～300 ml可引起呕血
D. 每日出血50～100 ml可出现黑便
E. 周围血可见晚幼红细胞与嗜多彩红细胞

116. 上消化道出血是指出血的部位位于
A. 食管至幽门
B. 十二指肠以上
C. 屈氏韧带以上
D. 胃以上
E. 食管至空肠

117. 出现呕血时，胃内滞留血量大于
A. 100 ml
B. 500 ml
C. 150 ml
D. 350 ml
E. 250 ml

118. 上消化道出血时产生黑便是由于每日出

血量超过
A. 50 ml
B. 20 ml
C. 40 ml
D. 30 ml
E. 100 ml

119. 粪便隐血试验呈现阳性，每日出血量要达到
A. 50 ml
B. 20～30 ml
C. 10 ml
D. 5 ml 以上
E. 20 ml

120. 原发性醛固酮增多症患者出现肌无力的原因是
A. 持续性高血压
B. 血钠潴留过多
C. 持久尿量过多
D. 尿钾排出增多
E. 血钾浓度降低

121. 女性库欣综合征患者有显著的男性化表现，最可能的诊断是
A. 服用过量皮质类固醇激素
B. 垂体 ACTH 分泌腺瘤
C. 异位 ACTH 分泌综合征
D. 肾上腺皮质腺癌
E. 肾上腺皮质腺瘤

122. 垂体分泌的激素在妊娠期增加的有
A. 促性腺激素
B. 垂体生乳素
C. 促甲状腺素
D. 生长素
E. 促肾上腺皮质激素

123. 关于妊娠期内分泌系统的变化，下列错误的是
A. 脑垂体增加
B. 大量雌激素促使卵泡发育，但无成熟排卵
C. 垂体生乳素随妊娠进展而增加，到分娩前达到高峰
D. 胎盘分泌大量雌、孕激素对丘脑下部及脑垂体产生负反馈作用，促性腺激素分泌减少
E. 由于胎盘的功能和胎儿肝脏以及肾上腺的作用使雌三醇大量合成

124. 神经内分泌组织是指
A. 腺垂体
B. 神经垂体
C. 下丘脑
D. 垂体门脉系统
E. 鞍区的颅咽管组织

125. 关于抗利尿激素，下述错误的是
A. 由下丘脑前部视上核和室旁核合成
B. 沿视上垂体束和视旁垂体束运输
C. 贮存在垂体后叶
D. 参与血压，血容量和血浆渗透压的调节
E. 损伤下丘脑的视上核室旁核时，可发生部分性尿崩

二、A3/A4 型题

（126～127 题共用题干）

患者女性，30 岁，间断胸闷不适 2 年，时有黑矇现象，近 1 周黑矇发作频繁，伴晕厥 1 次来诊。

126. 休息时心电图正常，为进一步明确晕厥原因，首选的检查是
A. 心脏电生理检查
B. 脑电图
C. 超声心动图
D. Holter

E. 脑 CT

127. 如果心电图示 QT 间期 0.86 s，T 波宽大，U 波明显，诊断为长 QT 综合征，推测其晕厥原因为

A. 非阵发性室性心动过速
B. 窦性停搏
C. 三度房室传导阻滞
D. 房室折返性心动过速
E. 尖端扭转型心动过速

(128～129 题共用题干)

患者男性，56 岁，头晕、心悸 1 周，偶有晕厥。既往有高血压、冠心病病史，血压 105/60 mmHg，心率 34 次/分，律不齐。心电图示 P-R间期为 0.22 s，部分 P 波后有 QRS 波群脱落。

128. 其心电图诊断为

A. 一度房室传导阻滞
B. 二度Ⅱ型房室传导阻滞
C. 二度Ⅰ型窦房传导阻滞
D. 三度房室传导阻滞
E. 二度Ⅰ型房室传导阻滞

129. 最有效的治疗是

A. 阿托品
B. 安装临时或永久起搏器
C. 经食管心房起搏
D. 不需要治疗
E. 持续静脉滴注异丙肾上腺素

(130～134 题共用题干)

男性，30 岁，10 年来阵发性心悸，每次心悸突然发作，持续 0.5～3 h 不等，此次发作持续半小时而来就诊。查体：血压 90/60 mmHg，心率 200 次/min，心律绝对规则，无杂音，肺(—)。

130. 估计此次心律失常最可能是

A. 2∶1 心房扑动
B. 阵发性室性心动过速
C. 窦性心动过速
D. 阵发性室上性心动过速
E. 心房颤动

131. 最佳治疗措施是

A. 静脉注射苯妥英钠
B. 静脉注射利多卡因
C. 静脉滴注氯化钾
D. 静脉注射毛花苷丙
E. 静脉注射普萘洛尔

132. 假设心电图示 QRS 波群宽 0.14～0.16 s，起始部粗钝，RR 间期绝对不等，此时心律失常最大可能是

A. 预激综合征伴心房颤动
B. 阵发性室性心动过速
C. 心房颤动伴室内差异性传导
D. 心房颤动伴束支传导阻滞
E. 室上速伴差异性传导

133. 此时最佳治疗方案为

A. 静脉注射毛花苷丙
B. 电复律
C. 静脉注射利多卡因
D. 静脉滴注氯化钾
E. 静脉注射维拉帕米

134. 对此种心律失常，下列各项中为禁忌证的是

A. 奎尼丁
B. 普罗帕酮
C. 胺碘酮
D. 电复律
E. 洋地黄类制剂

(135～138 题共用题干)

患者女，64 岁，因低热乏力、刺激性干咳伴活动后呼吸困难 2 周就诊。X 线胸片示两侧肺

门对称性淋巴结肿大伴两肺散在结节影，SACE 68 U(正常 33±10 U)、PPD 5 U 皮试阴性，经纤维支气管镜支气管黏膜活检病理报告见类上皮细胞堆集成肉芽肿，请结合临床考虑。

135. 最可能的诊断是
A. 肺门淋巴结核
B. 原发综合征
C. Ⅱ期肺结节病
D. 淋巴瘤
E. 转移性肺癌

136. 以上病理切片加作抗酸染色未找到抗酸杆菌，诊断Ⅱ期肺结节病。首选的处理方案是
A. 布地奈德吸入剂吸入治疗
B. 甲氨蝶呤口服治疗
C. 泼尼松口服治疗
D. 暂不治疗，观察 6 个月
E. 非甾体抗炎药治疗

137. 口服泼尼松 30 mg/d 治疗后 2 个月症状消失、肺门淋巴结明显缩小、肺内结节减少，但出现头晕、头痛，血压升高至 160/90 mmHg。处理方法是
A. 立即停止口服泼尼松
B. 加用噻嗪类利尿剂
C. 尽快减少泼尼松剂量
D. 开始缓慢递减泼尼松剂量并加服降血压药
E. 不必更改治疗方案、继续观察

138. 口服泼尼松后病情明显好转，每隔 2 周递减泼尼松 5 mg/d，至治疗后第 6 个月时，泼尼松已减至 5 mg/d，两肺微结节明显增多，DLCO 下降，证实因泼尼松减量过快引起复发。处理方法应选择
A. 加用其他免疫抑制剂
B. 换用其他免疫抑制剂
C. 加用皮质激素吸入治疗
D. 将泼尼松剂量恢复至开始剂量直至病情明显好转后，缓慢递减剂量
E. 继续观察

(139～142 题共用题干)

男性，35 岁，反复上腹部疼痛 6 年，多于每年秋季发生，疼痛多出现于餐前，进餐后可缓解，近 2 日疼痛再发，伴反酸。体检发现剑突下压痛，Hb 100 g/L，粪便隐血(+++)。

139. 该患者首先应考虑的诊断是
A. 消化性溃疡
B. 急性胃黏膜损害
C. 食管贲门黏膜撕裂综合征
D. 胃癌
E. 胃黏膜脱垂

140. 进一步应先进行的检查是
A. 胃肠钡餐透视
B. 胃液分析
C. 内镜
D. 腹部 B 超
E. 幽门螺杆菌检测

141. 应首先采取的治疗是
A. 紧急输血
B. 6-氨基己酸静脉滴注
C. 质子泵抑制剂静脉滴注
D. 生长抑素静脉滴注
E. 血管加压素静脉滴注

142. 如幽门螺杆菌阳性应采用的治疗是
A. 质子泵抑制剂+克拉霉素
B. 阿莫西林+克拉霉素+甲硝唑
C. 质子泵抑制剂+阿莫西林+克拉霉素
D. 胶体铋+阿莫西林
E. 胶体铋+质子泵抑制剂+甲硝唑

(143～146 题共用题干)

男性，23 岁，乏力、食欲减退 1 个月，尿少、

水肿及高血压 1 周,实验室检查发现贫血,血尿、蛋白尿,补体 C3 正常,血肌酐和尿素氮均升高,B 超双肾增大,临床诊断为"急性肾衰竭"。

143. 如果血清抗肾小球基底膜抗体阳性,下列疾病中最可能的是
A. 狼疮肾炎
B. 过敏性紫癜
C. 急进性肾炎Ⅰ型
D. 急性链球菌感染后肾小球肾炎
E. IgA 肾病

144. 如抗肾小球基底膜抗体和抗中性粒细胞胞浆抗体均阴性,下列疾病最可能的是
A. 狼疮肾炎
B. 过敏性紫癜性肾炎
C. 肺出血肾炎综合征
D. 急性链球菌感染后肾小球肾炎
E. 急进性肾炎Ⅱ型

145. 与急进性肾炎预后不相关的因素
A. 性别
B. 新月体类型
C. 少尿
D. 血肌酐 > 600 μmol/L
E. 治疗时机

146. 关于血浆置换疗法的作用,不正确的是
A. 清除血循环中的抗原
B. 清除血循环中的抗体
C. 清除血循环中多余的水分
D. 清除血循环中的免疫复合物
E. 清除血循环中的炎症介质

(147～150 题共用题干)

女性,32 岁,高热,口腔溃疡,多关节酸痛,盘状红斑,抗核抗体、狼疮细胞均为强阳性,抗 DNA 抗体 10.1%。

147. 该患者最可能的诊断是
A. 系统性红斑狼疮急性期
B. 类风湿关节炎
C. 贝赫切特病
D. 混合性结缔组织病
E. 天疱疮

148. 首选治疗方案是
A. 免疫抑制剂
B. 非甾体抗炎药
C. 对症治疗
D. 大剂量糖皮质激素
E. 免疫调节剂

149. 如急性症状缓解后应采取的措施是
A. 免疫抑制剂
B. 停用泼尼松
C. 大剂量泼尼松
D. 非甾体抗炎药
E. 泼尼松逐渐减量

150. 急性期如未能被控制,应采取的措施是
A. 减小泼尼松剂量
B. 加大泼尼松剂量
C. 非甾体抗炎药
D. 免疫抑制剂
E. 免疫调节剂

三、X 型题

151. 以下各项中,可导致高血压的有
A. 过量饮酒
B. 过度肥胖
C. 高蛋白饮食
D. 从事精神紧张度高的工作
E. 长期服用短效避孕药

152. 长期高血压会引起全身小动脉病变,主要表现是
A. 管壁脆性增加
B. 管腔狭窄

C. 小动脉中层平滑肌细胞纤维化
D. 小动脉中层平滑肌细胞增殖
E. 管壁增厚

153. 关于长期高血压的病理改变的叙述中，不正确的是
A. 视网膜小动脉受高血压的影响，早期发生痉挛，进而出现硬化改变，血压骤升可致渗出和出血
B. 长期高血压引起的动脉粥样硬化病变主要累及小动脉
C. 长期高血压常合并冠状动脉和脑动脉粥样硬化
D. 长期高血压可引起全身小动脉病变，导致心、脑、肾等器官缺血
E. 长期高血压的心脏改变主要是右心室肥大

154. 眼底的改变可以反映高血压的严重程度。按照“Keith-Wagener”眼底分级法，眼底改变Ⅲ级是指
A. 视网膜动脉狭窄
B. 视乳头水肿
C. 视网膜动脉变细
D. 眼底出血或渗出
E. 动脉交叉压迫

155. 抗结核药物的正确使用原则是
A. 早期、合理治疗
B. 联合用药
C. 选用敏感药物
D. 有规律用药
E. 剂量充足，坚持全疗程

156. 为了控制结核病的流行，应抓好
A. 卡介苗接种
B. 做好防疫宣传，严禁随地吐痰
C. 体格锻炼，增强体质
D. 对肺结核患者进行有效化疗，消除传染源
E. 切断传染源，加强水源保护

157. 以下抗结核药物为杀菌剂的是
A. 异烟肼
B. 氨硫脲
C. 链霉素
D. 对氨基水杨酸
E. 乙胺丁醇

158. 肺结核患者，呼吸系统症状常见的有
A. 咳嗽、咳痰
B. 发热
C. 胸痛
D. 气急
E. 咯血

159. 肝硬化按临床表现可分为
A. 黄疸期
B. 不完全代偿期
C. 代偿期
D. 肝性脑病期
E. 失代偿期

160. 肝硬化失代偿期肝功能减退的表现有
A. 腹水
B. 黄疸
C. 出血倾向及贫血
D. 内分泌失调及神经精神症状
E. 营养不良

161. 肝硬化病理形态分类有
A. 不完全分隔型
B. 小结节型
C. 胆管细胞型
D. 大结节型
E. 大小结节混合型

162. HP 感染引起慢性胃炎的依据是
A. 无 HP 感染者不会发生慢性胃炎
B. HP 阳性者组织学证实胃炎与血清中

HP 抗体相关
C. HP 与胃炎的活动密切相关
D. 慢性胃炎病变的分布与 HP 存在一致
E. 慢性胃炎患者 HP 检出率高

163. 肾病综合征常见的并发症包括
A. 静脉血栓
B. 贫血
C. 感染
D. 急性肾衰竭
E. 高血钾

164. 用泼尼松治疗肾病综合征的方法为
A. 每千克体重每日 1 mg
B. 每千克体重每日 0.5 mg
C. 每晚顿服
D. 清晨顿服
E. 每千克体重每日 2 mg

165. 肾病综合征经典的临床表现是
A. 大量蛋白尿
B. 高度水肿
C. 低蛋白血症
D. 高脂血症
E. 肉眼血尿

166. 慢性肾功能不全时,代谢性酸中毒的原因包括
A. 肾小管重吸收碳酸氢盐能力降低
B. 酸性代谢产物潴留
C. 肾小管泌氢功能受损
D. 肾小管制造铵的能力下降
E. 水、钠潴留

167. 放射性碘治疗的适应证为
A. 手术后复发的甲亢
B. 年龄在 40 岁以上的原发性甲亢
C. 哺乳期甲亢妇女
D. 甲状腺高功能腺瘤伴心律不齐
E. 胸骨后甲状腺肿伴甲亢

168. 导致单纯性甲状腺肿的原因有
A. 碘缺乏
B. 青春期
C. 妊娠期妇女
D. 哺乳期
E. 绝经期

169. 甲状腺功能亢进经抗甲状腺药物治疗后,如疗效显著,可出现以下现象
A. 基础代谢率下降
B. 体重增加
C. 甲状腺体积缩小
D. 食欲缺乏
E. 突眼症状减轻

170. 可引起促甲状腺激素升高的因素
A. 血中 T_3、T_4 增高
B. 血中 T_3、T_4 降低
C. 口服甲状腺素片
D. 手术切除部分甲状腺
E. 缺碘

171. 支气管扩张患者施行体位引流排痰,下列正确的是
A. 病变肺应位于高位
B. 每日引流 2～4 次,每次 15～30 分钟
C. 可先用生理盐水作雾化吸入,便于排痰
D. 痰量多的患者,应尽快把痰排出
E. 排痰时,同时配合深呼吸,用力咳痰,可提高排痰效果

172. 支气管哮喘可以出现的并发症有
A. 自发性气胸
B. 肺不张
C. 肺气肿
D. 慢支
E. 肺纤维化

173. 甲状旁腺损伤后可出现

A. Trousseau 征
B. 血钙降低
C. 血磷升高(>6 mg/dl)
D. 尿钙增加
E. 尿磷减少

174. 甲状腺功能亢进症手术治疗的适应证为
A. 继发性甲亢
B. 高功能腺瘤
C. 妊娠早期妇女
D. 妊娠中期妇女
E. 妊娠晚期妇女

175. 弥漫性肺间质纤维化常见于下列哪些疾病?
A. 肺类风湿病
B. 系统性红斑狼疮
C. 皮肌炎
D. 系统性硬皮病
E. 风湿性肺炎

第十四章

模拟试卷三

一、A1/A2 型题

1. 慢性病性贫血铁代谢的特征是
A. 血清铁正常,铁蛋白下降,总铁结合力升高
B. 血清铁正常,铁蛋白正常,总铁结合力正常
C. 血清铁下降,铁蛋白升高,总铁结合力降低
D. 血清铁下降,铁蛋白下降,总铁结合力降低
E. 血清铁升高,铁蛋白升高,总铁结合力降低

2. 下列疾病抗人球蛋白试验阳性的是
A. 6-磷酸葡萄糖脱氢酶(G6PD)缺乏症
B. 海洋性贫血
C. 遗传性球形细胞增多症
D. 阵发性睡眠性血红蛋白尿
E. 自身免疫性溶血性贫血

3. 关于血管的止血机制说法不正确的是
A. 血管损伤后立即收缩止血
B. 释放 vWF 促进血小板聚集
C. 内皮释放 TF 启动内源性凝血
D. 基底胶原暴露激活 FⅫ
E. 释放 ET 增强血管收缩

4. 体内最重要的抗凝物质是
A. 蛋白 C 系统
B. 抗凝血酶(AT)
C. 组织因子途径抑制物(TFPI)
D. 肝素
E. α_1-抗胰蛋白酶

5. 下列有关 ITP 的描述不适当的是
A. 脾不大
B. 骨髓巨核细胞数量增多
C. 巨核细胞体积变大
D. 血小板计数减少
E. 出血时间延长

6. 关于止血药物及其机制正确的是
A. 白细胞介素 11——促进血小板生成
B. 维生素 C——促进凝血因子合成
C. 维生素 K——刺激血管收缩
D. 氨甲环酸——促血小板聚集
E. 去氨加压素——抗纤溶

7. 下列哪种疾病可引起外周血网织红细胞绝对值减少?
A. 缺铁性贫血
B. 巨幼细胞性贫血
C. 溶血性贫血
D. 再生障碍性贫血
E. 慢性失血性贫血

8. 右心室肥厚时,心电图 V_1 导联出现 Q 波可能是由于
A. 隔侧乳头肌肥大
B. 隔缘肉柱增生
C. 室上嵴肥厚
D. 右心室游离壁增厚
E. 梳状肌增生

9. Koch 三角是指
A. 上腔静脉口、下腔静脉口和冠状静脉窦口组成的区域
B. 右心室流入道、右心室流出道及室上嵴组成的区域
C. 冠状窦口前内缘、三尖瓣隔瓣附着缘和 Todaro 腱之间的三角区
D. 位于右房室口与肺动脉瓣口之间的区域
E. 起自界嵴,向前与右心耳交界的区域

10. 计算收缩期左室射血分数的公式为
A. EF=CO/ESV×100%
B. EF=CO/EDV×100%
C. EF=SV/EDV×100%
D. EF=SV/ESV×100%
E. EF=CI/EDV×100%

11. 引起窦房结细胞动作电位 0 相除极的主要内向离子流是
A. Na^+
B. K^+
C. Cl^-
D. Ca^{2+}
E. I_{k1}

12. 关于心肌易损期的描述,正确的是
A. 心室有易损期,在 T 波的升支;心房有易损期,在 R 波的升支
B. 心室有易损期,在 T 波的降支;心房无易损期
C. 心室有易损期,在 T 波的顶峰前或后 30～40 ms 内;心房有易损期,在 R 波的降支和 S 波内
D. 心室无易损期,心房有易损期,在 R 波的降支
E. 心室有易损期,在 T 波的升支;心房无易损期

13. 关于心房扑动与房性心动过速的鉴别,正确的表述是
A. 房性心动过速的心房率常<350 次/分,心房扑动的心房率常>350 次/分
B. 房性心动过速的心室律规则,心房扑动的心室律不规则
C. 房性心动过速的心房波之间有等电位线,心房扑动的心房波之间无等电位线
D. 房性心动过速可伴有室内差异性传导,心房扑动不会伴有室内差异性传导
E. 房性心动过速多见于器质性心脏病患者,心房扑动多见于非器质性心脏病患者

14. 肝脓肿 X 线平片检查主要的征象为
A. 肝区含气或液平的脓腔影
B. 右膈肌膨隆
C. 右下肺盘状肺不张
D. 右胸膜肥厚
E. 胸腔少量积液

15. 下列病变中,斜位吞钡检查,不形成食管压迹的是
A. 食管癌
B. 胸腺瘤
C. 迷走右锁骨下动脉
D. 左心房增大
E. 主动脉瓣关闭不全

16. 下列哪项是慢性十二指肠球部溃疡最常见的 X 线征象?
A. 球变形
B. 龛影

C. 激惹
D. 黏膜集中
E. 管腔狭窄

17. 肾结核钙化X线表现除外
A. 均匀细沙状
B. 环状排列
C. 条状
D. 斑块状
E. 簇状排列

18. 关于胆囊结石的表述,错误的是
A. CT检查能粗略反映结石的化学成分
B. 口服胆囊造影CT检查可表现为低密度充盈缺损
C. CT是胆囊结石的最常见检查手段
D. 结石的中心可由蛔虫皮或虫卵构成
E. 泥沙样结石可与胆汁形成密度不同的液平面

19. 胰岛细胞瘤的CT特点为
A. 增强扫描动脉期明显结节样强化病灶
B. 延迟扫描明显结节样强化病灶
C. 延迟扫描明显环样强化灶
D. 增强扫描静脉期低密度结节灶
E. 增强扫描动脉期低密度结节灶

20. 下列不属于CT对胃癌检查的主要作用的是
A. 显示周围淋巴结肿大
B. 用于早期诊断
C. 确定癌肿是否长出胃壁
D. 显示胃壁增厚及范围
E. 发现肝或其他脏器转移

21. 转移性肝癌最常见的CT强化类型是
A. 充填式强化
B. 环形强化
C. 不强化
D. 明显均匀强化
E. 包膜征

22. 上腹部CT检查前口服泛影葡胺浓度一般为
A. 4%
B. 1%
C. 10%
D. 2.5%
E. 5%

23. 以下情形中,可以参加执业医师资格考试的是
A. 有医学专科学历,在医疗机构中工作满1年
B. 有医学专科学历,在医疗机构中试用期满2年
C. 有医学专科学历,在医疗机构中工作满2年
D. 取得执业助理医师执业证书后,具有医学专科学历,在医疗机构中工作满2年
E. 取得执业助理医师执业证书后,具有医学专科学历,在医疗机构中试用期满2年

24. 受理医师执业注册申请的卫生行政部门对不符合条件不予注册的,书面通知申请人并说明理由的期限是应当自收到申请之日起
A. 10日内
B. 15日内
C. 30日内
D. 60日内
E. 90日内

25. 按照执业医师法规定,应当进行重新注册的是中止医师执业活动一定期限以及本法第十五条规定的情形消失,申请重新执业的。“一定期限”是指
A. 1年以上
B. 2年以上

C. 3 年以上
D. 4 年以上
E. 5 年以上

26. “献血大王”刘某，在过去的 7 年间，献血总量已达 5 600 ml，快满 50 周岁的刘某告诉记者，如果身体一直保持健康状态，他满 55 周岁以前，还可争取无偿献血
A. 7 次
B. 8 次
C. 9 次
D. 10 次
E. 11 次

27. 根据《医疗机构管理条例实施细则》规定，医疗机构的门诊与住院病历保存年限分别是
A. 10 年，30 年
B. 10 年，15 年
C. 15 年，20 年
D. 15 年，30 年
E. 10 年，20 年

28.《医疗事故处理条例》规定尸检的前提是
A. 发生医疗事故或者事件，临床诊断不能明确死亡原因的，在有条件的地方必须进行尸检
B. 发生医疗事故，临床诊断不能明确死亡原因的，在有条件的地方必须进行尸检
C. 发生医疗事故，临床诊断不能明确死亡原因的，必须进行尸检
D. 发生医疗事故或者事件、患者或者医疗单位提出要求的，必须进行尸检
E. 发生医疗事故或者事件、患者提出要求的，在有条件的地方必须进行尸检

29.《医疗事故处理条例》中规定的医疗事故技术鉴定委员会是指
A. 县级以上地方人民政府成立的医疗事故技术鉴定委员会
B. 地方人民政府成立的医疗事故技术鉴定委员会；部委和系统内部成立的医疗事故技术鉴定委员会
C. 地方人民政府成立的医疗事故技术鉴定委员会；部委和系统内部成立的医疗事故技术鉴定委员会；医学院校成立的医疗事故技术鉴定委员会
D. 地方人民政府成立的医疗事故技术鉴定委员会；部委和系统内部成立的医疗事故技术鉴定委员会；医学院校成立的医疗事故技术鉴定委员会；二级以上医院成立的医疗事故技术鉴定委员会
E. 地方人民政府成立的医疗事故技术鉴定委员会；部委和厂矿企业系统内部成立的医疗事故技术鉴定委员会；医学院校成立的医疗事故技术鉴定委员会；三级以上医院成立的医疗事故技术鉴定委员会；医院成立的医疗事故技术鉴定组

30. 当传染病暴发、流行时，经省、自治区、直辖市政府决定，可以对其实行封锁的地区是
A. 甲类传染病疫区
B. 乙类传染病疫区
C. 甲类和乙类传染病疫区
D. 甲、乙、丙三类传染病疫区
E. 甲、乙、丙三类传染病疫区都不可以实行封锁

31. 良好医患关系的意义是
A. 有利于诊断和治疗
B. 有利于实施预防措施
C. 有利于患者的情绪
D. 有利于医务人员的健康
E. 以上都是

32. 不属于我国社会主义医德基本原则内容的是
A. 中西医并重
B. 防病治病

C. 救死扶伤
D. 实行社会主义人道主义
E. 全心全意为人民身心健康服务

33. 下列关于预防医学的说法中错误的是
A. 它以人群为主要研究对象
B. 它以环境-人群-健康为模式
C. 它以防治结合为指导思想
D. 它以生物医学、环境医学和社会医学等理论和方法,探讨疾病在人群中发生、发展和转归的特点
E. 它以达到预防疾病、促进健康和提高生命质量为目的

34. 在药物治疗中,临床医师应遵循的道德要求不包括的是
A. 对症下药、剂量适宜
B. 积极使用、贵重药物
C. 合理配伍、细致观察
D. 节约费用、公正分配
E. 严守法规、接受监督

35. 人体实验的道德原则,不包括
A. 有利于医学和社会发展
B. 必须实事求是
C. 维护受试者利益
D. 严谨的科学态度
E. 受试者知情同意

36. 人们对医疗行为进行道德价值判断是通过
A. 医德活动
B. 医德教育
C. 医德修养
D. 医德评价
E. 医德境界

37. 对肺炎链球菌典型临床表现叙述错误的是
A. 患侧胸痛
B. 寒战、高热
C. 咳嗽、咳铁锈色痰
D. 起病急骤、急性病容
E. 起病早期即有明显的肺部体征

38. 下列不符合肺炎克雷伯杆菌肺炎的临床特点的是
A. 青壮年多见,预后良好
B. 起病急、胸痛、畏寒
C. 咳嗽,咳棕红色胶冻样痰
D. 白细胞正常或增加
E. 对庆大霉素及第三代头孢菌素敏感

39. 胃癌最常见的扩散方式是
A. 直接蔓延
B. 淋巴转移
C. 血行播散
D. 腹腔内种植
E. 胃内转移

40. 对病后就诊较晚的急性胰腺炎有诊断价值的是
A. 血清淀粉酶测定
B. 血清正铁血白蛋白测定
C. 血清钙测定
D. 血清脂肪酶测定
E. 淀粉酶、内生肌酐清除率比值测定

41. 原发性甲状腺功能减退症血中升高的是
A. TT_4
B. FT_4
C. TRAb
D. rT_3
E. TSH

42. 可选择放射性核素治疗的疾病是
A. 肾上腺皮质功能减退症
B. 原发性甲状旁腺功能亢进症
C. 原发性甲状腺功能亢进症
D. 原发性甲状腺功能减退症
E. 特发性中枢性尿崩症

43. 对原发性慢性肾上腺皮质功能减退症的诊断最有意义的血检结果是

A. 醛固酮↓

B. 血糖↓

C. 血钠↓

D. 皮质醇↓

E. ACTH↓

44. 非甾体抗炎药是通过抑制以下哪个介质的产生而起到镇痛、解热、消肿的作用?

A. T淋巴细胞

B. 免疫复合物

C. 白细胞介素-1

D. 前列腺素

E. 肿瘤坏死因子-α

45. 艾滋病临床表现正确的是

A. 潜伏期一般为1～5年

B. 多数感染者,潜伏期后可有发热、全身不适、咽痛、肌痛、关节痛、皮疹等表现

C. 所有感染者都经过数月至数年的无症状期

D. 窗口期一般为数周到3个月

E. 以上均不对

46. 关于休克的叙述中,下列错误的是

A. 休克的本质是血压下降

B. 休克时机体有效循环血量急剧减少

C. 休克时脑动脉和冠状动脉收缩不明显

D. 休克时肾血流量减少、肾小球滤过率降低

E. 休克抑制期微循环的病理改变是毛细血管容积增大

47. 下列临床表现最有利于有机磷农药中毒诊断的是

A. 发绀

B. 昏迷

C. 气急

D. 蒜臭

E. 腹泻

48. 心室颤动电除颤应首选直流电

A. 150J非同步除颤

B. 200～300J同步除颤

C. 200～360J非同步除颤

D. 360J同步除颤

E. 360J非同步除颤

49. 患者女性,24岁,2周前发热38℃,伴咽痛、鼻塞流涕、头晕、头痛等,治疗后好转。2天来感胸闷,气短。查体:心率100次/分,律整,心尖部有2/6级收缩期吹风样杂音,心电图示各导联ST-T改变,白细胞7.2×10^9/L,血沉25 mm/h, CK、CK-MB升高。其最可能的诊断是

A. 扩张型心肌病

B. 急性心肌梗死

C. 急性心肌炎

D. 急性心包炎

E. 心绞痛

50. 男性,69岁,因呼吸困难、双下肢水肿、少尿2天入院。既往慢性咳嗽、咳痰25年,冬季加重。以下检查结果中对诊断肺源性心脏病最有帮助的是

A. 胸正位片示右下肺动脉干横径19 mm

B. X线检查示肺纹理粗乱,双下肺斑片影

C. 肺功能检查示混合性通气功能障碍,弥散减低

D. 心电图检查示$RV_1+SV_5=1.01$ mV

E. 心电图检查示ST-T改变

51. 男性,26岁,受凉后出现畏寒,体温39℃,伴左侧胸痛,咳少量白痰。胸透示左下肺野大片淡薄阴影,应用青霉素治疗1天后,体温接近正常。最可能的诊断是

A. 肺炎链球菌肺炎

B. 金黄色葡萄球菌肺炎

C. 肺炎支原体肺炎

D. 病毒性肺炎
E. 肺炎克雷伯杆菌肺炎

52. 男性,66岁,慢性咳嗽15年。近4年出现活动后气短,有吸烟史30年。查体双肺哮鸣音,双肺底湿啰音,最可能的诊断是
A. 肺间质纤维化
B. 慢性阻塞性肺病
C. 支气管扩张
D. 肺炎
E. 支气管哮喘

53. 女,28岁。婚后4年未孕。月经初潮12岁,5年前起月经稀发、经量减少,近2年闭经,体重增加8 kg。查体:BP 120/80 mmHg, BMI 26,双乳有触发泌乳。最可能的诊断是
A. 垂体泌乳素瘤
B. 卵巢功能早衰
C. 希恩综合征
D. 腺垂体功能减退症
E. 多囊卵巢综合征

54. 女,28岁。恶心、呕吐、乏力、头晕1周。近2个月体重减低,皮肤变黑。查体:卧位BP 90/60 mmHg,心率84次/分,立位BP 75/50 mmHg,心率99次/分,身高169 cm,体重50 kg,皮肤黑,甲状腺I度肿大。心、肺、腹未见异常。实验室检查:血钠124 mmol/L,血钾5.8 mmol/L,血糖3.5 mmol/L。该患者最可能的诊断是
A. 甲状腺功能减退
B. 垂体卒中
C. 原发性慢性肾上腺皮质功能减退症
D. 慢性肾衰竭
E. 真菌感染

55. 男性,青年,近2个月以来出现下腰部疼痛,活动后减轻。查体:下腰部及骶髂关节压痛,腰椎活动明显受限。X线片示双侧骶髂关节虫蚀样破坏,脊柱呈“竹节样”改变。首先考虑的诊断是
A. 强直性脊柱炎
B. 腰椎结核
C. 腰椎肿瘤
D. 化脓性脊柱炎
E. 腰椎间盘突出症

56. 最准确的PR间期的测量方法是
A. 选择Ⅱ导联测量PR间期
B. 选择一个有最大P波和最宽的QRS波群时限的导联测量
C. 选择一个有最大P波和最窄的QRS波群时限的导联测量
D. 选择V_1导联测量
E. 选择12导联同步心电图,自最早的P波起点测量至最早的QRS波群起点

57. V_5、V_6导联R峰时间>0.06 s,可见于
A. 右心室肥大
B. 右束支阻滞
C. 左束支阻滞
D. 左前分支阻滞
E. 左后分支阻滞

58. 关于正常Q波的描述,不正确的是
A. Q波时限<0.04 s
B. Q/R<1/4
C. aVR导联常呈Qr或QS波
D. V_1导联可呈QS波
E. V_1或V_2导联可出现Q波

59. 关于正常人ST段偏移的描述,不正确的是
A. V_5、V_6导联ST段上抬小于0.1 mV
B. V_2、V_3导联ST段上抬可达0.3 mV
C. 年轻人ST段上抬的幅度较大
D. ST段下移一般不超过0.1 mV
E. 早期复极引起的ST段上抬大多属于正常变异

60. 关于正常人T波形态的描述，不正确的是
A. aVR导联T波倒置
B. V_4～V_6导联T波直立
C. 约50%的正常女性V_1导联T波可倒置
D. 正常T波上行支与下行支不对称
E. V_3导联T波倒置常见

61. 关于正常人T波振幅的描述，不正确的是
A. 一般V_2或V_3导联T波振幅最高
B. 胸前导联T波振幅正常值大于肢体导联
C. 女性T波的振幅一般大于男性
D. 胸前导联T波振幅可高达1.2～1.5 mV
E. 一般T波振幅随年龄增长逐渐降低

62. T波低平的定义为
A. 肢体导联T波振幅小于0.1 mV
B. 胸前导联T波振幅小于0.1 mV
C. T波振幅小于同导联R波的1/10
D. T波振幅小于同导联R波的1/4
E. 胸前导联T波振幅小于同导联R波的1/10

63. 测量Q－T间期一般应选择的导联是
A. V_1导联
B. V_2导联
C. V_3导联
D. Ⅱ导联
E. V_6导联

64. 关于正常U波的描述，错误的是
A. U波方向大体与T波方向一致
B. 最大的U波常出现在V_2和V_3导联
C. 心率快则U波振幅增高
D. 正常U波的形态为前半部斜度较大，后半部较平缓
E. 一般U波的振幅为同导联T波振幅的5%～25%

65. U波倒置可见于下列情况，但除外
A. 低钾血症
B. 高血压所致左心室肥大
C. 瓣膜病所致左心室肥大
D. 心肌缺血
E. 变异型心绞痛

66. 胆总管重度扩张并且在胰头下方突然截断消失，考虑
A. 胆总管炎症
B. 胰头癌
C. 慢性胰头炎
D. 胆总管囊肿
E. 十二指肠病变压迫

67. 最常见的胆管癌类型是
A. 周围型胆管癌
B. 肝门型胆管癌
C. 肝外型胆管癌
D. 壶腹型胆管癌
E. 壁内段胆管癌

68. 下列胆管细胞癌CT特点，错误的是
A. 肿瘤无包膜
B. CT平扫，肿瘤为略低密度
C. 增强扫描动脉期，肿瘤明显强化
D. 常有肝内胆管局限性扩张
E. 瘤内可有细小的不规则钙化

69. 关于Budd-Chiari综合征的CT表现，错误的是
A. 尾叶很小
B. 肝大、腹腔积液
C. 平扫尾叶和附近左叶密度较高
D. 增强早期尾叶和附近左叶明显强化
E. 延迟扫描肝密度趋于均匀

70. X线平片提示可能存在慢性胰腺炎的征象是
A. 结肠充气，结肠切断征
B. 胰腺区多发性小结石和钙化

C. 十二指肠黏膜皱襞增粗,降段内缘受压
D. 十二指肠环增大、充气
E. 胸腔积液

71. 男性,36岁,发热,肝区疼痛,CT检查发现肝脏低密度占位性病变,诊断为细菌性肝脓肿,一般情况下不出现的影像学表现是
A. 脓肿周围出现不同密度环征
B. 平扫示低密度占位,中心区CT值略高于水
C. 多数病灶边缘不清楚
D. 多为圆或椭圆形,部分腔内有分隔
E. 增强扫描脓肿壁无强化

72. 下列不是慢性胃溃疡恶变的征象的是
A. 治疗过程中龛影逐渐增大
B. 龛影周围出现小结节状充盈缺损,犹如指压迹
C. 龛影变为不规则或边缘出现尖角征
D. 龛影周围黏膜皱襞呈杵状增粗或中断
E. 龛影周围黏膜皱襞纠集,呈辐射状

73. 结肠腔内见多个光滑充盈缺损,双重对比像上见致密多发环形影像,应诊断为
A. 溃疡性结肠炎
B. 结肠癌
C. 多发息肉
D. 粪便
E. 增殖型肠结核

74. CT平扫时,正常肝内静脉和门静脉的密度一般
A. 略高于肝实质
B. 低于肝实质
C. 等于肝实质
D. 高于肝实质
E. 高于或等于肝实质

75. 有关胆囊腺肌增生症的说法,错误的是
A. 胆囊黏膜层和肌层过度增生导致胆囊壁增厚
B. 胆囊腔缩小
C. 胆囊浓缩和收缩功能正常
D. 罗-阿氏窦与胆囊不相通
E. 罗-阿氏窦一般2～3 mm大小

76. 关于β受体阻滞剂的说法正确的是
A. 可使心率加快、心输出量增加
B. 有时可诱发或加重哮喘发作
C. 促进脂肪分解
D. 促进肾素分泌
E. 有升高眼内压的作用

77. 男性,38岁,反复出现劳累后四肢无力,活动不能。体检:血压170/100 mmHg,身高172 cm,体重80 kg,甲状腺Ⅱ度肿大,心、肺、腹(一)。实验室检查:晨尿pH 7.5,比重1.016,镜检(一);血钾3.9 mmol/L,钠145 mmol/L,氯100 mmol/L。该患者检查最有可能出现异常的是
A. ACTH
B. T_3、T_4、TSH
C. 醛固酮
D. 皮质醇
E. 尿VMA

78. 男,58岁,心悸、手抖3年,加重1月。体检:P 110次/分,BP 160/60 mmHg,消瘦,皮肤潮湿,甲状腺可触及,可闻及血管杂音,颈静脉无怒张,心界不大,心率134次/分,律绝对不齐,心音强弱不等,肺、腹(一),下肢不肿。该患者最可能的病因是
A. 冠心病
B. 老年退行性心脏病
C. 扩张性心肌病
D. 高血压性心脏病
E. 甲亢性心脏病

79. 男性患者,40岁。劳累时发生气促,休息后

气促症状可缓解,有时仰卧时症状加重,坐位时减轻。下面正确的是
A. 中毒性呼吸困难
B. 神经精神因素引起的呼吸困难
C. 肺源性呼吸困难
D. 心源性呼吸困难
E. 以上都不是

80. 某患者,男性,76 岁。夜间睡眠中憋醒,气喘不能平卧,神志淡漠,皮肤花纹,黏膜苍白,手脚冰凉,无尿,急诊查心电图示广泛前壁心肌梗死。查体:血压 70/40 mmHg,心率 126 次/分,可闻及室性奔马律,两肺呼吸音粗。该例低血压的原因最可能是
A. 低血容量性休克
B. 心源性休克
C. 急性左心衰竭
D. 心律失常
E. 急性脑血管意外

81. 男性,72 岁,阵发性心房颤动 3 年,平时为窦性心律,心率 55 次/分,注射阿托品后,心率无明显加快,口服地高辛 0.25 mg/d,2 周后出现反复晕厥就诊,心率 32 次/分。此时最为合适的治疗方法是
A. 停服地高辛,给予氯化钾
B. 停服地高辛,给予苯妥英钠
C. 停用地高辛,加用阿托品
D. 停用地高辛,加用氨茶碱
E. 安置心脏起搏器

82. 男性,72 岁,心肌梗死后反复出现频发室性期前收缩,3 天来反复发作胸骨后疼痛伴晕厥,晕厥最可能的原因是
A. 阵发性心房扑动
B. 阵发性心房颤动
C. 阵发性室上性心动过速
D. 阵发性房性心动过速
E. 阵发性室性心动过速

83. 男性,67 岁,3 周来晕厥发作 5 次,拟诊为阿-斯综合征。最易发生阿-斯综合征的心律失常是
A. 完全性左束支传导阻滞
B. 完全性右束支传导阻滞
C. 三度房室传导阻滞
D. 心房颤动
E. 阵发性室上性心动过速

84. 男性,65 岁,突发心悸 1 天,心率 150 次/分,心电图示心房颤动。以下用药应作为首选的是
A. 缓释维拉帕米
B. 利多卡因
C. 毛花苷丙
D. 硝酸甘油
E. 普萘洛尔

85. 患者,男,18 岁。患上呼吸道感染 5 天,感心悸、胸闷、乏力,心率 90 次/分,心电图示 PR 间期 0.24 s。应诊断为
A. 室性心动过速
B. 窦性心动过速伴不齐
C. 一度房室传导阻滞
D. 三度Ⅰ型房室传导阻滞
E. 二度Ⅱ型房室传导阻滞

86. 慢性肺源性心脏病所致心力衰竭首要的治疗措施为
A. 卧床休息、低盐饮食
B. 使用小剂量强心剂
C. 使用小剂量作用缓和的利尿剂
D. 应用血管扩张剂减轻心脏负荷
E. 积极控制感染和改善呼吸功能

87. 患者,女,65 岁。反复咳嗽、咳痰、气促 20 年,心悸、水肿 6 年,近 1 周来症状加重入院。查体:呼吸急促,双肺可闻及干湿啰音,P_2 亢进,三尖瓣区闻及 3/6 级收缩期杂音。肝右肋下 4 cm,压痛(+),肝颈回流征

阳性,下肢水肿。首选的治疗是使用
A. 强心剂
B. 利尿剂
C. 心血管扩张剂
D. 抗生素
E. 祛痰剂

88. 结核病经空气传播时飞沫是其主要的方式,危险最大的飞沫是
A. 直径在 5 μm 以下
B. 直径在 5~10 μm
C. 直径在 10~15 μm
D. 直径在 15~20 μm
E. 直径在 20 μm 以上

89. 女,50岁,发热咳嗽、咳痰3周,近1周来咳大量脓性臭痰,量约300 ml/d。体检:体温40℃。右下肺叩诊呈浊音,可闻及湿啰音,杵状指(+)。应考虑的诊断为
A. 支气管炎
B. 急性肺脓肿
C. 肺炎链球菌肺炎
D. 葡萄球菌肺炎
E. 克雷伯杆菌肺炎

90. 女,30岁,反复发作性呼吸困难,胸闷2年,3天前受凉后出现咳嗽,咳少量脓痰。接着出现呼吸困难、胸闷,并逐渐加重。体检:无发绀,双肺广泛哮鸣音,肺底部少许湿啰音。该病例表明气道阻塞具有可逆性的检查结果是
A. 一秒钟用力呼气容积(FEV_1)>60%预计值
B. 最大呼气流量(PEF)>60%预计值
C. 吸入沙丁胺醇后 FEV_1增加率>15%
D. 吸入倍氯米松后 FEV_1增加率>15%
E. 支气管激发试验阳性

91. 女,32岁,间断喘息5年,无明显规律,发作间期无不适,此次因“气喘6小时”来院。查体:体温36.8℃,端坐呼吸,口唇发绀,双肺呼吸音低,呼气相明显延长,未闻及哮鸣音。WBC 8.3×10^9/L, N 0.75。该患者最可能的诊断是
A. 慢性支气管炎
B. 支气管哮喘
C. 心源性哮喘
D. 过敏性肺炎
E. 肺栓塞

92. 主要用于预防Ⅰ型变态反应所致哮喘的药物是
A. 氨茶碱
B. 肾上腺素
C. 特布他林
D. 色甘酸钠
E. 异丙肾上腺素

93. 引起慢性肺心病失代偿最常见的诱因是
A. 过度劳累
B. 营养不良
C. 空气污染
D. 哮喘发作
E. 急性呼吸道感染

94. 慢性肺心病急性加重期治疗措施中最重要的是
A. 抗菌药物
B. 解痉、平喘药
C. 化痰药
D. 利尿剂
E. 呼吸中枢兴奋剂

95. 呼吸衰竭患者缺氧的典型表现是
A. 呼吸困难
B. 呼吸急促
C. 发绀
D. 心率增快
E. 神经精神症状

96. 女，60 岁，慢性咳喘 20 年，剧烈咳嗽 3 天，无咳痰、咯血及发热。半小时前突发胸痛、呼吸困难，不能平卧，伴发绀。体检：血压 150/100 mmHg，呼吸 40 次/分。右胸语颤减弱，呼吸音减低。心率 110 次/分。以上表现符合

A. 肺梗死
B. 急性心肌梗死
C. 急性左心衰竭
D. 阻塞性肺气肿
E. 自发性气胸

97. 男性，63 岁，吸烟。反复咳嗽、咳白色泡沫痰 20 余年，气促 10 年，近 2 天因受凉后出现发热伴咳黄脓痰，气喘不能平卧。查体：双肺语颤减弱，可闻及散在干、湿啰音，心界缩小，心率 110/分。该患者最可能的诊断是

A. 慢性支气管炎急性发作
B. 支气管哮喘
C. 支气管扩张
D. 肺结核
E. 肺癌

98. 凡咳嗽、咳痰或伴有喘息，每年发病至少几个月，持续几年以上，并排除其他慢性胸肺疾患者，即可诊断为慢性支气管炎？

A. 至少 6 个月，持续 10 年以上
B. 至少 3 个月，持续 2 年以上
C. 至少 1 个月，持续 3 年以上
D. 至少 2 个月，持续 5 年以上
E. 至少 3 个月，持续 5 年以上

99. 某患者因支气管哮喘住院治疗十余天，今晨突感左上胸短暂刺痛，逐渐感呼吸困难，不能平卧。心率 120 次/分，律不齐，左肺呼吸音减弱。此患者首先考虑并发

A. 支气管哮喘急性发作
B. 心绞痛
C. 自发性气胸
D. 肺不张
E. 急性心力衰竭

100. 支气管哮喘患者，持续发作约 26 h，大汗淋漓，发绀，端坐呼吸，双肺肺气肿征，有散在哮鸣音。首选的治疗是

A. 山莨菪碱静脉注射
B. 补液＋糖皮质激素＋氨茶碱
C. 沙丁胺醇气雾剂吸入＋异丙托溴铵吸入
D. 色甘酸钠吸入＋糖皮质激素
E. 补液＋氨茶碱

101. 男，16 岁，今日突发呼吸困难，发作前有鼻痒、喷嚏、流涕、干咳。体检：血压正常，端坐呼吸、额部出汗，双肺有哮鸣音，心率 110 次/分。律齐，无杂音。下列诊断正确的是

A. 上呼吸道感染
B. 支气管哮喘
C. 慢性支气管炎喘息型
D. 病毒性心肌炎
E. 急性支气管炎

102. 男性，25 岁，2 个月前曾有上呼吸道感染，10 余天后出现水肿及血尿，血压 158/90 mmHg，尿蛋白(＋＋)，红细胞满视野，肾功能正常，按“急性肾炎”诊治，病情未见改善。复查血红蛋白 140 g/L，肌酐 380 μmol/L，B 超示双肾稍增大。目前最佳的处理是

A. 使用泼尼松
B. 合用环磷酰胺
C. 加强对症处理
D. 肾活检
E. 限制蛋白摄入和使用必需氨基酸治疗

103. 25 岁女护士，因发热 2 天，伴轻微干咳 1 天于 2003 年 2 月 28 日就诊。查体：T 39.5℃，R 25 次/分，BP 100/65 mmHg，

无皮疹,皮肤无黄染,双肺呼吸音粗,未闻及啰音。当天X线胸片检查:双肺纹理增粗,余未见异常。经抗菌药物治疗3天后,症状加重,出现气促。查体:T 39.5℃,P 110次/分,BP 100/60 mmHg, R 35次/分,右肺叩诊实音,双肺底可闻及湿啰音,心律齐,腹平软。复查X线胸片:右肺斑片状浸润性阴影,左下肺斑片状阴影。首先考虑哪种疾病?

A. 细菌性肺炎
B. 支原体肺炎
C. 流感
D. 传染性非典型肺炎(SARS)
E. 普通肺炎

104. 患者男,55岁,呼吸困难,气喘。查体桶状胸。CT如下图。最可能的诊断是

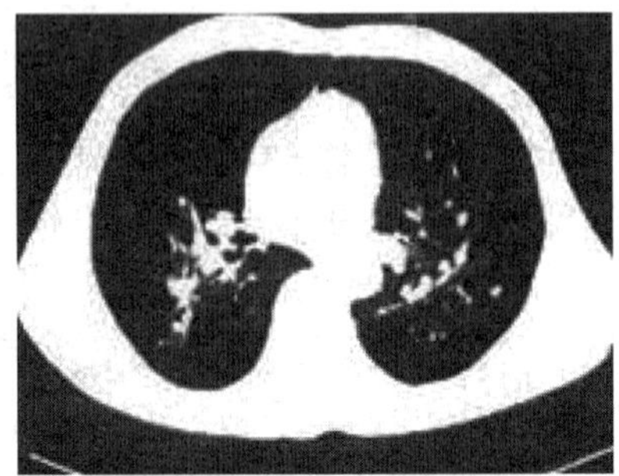

图1

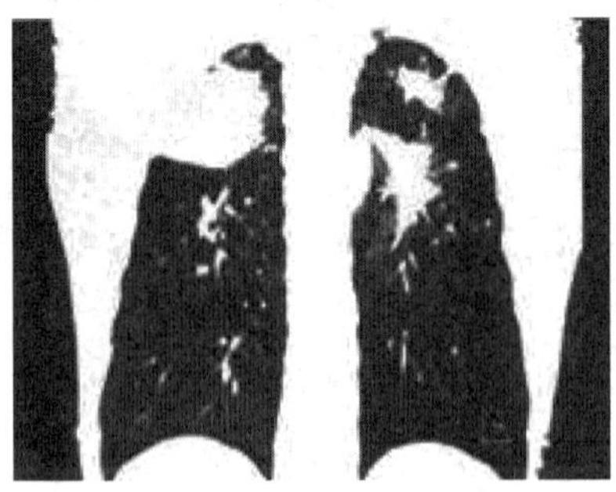

图2

A. 双上肺结核
B. 左上肺结核,右上肺癌
C. 间质性肺炎
D. 右上肺癌并肺内转移
E. 硅肺

105. 男,32岁,反复咳嗽、咳痰多年,加重3个月,伴咯血10天。CT示左下肺串珠状软组织结节影,可见一小液平。最可能的诊断是

A. 肺支气管动静脉瘘
B. 癌性淋巴管炎
C. 支气管扩张症
D. 支气管肺癌
E. 肺内转移癌

106. 男性,51岁,上腹痛10余年,近2年出现腹泻,血糖正常,血清CCK－PZ浓度显著升高,结肠镜检查为正常黏膜。可能的诊断为

A. 慢性胰腺炎
B. 结肠炎
C. 结肠功能紊乱
D. 隐性糖尿病
E. 慢性肝炎

107. 男性,38岁。饮酒后4 h出现上腹痛,14 h后出现呼吸困难,40次/分,高热,动脉血氧分压低于60 mmHg。下列治疗不合适的是

A. 禁食
B. 胃肠减压
C. 肾上腺糖皮质激素
D. 人工呼吸机
E. 阿托品

108. 男性,35岁,腹痛2天,呕吐,腹胀,血清淀粉酶750 U/L,血压80/50 mmHg,脉搏120次/分。最恰当的诊断为

A. 急性肠梗阻合并休克
B. 急性出血坏死型胰腺炎合并休克
C. 急性心肌梗死
D. 急性胃炎
E. 幽门不全梗阻

109. 男性，40 岁，上腹疼痛 5 年余，平卧时加重，弯腰可减轻。查体：上腹轻度压痛，X 线腹部摄片有胰区钙化。可能的诊断是
A. 慢性胃炎
B. 慢性浅表性胃炎
C. 慢性萎缩性胃炎
D. 慢性胆囊炎
E. 慢性胰腺炎

110. 男性，50 岁，上腹疼痛 7 年余，进高脂餐易出现疼痛，上腹轻压痛，ERCP 显示胰管扭曲变形，结石影。可能的诊断是
A. 慢性胃炎
B. 慢性胰腺炎
C. 慢性胆囊炎
D. 胃肠神经功能紊乱
E. 胰腺癌

111. 男性，49 岁，4 h 前上腹部剧烈疼痛。查体：上腹部压痛。为明确诊断，下列检查不必要的是
A. 心电图
B. 血清淀粉酶
C. X 线腹部平片
D. 肝胆胰 B 超检查
E. 尿淀粉酶

112. 男性，38 岁，平素身体健康，饮酒后 4 h 出现上腹痛，14 h 后出现呼吸困难，40 次/分。最恰当的诊断是
A. 急性胃炎
B. 右叶性肺炎
C. 急性肠梗阻
D. 急性轻度胰腺炎
E. 急性重症胰腺炎合并成人呼吸窘迫综合征

113. 男性，38 岁，上腹痛 12 h，腹胀，阑尾切除术后 5 年。查体：上腹压痛，肋腹皮肤呈灰紫色斑，血清淀粉酶＜5 U/L。最可能的诊断是
A. 急性肠梗阻
B. 急性轻症胰腺炎
C. 消化性溃疡急性穿孔
D. 急性心肌梗死
E. 急性重症胰腺炎

114. 男性，78 岁，呕吐，腹胀 21 h，无明显腹痛。查体：腹肌紧张。血清淀粉酶 250 U/L，血钙 1.7 mmol/L。最可能的诊断是
A. 急性心肌梗死
B. 急性轻症胰腺炎
C. 急性重症胰腺炎
D. 急性肠梗阻
E. 消化性溃疡急性穿孔

115. 男性，30 岁，饮酒饱餐后上腹部剧痛、呕吐，呕吐后腹痛加剧。查体：脉搏 118 次/分，血压 80/60 mmHg，全腹肌紧张，压痛、反跳痛，肠鸣音消失。血白细胞 21.5×10^9/L，中性粒细胞 0.59，淋巴细胞 0.11。血清淀粉酶 320 U/L，血钙 1.6 mmol/L。该患者最可能的诊断是
A. 绞窄性肠梗阻
B. 溃疡急性穿孔
C. 急性水肿型胰腺炎
D. 急性出血坏死型胰腺炎
E. 急性化脓性阑尾炎

116. 肾性与中枢性尿崩症的鉴别方法是
A. 禁水(禁饮)试验
B. 测定尿渗透压和血钠
C. 测定尿渗透压和比重
D. 测定血浆和尿渗透压
E. 加压素试验

117. 控制中枢性尿崩症的药物首选
A. 氯磺丙脲
B. 垂体后叶素
C. 鞣酸加压素

D. 去氨加压素
E. 氢氯噻嗪

118. 皮质醇增多症(库欣综合征)最常见的病因是
A. 肾上腺皮质腺瘤
B. 肾上腺皮质腺癌
C. 垂体 ACTH 分泌过多
D. 异位 ACTH 综合征
E. 医源性皮质醇增多症

119. 关于原发性醛固酮增多症,下列说法正确的是
A. 高血压、低血钾、肾素活性降低、皮质醇水平正常
B. 高血压、高血钾、肾素活性降低、皮质醇水平正常
C. 高血压、低血钾、肾素活性升高、皮质醇水平正常
D. 高血压、低血钾、肾素活性降低、皮质醇水平升高
E. 高血压、低血钾、肾素活性降低、皮质醇水平降低

120. 血管加压素的主要生理作用是
A. 作用于远端肾小管,促进水的重吸收
B. 作用于近端肾小管,促进水的重吸收
C. 作用于远端肾小管,促进钠的重吸收
D. 作用于远端肾小管,促进水的排出
E. 作用于近端肾小管,促进水的排出

121. 垂体后叶储存的激素是
A. 抗利尿激素
B. 生长激素
C. 促肾上腺皮质激素
D. 促甲状腺激素
E. 泌乳素

122. 血中 FT_3、FT_4 和 TSH 均升高时应检测
A. 甲状腺核素显像
B. TSH 受体抗体
C. 甲状腺 ^{131}I 摄取率
D. 头颅 MRI
E. 甲状腺 B 超

123. 下列因素中,刺激抗利尿激素分泌最强的是
A. 循环血量减少
B. 血浆晶体渗透压增高
C. 血浆胶体渗透压增高
D. 饮大量清水
E. 血容量减少

124. 有功能的垂体腺瘤最常见的是
A. ACTH 瘤
B. TSH 瘤
C. GH 瘤
D. PRL 瘤
E. FSK/LH 瘤

125. 下列指标中用于鉴别原发性与继发性甲状腺功能减退症的是
A. TSH
B. TT_3
C. TT_4
D. FT_3
E. FT_4

二、A3/A4 型题

(126～128 题共用题干)

男性,25 岁,突发心悸 1 h 来诊。既往曾诊断为预激综合征。查体:心率 220 次/分。心电图示 QRS 波增宽 0.14～0.16 s,起始部粗钝,RR 间期不等。

126. 预激综合征最主要的心电图特征是
A. PR 间期<0.12 s, P 波不正常
B. QRS 波群宽度>0.11 s
C. QRS 波起始部粗钝

D. 继发 ST－T 改变
E. 以上都不是

127. 预激综合征最常伴发
A. 窦性心动过速
B. 二度房室传导阻滞
C. 房颤
D. 室上性心动过速
E. 室性心动过速

128. 最佳治疗方案是
A. 静注毛花苷丙
B. 口服地高辛维持量
C. 口服地高辛负荷维持量
D. 给予胺碘酮
E. 维拉帕米

(129～132 题共用题干)

患者男，36 岁，突发左上腹疼痛 6 h，伴头晕、出冷汗，无恶心、呕吐。

129. 体检：T 38.5℃，P 120 次/分，R 28 次/分，BP 110/70 mmHg。左下肺呼吸音消失，腹软，左上腹轻压痛。心电图出现 $S_{I}Q_{III}T_{III}$ 征。诊断考虑的疾病为
A. 急性胰腺炎
B. 急性心肌炎
C. 急性心肌梗死
D. 急性胃炎
E. 急性肺血栓栓塞症
F. 左侧胸膜炎

130. 患者疼痛持续，血气分析：PaO_2 70 mmHg，$PaCO_2$ 30 mmHg，心脏超声示右心室扩大。为明确诊断应紧急检查的项目为
A. 血常规
B. 胃肠造影
C. 血清淀粉酶
D. X 线胸片
E. X 线腹部平片
F. 心肌酶
G. 尿淀粉酶
H. CT 肺动脉造影(CTPA)

131. 患者血压 85/60 mmHg，血浆 D－二聚体 2 324 mg/dl，CTPA 示双肺多发充盈缺损。此时应首选的治疗方案是
A. 使用多巴胺升高血压
B. 低分子肝素抗凝
C. rt－PA50 mg 溶栓
D. 哌替啶镇痛
E. 吸氧
F. 补液

132. 患者经治疗后腹痛好转，血压恢复正常，但有咳嗽及血痰，体温 38℃。应采取的主要治疗措施为
A. 使用止血药物
B. 低分子肝素继续抗凝，然后过渡到口服华法林
C. 吸氧
D. 补液
E. 抗生素静脉滴注
F. 口服阿司匹林治疗

(133～135 题共用题干)

男性，60 岁，因胃溃疡合并多次大出血，行胃大部切除术。

133. 该患者术后 5 天出现黑便，最可能的原因是
A. 小弯侧关闭止血不确切
B. 吻合口出血
C. 吻合口部分黏膜坏死脱落
D. 应激性溃疡
E. 术后胃内残余血

134. 术后 10 天，已进流质饮食，突然出现呕吐，禁食后症状好转。钡餐检查见输出段

有较长狭窄,形似漏斗。该患者可选择的治疗措施不包括
A. 胃肠减压
B. 输液
C. 应用皮质激素
D. 肌内注射新斯的明
E. 即刻手术

135. 该患者术后可能出现的营养性并发症不包括
A. 体重减轻
B. 溶血性贫血
C. 腹泻
D. 脂肪泻
E. 骨病

(136～142题共用题干)

女性,30岁,因下肢水肿2周就诊,体检:血压200/100 mmHg,尿蛋白(+++),红细胞10～15个/HP,血Cr 150 μmol/L,血白蛋白32 g/L。

136. 病史与体检中与本病关系最少的是
A. 近期感染史
B. 妊娠与分娩情况
C. 有无夜尿增多
D. 有无高血压家族史
E. 有无关节"晨僵"现象

137. 本例对诊断和鉴别诊断帮助最小的检查是
A. 血常规检查
B. 双肾B超检查
C. 肾脏CT检查
D. 中段尿培养
E. 血脂检查

138. 本例应首先考虑的进一步检查应为
A. 肾活检
B. 排泄性肾盂造影
C. 肾CT或MRI
D. 放射性核素肾显影
E. 肾静脉造影术

139. 若肾活检结果为系膜轻度增生,部分肾小球有节段性硬化,伴肾小管轻度萎缩,其最可能诊断是
A. 膜性肾病
B. 局灶节段性肾小球硬化症
C. 系膜增生性肾小球肾炎
D. 系膜毛细血管性肾炎
E. 微小病变肾病

140. 下列何种治疗暂不考虑
A. 糖皮质激素
B. 细胞毒类药物
C. 中药
D. 青霉素
E. 以上都不是

141. 根据假设信息的诊断给予糖皮质激素治疗8周,病情无好转,应考虑的治疗措施是
A. 加大激素剂量
B. 延长激素疗程
C. 加用细胞毒药物
D. 减少激素用量
E. 以上都不是

142. 与本病预后关系最小的是
A. 蛋白尿程度
B. 血尿程度
C. 高血压情况
D. 肾功能情况
E. 肾活检结果

(143～145题共用题干)

女性,65岁,咳嗽、咳痰伴发热3天,意识不清4 h。否认糖尿病史。高血压史12年。

143. 哪项体征对诊断有特殊意义?

A. 皮肤干燥
B. 心动过速
C. 中度昏迷
D. 呼气有烂苹果味
E. 血压 160/110 mmHg

144. 下列哪项检查能最快获得诊断？
A. 血糖、尿糖、尿酮
B. 血酮
C. 微量血糖测定
D. 血气分析
E. 尿常规

145. 在抢救治疗酮症酸中毒过程中，为避免发生低血糖反应，应及时静脉滴注葡萄糖溶液。血糖下降至何种水平时加用葡萄糖溶液？
A. 11. 1 mmol/L(200 mg/dl)
B. 8. 3 mmol/L(150 mg/dl)
C. 6. 7 mmol/L(120 mg/dl)
D. 13. 9 mmol/L(250 mg/dl)
E. 5. 6 mmol/L(100 mg/dl)

(146～148 题共用题干)

女性，24 岁，长期畏寒、头昏、乏力，皮肤黄染，肝肋下 1. 0 cm，脾肋下 4 cm。血红蛋白 80 g/L，为正细胞性贫血，白细胞和血小板正常，红细胞脆性试验 0. 5%，血象可见晚幼红细胞，骨髓增生明显活跃。

146. 该患者最可能的诊断是
A. 海洋性贫血
B. 慢性肝炎急性发作
C. 自身免疫性溶血性贫血
D. 巨幼细胞贫血
E. 急性红白血病

147. 明确诊断需做的检查是
A. 肝功能
B. 血红蛋白电泳
C. 免疫蛋白电泳
D. Coombs 试验
E. 骨髓检查

148. 治疗有效的是
A. 补充铁剂
B. 补充叶酸和维生素 B_{12}
C. EPO
D. 输注丙种球蛋白
E. 糖皮质激素

(149～150 题共用题干)

男孩，6 岁。因发热 2 h，反复抽搐 6 次，无呕吐、腹泻，于 1992 年 8 月来诊。追问病史，病前半天曾吃未清洗的葡萄。按时接受预防接种。体检：体温 40℃，重病容，神志不清，呈抽搐状，双瞳孔等大，对光反应迟钝，颈略抵抗，血压 90/60 mmHg，心、肺无异常，腹软，克氏征、布氏征(±)。

149. 该患儿最可能的诊断是
A. 流行性乙型脑炎
B. 脑型疟疾
C. 中暑
D. 中毒型细菌性痢疾
E. 钩端螺旋体病

150. 应做的首要检查是
A. 血清凝溶试验
B. 血涂片找疟原虫
C. 红细胞溶解试验
D. 大便常规及培养
E. 脑脊液检查

三、X 型题

151. 高血压治疗体系中血压控制的目标值是
A. 若为慢性肾病合并高血压，应控制在＜130/80 mmHg
B. 一般主张为＜140/90 mmHg

C. 将血压降到患者的最大耐受水平是原则
D. 老年单纯收缩期高血压,收缩压宜降到 140 mmHg
E. 老年单纯收缩期高血压,收缩压宜降至 140～150 mmHg,同时舒张压不得低于 70 mmHg

152. β受体阻滞剂作为降压药的禁忌证有
A. 心动过缓
B. 心动过速
C. 病态窦房结综合征
D. 外周血管病
E. 房室传导阻滞

153. 以下关于五大类常用降压药的作用特点叙述正确的是
A. β受体阻滞剂起效较迅速,强力,但对心肌收缩力,房室传导均有抑制
B. 钙通道阻滞剂(CCB)降压起效快而强力,剂量与疗效呈正相关关系
C. 血管紧张素Ⅱ受体阻滞剂(ARB)降压作用起效缓慢,一般在 6～8 周时才达到最大作用,但作用持续时间能达到 24 小时以上
D. 血管紧张素转换酶抑制剂(ACEI)降压起效缓慢,逐渐增强,在 3～4 周时达最大作用
E. 利尿降压药起效平稳,缓慢,作用持久,服药 2～3 周后作用达高峰,痛风患者禁用

154. 结核菌素试验的临床意义有
A. 1∶2 000 旧结核菌素试验阳性,只说明由结核菌感染
B. 1∶1 000 旧结核菌素试验阳性,提示体内有活动性结核菌病灶
C. 3 岁以下者呈阳性,说明体内有活动性病灶
D. 短期内重复结核菌素试验,第 2 次试验硬结直径>16 mm,可作为结核菌新感染的依据
E. 第 1 次弱阳性,第 2 次试验呈阴性,多可除外结核感染

155. 关于肺结核,下列错误的是
A. 继发性肺结核好发于锁骨上下区(指从胸片上看)
B. 链霉素和卡那霉素联合应用效果好
C. 原发型肺结核易于血行和淋巴管播散
D. 观察结核菌素试验反应应在注射后 15 分钟判断结果
E. 慢性纤维空洞型肺结核无传染性

156. 肺结核患者,痰菌阴性时,下列错误的是
A. 肺内病灶具有活动性,需化疗
B. 需接种卡介苗
C. 结核病传染源的痰液需作无菌处理
D. 需作结核菌素试验
E. 痰菌阳性的患者应行呼吸道隔离

157. 慢性胃炎临床表现下列说法错误的是
A. 抗 HP 治疗可彻底治愈一切慢性胃炎
B. 大多数患者有明显上腹压痛
C. 可发生恶性贫血
D. 常伴有诊断意义上的消化不良症状
E. 病程迁延,以上腹部不适或疼痛为主要症状

158. 常引起胃黏膜损害的药物有
A. 西咪替丁
B. 利血平
C. 肾上腺皮质激素
D. 非甾体抗炎药
E. 抗癌药物

159. 急性胃黏膜病变的治疗包括
A. 禁食
B. 祛除病因,卧床休息
C. 使用阿司匹林等镇痛药物

D. 应用止血剂
E. 服用制酸剂

160. 慢性肾功能衰竭出现胃肠道症状的常见原因是
A. 尿素刺激消化道
B. 代谢性酸中毒
C. 严重贫血与出血
D. 钙磷代谢障碍
E. 继发感染

161. 在慢性肾功能不全时存在下列哪些内分泌功能障碍?
A. 肾素血管紧张素分泌增加
B. 前列腺素分泌增加
C. 促红细胞生成因子减少
D. 活性维生素D合成增加
E. 生长激素增加

162. 急性肾小球肾炎可适当活动的指征是
A. 肉眼血尿消失
B. 管型消失
C. 血压正常
D. 水肿消退
E. 尿蛋白阴性

163. 男,42岁,右颈前气管三角区可及多发肿大淋巴结,质硬,较固定,常见的病因有
A. 急性扁桃体炎
B. 喉癌
C. 肺结核
D. 甲状腺癌
E. 肺癌

164. 诊断桥本甲状腺炎的方法有
A. B超检查
B. 测定血清抗甲状腺球蛋白抗体
C. 测定血清抗甲状腺微粒体抗体
D. 甲状腺穿刺活检
E. 手术后病理检查

165. 糖尿病酮症酸中毒患者,过多过快补充碳酸氢钠产生的不良影响,下列正确的是
A. 脑脊液pH反常升高
B. 血pH骤升使血红蛋白和氧的亲和力上升
C. 可诱发或加重脑水肿
D. 促进钾离子向细胞内转移
E. 反跳性碱中毒

166. 巨幼细胞贫血的实验室检查可出现
A. 全血细胞减少
B. MCV>100fl
C. 中性粒细胞分叶过多
D. 转铁蛋白饱和度12%
E. 骨髓铁染色增多

167. 周围血片中出现幼红细胞的疾病有
A. 再生障碍性贫血
B. 急性粒细胞白血病
C. 脾功能亢进
D. 骨髓纤维化
E. 血友病

168. 下列情况属溶血性黄疸的有
A. 四环素中毒
B. 蚕豆病
C. 疟疾引起的黑尿热
D. 异型输血
E. Roter综合征

169. 传染性非典型肺炎的氧疗指征是
A. $PaCO_2$<70 mmHg
B. SpO_2<93%
C. SpO_2<95%
D. $PaCO_2$<75 mmHg
E. $PaCO_2$<80 mmHg

170. 急性重症胰腺炎时常可出现下列哪些异常?

A. 血白细胞升高
B. 代谢性碱中毒
C. 血糖升高
D. 血细胞比容升高
E. 血压升高

171. 结核性腹膜炎腹水的特点是
A. 比重一般大于 1.018
B. 蛋白含量 30 g/L
C. 白细胞计数超过 500×10^6/L
D. 单核细胞为主
E. 淋巴细胞为主

172. 原发性肝癌与肝硬化的鉴别，下列哪些有利于前者的诊断?
A. 脾功能亢进
B. 肝区持续性胀痛
C. 肝脏进行性肿大
D. 腹壁静脉曲张
E. 腹水转为血性

173. 糖尿病酮症酸中毒的早期表现为
A. 呼吸有烂苹果味
B. 多尿，烦渴多饮
C. 皮肤弹性差
D. 嗜睡
E. 血压下降

174. 干燥综合征外分泌腺体以外的表现是
A. 肾小管酸中毒
B. 高球蛋白血症
C. 心肌受累
D. 血小板减少
E. 肝损害

175. 关于感染性休克的治疗下列正确的有
A. 为减轻毒血症可予短程肾上腺皮质激素
B. 必须获知致病菌后才予抗生素治疗
C. 宜选用强有力的抗菌谱广的杀菌剂治疗
D. 抗生素剂量宜较大应静脉内给药
E. 包括积极控制感染和抗休克两方面

参考答案

第一章 心血管系统

一、A1/A2 型题

1. D 强心苷对高血压、瓣膜病、冠心病和先天性心脏病所致心衰效果最好；对继发于严重贫血、甲状腺功能亢进及维生素 B_1 缺乏者较差；心肌病、肺心病引起心衰疗效也差且易中毒；严重二尖瓣狭窄及缩窄性心包炎所致心衰一般无效。
2. E 近十多年来，发现 ACE 抑制剂除具有扩张血管、改变血流动力学作用外，还可逆转心肌肥厚、心室重构及抑制心肌纤维化，不仅可以缓解 CHF 症状，还能改善预后，降低 CHF 的病死率，是目前治疗 CHF 的关键药物之一。
3. B 后负荷是指心肌收缩之后所遇到的阻力或负荷，又称压力负荷。主动脉压和肺动脉压就是左、右心室的后负荷。取决于主动脉的顺应性、血液黏度、外周血管阻力等。
4. B 过多的液体在组织间隙或体腔积聚称为水肿。在毛细血管动脉端，一部分血浆经滤过进入组织间隙，在毛细血管静脉端，一部分组织液被重吸收进入血管内。有效滤过压＝(毛细血管静水压＋组织液胶体渗透压)－(组织液静水压＋血浆胶体渗透压)。右心衰竭时，毛细血管内静水压增高，可导致全身性水肿的发生。机制为：①心输出量降低，有效循环血量减少；②体静脉回流障碍。导致组织液的生成大于回流。由于心力衰竭，心肌收缩力减弱，静脉系统淤血，使静脉压升高，一方面致使毛细血管内静水压增高，另一方面使淋巴回流受阻；心输出量的降低，RAAS 系统兴奋，使小静脉收缩，使毛细血管内静水压增高；水钠潴留，使血容量增加，也使静脉压升高，同时使血液稀释，也使血浆胶体渗透压下降；心力衰竭患者由于消化功能障碍，导致蛋白质摄入、吸收和合成障碍，导致血浆胶体渗透压下降。
5. A 前负荷是指心肌收缩之前所遇到的阻力或负荷，即在舒张末期，心室所承受的容量负荷或压力就是前负荷。相对来说回心血量增多，心室的前负荷增加。增加心脏前负荷的常见疾病包括主动脉瓣关闭不全、二尖瓣关闭不全；左、右心或动静脉分流性先天性心血管病如间隔缺损、动脉导管未闭等；伴有全身血容量增多或循环血量增多的疾病如慢性贫血、甲状腺功能亢进症等。主动脉瓣狭窄是造成心脏的后负荷增加，BCDE 均是由于容量前负荷过重所致心力衰竭的疾病。
6. B 可用于心力衰竭治疗β受体阻滞剂主要有比索洛尔、卡维地洛和美托洛尔 3 种。美托洛尔选择性阻滞β受体而无血管扩张作用，较大规模临床试验(MERIF-HF)应用美托洛尔治疗缺血性或非缺血性心肌病心衰，证实相比对照组，患者不仅可以耐受用药，还可明显提高运动耐量，降低死亡率。β受体阻滞剂禁忌证为支气管痉挛性疾病、心动过缓、二度及二度以上房室传导阻滞。
7. B Killip 分级常用于急性冠脉综合征的患者心

功能分级，本例患者既往陈旧性前壁心肌梗死5年，本次入院时心电图与2月前相比无变化，故考虑此次发病无新发心肌梗死，故心功能应用NYHA分级，患者体力活动明显受限，从事一般家务活动发作，故考虑为NYHA分级Ⅲ级。

8. B　心室收缩期包括等容收缩期以及快速、减慢射血期：①等容收缩期：心室开始收缩，室内压尚低于主动脉压，半月瓣仍处于关闭状态，心室成为一个封闭腔。虽然心室收缩，但心室容积没有改变，故称等容收缩期。②射血期：等容收缩期间室内压升高超过主动脉压时，半月瓣被冲开，等容收缩期结束，进入射血期。此期室内压继续上升达峰值。心室舒张期包括等容舒张期和快速、减慢充盈期：①等容舒张期：心室肌开始舒张后，室内压下降，主动脉内血液向心室方向反流，推动半月瓣关闭；此时室内压仍高于房内压，房室瓣依然处于关闭状态，心室又成为封闭腔。心室肌舒张，室内压急速大幅度下降，但容积并未改变。这段时期称为等容舒张期。②充盈期：当心室压降到低于房内压时，房室瓣开启，心室充盈开始，血液顺着房-室压力梯度快速流入心室，称此期间为快速充盈期。

9. C　突起呼吸困难，咳粉红色泡沫痰，血压190/100 mmHg，考虑患者为急性左心衰伴血压高。硝普钠为动静脉血管扩张剂能迅速扩张血管，减轻心脏负荷，纠正心衰，静注后2～5分钟起效。硝普钠含有氰化物，用药时间不宜连续超过24小时。毛花苷丙最适合用于有心房颤动伴有快速心室率并已知有心室扩大伴左心室收缩功能不全者，对二尖瓣狭窄所致肺水肿无效。氨茶碱对解除支气管痉挛特别有效，同时有正性肌力作用，扩张外周血管和利尿作用。如有低血压可合用多巴酚丁胺，其可使心律失常发生率增加。硝酸甘油可扩张小静脉，使左室舒张末压(LVEDP)及肺血管压降低，患者对本药的耐受量个体差异很大。

10. E　地高辛是洋地黄类药物，属于正性肌力药物。洋地黄治疗心衰时剂量与心肌收缩效应呈线性关系，盲目增加洋地黄剂量不仅易引起中毒反应，且可能加重心衰。另外，胺碘酮和维拉帕米均可降低地高辛的经肾排泄率而增加中毒的可能性，所以均排除。普罗帕酮有轻度的降压和减慢心率的作用，但心衰禁忌。β受体阻滞剂对舒张性心功能不全有效，它可减慢心率，延长心室舒张期充盈时间，增加冠脉血流灌注，且可改善心肌弛缓性和顺应性。

11. D　强心苷对不同原因引起的CHF，在对症治疗的效果上却有很大差别。它对瓣膜病、高血压、先天性心脏病等所引起者疗效良好。对继发于严重贫血、甲亢及维生素B_1缺乏症引起的CHF则疗效较差，因这些情况下，心肌能量生产已有障碍，而强心苷又不能改进能量的生产。对肺源性心脏病、严重心肌损伤或活动性心肌炎如风湿活动期的CHF，强心苷疗效也差，因为此时心肌缺氧，既有能量生产障碍，又易发生强心苷中毒，使药量也受到限制，难以发挥疗效。对心肌外机械因素引起的CHF，包括严重二尖瓣狭窄及缩窄性心包炎，强心苷疗效更差甚至无效，因为此时左室舒张充盈受限，搏出量受限，难以缓解症状。

12. D　洋地黄中毒后首先应停用洋地黄，快速性室性心律失常可先补钾阻止洋地黄继续与心肌细胞结合，严重者还应使用苯妥英钠和利多卡因。

13. C　CHF首选血管紧张素转换酶抑制剂和β受体阻滞剂，但患者的气喘和痛风为β受体阻滞剂和利尿剂的禁忌证。

14. E　感染为最常见的诱因，尤以呼吸道感染为最多见。

15. C　卡托普利能增加糖尿病患者对胰岛素的敏感性，改善或阻止其肾功能的恶化，并能减轻心肌肥厚，阻止或逆转心血管病理性重构。

16. D　ACEI类药物可抑制醛固酮分泌，降低血压。

17. A　140/90 mmHg血压为1级高血压。

18. C　硝苯地平可舒张冠脉，也舒张外周小动脉，主要用于心绞痛、高血压、肺动脉高压的治疗。卡托普利尤其适用于合并有糖尿病及胰岛素抵抗、左心室肥厚、心力衰竭、急性心肌梗死后的高血压患者。高血钾症、妊娠妇女和双侧肾动脉狭窄患者禁用。普萘洛尔用于各种程度的原发性高血压，可作为抗高血压的首选药单独应用，对高血压伴有心绞痛、偏头痛、焦虑症等选用β受体阻滞剂较为合适。普萘洛尔降低血流量及肾小球滤过率，高血压伴有肾病及老年患者应用时应适当减量。氢氯噻嗪是治疗高血压的基础用药之一，多与其他降压药合用。

19. C 扩张型心肌病由于病因未明，预防较困难。治疗主要包括：①休息及避免劳累；②有心力衰竭者治疗原则与一般心力衰竭相同；③预防栓塞性并发症可用口服抗凝药或抗血小板聚集药；④改善心肌代谢的药物如维生素C、三磷酸腺苷、辅酶A、环磷腺苷、辅酶Q_{10}等可作为辅助治疗；⑤对长期心力衰竭，内科治疗无效者应考虑作心脏移植。螺内酯可引起血钾增高，该患者血清钾6.5 mmol/L，故不适合应用。

20. A 高血压合并既往心肌梗死患者应选用ACEI或β受体阻滞剂，预防心室重构。尽可能选择长效制剂。美托洛尔可降低心率、血压，预防心绞痛，改善心梗患者预后，减少病死率，降压作用持续时间较长，为长效制剂。

21. C ACEI类具有改善胰岛素抵抗和减少尿蛋白作用，对肥胖、糖尿病和心脏、肾脏靶器官受损的高血压患者具有相对较好的疗效，特别适用于伴有心力衰竭、心肌梗死后、糖耐量减退或糖尿病肾病的高血压患者。高血钾症、妊娠妇女和双侧肾动脉狭窄患者慎用。钙通道阻滞剂可用于合并糖尿病、冠心病或外周血管病患者，长期治疗时还有抗动脉粥样硬化作用。虽然糖尿病不是使用β受体阻滞剂的禁忌证，但它增加胰岛素抵抗，还可能掩盖和延长降糖治疗过程中的低血糖症，使用时应加以注意。利尿剂适用于轻、中度高血压，在盐敏感性高血压、合并肥胖或糖尿病、更年期女性和老年人高血压有较强降压效应。α受体阻滞剂对轻、中度高血压有明确疗效。

22. B 该患者心率偏快，最适宜的药物为β受体阻滞剂。

23. B 维拉帕米口服可出现便秘、腹胀、腹泻及头痛等。硝苯地平常见不良反应为眩晕、头痛、心悸、低血压。普萘洛尔不良反应可致窦性心动过缓，房室传导阻滞等。氯沙坦的不良反应可出现低血压。卡托普利可有低血压、血糖降低、高血钾等不良反应。

24. A 地尔硫䓬可抑制窦房结自律性，减慢房室结传导，适用于阵发性室上性心动过速。可增加冠脉流量，降低血压，适用于心绞痛、高血压的治疗。维拉帕米可抑制房室结传导，终止房室结的折返激动，治疗室上性和房室结折返激动引起的心律失常较佳，为首选药。能舒张冠状血管及外周血管，增加心肌冠脉流量，降低血压，可用于心绞痛、高血压的治疗。禁用于严重心衰及中、重度传导阻滞患者。硝苯地平可舒张冠脉，也舒张外周小动脉，主要用于心绞痛、高血压、肺动脉高压的治疗。尼卡地平是二氢吡啶类钙通道阻滞剂，降压作用同时改善脑血流量，主要用于高血压危象或急性脑血管病时的高血压急症。氟桂利嗪为外周血管扩张剂，能直接扩张血管。

25. D 高血压影响心、脑、肾的结构与功能，导致脏器功能衰竭，大量脑出血可危及患者生命。

26. B 一般治疗剂量下，洋地黄抑制心脏传导系统，对房室交界区抑制最明显，从而降低心室率，可用于房颤的治疗。

27. A 慢性房颤可分为阵发性、持续性与永久性三类，阵发性房颤常能自行终止。急性发作时治疗的目标是减慢快速的心室率。

28. C I_A(奎尼丁、普鲁卡因胺)、I_C(普罗帕酮)或Ⅲ类(胺碘酮)抗心律失常药物均可能转复房颤。奎尼丁可诱发致命性室性心律失常，增加病死率，目前已很少应用。I_C类药物亦可致室性心律失常，严重器质性心脏病患者不宜使用。胺碘酮致心律失常发生率最低。

29. B 口服华法林，使凝血酶原时间国际标准化比值(INR)维持在2.0～3.0之间，能安全而有效预防脑卒中发生。不适宜应用华法林的患者及无以上危险因素的患者，可改用阿司匹林。施行长期抗凝治疗应考虑个体的不同状况，严密监测药物可能有潜在出血的危险。房颤持续不超过2天，复律前无须作抗凝治疗。否则应在复律前接受3周华法林治疗。待心律转复后继续治疗3～4周。紧急复律治疗可选用肝素或低分子量肝素抗凝。

30. B 由图看出P波消失，心律绝对不齐，为房颤。

31. C "P波消失，代之大小不等的f波"提示房颤，听诊特点为第一心音强弱不等，心律绝对不齐，脉搏短绌。

32. C 心动过速发作突然开始与终止，持续时间长短不一，症状包括心悸、焦虑不安、眩晕、晕厥、心绞痛，甚至发生心力衰竭与休克，体检时心尖区第一心音强度恒定，心律绝对规则为阵发性室上性心动过速的典型表现。

33. A　QRS波群时限正常可排除阵发性室性心动过速;逆行P波可排除窦性心动过速和心房扑动;因此本题选A。

34. E　此病例中P-R间期大于0.20 s的正常值,出现了传导阻滞。R-R间期恒定不变,说明没有出现脱落的QRS波群,排出二度房室传导阻滞。P-R间期恒定不变,排除三度房室传导阻滞。故答案选择一度房室传导阻滞。

35. A　刺激迷走神经可以终止是阵发性室上性心动过速的一个特点。

36. E　房颤分急性、慢性两大类,急性房颤是指房颤病史在3个月以内;慢性房颤是指房颤病史大于3个月。本观点与人民卫生出版社第7版《内科学》教材有差异。

37. D　阵发性室上性心动过速的心电图表现:①心率150～250次/分,节律规则;②QRS波群形态与时限正常,但发生室内差异性传导或存在束支传导阻滞时,QRS波形可不正常;③P波为逆行型(Ⅱ、Ⅲ、aVF导联倒置),常埋藏于QRS波群内或位于其终末部分,P波与QRS波群保持恒定关系;④起始突然,通常由一个房性期前收缩触发,下传的PR间期显著延长,随之引起心动过速发作。

38. B　下列心电图表现提示为室性心动过速:①室性融合波;②心室夺获;③房室分离,如心室搏动逆传,P波与QRS波群相关,房室分离消失,可出现1∶1室房传导或2∶1室房传导阻滞;④QRS波群时限超过0.14 s,电轴左偏;⑤QRS波群形态,当表现为右束支传导阻滞时,具有以下的特征:V_1导联呈单相或双相波(R>R);V_6导联呈rS或QS型;亦可呈左束支传导阻滞型;⑥全部胸导联QRS波群主波方向呈同向性:即全部向上或向下。

39. C　二度房室传导阻滞可分为两型。Ⅰ型又称文氏现象,或称莫氏Ⅰ型,Ⅱ型又称莫氏Ⅱ型。文氏现象特点:①P-R间期逐渐延长,直至P波受阻与心室脱漏,②R-R间期逐渐缩短,直至P波受阻;③包含受阻P波的R-R间期比两个P-P间期之和为短。莫氏Ⅱ型特点:①P-R间期固定,可正常或延长。②QRS波群有间期性脱漏,阻滞程度可经常变化,可为1∶1、2∶1、3∶1、3∶2、4∶3等。下传的QRS波群多呈束支传导阻滞图形。

40. D　钙通道阻滞剂既能扩张周围血管,降低动脉压,又能扩张冠状动脉,解除冠状动脉痉挛,改善心内膜下心肌的供血。

41. A　急性心肌梗死发生心源性休克为心肌广泛坏死、心输出量急剧下降所致,神经反射引起的周围血管扩张属次要,有些患者有存在血容量不足。

42. C　冠状动脉狭窄是引起心绞痛、心肌梗死及心源性猝死的重要原因。一般认为冠脉轻度狭窄是指病变狭窄≥50%且<70%,而冠脉重度狭窄一般是指病变狭窄≥70%,因冠脉管腔直径减少70%以上会严重影响血供。

43. E　急性心肌梗死后溶栓成功的临床指标为:①ECG:溶栓2 h内S-T段抬高最显著导联迅速回落≥50%;②胸痛:溶栓2 h内基本消失;③出现再灌注心律失常;④血清CK-MB峰值提前至发病14 h内。具备上述4项中2项或2项以上为再通,但第2项与第3项组合不能判定为再通。

44. B　急性下壁心肌梗死者多为右冠状动脉狭窄或闭锁所致,由右冠脉供血的窦房结和房室结易同时受累,引起房室传导阻滞。

45. B　下壁心梗由右冠状动脉闭塞引起,可累及窦房结和房室结,造成房室传导阻滞。

46. B　诊断心绞痛首选方法是发作时心电图。心电图运动负荷试验应用价值:①对无症状者筛选有无隐性冠心病;②估计冠状动脉狭窄的严重程度,筛选高危患者以便进行手术治疗;③测定冠心病患者心脏功能和运动耐量,以便客观地安排患者的活动范围和劳动强度。

47. A　患者为劳力型心绞痛,3天来症状加重,转变为不稳定心绞痛。可以给予硝酸酯类药物、抗凝等治疗。因患者心率较慢(60次/分),不适合给予美托洛尔,故答案选A。

48. B　急性心肌梗死一旦发现室性期前收缩或室性心动过速,应立即用利多卡因50～100 mg静脉注射,5～10 min重复1次,至期前收缩消失或总量已达300 mg,继以1～3 mg/min的速度静脉滴注。

49. C　该患者以急性心肌梗死入院,所以采用

Killip分级。题干中双肺底闻及少量湿啰音，提示肺部啰音的范围小于1/2肺野，所以为Ⅱ级(Killip分级)。

50. D 肌钙蛋白I或肌钙蛋白T是更具有心脏特异性的标记物，在发病3～4 h即可升高，11～24 h达高峰，7～10天恢复正常，对心肌梗死的早期诊断和发病后较晚就诊的患者均有意义。

51. D 急性心肌梗死引起的心力衰竭称为泵衰竭，按Killip分级法可分为：Ⅰ级，尚无明显心力衰竭；Ⅱ级，有左心衰，肺部啰音＜50%肺野；Ⅲ级，有急性肺水肿，肺部啰音＞50%肺野；Ⅳ级，有心源性休克等不同程度或阶段的血流动力学改变。

52. C 钙通道阻滞剂可解除冠状动脉痉挛，抗血小板凝聚，改善冠脉供血和微循环灌注，治疗变异型心绞痛首选。

53. E 急性心肌梗死一般不影响泌尿系统，不会出现镜下血尿。

54. D 常用溶栓剂包括尿激酶、链激酶和重组组织型纤溶酶原激活剂(rt-PA)等，静脉注射给药。溶栓治疗的主要并发症是出血，最严重的是脑出血。

55. E 肺源性心脏病症状与心绞痛症状区别较大，无须鉴别。

56. D 洋地黄类药物主要治疗各种原因引起的慢性心功能不全、阵发性室上性心动过速和心房颤动、心房扑动等。

57. D 血清肌酸磷酸激酶(CK)发病6 h内出现，24 h达高峰，48～72 h后消失，阳性率达92.7%。肌酸磷酸激酶有3种同工酶，其中CK-MB来自心肌，其诊断敏感性和特异性均极高，分别达到100%和99%。

58. B 典型的心肌梗死的特征性心电图改变是在起病数小时出现高尖T波；数小时后ST段呈弓背向上抬高，与T波形成单向曲线；1～2日内出现病理性Q波，70%～80%的Q波永久存在；2周内ST段渐回到等电位，T波平坦或倒置，3周时倒置最深，有时呈冠状T波，数月或数年渐恢复，也可永久存在。根据心电图改变的导联可判断梗死的部位。

59. C Ⅱ、Ⅲ、aVF导联反映下壁电位改变。

60. A **61.** D

62. C 考虑为完全性房室传导阻滞，最佳治疗为安装临时起搏器。

63. C 单相波形电除颤首次电击能量200 J，第二次200～300 J，第三次360 J。

64. B 变异型心绞痛发作时有短暂的ST段抬高的特异性心电图变化。除B项外，其余各项均是变异型心绞痛的临床特点。

65. B 急性感染性心内膜炎主要由金黄色葡萄球菌引起；亚急性者草绿色链球菌最常见。

66. D

67. A 明确的感染性心内膜炎诊断包括病理学标准和临床标准，细菌学检查阳性在临床标准中有决定性诊断价值。血培养是诊断菌血症和感染性心内膜炎的最重要方法。E选项中，细菌学检查是正确的，但组织学检查错误，故答案选A。

68. B 持续性血培养阳性(至少应有2次血培养送检，如仅送2～3次，所有标本均需为阳性结果)伴有以下一项：①新出现的反流性杂音；②心脏易患因素伴血管现象(微血管炎所致周围征、肾小球肾炎或动脉栓塞表现等)基本可以确认为感染性心内膜炎。

69. C 亚急性感染性心内膜炎常发生在原有心瓣膜病变或其他心脏病的基础之上，如在这些患者发现周围体征(瘀点、线状出血、Roth斑、Osler结节和杵状指)提示本病存在，超声心动图检出赘生物对明确诊断有重要价值。

70. E 该患者具备风湿性心脏病史，症状有发热，体征有贫血、心脏杂音、脾大、周围体征(出血点、紫癜)，且血象偏高，而肺部无明显感染体征，可诊断为亚急性感染性心内膜炎。

71. B 该患者具备先心病史，症见发热，体征有贫血、心脏杂音、脾大，且血培养阳性，故可诊断为感染性心内膜炎；突发呼吸困难、胸痛、咯血应首先考虑急性肺栓塞，故应选B。

72. D

73. B 慢性肺心病并发心律失常时，多表现为房性期前收缩及阵发性室上性心动过速，其中以紊乱性房性心动过速最具特征性。少数病例由于急性严重心肌缺氧可出现心室颤动以至心脏骤停。

74. D 心绞痛发作时，舌下含化硝酸甘油于1～2分钟起效，是最有效、作用最快、使用最简便的药物，其余4种药物的即刻疗效不肯定。

75. C 75%～95%的心肌梗死患者有心律失常，而且多发生在起病1～2天内,而以24 h内最多见,因而也成为导致急性心肌梗死患者早期(24 h内)死亡的主要原因。其余亦为心肌梗死患者死亡的原因,但多在以后时期发生。

76. D　二尖瓣狭窄血流梗阻明显时,左房压升高,肺静脉淤血,肺毛细血管楔压升高,晚期至心功能严重受损时,才会出现明显心输出量减低。

77. E　肺心病引起肺动脉高压的原因包括肺血管阻力增加的功能性因素和解剖学因素,以及血容量增加和血液黏稠度增加。功能性因素较其他因素更为重要。缺氧、高碳酸血症和呼吸性酸中毒使肺血管收缩痉挛,其中缺氧是肺动脉高压形成最重要的因素。

78. B　心肌梗死24 h内并发左心衰,是坏死心肌间质充血、水肿引起顺应性下降所致,而左心室舒张末期容量并不增大,因此不用洋地黄。

79. C　急性心肌梗死后,血清CK-MB浓度的典型变化为:起病后4 h内升高,16～24 h达到高峰,3～4天恢复正常。其升高的程度能准确反映出梗死的范围。

80. E　心律失常是急性心梗早期死亡的重要原因之一,可将其分为快速心律失常和缓慢心律失常两类。快速心律失常中以室性心律失常最多,尤其是室性期前收缩,如室性期前收缩频发(每分钟5次以上)、成对出现或呈短阵室性心动过速;多源性或落在前一心搏的易损期时(R在T波上),常为心室颤动先兆。AMI合并的一系列快速室性心律失常,反映了缺血心肌的电不稳定性,其发生系由于心肌梗死导致的不应性离散而易于发生折返所致。室上性心律失常包括房性期前收缩、室上性心动过速、房扑、房颤,其中房性期前收缩发生率较高可见于20%～25%的AMI患者。室上性心律失常被认为可能是心力衰竭的表现之一,或心房梗死及心电不稳定等原因所致。非阵发性交界区性心动过速常为一过性的,对血流动力学影响不大,有时可不处理。缓慢性心律失常包括窦性心动过缓、窦房传导阻滞、房室传导阻滞,多伴发于急性下壁心肌梗死,并伴有迷走神经张力增高的表现如恶心、呕吐、低血压,经一般处理常可恢复。这种房室传导阻滞部位常在希氏束以上,多为可逆的。10%～20%的AMI患者合并有束支传导阻滞,严重时亦可引起三度房室传导阻滞,阻滞部位常位于希氏束以下,常为广泛前壁心肌梗死引起,多为不可逆的,可进展发生猝死。总之,前壁心梗常易引起快速性心律失常,下壁心梗易引起缓慢性心律失常。

81. C　此患者心绞痛多在夜间发作,与活动无关,且发作时心电图有关导联的ST段抬高,为冠状动脉突然痉挛所致,患者迟早会发生心肌梗死,称为变异型心绞痛。该类心绞痛首选药物为钙通道阻滞剂。

82. B　右旋糖酐主要用于低血容量性休克,包括急性失血、创伤和烧伤性休克。低分子右旋糖酐能改善微循环,抗休克效应更好。低、小分子右旋糖酐也用于DIC和血栓形成性疾病,如脑血栓、心肌梗死、心绞痛、视网膜动静脉血栓、血管闭塞性脉管炎等。输液后如中心静脉压上升＞18 cmH_2O,肺小动脉楔压＞15～18 mmHg,则应停止。

83. E　慢性肺心病引起右心室肥厚、扩大的先决条件是肺功能和结构的不可逆性改变,发生反复的气道感染和低氧血症,导致一系列体液因子和肺血管的变化,使肺血管阻力增加,肺动脉血管结构重塑,产生肺动脉高压。所以急性加重期应积极控制感染,通畅呼吸道,改善呼吸功能,纠正缺氧和二氧化碳潴留;控制呼吸和心力衰竭,积极处理并发症。参考痰菌培养及药敏试验选择抗生素。常用的有青霉素类、氨基糖苷类、喹诺酮类及头孢菌素类,且必须注意可能继发真菌感染。

84. D　反复咳嗽、咳痰、气促,心悸、水肿,近1周来症状加重。查体:呼吸急促,双肺可闻及干湿啰音,P_2亢进,三尖瓣区闻及3/6级收缩期杂音。以上为肺源性心脏病的典型症状和体征,诊断为肺源性心脏病。肝右肋下4 cm,压痛(+),肝颈回流征阳性,下肢水肿,说明已进入肺、心功能失代偿期,即右心衰竭。慢性肺源性心脏病患者在积极控制感染、改善呼吸功能后心衰往往能得到改善,一般不需要加用利尿药;但对治疗无效的较重者,可适当选用利尿、强心及血管扩张剂。

85. E　引起慢性肺心病失代偿的最常见诱因是急性呼吸道感染。主要表现为呼吸衰竭和心力衰竭,主要为右心衰竭。

86. A　在慢性肺心病急性加重期,积极控制感染,畅通呼吸道，控制呼吸和心力衰竭以改善肺、心功能是治疗的关键。其中，积极控制感染是最重要的环节之一。

87. C 慢性肺源性心脏病并发酸碱失衡时，最常见为呼吸性酸中毒，表现为 pH 下降，$PaCO_2$ 升高；其次为呼吸性酸中毒合并代谢性酸中毒；亦可为呼吸性酸中毒合并代谢性碱中毒，pH 可正常，低血钾、低血氯，多为治疗不当所致。

88. C 急性肺源性心脏病的病因为肺动脉压力的急剧升高，多为肺动脉栓塞。ARDS 和重症肺炎虽然为急性病程，但是由于肺动脉压升高幅度较小，不引起急性肺源性心脏病。

89. D 慢性肺源性心脏病由于肺动脉高压导致右心负荷加重，引起右心扩大甚至右心衰竭。肝大、双下肢水肿、双侧胸腔积液为右心衰竭表现，P_2＞A_2 说明肺动脉压力增高，只有剑突下抬举样搏动反映右心扩大。

90. A 胸骨后疼痛是最先出现和最突出的主要症状，其部位和性质与心绞痛相同，但常发生于安静或睡眠时，疼痛较重，持续时间可达数小时或数天，休息或含服硝酸甘油多不能缓解。

91. B 急性心肌梗死并发的各种心律失常以室性心律失常最多见。频发的室性期前收缩、短阵性室性心动过速、多源性室早或出现 R-on-T 现象，常是心室颤动的先兆。

92. D 下壁心肌梗死累及房室结、房室束等心传导系统，易发生房室传导阻滞。

93. D 再灌注心肌治疗是一种积极的治疗措施，最好在发病后 3～6 h 内进行，包括介入治疗、溶栓疗法和紧急主动脉-冠状动脉旁路移植术。

94. B 心底部朝向右后上方，而不是朝向左后上方。

95. A 左心房和小部分右心房主要构成心底部，而心脏膈面 2/3 由左心室构成，1/3 由右心室构成。

96. B 右心房是最靠右侧的心腔，右心室是最靠前方的心腔，左心房是最靠后方的心腔，其后方与食管相毗邻，左心室是最靠左侧的心腔。

97. C 肺动脉瓣有 3 个半月形瓣膜，瓣叶分为左瓣、右瓣和前瓣。

98. E

99. D 肺静脉特别是左上肺静脉是局灶性心房颤动的好发部位。

100. A 右室流出道是室性期前收缩及室性心动过速的好发部位。

101. C 左心室后壁一般由左回旋支或右冠状动脉供血。

102. B

103. E 窦房结主要受右侧交感神经和迷走神经的支配。

104. D 心脏传导系统一般不包括心房肌和心室肌，心房肌和心室肌为工作心肌。

105. C 左前降支的对角支主要支配左心室前壁上部的血流供应。

106. C 左束支分 3 组纤维从不同路径进入心室肌，完全性左束支传导阻滞往往说明左前分支、左后分支和间隔支均有病变或病变在左束支主干部位。

107. A 心动周期分为心房收缩期，心室收缩期（等容收缩期、快速射血期、缓慢射血期），心室舒张期（等容舒张期、快速充盈期、缓慢充盈期）。其中等容收缩期、快速充盈期、缓慢充盈期时心室处于充盈状态。

108. D 快速充盈期房室瓣开放后，心室继续扩张，容积迅速扩大，导致心室内压明显低于心房内压，致使充盈于心房和大静脉的血液被心室“抽吸”而被动快速地流入心室，是心室充盈的主要阶段。

109. B 等容收缩期是指房室瓣关闭至半月瓣开放这段时期。此期心室腔内的血容量不变，心室肌的长度，即心室的容积亦不发生变化，但心室肌的张力（或心室内的压力）则在继续升高，此期称为等容收缩期。

110. C 应用大于阈刺激值 100 倍强度的刺激也不引起兴奋的时期，称为绝对不应期。应用比阈刺激值高出 2～4 倍强度的刺激，不能引起兴奋反应的时期，称为有效不应期。应用比阈刺激值高出 2～4 倍强度的刺激，可以引起扩布性激动反应的时期，称为相对不应期。

111. E 静息状态时，细胞内液的 K^+ 浓度远远高于细胞外液，而细胞内液的 Na^+ 浓度却很低。在静息状态下，膜对 K^+ 的通透性较高，K^+ 可外渗而 Na^+ 不能自由渗入，膜外排列一定数量的阳离子，而膜内则排列相同数量的阴离子，即呈内负外正的极化状态。

112. C 心电图上ST段显著延长，提示心室肌细胞动作电位异常的时相为2相。

113. D 心电图上T波异常，提示心室肌细胞动作电位的快速复极相(3相)异常。

114. A 心房的复极是先除极的部位最先复极，与心室肌不同。

115. B 房间阻滞、左心房负荷增加、心房梗死、慢性缩窄性心包炎等，均可引起“二尖瓣型P波”样心电图改变。右心功能不全可出现“肺型P波”。

116. D 用刺激迷走神经的方法只能使自律性增高的窦性心动过速的频率减慢，而不能终止其发作。

117. E 长QT间期综合征QT间期延长、T波宽大，可有切迹、双相或倒置。同一患者在不同时间QT间期和T波形态可有变化。U波常较大，无J波。

118. C 高血压性心脏病继发于长期高血压引起的心脏改变，长期血压持续升高使左心室增大肥厚，故选C。

119. B 风湿热损害最严重者是心内膜，特别是二尖瓣的心内膜组织。二尖瓣病变主要有瓣膜交界融合，瓣叶纤维化增厚，腱索和(或)乳头肌纤维化缩短、融合和瓣叶钙化。

120. B 室间隔缺损是最常见的先天性心脏病之一，易累及男性，按解剖部位的不同，可分为室间隔膜部缺损、漏斗部缺损和肌部缺损。

121. C 肥厚型心肌病是以左心室或右心室肥厚为特征，左心室血液充盈受阻、舒张期顺应性下降。心影增大多不明显，C项错误。

122. A 心包积液在300～500 ml以上者X线平片才有异常改变，典型者表现为心脏向两侧扩大，呈烧瓶样或球状。上腔静脉增宽，主动脉变短。

123. C 主动脉瓣关闭不全会引起左心室增大，心尖向下、向外移位。

124. C 室壁瘤是指各种病因造成心室局部心肌薄弱纤维化而产生矛盾运动的病理改变，故心脏局部出现矛盾运动是室壁瘤的特点。

125. B Fallot四联症包括肺动脉狭窄、右心室增大、室间隔缺损、主动脉骑跨。当发生右向左分流时则出现憋喘、发绀。

126. D 室间隔缺损是最常见的先天性心脏病之一，早期肺动脉充血，晚期发展成小血管阻塞性肺动脉高压，当右心室压力增高超过左心室时，继发右向左分流，形成所谓Eisenmenger综合征。

127. C ACEI能使血管舒张，血压下降，其作用机制如下：①抑制循环中RAAS，减少血管紧张素Ⅱ的生成，舒张血管。②减少交感神经末梢递质去甲肾上腺素的释放，降低交感神经对心血管系统的作用，有助于降压和改善心功能。③减少缓激肽的降解，当ACE(即激肽酶Ⅱ)受到药物抑制时，组织内缓激肽(bradykinin，BK)降解减少，局部血管BK浓度增高。BK具有强有力的扩血管效应及抑制血小板功能。ACEI与其他降压药相比，具有以下特点：①适用于各型高血压，在降压的同时，不伴有反射性心率加快。②长期应用不易引起电解质紊乱和脂质代谢障碍，可降低糖尿病、肾病和其他肾实质性损害患者肾小球损伤的可能性。③可防止的和逆转高血压患者血管壁的增厚和心肌细胞增生肥大，可发挥直接及间接的心脏保护作用。④能改善高血压患者的生活质量，降低病死率。

128. D 钙通道阻滞剂通过减少细胞内钙离子含量而松弛血管平滑肌，用于心律失常、高血压、心绞痛、慢性心功能不全等疾病，也可用于外周血管痉挛(雷诺症)，但不用于水钠潴留。

129. E 硝酸甘油扩张冠脉降低容量负荷，降低心肌耗氧，但增加心率。与β受体阻滞剂合用，有协同作用，使心肌耗氧量下降。

130. B 本病例属恶化型劳力性心绞痛，为不稳定型心绞痛。中间综合征：症状非常严重，24 h内心绞痛症状反复发作，重且持续时间长，常在休息和睡眠时发作，但发作时血清酶一般正常，ST改变但无异常Q波。

131. C 心肌梗死后综合征于心肌梗死后数周至数月内出现，可反复发生，表现为心包炎、胸膜炎或肺炎，有发热、胸痛等症状，可能为机体对坏死物质的过敏反应。患者症状体征符合急性心肌梗死后综合征。

132. C 洋地黄制剂可能引起室性心律失常，应慎用，且心衰早期主要是坏死心肌间质充血、水肿引起顺应性下降所致，而左室舒张末容量尚不增大，因此急性心肌梗死发生 24 小时内尽量避免使用洋地黄制剂。β受体阻滞剂对于前壁心肌梗死伴有交感亢进者，可能防止梗死范围的进一步扩大，改善慢性期预后。ACEI 类药物有助于改善恢复期心肌重塑，降低心衰发生率。后两者利于改善心梗的预后，而静脉滴注硝普钠，可迅速有效地减轻心脏前后负荷，降低血压，对于早期改善心衰症状是首选。

133. A　患者未诉特殊不适，心电图示心肌缺血，结合患者有高血压病及吸烟的危险因素，考虑为无症状性心肌缺血。

134. A　稳定型心绞痛是由于劳力引起心肌缺血，导致胸部及附近部位的不适，可伴心功能障碍，但没有心肌坏死。其特点为前胸阵发性的压榨性窒息样感觉，主要位于胸骨后，可放射至心前区和左上肢尺侧面，也可放射至右臂和两臂的外侧面或颈与下颌部，持续数分钟，往往经休息或舌下含服硝酸甘油后迅速消失。

135. A

136. D　急性前壁心肌梗死合并完全性房室传导阻滞表明冠状动脉病变比较严重，心肌坏死面积大。

137. A　心包摩擦音是纤维性心炎的典型体征，因炎症而变得粗糙的壁层与脏层在心脏活动时相互摩擦而发生，呈抓刮样粗糙音，与心音的发生无相关性，往往盖过心音又较心音更接近耳边；典型的摩擦音可听到心房收缩、心室收缩和心室舒张相一致的三个成分，但多数仅为大致与心房收缩、舒张相一致的双相性摩擦音；多位于心前区，以胸骨左缘第 3、4 肋间最为明显，坐位时身体前倾、深吸气或将听诊器胸间加压更容易听到。

138. C　卧位型心绞痛：①发作主要与体位有关：常在半夜熟睡时发作，午休或白天安静平卧也能诱发，而饱餐后平卧最易诱发。②发作时间：卧位型心绞痛患者夜间第 1 次发作多在平卧后的 1～3 小时内，一夜可发作多次，严重患者于平卧后数十分钟发作。③胸痛比较剧烈且持续时间较长。④发作前或发作时有明显的心率增快和血压升高，且表现为逐渐增加的形式，尤其以血压升高为著，从而导致心肌耗氧量的增加而诱发心绞痛。因此，不应将其归入自发型心绞痛，而应属于劳累性心绞痛的范畴。⑤发作时 ST 段明显压低，多表现在左心导联，特别是前侧壁、心尖部的心肌缺血症状缓解后，压低的 ST 段迅速恢复或明显改善，部分患者发作时 ECG 可见 R 波幅度的增高。

139. B　①患者有发热、流涕、咽痛等感染表现；②有心悸、气促、胸闷及胸痛等临床表现；③化验检查时可有、血沉加快、CK 增高；④心电图变化普遍导联 ST－T 段改变，第三度房室传导阻滞，考虑为急性心肌炎。

140. A　扩张型心肌病、阵发性心房颤动，治疗应考虑心室率的控制和心律失常的转复。毛花苷丙能加强心肌收缩，减慢心率与传导，宜首选。

141. D　超声心动图检查左室射血分数 52%，则收缩功能大致正常，心电图显示左室高电压提示左室可能扩大，运动试验阴性则排除冠心病，最终考虑为舒张功能不全性心力衰竭。

142. A　ACEI 通过抑制血管紧张素Ⅱ的生物合成而控制高血压，同时通过降低血管紧张素Ⅱ和醛固酮等作用使心脏前后负荷减轻，使外周血管和冠状血管阻力降低，增加冠脉血供，使心肌纤维化减少，心肌细胞凋亡减慢。用于治疗顽固性心衰和无症状性心衰，对使用洋地黄、利尿剂和血管扩张剂无效的心衰患者也有很好的疗效，对于高血压合并心衰最宜使用。

143. E　地高辛中毒无症状的缓慢性心律失常的治疗只需停用地高辛，对有症状的患者可用阿托品或临时起搏。

144. C　地高辛能有效地加强心肌收缩力，减慢心率，抑制心脏传导。房颤变成正常心律，最可能为降低房室结的传导速度。

145. E　预激本身不引起症状，但常导致快速性室上性心律失常发作，发生的室上性阵发性心动过速与一般阵发性室上性心动过速相似。

146. C　56 岁患者有胸闷症状，应考虑冠心病的可能，同时有晕厥症状，应考虑是否由心律失常所致。最简便可行的首选检查应是 Holter 心电图。

147. C

148. B　心肌梗死多发生在左心室，其中约 40%～50%的 MI 发生于左心室前壁、心尖部及室间隔前2/3,这些部位是左冠状动脉前降支供血区;约30%～40%发生于左心室后壁、室间隔后1/3及右心室大部,相当于右冠状动脉供血区;15%～20%见于左冠状动脉旋支供血的左室侧壁。心肌梗死极少累及心房,所以多易引起室性心律失常。

149. C　反复咳嗽、咳痰15年可诊断为慢性支气管炎。双肺叩诊呈过清音,呼吸音减弱,肺底部有湿啰音为肺气肿体征。剑突下心尖搏动明显,该处可闻及3/6级收缩期杂音,肺动脉瓣区第二心音亢进为肺心病体征,结合慢性支气管炎、肺气肿病史考虑为肺心病。冠心病有典型的心绞痛、心肌梗死病史或心电图表现,X线、心电图、超声心动图检查呈左心室肥厚为主的征象。风湿性心脏病往往有风湿性关节炎和心肌炎病史,其他瓣膜如二尖瓣、主动脉瓣常有病变,X线、心电图、超声心动图有特殊表现。

150. C　心尖区或其内侧可闻及收缩中晚期非喷射样喀喇音,此音在第一心音后0.14 s以上出现,为腱索被忽然拉紧或瓣叶的脱垂忽然中止所致。紧接喀喇音可听到收缩晚期吹风样杂音,常为递增型,少数可为全收缩期杂音,并掩盖喀喇音者多为二尖瓣脱垂。

151. D　变异型心绞痛为继发于大血管痉挛的一种特殊类型的心绞痛,特征是心绞痛在安静时发作,与劳累和精神紧张等无关,可因卧床休息而缓解,并伴有ST段抬高。它能导致急性心肌梗死、严重心律失常(包括室速、室颤)和猝死。最主要特征是发作时ST段抬高。

152. C　心脏神经症亦称心脏神经官能症,是神经症的一种特殊类型,以心悸、胸痛、气短、乏力为主要表现,伴有其他神经症为特征,是临床上常见的心血管疾病之一。心前区疼痛部位和性质与典型心绞痛不同,疼痛部位多变不固定,多局限于心尖区及左乳房下区很小范围,亦可在胸骨下或右胸前或胸背等处,为历时数秒的刺痛、刀割样痛或持续数小时至数天的轻微隐痛。

153. C　心电图负荷试验增加心脏负担以激发心肌缺血。心电图改变主要以ST段水平型或下斜型压低≥0.1 mV、持续2 min作为阳性标准。运动中出现步态不稳、室性心动过速或血压下降时,应即停止运动。心肌梗死急性期、不稳定型心绞痛、心力衰竭、严重心律失常或急性疾病者禁做运动试验。

154. A　劳力性呼吸困难是左心衰竭最早出现的症状,系因运动使回心血量增加,左房压力升高而加重肺淤血。引起呼吸困难的运动量随心衰程度加重而减少。

155. A　急性左心衰竭(acute left heart failure)是由于心脏瓣膜疾病、心肌损害、心律失常、左室前后负荷过重导致急性心肌收缩力下降、左室舒张末期压力增高、排血量下降,从而引起以肺循环淤血为主的缺血缺氧、呼吸困难等临床症候群。夜间阵发性呼吸困难是急性左心衰竭肺淤血或慢性肺淤血急性加剧的临床表现。查体可出现心尖区闻及舒张早期奔马律,两肺底闻及湿啰音。

156. C　一般性的心室率缓慢,无器质性心脏病,心功能良好者,间歇性发生的心室率缓慢及长R-R间隔,治疗宜选用起搏器。起搏方式选用原则为:窦房结功能障碍而房室传导功能正常者,以AAI方式最好;完全性房室传导阻滞而窦房结功能正常者,以VDD方式最好;窦房结功能和房室传导功能都有障碍者,DDD方式最好;需要从事中至重度体力活动者,考虑加用频率自适应功能。

157. B　体检心律不齐,心音强弱不等,心率170次/分,考虑出现阵发性房颤,导致心脏收缩力突然严重减弱,心输出量急剧减少,出现急性左心衰竭,且端坐呼吸是急性左心衰竭的特有体征。结合患者病史,考虑为急性左心衰竭。

158. E　因彩超检查提示左房、右室增大,房间隔连续中断约13 mm,且房间隔缺损常表现胸闷、呼吸困难,左侧前胸壁稍有隆起,心脏搏动增强,并可触及右心室抬举感等。其典型表现为胸骨左缘第2、3肋间闻及Ⅱ～Ⅲ级收缩期吹风样杂音,伴有第二心音亢进和固定分裂,收缩期杂音为肺动脉瓣血流速度增快所致,少数患者还可扪及收缩期震颤。分流量大者三尖瓣区可听到三尖瓣相对狭窄产生的舒张期隆隆样杂音。

159. D　急性心肌梗死的特征性改变为新出现的Q波及ST段抬高和ST-T动态演变。急性非特异性心包炎心电图一般无异常Q波出现。

160. D　心室夺获和室性融合波的存在是室性心动

过速的重要证据。

161. D 室性心动过速的临床症状包括低血压、气促、晕厥、少尿、心绞痛等，持续时间短者可无症状。

162. A 按压颈动脉窦法治疗室上性心动过速时应注意：取胸锁乳突肌前缘平甲状软骨上缘搏动处按压；左、右两侧轮流，不可同时按压；每次按压时间 5～10 s；听到心律减慢立即停止按压；老年人不能用此法。

163. C 1 级高血压：收缩压 140～159 mmHg，舒张压 90～99 mmHg。

164. B Ⅱ期高血压：至少有一项器官损害表现：①左心室肥厚(X 线、心电图、超声)；②视网膜动脉变窄；③蛋白尿和(或)血肌酐轻度升高(106～177 μmol/L)；④超声或 X 线示有动脉硬化斑块(颈、主、髂、股动脉)。

165. A 患者为典型的变异性心绞痛，β受体阻滞剂可加重冠脉痉挛，故不宜。

166. D 变异型心绞痛：通常在昼夜某一固定时间自发性发作心前区疼痛，发作时心电图示有关导联 ST 段抬高及相对应导联 ST 段压低，常伴有严重心律失常或房室传导阻滞，为冠状动脉突然痉挛所致。

167. E 肥厚型梗阻性心肌病可有劳累后呼吸困难、心悸、乏力、心绞痛、头晕、昏厥、心力衰竭、心律失常等症状，主要体征是胸骨左缘下段收缩期中、晚期喷射性杂音，可伴震颤。超声心动图示左心室壁及室间隔肥厚，室间隔与左心室厚度比值>1.3。

168. A 扩张型心肌病症状以心力衰竭为主要表现，由于房室扩大明显，可有二尖瓣相对性关闭不全的反流性杂音。

169. D 下壁心肌梗死常累及心传导系统，易发生房室传导阻滞等心律失常。

170. E MRI 或 CT 能直接显示主动脉夹层的真假腔，清楚显示内膜撕裂的位置和剥离的内膜片或血栓，能确定夹层的范围和分型，以及与主动脉分支的关系，是最可靠、安全的首选方法。

171. C 呼吸困难是心包积液时最突出的症状，可能与支气管、肺受压及肺淤血有关。呼吸困难严重时，患者呈端坐呼吸、身躯前倾、呼吸浅快、面色苍白，可有发绀。也可因压迫气管、食管而产生干咳、声音嘶哑及吞咽困难。此外可有心前区或上腹部闷胀、乏力、烦躁等。

172. C 室间隔缺损：左向右分流，肺循环血量增多，左室容量负荷增大。早期肺血管阻力呈功能性增高，随着时间推移，可使右心压力逐渐升高超过左心压力，转变为右向左分流，出现双室增大。

173. B 由于左心耳梳状肌发达，导致其内面粗糙不光滑，因此当血流速度缓慢时，血液中的有形成分易附着在左心耳的内面，形成血栓。

174. D 心房扑动可以是预激综合征合并的心律失常，往往由于心室率极快而引起血流动力学改变，需立即转复。

175. E 钙通道阻滞剂具有负性肌力作用，一般不列为常规治疗心力衰竭的药物。

176. E Frank-Starling 机制、心肌肥厚、交感神经兴奋性增强和 RAS 激活均是心力衰竭的代偿机制，而心肌耗氧增加只是心力衰竭加重的表现。

177. D 颈静脉怒张及肝颈静脉回流征是体循环淤血的表现，在右心衰竭时可以出现。而肝硬化引起门静脉系统高压不会影响到上腔静脉，一般不会出现颈静脉怒张。

178. B 按美国心脏病学会(NYHA)心功能分级标准，该患者左心室射血分数降低明显，但目前仅在较重的体力活动后出现症状，属于体力活动轻度受限，心功能诊断以Ⅱ级较为合理。

179. D 患者主要临床表现为左胸疼痛、呼吸困难伴低氧血症。超声心动图提示右心室、右心房扩大，应首先考虑急性肺源性心脏病、肺栓塞可能。64 排 CT、肺血管成像或肺通气灌注扫描可确诊，应列为首选检查。

180. D 急性冠状动脉综合征包括急性 ST 抬高型心肌梗死、急性非 ST 抬高型心肌梗死和不稳定性心绞痛。初发劳力性心绞痛和变异性心绞痛均属于不稳定型心绞痛。

181. C Ⅲ导联出现 Q 波并不是心肌梗死的特征性改变；夜间发生心绞痛属于不稳定型心绞痛；晕厥原因很多，心肌梗死表现为持续性缺血性胸痛，表现为晕厥的并不多见；下肢深静脉血栓形成患者突发胸痛、呼吸困难应首先考虑急性肺栓塞的可能。

182. E 氯沙坦属于 ARB 类，卡托普利属 ACEI 类，均主要作用于外周小动脉,扩张冠状动脉的作用不显著。美托洛尔属β受体阻滞剂,治疗心绞痛主要是通过降低心肌耗氧量、减慢心室率,不直接扩张冠状动脉。阿司匹林为抗血小板聚集药物。硝酸异山梨酯为硝酸酯类药物,对冠状动脉有较强的扩张作用,可明显增加冠状动脉的血流量。

183. E 《ACC/AHA 指南》并不推荐心肌梗死后常规使用钙通道阻滞剂和抗氧化剂。

184. B 所有溶栓剂都是纤溶酶原激活剂,激活体内的纤溶酶原形成纤溶酶,使纤维蛋白降解,达到溶解血栓的目的。

185. C 按照新的指南,目前认为非 ST 段抬高型心肌梗死溶栓是不适合的。

186. E 对心肌梗死后难治性心绞痛可给予钙通道阻滞剂,但应采用长效制剂。

187. D 急性冠脉综合征的发病机制是:冠状动脉内粥样斑块破裂或斑块内出血,内膜下层暴露,最终在斑块破裂处形成血栓,部分或全部阻塞冠状动脉。冠状动脉痉挛、冠状动脉斑块形成、冠状动脉内炎症、冠状动脉狭窄等 4 个选项均是属于急性冠脉综合征形成的部分机制或因素。

188. D 有出血、出血倾向或既往出血史,大于 75 岁,严重肝肾功能不全,活动性消化性溃疡,血压过高,新近手术创口未愈为溶栓禁忌证。

189. E 心绞痛的直接发病原因是心肌供血的绝对或相对不足,如果血管中脂肪不断沉积,就会形成斑块。斑块若发生在冠状动脉,就会导致其缩窄,进一步减少其对心肌的供血,就形成了冠心病。冠状动脉内脂肪不断沉积逐渐形成斑块的过程称为冠状动脉硬化。冠状动脉硬化导致心肌供血不足,产生心绞痛。

190. E 据中国的尸检统计资料,病变的总检出率、狭窄检出率和平均级别均以左前降支最高,其余依次为右主干、左主干或左旋支、后降支。

191. A 患者在行支架植入术中,突然出现胸痛、呼吸困难、血压下降、心脏扩大等,应首先考虑有可能存在导丝通过病变处或支架释放时冠状动脉破裂导致心脏压塞的可能。

192. B 患者主要临床表现为心脏扩大和心力衰竭,冠状动脉造影示三支血管严重病变,应首先考虑缺血性心肌病。入院后查体有高血压,有可能系心力衰竭的表现,其他各项更无证据。

193. A β受体阻滞剂在慢性心力衰竭时是基本用药之一,但在处于急性左心衰竭时不宜使用。

194. B 患者是急性心肌梗死发生肺水肿,应首选吗啡以止痛,减轻心肌氧耗,其他各项也是治疗急性肺水肿的药物,但非首选。

195. C 结合患者病史、症状、体征及辅助检查考虑为心肌梗死后综合征,一般在急性心肌梗死后 2~3 周或数月内发生,表现为心包炎、胸膜炎或肺炎,有发热、胸痛等症状,可反复发生,可能为机体对心肌坏死形成的自身抗原的过敏反应。首要使用糖皮质激素抗过敏。

196. E 肌钙蛋白是诊断急性心肌梗死特异性最高的指标。

197. A 恢复心肌灌注,挽救缺血心肌,缩小梗死面积,是急性心肌梗死的首要治疗措施,包括溶栓、急诊 PCI 或冠状动脉搭桥。选项未列急诊 PCI 和冠状动脉搭桥,故应选择尿激酶溶栓。

198. A 结合患者症状、体征、辅助检查,考虑为心源性休克,导致心脏排血功能衰竭,不能维持其最低限度的心输出量而导致血压下降,重要脏器和组织供血严重不足,引起全身微循环功能障碍,从而出现一系列以缺血、缺氧、代谢障碍及重要脏器损害为特征的病理生理过程。

199. A 冠心病的危险因素主要是:老年、高血压、糖尿病、高脂血症、吸烟、冠心病家族史等,故选项 A 不属于冠心病危险因素范畴。

200. B 恶化型心绞痛,原有稳定型心绞痛的患者在 3 个月内疼痛的频率、程度、诱发因素经常变动,进行性恶化,患者的痛阈逐步下降,较轻的体力活动或情绪激动即能引起发作。患者发作次数增加,疼痛程度较剧,发作的时限延长,可超过 10 min,用硝酸甘油后不能使疼痛立即或完全消除,发作时心电图示 ST 段明显压低与 T 波倒置,但发作后又恢复正常且不出现心肌梗死的变化。患者均符合上述变现。

201. C 晕厥常常与一过性脑缺血有关,在心脏瓣膜病变中,主动脉瓣狭窄是最容易发生晕厥的。

202. D 肺动脉瓣狭窄时右心室射血受到限制,肺动脉内血流减少,在胸部的 X 线片上可显示肺血管纹理减少。

203. C 咯血是当严重二尖瓣狭窄时,肺静脉压力升高,可使淤血扩张,壁薄的支气管静脉破裂,导致较大量的咯血。此时应减轻肺循环阻力,垂体后叶素具有收缩小动脉的作用,有可能加重肺动脉高压。

204. A 二尖瓣球囊成形术要求瓣口面积以 1.0～1.5 cm^2,年龄 25～40 岁,心功能Ⅱ～Ⅲ级为宜。

205. C 风湿性心脏病伴重度二尖瓣狭窄的严重并发症为急性肺水肿,若不及时治疗,可以致死。

206. D 风湿性主动脉瓣关闭不全多数与二尖瓣狭窄同时出现,风湿性疾病侵犯瓣膜的主要病理变化为瓣叶增厚、短缩,而较少侵犯瓣膜环。主动脉瓣呈二叶瓣是属先天性病变;主动脉瓣根部扩张、瓣膜增厚钙化不支持风湿性病变。

207. D 由于二尖瓣关闭不全,心脏收缩时血液部分从左心室反流回左心房,左心房容量负荷增加。舒张期时,比正常量大的血液由左心房进入左心室,致使左心室的容量负荷增加,左心室代偿性扩大。因此二尖瓣关闭不全主要累及左心房及左心室,最终才影响右心,引起全心扩大。

208. A 风湿性疾病侵犯瓣膜的主要病理变化为瓣叶增厚、短缩,而较少侵犯瓣膜环。因此本题 A 为正确答案。二叶瓣属先天性病变,瓣膜增厚钙化常见于退行性改变。

209. B 本题 5 个选项所列的药物都可以降低血栓的发生率,但循证医学表明目前华法林是最有效的。

210. D 心电图及动态心电图是非常常用的诊断心血管疾病的检查方法,但对鉴别病因无特殊性。胸部 X 线检查通过对心脏外形、肺部血管影等的观察对诊断心脏病起一定的作用,但敏感性及特异性均不足。

211. B 患者已有心功能不全的表现,系单纯二尖瓣狭窄患者,可听到二尖瓣开瓣音,提示瓣膜仍具有一定弹性。结合患者年龄为 35 岁,可考虑首选经皮二尖瓣球囊成形术为宜。

212. D 患者有口服地高辛病史 2 个月,出现室性心律失常,应考虑地高辛中毒可能。

213. D 感染性心内膜炎患者可因细菌菌栓导致皮肤黏膜出现瘀点,而风湿活动很少出现此种体征,其他表现两者均可出现。

214. D 感染性心内膜炎主要发生在器质性心脏病,首先为心脏瓣膜病尤其是二尖瓣和主动脉瓣;其次为先天性心脏病如室间隔缺损、动脉导管未闭、法洛四联症和主动脉缩窄。

215. D 亚急性细菌性心内膜炎周围体征包括瘀点、指(趾)甲下线状出血、Roth 斑、Osler 结节、Janeway 损害等。

216. A 患者为晚期人工瓣心内膜炎,感染以草绿色链球菌为主,首选青霉素治疗。

217. A 应在抗生素应用前连续 2 次血培养。

218. D 青年患者,临床表现主要为心脏扩大,心力衰竭。应首先考虑扩张型心肌病伴心力衰竭。虽然有少量心包积液,但可为心力衰竭产生,没有结核的其他表现,故不支持结核性心包炎。患者亦无诊断肝硬化的临床表现。

219. A 右心室心肌病临床上主要表现为充血性心力衰竭和(或)心律失常。多数患者开始即表现为全心衰竭,部分患者可无症状。

220. D 目前对病毒性心肌炎不主张早期使用激素,但在房室传导阻滞、难治性心力衰竭、重症患者或有自身免疫的情况下可考虑使用。

221. B 该患者应首先考虑扩张型心肌病,扩张型心肌病最常见的死因为心力衰竭。

222. D 患者有晕厥症状,室间隔明显增厚,与左心室后壁的比值大于 1.3,胸骨左缘第 3、4 肋间可闻及收缩期杂音,应首先考虑肥厚型心肌病的可能。主动脉瓣狭窄与高血压性心脏病可出现室间隔及左心室壁肥厚,但其比值不应大于 1.3。房间隔与室间隔缺损可有类似的杂音,但一般无室间隔肥厚。

223. A 患者为青年男性,发病前有上呼吸道感染史,主要症状为活动后心悸、气促,心音减弱,心电图发现室性期前收缩,心肌酶 CK－MB 升高,应考虑急性心肌炎的可能性最大。患者无心绞痛症状,患者心脏不大,不支持炎症性心肌病的诊断。

224. A 高血压引起的左心室壁肥厚一般不超过 15 mm,而本病例的左心室游离壁和室间隔厚度均为 19 mm,首先应考虑的诊断是非梗阻性肥厚型心肌病。

225. A 肥厚型梗阻性心肌病治疗主张应用 β 受体

阻滞剂及钙通道阻滞剂治疗,对重症梗阻患者可进行介入或手术治疗,植入 DDD 型起搏器、消融或切除肥厚的室间隔心肌。

226. C 扩张型心肌病的病理特征是心肌核素检查有舒张末期和收缩末期左心室容积增大,左心室射血分数降低,且核素心肌显像有左心室壁呈灶性散在性放射性减低区。

227. C 心内膜心肌活检有助于对病毒性心肌炎的诊断、病情和预后进行判断。

228. E 发生心脏压塞时,心脏舒张明显受限,左心搏血量明显下降,致使外周动脉压下降,脉压缩小。脉压增大是错误的。

229. D 要解决缩窄的心包对心脏舒张的限制,心包切除是最有效的治疗方法。

230. A 奇脉、颈静脉怒张、水肿、肝大等可在大量心包积液、右心衰竭等疾病时出现,只有心包叩击音才是缩窄性心包炎的特异性体征。

231. E 缩窄性心包炎最有效的方法是手术。

232. E 急性心包炎时典型的心包摩擦音的特点是在胸骨左缘第 3、4 肋间最为明显的三相性摩擦音,其强度受呼吸体位影响,深吸气或前倾坐位时增强。

233. C 心包积液因为心脏舒张受限,同样可以引起体循环淤血的表现,但右心衰竭不会出现奇脉。

234. A 主动脉夹层一旦发生,血压越高,动脉撕裂范围越大。因此,应立即采取降压措施。疼痛可引起交感神经兴奋,血压升高,故需降压处理。急症手术是在夹层进展迅速时考虑的方式。

235. E 主动脉夹层分离突然发生时多数患者突感胸部疼痛,向胸前及背部放射,随夹层涉及范围而可以延至腹部、下肢、壁及颈部。疼痛剧烈难以忍受,起病后即达高峰,呈刀割或撕裂样。其余选项疼痛特点不符。

236. B 应用血管扩张剂可使肺动脉扩张,降低肺动脉压,减轻右心负荷,改善心功能。C、D、E 均无确切疗效,呼吸机辅助通气可改善通气。

237. A 双肺底湿啰音可见于左心衰竭或肺内感染时,除 A 项其他各项均可见于右心衰。

238. D 当血肌酐超过 133 μmol/L 时意味着肾脏出现损伤,已出现肾功能不全。同时伴有蛋白尿,考虑为肾动脉粥样硬化晚期肾损害的表现。

二、A3/A4 型题

239. B 扩张型心肌病症状以充血性心力衰竭为主,其中以气短和水肿最为常见。最初在劳动或劳累后气短,以后在轻度活动或休息时也有气短,或有夜间阵发性呼吸困难。患者常感乏力。体检见心率加速,心尖搏动向左下移位,可有抬举性搏动,心浊音界向左扩大,常可听得第三心音或第四心音,心率快时呈奔马律。由于心腔扩大,可有相对性二尖瓣或三尖瓣关闭不全所致的收缩期吹风样杂音,此种杂音在心功能改善后减轻。晚期病例血压降低,脉压小,出现心力衰竭时舒张压可轻度升高,心力衰竭时两肺可有啰音。右心衰竭时肝大,水肿的出现从下肢开始,晚期可有胸、腹腔积液,出现各种心律失常,高度房室传导阻滞、心室颤动、窦房阻滞可导致阿-斯综合征,成为致死原因之一。此外,尚可有脑、肾、肺等处的栓塞。

240. A 心包积液肺部多不会出现湿啰音,也不会出现心律失常,可鉴别。

241. C 超声心动图可明确心脏是否扩大,一般扩张性心肌病左心室明显扩大,左心室流出道扩张,室间隔及左室后壁搏动幅度减弱。

242. A 因钙通道阻滞剂对心肌有负性肌力、负性频率和负性传导作用,会加重心衰,不适合。

243. D 急性肺水肿是心内科急症之一,其临床主要表现为突然出现严重的呼吸困难,端坐呼吸,伴咳嗽,常咳出粉红色泡沫样痰,严重者可引起晕厥及心脏骤停。

244. A 大多数急性肺水肿患者在发作前有许多诱因,如饱餐、大便用力、情绪波动、劳累、急性感染等。输液速度如果过快,易加重心脏负担,加重血管刺激性,易引起心衰或肺水肿等不良反应。

245. B 胸骨右缘第 2 肋间 3/6 级收缩期粗糙喷射性杂音,向颈部传导,通常杂音越长,越响,主动脉瓣狭窄越严重。因患者 70 岁,高血压病史 20 年,无风湿性疾病病史,所以最有可能为退行性主动脉瓣狭窄。

246. E 因主动脉瓣狭窄,导致左心室血流射出受阻，代偿性增大，当瓣口严重狭窄时，跨瓣压力阶差降低，左心房压、肺动脉压、肺毛细血管楔压及右心室压均可上升增大，使左心房代偿性增大。

247. C 高血压危象临床表现有神志变化、剧烈头痛、恶心呕吐、心动过速、面色苍白、呼吸困难等，其病情凶险，如抢救措施不力，可导致死亡。现患者血压 230/130 mmHg，最有可能是高血压危象。

248. B 交感神经兴奋性亢进和血管加压性活性物质过量分泌不仅引起肾小动脉收缩，而且也会引起全身周围小动脉痉挛，导致外周血管阻力骤然增高，使血压进一步升高发生高血压危象。

249. D 心肌梗死后综合征(PMIS)也称 Dressler 综合征，是指急性心肌梗死后数日至数周出现以发热、心包炎、胸膜炎、肺炎等非特异性炎症为特征的一种综合征，大多出现发热. 胸闷症状，不会出现血压下降。

250. B 冠状动脉造影时间过长，紧急处置时不应出现。

251. C 扩张性心肌病症状以充血性心力衰竭为主，其中以气短和水肿最为常见。体检见心率加速，心尖搏动向左下移位，可有抬举性搏动，心浊音界向左扩大。由于心腔扩大，可有相对性二尖瓣或三尖瓣关闭不全所致的收缩期吹风样杂音，心力衰竭时两肺可有啰音。右心衰竭时肝大，水肿的出现从下肢开始。

252. B 扩张性心肌病是一个排除性诊断，即排除其他特异性原因造成的心脏扩大、心功能不全。首先应行超声心动图，明确心脏扩张大小及程度以明确诊断。

253. E 肥厚型梗阻性心肌病一般症状有劳累后气急、昏厥或头晕和活动后心绞痛，与主动脉瓣狭窄相类似，常见体征有心尖搏动增强，向左下方移位，常见抬举性冲动或双重性冲动。胸骨左缘下部或心尖区可听到收缩中期喷射性杂音，传导到心基部，常伴有震颤。

254. B 硝酸甘油主要药理作用是松弛血管平滑肌，扩张血管，因患者行冠状动脉造影已明确病因与冠脉无关，所以含服不会使杂音减弱。

255. D 急性化脓性心包炎常继发于感染之后，起病多有发冷、发热、多汗、周身倦怠、食欲减退及贫血等全身感染征象，可有不同程度心慌、气短、咳嗽、不能平卧及胸骨后疼痛不适。体格检查早期心前区可听到心包摩擦音。心电图示多数导联 ST 段抬高，T 波倒置。血常规多提示感染。

256. B 考虑患者为急性化脓性心包炎，所以心包积液的性质为脓性。

257. D 超声心动图心包腔内液性暗区 1. 0 cm，X 线检查示心影向两侧扩大，而心包积液出现症状时多表现为气短、胸痛。继续发展出现心包填塞症状，引起全身体循环衰竭，出现血压下降、颈静脉怒张、心界向两侧扩大、心音低而遥远、肝大、双下肢水肿等症状。

258. D 心包穿刺抽液检查可证实心包积液的存在、解除心包填塞症状。可留取部分积液进行相关病因的实验室检查。

259. C 主动脉夹层分离突然发生时多数患者突感胸部疼痛，向胸前及背部放射，随夹层涉及范围而可以延至腹部、下肢、壁及颈部。疼痛剧烈难以忍受，起病后即达高峰，呈刀割或撕裂样。其余选项一般发作不会疼痛 1 h 这么长时间。

260. D MRI 等检查对确立主动脉夹层分离的诊断有很大帮助。

261. E 气胸典型症状为突发性胸痛，继之有胸闷和呼吸困难，并可有刺激性咳嗽。这种胸痛常为针刺样或刀割样，持续时间很短暂。

262. C 加快补液与治疗效果无明显关系。

263. A

264. D 每次按摩时间不超过 5 s，左右两侧按摩的时间间隔应大于 15 s，且避免同时作双侧按摩。为避免压力过大，检查者宜同时触摸同侧颈动脉的强度。

265. D 颈静脉窦感受外界刺激时，一方面副交感神经张力明显增加，引起心率明显减慢，PR 间期延长，高度房室传导阻滞或三者兼而有之，心输出量明显减少而引起脑缺血，可发生晕厥；另一方面，继发于交感神经活性降低，可引起全身动脉松弛，血压明显下降而引起脑血流灌注压骤然降低，可发生晕厥。也有一部分患者，虽无明显的心率和血压变化，但刺激颈动脉窦时，脑血管收缩，引起脑缺血，也可发生晕厥。心房颤动时不会出现心室率加快。

266. A 一度房室传导阻滞心电图特点：①每一个窦性P波均能下传心室并产生QRS-T波群。②PR间期＞0.20 s(成人)；小儿(14岁以下)PR间期≥0.18 s。③心率无显著改变时，PR间期较先前增加0.04 s以上，即使PR间期在正常范围仍可诊断。

267. D 一度房室传导阻滞无症状一般无须治疗。

268. E 房室结双径路心电图：窦性心律逐渐增快时，突然出现PR间期明显延长，比正常PR间期长0.06 s以上。

269. C 根据心电图示Ⅱ、Ⅲ、aVF导联ST段抬高，提示为下壁心梗。

270. B 心电图导联与心室部位及冠状动脉供血区域的关系如下表。Ⅱ、Ⅲ、aVF导联反映下壁心肌情况。

导联	心室部位	供血的冠状动脉
Ⅱ、Ⅲ、aVF	下壁	右冠脉或回旋支
Ⅰ、aVF、V_5、V_6	侧壁	前降支的对角或回旋支
V_1～V_3	前间壁	前降支
V_3～V_5	前壁	前降支
V_1～V_5	广泛前壁	前降支
V_7～V_9	正后壁	回旋支或右冠脉

271. B 心血管系统疾病首要检查为心电图。

272. D 患者最可能为急性心肌梗死。

273. F 心尖区全收缩期杂音提示有二尖瓣关闭不全；舒张中期隆隆样杂音提示有二尖瓣狭窄。

274. C 大约50%的细菌性心内膜炎患者有风湿性心脏病，尤以二尖瓣关闭不全多见。患者发热持续超过几天、抗感染治疗无效、新出现了杂音、脉压大和贫血，应该考虑感染性心内膜炎的诊断，并继发有主动脉瓣破坏。手掌和足底出血点都是心内膜炎常见的周围体征。症状出现于诊断前6周内的心内膜炎都是急性感染性心内膜炎。

275. CD 多数感染性心内膜炎患者，因为菌血症持续存在，85%～95%血培养阳性。超声心动图对心内膜炎的评价很有价值，不仅可以评价心脏基础疾病的存在及严重程度，更有助于发现赘生物的位置和大小。感染性心内膜炎的诊断标准就包括临床症状、体征、血培养结果和超声心动图检查。

276. A 患者存在急性主动脉瓣关闭不全引起的严重心力衰竭，内科治疗很难取得良好效果，应尽早手术。另外，赘生物增大、败血症持续存在、肾功能受损、脑血管栓塞都说明内科治疗无效，应及早手术治疗。任何延误都可能导致瓣膜损坏和栓塞症状加重而丧失手术时机。

277. D 自体瓣膜心内膜炎外科治疗后，至少静脉应用敏感抗生素治疗4～6周。

278. A 根据杂音特点和超声结果考虑为动脉导管未闭。

279. C 动脉导管未闭患者可能在导管附近发生感染性心内膜炎，一般好发于肺动脉侧。反复出现寒战、高热且肺动脉内可见赘生物多为细菌性心内膜炎。

280. D 一旦发生，应首先控制感染，而后再行手术治疗畸形，一般在症状控制后6周再行手术为宜。

281. A 出现周围小动脉栓塞，应立即手术，防止出现大动脉栓塞。

282. B 患者为肺心病，肝颈静脉回流征阳性，双下肢水肿提示右心衰竭。

283. C 右心衰为体循环淤血，各脏器血液回流不畅。

284. D 右心室及(或)右心房肥大是肺心病心电图的特征性改变，主要表现为：①P波高尖(肺型P波)，以Ⅱ、Ⅲ、aVF导联最明显；②电轴右偏；③胸导顺钟向转位等心电图改变。肺心病常出现肢体导联低电压，为次要表现。但这类表现也见于肺气肿，不能作为诊断肺心病的心电图改变。

285. E 左心室壁厚度大约是8～11 mm。

286. C 右心室壁厚度约为左心室壁厚度的1/3。

287. A 具有起搏功能的结构有窦房结、房室结、希氏束、心房内特殊传导纤维和心室内特殊传导纤维。自律性最高的是窦房结，当窦房结自律性下降，发生窦性心动过缓时，次级起搏点房室交界区替代窦房结工作，形成交界性逸搏心律，防止心脏停搏。

288. E

289. E 房室交界区的功能包括：①起搏功能(次级

起搏点作用)；②兴奋传导作用，即将心房的冲动传导到心室；③传导延迟作用，即激动传导在此缓慢进行，使心房和心室肌顺序收缩；④过滤冲动作用，即减少心房过快的激动(例如，心房颤动冲动)，保证心室以基本正常的频率收缩。

290. A

291. B 正常房室结具有递减传导特性，且多具有双向传导功能。

292. D 房室结内呈网状排列的纤维使传导速度减慢，房室交界区的神经支配以迷走神经占优势，房室结的传导速度远慢于普肯耶纤维，房室结的血液供应主要来源于右冠状动脉的房室结动脉，房室结具有潜在的起搏功能。

293. C **294.** A

295. E 窦房结是心脏的起搏点，其起搏频率一般为 60～100 次/分，窦房结内有发放起搏信号的 P 细胞，血供来自窦房结动脉。

296. D

297. C 肥胖可导致 QRS 波群振幅减低。

298. E

299. E Q 波及非 Q 波型梗死常常是回顾性诊断。如患者胸痛持续 20 min 以上，含服硝酸甘油不能缓解，心电图上相关导联出现 ST 段抬高，应考虑为 ST 段抬高型心肌梗死。如不及时进行再灌注治疗，则可演变为 Q 波型心肌梗死。

300. C 如果下壁导联及侧壁导联同时出现 ST 段抬高，则提示左回旋支病变可能性大。

301. A

302. A V_1～V_3 导联 ST 段抬高提示为前间壁梗死。

303. B **304.** C

305. B 室壁瘤是指心肌梗死区心室壁呈瘤样向外膨出，收缩期更加明显。心电图上表现为 ST 段抬高持续时间>2 个月，抬高幅度≥0.2 mV，同时伴有坏死性 Q 波。

三、B 型题

306. B

307. E 三度房室传导阻滞伴血流动力学障碍一般药物治疗效果不佳，建议安置临时起搏器维持生命体征。

308. A 室性期前收缩心电图特点为 P 波消失，为提前出现的 QRS 波群，宽大畸形。

309. B 三度房室传导阻滞心电图为：①心房心室各自激动，互不相干，呈完全性房室分离。PR 间期不固定，心房率快于心室率。②心房节律可以为窦性心律、房性心动过速、心房扑动或心房颤动。③心室节律可以为房室交界区逸搏心律，心室率 40～60 次/分；或室性逸搏心律，心室率 20～40 次/分。心室律一般规则，亦可不规则。

310. E **311.** C **312.** D

四、X 型题

313. ABCD 高血压病的心脏损害症状主要与血压持续升高有关，后者可加重左心室后负荷，导致心肌肥厚，冠脉硬化，主动脉扩张，继之引起心腔扩大和反复心衰发作。高血压性心脏病变心脏检查可表现为心尖搏动增强。

314. ABCDE 动脉粥样硬化的损伤从血管内膜开始，出现脂质和复合糖类积聚、出血和血栓形成、纤维组织增生、钙质沉着，血管中层和外膜也可受累，继发性病变有斑块内出血。

315. ABCDE

316. CE 脂质条纹是动脉粥样硬化肉眼可见的最早病变。为点状或条纹状黄色不隆起或微隆起于内膜的病灶，常见于主动脉后壁及其分支开口处。

317. ABCDE

318. ADE 下肢动脉粥样硬化引起血管腔严重狭窄者可出现间歇性跛行、足背动脉搏动消失，行走时因血流灌注少，腓肠肌出现疼痛、麻木和痉挛。

319. ABCDE

320. BCDE 稳定型心绞痛临床特征为阵发性前胸压榨样疼痛感觉，主要位于胸骨后部，可放射至心前区、左上肢、颈部、左肩部和后背部，休息或用硝酸酯制剂后消失，刀割样或针刺样的疼痛通常不是心绞痛。

321. ACE 心绞痛发作之前，因冠状动脉暂时缺血，导致心脏代偿性增加血液输出量，导致心率增快、肺动脉压升高、血压升高。

322. ABCDE **323.** ABCDE

324. AE 绝大多数稳定型心绞痛患者可出现发作性心肌缺血引起的 ST 改变,主要表现为 ST 段压低 0.1 mV(1 mm),发作缓解后可恢复,有时出现 T 波倒置或低平。

325. ABCDE 硝酸酯制剂主要药理作用是松弛血管平滑肌,扩张冠状动脉,降低阻力,扩张周围血管;减少静脉回流,降低心输出量和血压;降低心室容量,减低心脏前后负荷和心肌的需氧。

326. ACDE β受体阻滞剂治疗心绞痛停药时应逐步减量;低血压、支气管哮喘者,心动过缓、房室传导阻滞者忌用;β受体阻滞剂与硝酸酯类合用有协同作用,用量应偏小;β受体阻滞剂不会出现视力障碍和皮疹。

327. BCD 根据心绞痛类型、发作时 ST 段下降幅度及持续时间、肌钙蛋白浓度将其危险度分为 3 层,即低危组、中危组和高危组。就诊前 48 h 内反复发作,静息心绞痛 ST 段下移>1 mm,持续时间>20 min 均为高危组特点。

328. ABCDE

329. BCDE 心绞痛与急性心肌梗死的鉴别诊断要点包括疼痛的部位、性质、诱因、时限、频率,硝酸甘油疗效,血压变化,有无气喘或肺水肿、心包摩擦音,坏死物质吸收的表现等。心力衰竭可与两者并存。

330. BCD 心肌梗死溶栓疗法的适应证为:①持续性胸痛≥0.5 h,含服硝酸甘油症状不缓解。②相邻两个或更多导联 ST 段抬高,在肢体导联>0.1 mV、胸导联>0.2 mV。③发病≤6 h 者。④若患者来院时已是发病后 6~12 h,心电图 ST 段抬高明显,伴有或不伴有严重胸痛,仍可溶栓。⑤年龄≤70 岁。70 岁以上的高龄心肌梗死患者,应根据梗死范围,患者一般状态,有无高血压、糖尿病等因素,因人而异,慎重选择。

331. ABCDE 心肌梗死溶栓疗法禁忌证:①两周内有活动性出血(胃肠道溃疡、咯血等),接受内脏手术、活体组织检查、有创性心肺复苏术,不能实施压迫的血管穿刺以及有外伤史者。②高血压病患者经治疗后在溶栓前血压仍≥21.3/13.3 kPa(160/100 mmHg)者。③高度怀疑有夹层动脉瘤者。④有脑出血或蛛网膜下腔出血史,>6 h 至半年内有缺血性脑卒中(包括 TIA)史。⑤有出血性视网膜病史。⑥各种血液病、出血性疾病或有出血倾向者。⑦严重的肝肾功能障碍或恶性肿瘤等患者。

332. ACDE 心梗合并心衰,应用吗啡或哌替啶(止疼、镇静)和利尿剂为主,也可选用血管扩张药(硝酸甘油、硝普钠)来减轻左心室的负荷,或用多巴酚丁胺($β_1$受体激动剂)静脉滴注增加心输出量。而美托洛尔(β受体阻滞剂)会加重病情。

333. ACE ST 段抬高的心梗多数为冠状动脉内存在纤维蛋白交联形成的红色血栓,在早期可以进行溶栓治疗;而非 ST 段抬高的心梗多为未完全闭塞的血管病变,血栓多为血小板聚集形成的白色血栓,用溶栓药物对于血小板为主的白色血栓是没有效果的,反而会激活凝血机制,使病情恶化。目前对急性非 ST 段抬高性心肌梗死患者的早期治疗,主张抗血小板、抗凝等抗栓治疗为主,配合调脂,减轻心肌氧耗,抑制心肌重构等治疗。待急性期过后(一般 1 周后)行冠脉造影明确血管病变,如有可能可以介入治疗。ST 段抬高型心肌梗死同样需要降脂治疗。

334. BCD

335. ABDE 冠状动脉狭窄分级 0 级:无血流灌注,闭塞血管远端无血流。1 级:造影剂部分通过,冠状动脉狭窄远端不能完全充盈。2 级:冠状脉狭窄远端可完全充盈,但显影慢,造影剂消除也慢。3 级:冠状动脉远端造影剂完全而迅速充盈和消除,类似正常冠状动脉血流。

336. BCE 心绞痛缓解期的治疗可以用下列药物:①β受体阻滞剂如美托洛尔等药物,可阻断拟交感胺类对心脏的刺激作用,减慢心率、降低血压,减低心肌收缩力和耗氧量,从而减少心绞痛的发作。②硝酸酯制剂如硝酸异山梨酯等,可扩张冠状动脉,降低阻力,增加冠脉循环的血流量。③钙通道阻滞剂如硝苯地平等,可抑制心肌收缩,减少心肌耗氧,扩张冠脉,解除冠脉痉挛;扩张周围血管,降低动脉压,减轻心脏前负荷。④阿司匹林:长期服用阿司匹林和给予有效的降血脂治疗可使粥样斑块稳定,减少血栓形成,降低不稳定型心绞痛和心肌梗死的发生率。亚硝酸异戊酯为化学物质,易燃,接触主要使血管扩张,引起血压降低及心动过速。大剂量可产生高铁血红蛋白血症。大剂量吸入后，出现颜面潮红、搏动性头痛、心动过速、发绀、软弱、躁动、昏厥、虚脱等。

337. ABCDE

338. ABCD 临床症状可以无症状，也可以有气促、心悸、劳力性呼吸困难、心前区闷痛、易疲劳、晕厥甚至猝死，晚期出现左心衰的表现。

339. ABC 扩张型心肌病的主要病理改变是心脏扩大，疲软，重量增加，室壁厚度不增加。两侧心室均有明显扩张，左室壁通常不比正常厚，心尖部常变薄。扩张的左心室乳头肌扁平，肉柱间隐窝深陷，常嵌有附壁血栓。附壁血栓也可见于其他心腔内，总检出率可达 60%。心腔扩张明显者，左心室内血栓呈轻度弥漫性增厚或不规则的斑块状增厚，此现象是附壁血栓机化的结果。在心脏重度扩张、相对性二尖瓣关闭不全的病例，二尖瓣前瓣游离缘中部常呈卷边状增厚。心房常扩大。

340. ABCDE 心电图异常表现有左心室或双室肥厚及 ST－T 改变，深而倒置的 T 波，有时有异常 Q 波，房室传导阻滞和束支传导阻滞，还可以发现其他心律失常如房颤、期前收缩等。

341. ACE 凡减少左室腔容积的因素可使压力阶差增大，梗阻加重；反之则使压力阶差减少，梗阻减轻。如 Valsalva 动作的吸气末由下蹲突然站立，期前收缩后的代偿间歇，心动过速，洋地黄制剂，异丙肾上腺素，硝酸盐类，利尿药等，可使压力阶差增大，梗阻增大；而 Valsalva 动作用力屏气，平卧或下蹲握拳，β 受体阻滞剂，α 受体激动剂等，可使压力阶差减小。

342. BD 扩张性心肌病是一个排除性诊断，即排除其他特异性原因造成的心脏扩大，心功能不全，根据临床表现及辅助检查即可做出诊断。超声诊断左心室明显扩大，左心室流出道扩张，室间隔及左室后壁搏动幅度减弱。X 线检查心影普大。

343. ABDE 地高辛是中效强心苷类药物，由强心甾烯和 3 个糖基形成的苷，不宜与酸类药物配伍。在治疗时，对心脏的作用表现为正性肌力作用，减慢心率，抑制心脏传导。适用于低输出量型充血性心力衰竭、心房颤动、心房扑动、阵发性室上性心动过速。排泄慢，在体内易积蓄产生中毒。

344. AC 二尖瓣狭窄心力衰竭遵循心衰治疗的一般原则：利尿、强心、扩血管治疗。

345. ABC 血管扩张药在临床上主要用于周围循环障碍性疾病如肢端动脉痉挛症、偏头痛、梅尼埃病、闭塞性脉管炎、降血压，也用以抗心力衰竭。左心衰伴左室充盈压增高、左心衰伴有位阻力增高低排血量者、高血压性心脏病并心衰均为周围循环障碍性疾病，均可使用。

346. ABC 早期心衰的体征：可见左心室增大、舒张早期或中期奔马律、左心室增大、脉搏强弱交替，听诊可闻及两肺底部有湿啰音、干啰音和哮鸣音。

347. ABCE 室上性心动过速频率较快，如心动过速周长短于右束支或左束支的不应期，就会发生相应束支的传导阻滞，而呈现右束支或左束支传导阻滞的图形或介于两者之间的非特异性室内传导阻滞图形。此时的传导阻滞并非病理性，而和心动过速的快频率相关，为功能性的传导阻滞，称为差异性传导。表现为宽 QRS 波的室上性心动过速，P 波与 QRS 波群相关，每次心动过速均由期前发生的 P 波开始，刺激迷走神经可减慢或终止心动过速。

348. ABCDE ①室性心动过速一旦发生，应立即终止发作。②消除诱因，注意低血钾、洋地黄药物的使用。③积极治疗原发病，如纠正心衰，心梗后室壁瘤的治疗等。④预防室性心动过速的复发。在室性心动过速终止后，应使用药物或非药物措施预防室性心动过速的复发。⑤防治心脏病猝死。有器质性心脏病的非持续性室速需治疗，持续室速需予治疗。无器质性心脏病的非持续性室速如有症状以消除症状为主，无症状可不用药物。

349. AE 心室颤动的症状体征：①意识丧失、抽搐，即阿-斯综合征。②面色苍白或青紫，脉搏消失，心音听不到，血压为零。③如不及时抢救，随之呼吸、心跳停止。心电图示：QRS－T 波群完全消失，代之以形态不同、大小各异间距极不匀齐的颤动波（f 波），频率为 250～500 次/分，颤动波之间无等电线。

350. BDE 二度Ⅰ型房室传导阻滞是最常见的二度房室传导阻滞类型，是指从心房到心室的传导时间逐渐延长，直到有一个心房的激动不能传递到心室。二度Ⅱ型房室传导阻滞是指心房的激动突然阻滞不能下传至心室，心电图表现为PR间期多在正常范围，QRS波群有间期性脱漏，脱落前后RR间期恒定不变。

351. ABCDE 心脏的传导系统包括窦房结、房室结、房室束、左右房室束分支、普肯耶纤维网、希氏束以及分布到心室乳头肌和心室壁的许多细支。

352. ACD 正常房室结位于房室隔下部右侧心内膜深面，冠状窦口前上方，房室结在正常情况下接受窦房结传来的冲动，再往下传给房室束，血供通常来自右冠状动脉

353. BD 冲动传导异常分为：①传导障碍：房室传导阻滞、室内传导阻滞。②折返激动：预激综合征。

354. ABE 心律失常轻度一般无明显的临床表现，较严重的心律失常，如病窦综合征、快速心房颤动、阵发性室上性心动过速、持续性室性心动过速等，可引起心悸、胸闷、头晕、低血压、出汗，严重者可出现晕厥、阿-斯综合征，甚至猝死。

355. ABCE 二度房室传导阻滞可分两型：①二度Ⅰ型(文氏型)，心电图表现为PR间期逐渐延长直至QRS波群脱落(P波不能下传)，RR间期逐渐缩短直至一个P波不能下传，包含受阻P波在内的RR间期小于正常窦性PP间期的两倍，通常以P波数与P波下传数的比例来表示房室阻滞的程度。②二度Ⅱ型(莫氏型)，心电图表现为PR间期固定，每隔一个或数个心动周期出现一个或数个心室漏搏，下传心动周期的PR间期可正常或延长。心室漏搏次数越多，心室率越慢，预后越差。

356. BE 心律失常轻度如房早、室早、预激综合征一般无明显的临床表现，较严重的心律失常，如病窦综合征、高度房室传导阻滞等，可引起心悸、胸闷、头晕、低血压、出汗，严重者可出现晕厥、阿-斯综合征，甚至猝死，

357. BCE 完全左束支传导阻滞的心电图特点有以下几点：①QRS波群的时限≥0.12 s；②QRS波群的形态的改变：V_5导联呈宽大、平顶或有切迹的R波。凡是在V_5或V_6导联R波之前出现Q波，则应除外完全性左束支传导阻滞。③V_1、V_2呈宽大、较深的S波，呈现QS或rS波。(Ⅱ、Ⅲ、aVF与V_1相似)。④继发ST-T段改变，凡QRS波群向上的导联(如Ⅰ、aVL、V_5等)ST段下降，T波倒置。在QRS波群主波向下的导联(如Ⅱ、aVR、V_1等)ST段抬高、T波直立。

358. BDE 房性心动过速简称房速。根据发生机制与心电图表现的不同，可分为自律性房性心动过速、折返性房性心动过速与紊乱性房性心动过速3种。

359. BCDE

360. AD 紊乱性房性心动过速心电图：①3种以上P波，PR间期各不同；②心房率100～130次/分；③多数P波能下传心室，部分P波过早而受阻，心室律不规则。

361. ACD 心房扑动多见于器质性心脏病，也可发生于无器质性心脏病患者。令患者运动可促进房室传导，使房扑的心室率成倍数加速。房扑具有不稳定倾向，心房扑动呈1∶1下传时(多在婴幼儿发生)可使心室率快达250次/分左右。

362. ABCDE 房颤患者心室律变得规则可能是恢复窦性心律、转变为房性心动过速或房扑、发生房室交界性心动过速或室性心动过速；如心室律慢而规则(30～60次/分)，提示可能出现完全性房室传导阻滞。

363. AD 非阵发性房室交界性心动过速的发生机制与房室交界区组织自律性增高或触发活动有关。最常见的病因为洋地黄中毒，其他为下壁心肌梗死、心肌炎、急性风湿热或心瓣膜手术后，亦偶见于正常人。

364. BD β受体阻滞剂、非二氢吡啶类钙通道阻滞剂、洋地黄类药物可减慢房室传导，导致旁道前传增加；利多卡因可加速预激综合征合并房颤时的旁道传导，在预激综合征合并房颤时都属禁用药物。

365. ABCD 房颤常见的病因包括高血压病、冠心病、心脏外科手术、瓣膜病、心力衰竭、心肌病、先天性心脏病、肺动脉栓塞、甲状腺功能亢进症等，常见的器质性心脏病有风湿性心脏病二尖瓣狭窄、冠心病、甲亢性心脏病、心肌病。

366. BDE 洋地黄类与抗心律失常药、保钾利尿药、

肝药酶诱导剂和抑制剂相互作用，主要通过药动学的影响，改变血药浓度，从而影响洋地黄类的疗效与毒性。应用洋地黄时，忌用钙剂、大量β受体阻滞剂和胺碘酮。

367. ABC　二度房室传导阻滞的体征最常见的是在一系列规则的心搏中偶尔出现一次间歇，在间歇前并无提早搏动。听诊时由于心房和心室关系的变动，第1心音可强弱不等，心音和脉搏有脱漏。房室传导阻滞为3∶2时，心音和脉搏可似期前收缩形成的二联律。2∶1阻滞时则伴有慢而规则的心率。

368. ABCD　三度房室传导阻滞心电图特征：①P波与QRS波有各自的规律，互不相关，心房率快于心室率。②如阻滞发生在房室交接处，则QRS波正常，频率40～60次/分。③如果阻滞发生在希氏束分支以下部位，心室起搏点源于心室内，则QRS波宽大畸形，频率20～40次/分。

369. AC　三度房室传导阻滞时P波与QRS波有各自的规律，互不相关，心房率快于心室率。

370. ABC　常用于阵发性室上性心动过速的药物有：①新斯的明；②维拉帕米静脉注射，患者2周内未用β受体阻滞剂者可作首选；③毛花苷丙对于伴心功能不全者应首选，但预激综合征有宽大QRS波者禁用；④胺碘酮加葡萄糖液静脉注射，效果较毛花苷丙快，比维拉帕米慢，但不良反应极少，原因是相当多的室上性心动过速系经房室结折返性，而静注胺碘酮主要作用在房室结上，故可阻断室上速；⑤三磷酸腺苷(ATP)对窦房结和房室结均有明显抑制作用。

371. ACE　不宜应用洋地黄的情况有：①洋地黄中毒及其引起的心衰加重与心律失常，如单纯二尖瓣狭窄；②二度或高度房室传导阻滞；③预激综合征伴心房颤动或扑动；④肥厚性心肌病而无心房颤动或明显心力衰竭。

第二章　呼吸系统

一、A1/A2型题

1. B　BNP在心衰的诊断和鉴别诊断中有重大价值。BNP＜100 pg/ml，心衰可能性极小；BNP＞400 pg/ml，心衰可能性极大。

2. E　急性上呼吸道感染是鼻腔、咽或喉部急性炎症的概称。其发病无年龄、性别、职业和地区差异，一年四季均可发生，但以冬、春季节多见，尤其多发于气温突变、寒暖失常之时。常见的病原体为病毒，少数为细菌。急性上呼吸道感染一般病情较轻，病程较短，预后良好，算不上疑难病症。但由于发病率高，若失于治疗，可诱发鼻窦炎、中耳炎、气管炎、肺炎、心肌炎、支气管哮喘等多种疾病，并可使机体原有的疾病加重，不仅影响工作及劳动能力，还严重危害到身体的健康，所以不能忽视对急性上呼吸道感染的防治。

3. A　免疫荧光法、酶联免疫吸附检测法、血清学诊断法和病毒分离和鉴定，都可以判断病毒的类型，区别病毒感染和细菌感染。

4. C　季节性流感在人与人间传播能力很强，与有限的有效治疗措施相比，积极防控更为重要。主要的预防措施如下：①保持室内空气流通，流行高峰期避免去人群聚集场所；②咳嗽、打喷嚏时应使用纸巾等，避免飞沫传播；③经常彻底洗手，避免脏手接触口、眼、鼻；④流行期间如出现流感样症状及时就医，并减少接触他人，尽量居家休息；⑤流感患者应呼吸道隔离1周或至主要症状消失，患者用具及分泌物要彻底消毒；⑥加强户外体育锻炼，提高身体抗病能力；⑦秋冬气候多变，注意加减衣服；⑧机构内暴发流行的防控；⑨接种流感疫苗；⑩合理饮食。

5. B　疱疹性咽峡炎是一种急性传染性、发热性疾病，多由A组柯萨奇病毒，偶尔也由其他肠道病毒所引起，其特点为疱疹性、溃疡性黏膜损害。

6. B　普通感冒俗称“伤风”，又称急性鼻炎或上呼吸道卡他，以鼻咽部卡他症状为主要表现。成人多数为鼻病毒引起，其次为副流感病毒、呼吸道合胞病毒、埃可病毒、柯萨奇病毒等。起病较急，初期有咽干、咽痒或烧灼感,发病同时或数小时后,可有喷嚏、鼻塞、流清水样鼻涕,2～3天后变稠。

7. C **8.** D

9. E 根据所属症状及体征,普通感冒可能性最大。

10. C 病毒性咽喉炎分急性和慢性。急性型起病急,先在咽和口腔黏膜、扁桃体和口角等处出现针尖大小的疱疹,呈圆形或椭圆形,孤立或丛集在一起。很快破裂形成浅溃疡,表面覆盖有淡黄色假膜,周围黏膜呈鲜红色,伴有畏寒、发热、咽部灼热疼痛。婴幼儿出现哭闹不安,拒饮食,颌下淋巴结肿大并有压痛。慢性型多见于成年人,咽及口腔黏膜出现少数疱疹,破溃后覆有灰白色假膜,四周黏膜淡红,此愈彼起,持续较久。咽部及口腔微感灼热疼痛,无明显症状。

11. D 疱疹性咽峡炎临床特征为骤起高热伴有咽喉痛、头痛、厌食,并常有颈、腹和四肢疼痛。在婴儿常发生呕吐和惊厥,起病2日内口腔黏膜出现少数(很少>12个)小的(直径1～2 mm)灰白色疱疹,周围绕以红晕,多见于扁桃体前部,但也可位于软腭、扁桃体、悬雍垂和舌部等。在以后的24小时内水泡破溃变为浅溃疡,直径一般在5 mm以下,1～5日内愈合。并发症少见,症状一般7日内消失。在感染后能产生持久的免疫,但A组中其他型病毒或其他肠道病毒也可能引起再次发病。

12. C 咽结膜热是一种表现为急性滤泡性结膜炎,并伴有上呼吸道感染和发热的病毒性结膜炎,多见于4～9岁儿童和青少年,常于夏、冬季节在幼儿园、学校中流行。病原体为腺病毒3型、4型和7型,临床主要表现为发热、咽炎、结膜炎三大症状。

13. C 细菌性咽-扁桃体炎起病较急,可有畏寒及高热,体温可达39～40℃。幼儿可因高热而抽搐。咽痛明显,吞咽时尤重,甚至可放射到耳部。病程约7天左右。可见咽部明显充血,扁桃体肿大、充血,表面有黄色点状渗出物,颌下淋巴结肿大、压痛,肺部无异常体征。

14. B 病毒性心肌炎患者临床表现取决于病变的广泛程度和部位,轻者可无症状,重者可出现心力衰竭、心源性休克和猝死。患者常在发病前1～3周有上呼吸道或肠道感染史,表现为发热、全身酸痛、咽痛、倦怠、恶心、呕吐、腹泻等症状,然后出现心悸、胸闷、胸痛或心前区隐痛、头晕、呼吸困难、水肿,甚至发生阿-斯综合征;极少数患者出现心力衰竭或心源性休克。

15. E 过敏性鼻炎典型症状主要有鼻黏膜苍白、双下鼻甲水肿、阵发性喷嚏、清水样鼻涕、鼻塞和鼻痒等,部分伴有嗅觉减退。

16. E 急性感染性支气管炎往往先有急性上呼吸道感染的症状如鼻塞、寒战、低热、肌肉疼痛以及咽喉痛等。剧烈咳嗽的出现通常是支气管炎出现的信号。开始时干咳无痰,但几小时或几天后出现少量黏痰,稍后出现较多的黏液或黏液脓性痰。明显的脓痰提示多重细菌感染。有些患者有烧灼样胸骨后痛,咳嗽时加重。在无并发症的严重病例,可发热38.3～38.8℃,持续3～5天。随后急性症状消失(尽管咳嗽可继续数周)。持续发热提示合并肺炎,可出现继发于气道阻塞的呼吸困难。无并发症的急性支气管炎几乎无肺部体征,可能闻及散在的高音调或低音调干啰音,偶尔在肺底部闻及捻发音或湿啰音。尤其在咳嗽后,常可闻及哮鸣音。持续存在的胸部局部体征提示支气管肺炎的发生。故有人认为急性支气管炎可以称为“短暂的哮喘”,而不是“肺部感染”。严重并发症通常仅见于有基础慢性呼吸道疾病的患者。这些患者的急性支气管炎可致严重的血气异常(急性呼吸衰竭)。

17. E 社区获得性肺炎(community acquired pneumonia, CAP)是指在医院外罹患的感染性肺实质(含肺泡壁,即广义上的肺间质)炎症,包括具有在社区感染,尚在潜伏期,因其他原因住院后而发病的肺炎。在症状及实验室检查上与一般肺炎无区别,故治疗也以抗生素治疗为主。

18. C 原发性非典型性肺炎又名支原体肺炎,是由肺炎支原体引起的肺部的急性炎症,常同时伴发咽炎、支气管炎和肺炎。支原体肺炎约占非细菌性肺炎的1/3以上,或各种原因引起肺炎的10%。秋冬季节发病较多,但季节性差异并不显著。

19. E 肺曲霉菌病(pulmonary aspergillosis)主要由烟曲霉引起。侵袭性曲霉病胸片表现为以胸膜为基底的多发性的楔形阴影或空洞;局限性肺不张,肺体积缩小,胸部CT早期有晕轮征,即结节影周围环绕低密度影，后期为新月体征；曲霉肿的胸片主要表现为原有的慢性空洞内有一团块影，随体位改变而在空腔中移动；变应性支气管肺曲霉菌病的胸片主要表现为上叶短暂性实变或不张，可发生于双侧，中央支气管囊状扩张及壁增厚征象，如"戒指征"和"轨道征"。特殊检查组织培养及组织病理学检查可确诊。血清曲霉抗体测定，血、尿、脑脊液、肺泡灌洗液曲霉菌半乳甘露聚糖测定和 PCR 测定血中曲霉 DNA 可协助本病的诊断。支气管肺泡灌洗液涂片、培养和(或)抗原测定对于免疫抑制宿主侵袭性曲霉病有很好的特异性阳性预测值。

20. D　肺嗜酸性粒细胞增多症(pulmonary eosinophilia)，一组肺部嗜酸性粒细胞增多性浸润伴血液嗜酸粒细胞增多的疾病。多数患者表现为咳嗽、少量黏液痰、头痛、食欲缺乏，很少发热或仅有低热。胸部体征多不明显，其发病机制可能与变态反应有关。治疗措施主要是去除病因，酌情使用肾上腺皮质激素控制症状及对症处理。

21. A　肺脓肿(lung abscess)是多种病原菌感染引起的肺组织化脓性炎症，导致组织坏死、破坏、液化形成脓肿，以高热、咳嗽、咳大量脓臭痰为主要临床特征。

22. B　金黄色葡萄球菌肺炎是由金黄色葡萄球菌引起的急性肺化脓性炎症，常发生于有基础疾病如糖尿病、血液病、艾滋病、肝病或原有支气管肺疾病者。儿童患流感或麻疹时也易患此病。多表现为急骤起病，高热、寒战、胸痛、咳脓性痰。X 线表现为坏死性肺炎，如肺脓肿、肺气囊肿和脓胸。若治疗不及时或不当，病死率甚高。严重且可能导致死亡的并发症为进展性肺炎，有时伴有成人呼吸窘迫综合征和(或)脓毒性休克。胸部 X 线检查可发现约 25%的患者有胸膜渗出，且仅 1%左右的患者有脓胸。有些患者产生病变邻近部位的感染(如脓胸或化脓性心包炎)。菌血症可造成肺以外的感染病灶，包括脓毒性关节炎、心内膜炎、脑膜炎及腹水。有些患者出现肺部重复感染，表现为在治疗过程中，暂时改善之后又出现发热和新的肺浸润而致病情恶化。

23. C　由于长期应用广谱抗生素、糖皮质激素、免疫抑制剂，化疗或放疗后以及 AIDS 等，深部真菌感染近年来逐渐增多。深部真菌感染现在称系统性真菌感染。肺部真菌感染是最常见的系统性真菌感染。长期中性粒细胞低下、广谱抗生素的应用、器官移植、接受免疫抑制剂及大剂量激素治疗者若出现不明原因长期发热，应警惕系统性真菌感染。对这一类患者应多取痰、尿、血、胸水等标本作涂片直接镜检(基层医院都具备)，有条件者进一步做真菌培养。一旦临床上高度怀疑有系统性真菌感染，无论实验室回报结果是否阳性，均应立即给予抗真菌治疗。结合患者症状、体征及用药病史，需高度怀疑真菌感染。

24. D　支气管扩张的咳嗽特点：慢性咳嗽伴大量脓性痰，痰量与体位改变有关，如晨起或入夜卧床时咳痰量增多。呼吸道感染急性发作时黄绿色脓痰明显增加，一日可达数百毫升，若有厌氧菌混合感染则有臭味。

25. B　支气管扩张症的典型症状为咳嗽伴大量脓痰和反复咯血，根据患者症状应选 B。

26. B　慢性咳嗽和大量脓痰是支气管扩张的临床特征之一，患者的痰液静置数小时后可分为 3 层：上层为泡沫状黏液，中层为清晰的浆液，下层为脓液及细胞碎屑的沉淀。痰呈黄色或黄绿色。

27. B　支气管扩张的并发症有胸膜炎、脓胸、肺纤维化、心包炎、肺源性心脏病，甚至心力衰竭，以肺脓肿及肺纤维化最常见。

28. A

29. A　当抗结核治疗进行一段时间后，应复查痰培养，如未检出痰菌，即可停药。

30. E　肺结核典型的病理改变为渗出性病变，表现为充血、水肿与白细胞浸润。早期渗出性病变中有中性粒细胞，以后逐渐被巨噬细胞和淋巴细胞所代替。在巨噬细胞内可见到被吞噬的结核菌。渗出性病变通常出现在结核炎症的早期或病灶恶化时，亦可见于浆膜结核。当病情好转时，渗出性病变可完全消散吸收。

31. D　支气管扩张由轻到重，病理改变非常复杂，涉及支气管、肺实质及胸膜，胸片是大体病理解剖的反映，因此片上所见也是多种多样的：①由于支气管壁慢性感染、管壁增厚及周围结缔组织增生,病变区肺纹理增多、增粗、排列紊乱,直到肺外带仍较明显。增厚的管壁中如含气,片上可见平行的双粗线,称为"双轨征";如有脓液潴留,则呈粗条状甚至杵状。扩大的支气管在断面上呈圆圈影,如多个小圆圈影聚在一起,就呈现蜂窝状。大的囊状扩张可见多个圆形或卵圆形透亮区,大小可自数毫米至 2～3 cm,其下缘壁增厚显影,似卷发,又称"卷发征",囊腔中有时还有液平。②支气管扩张都伴有肺实质性炎症,急性发作时局部有片状影,急性感染消失后也常留下小片状、小块状病变及纤维化,因此肺体积常缩小,而伴有相应的改变如肺纹理聚拢、密度增高、肺裂移位,肺门阴影缩小、转位及移位,无病变区的代偿性肺气肿等,最终是肺不张。双侧下叶肺不张,如体积很小,可以贴在纵隔面,在平片上不易发现。右上叶肺不张可似上纵隔增宽。右中叶不张可能只是右心缘的一片模糊影,在侧位片上有时与斜裂增厚不好鉴别。左下叶是支扩好发部位,当下叶体积缩小,平片上与心脏阴影完全重叠时容易漏诊,但如有侧位片并注意左肺门及左肺纹理的改变,并不难发现。③胸膜改变。支扩患者常反复肺部感染,有时也波及胸膜产生炎症粘连,因此片上见有胸膜改变的不少。广泛严重的支扩、肺不张、纤维化,增厚的胸膜会使一侧肺出现致密阴影、膈肌上升、纵隔移位,在致密影中能见到支扩的透亮区,成为所谓的"毁损肺"。

32. E　肺结核的治疗以化学治疗为主,其原则为:早期、规律、全程,适量、联合。①早期:肺结核病早期,肺内病灶血液供应好,有利于药物的渗透和分布,同时巨噬细胞活跃,可吞噬大量结核菌,有利于促进组织的修复和有效地杀灭结核菌,所以应尽可能早地发现和治疗肺结核。②规律:按照化疗方案,规律用药可保持相对稳定的血药浓度,以达到持续的杀菌作用。反之,血药浓度不稳定,在低浓度时达不到最低抑菌浓度,反而会诱导细菌的耐药性。③全程:肺结核患者服用抗结核药物后,短期内症状会显著改善,2 个月左右大部分敏感菌被消灭,但部分非敏感菌和细胞内的结核菌仍然存活,只有坚持用药才能最终杀灭这部分细菌,达到减少复发的目的。④适量:过量使用抗结核药物,会增加药物的不良反应,用量不足则可诱导耐药产生,因此在化疗过程中必须根据患者的年龄、体重,给予适当的药物剂量。⑤联合:联合不同机制的抗结核药物,可以利用多种药物的交叉杀菌作用,不仅能提高杀菌灭菌效果,还能防止产生耐药性。

33. D　结合患者症状、体征、实验室检查,考虑肺结核可能性大,应早期使用抗结核治疗。

34. C

35. C　慢性支气管炎咳痰以晨起为著,痰呈白色黏液泡沫状,黏稠不易咳出。在急性呼吸道感染时,症状迅速加剧。痰量增多,黏稠度增加或为黄色脓性,偶有痰中带血。

36. D　口唇发绀不是诊断阻塞性肺气肿的依据。

37. D　抗胰蛋白酶缺乏时,肺组织容易受到蛋白酶的破坏,早期出现肺气肿。

38. B　慢性支气管炎常在寒冷季节发病,出现咳嗽、咳痰,尤以晨起为著,痰呈白色黏液泡沫状,黏稠不易咳出。在急性呼吸道感染时,症状迅速加剧。痰量增多,黏稠度增加或为黄色脓性,偶有痰中带血。慢性支气管炎反复发作后,支气管黏膜的迷走神经感受器反应性增高,副交感神经功能亢进,可出现过敏现象而发生喘息。随着病情发展,终年咳嗽,咳痰不停,秋冬加剧。喘息型支气管炎患者在症状加剧或继发感染时,常有哮喘样发作,气急不能平卧。呼吸困难一般不明显,但并发肺气肿后,随着肺气肿程度增加,则呼吸困难逐渐增剧。

39. C　肺气肿是由于有害刺激引起终末细支气管远端的气道弹性减退、过度膨胀、充气和肺容量增大,体征有桶状胸、呼吸运动减弱、触觉语颤减弱或消失、叩诊过清音、听诊呼吸音减弱、心音遥远。肺泡弹性回缩力减退及合并气流阻塞时,呼气相延长。而由肺实变所产生的管状呼吸音不可能是肺气肿的体征。

40. B　本例为典型的 COPD 病史,无论从诊断还是肺功能评价来看都应进行肺功能检查。近年来 HRCT 提高了对肺气肿诊断的敏感性,但是对气流受限的程度无法评价,且不能作为常规检查。

41. B　成人 PEF 平均变异率＞10％或 PEF 周变异率＞20％即可诊断哮喘。

42. B

43. B 重症哮喘发作时要及早静脉给予大剂量激素如氢化可的松(400～1 000 mg/d)或甲泼尼龙(80～160 mg/d),平均 4～6 小时起效。无糖皮质激素依赖倾向者可在短期(3～5 天)内停药;有激素依赖倾向者应延长给药时间,控制哮喘症状后改为口服给药(泼尼松 40～60 mg/d),并逐步减少激素用量,每 3 日减 5 mg 日服量。需长期激素维持者,应采用每日或隔日清晨顿服,泼尼松的维持剂量最好每天≤10 mg。

44. B 当支气管哮喘和心源性哮喘难以鉴别时,应暂时使用氨茶碱缓解症状后再具体鉴别。

45. C 支气管哮喘的治疗:①长期抗炎治疗是基础的治疗,首选吸入激素。常用吸入药物有倍氯米松(beclomethasone, BDP)、布地奈德(budesonide)、氟替卡松(fluticasone)、莫米松(mometHasone)等,通常需规律吸入 1 周以上方能生效。②急性期缓解症状的首选药物是吸入 β_2 受体激动剂。β_2 受体激动剂主要通过激动呼吸道的 β_2 受体,激活腺苷酸环化酶,使细胞内环磷酸腺苷(cAMP)含量增加,游离 Ca^{2+} 减少,从而松弛支气管平滑肌,是控制哮喘急性发作的首选药物。③规律吸入激素后病情控制不理想者,宜加用吸入长效 β_2 受体激动剂,或缓释茶碱、白三烯调节剂(联合用药),亦可考虑增加吸入激素量。④重症哮喘患者,经过上述治疗仍长期反复发作时,可考虑做强化治疗,即按照严重哮喘发作处理,给予大剂量激素等治疗,待症状完全控制、肺功能恢复最佳水平、PEF 波动率正常 2～4 天后逐渐减少激素用量。

46. A 典型症状为发作性、伴哮鸣音的呼气性呼吸困难或发作性咳嗽、胸闷,用支气管舒张剂后缓解或可自行缓解。

47. D 支气管哮喘有以下几个分型:感染型哮喘、吸入(过敏)型哮喘、混合型哮喘、运动型哮喘、药物型哮喘和职业性哮喘。

48. B ①通气不均:哮喘发作期间,通气很不均匀,可用一口气测氮、多次呼吸氮冲洗及氙吸气分布状态等方法测定。患者的动态肺顺应性降低也与通气不均有关。通气不均可能是观察哮喘的最敏感指标,往往在其缓解期,一般通气功能测定在正常范围而通气不均却仍持续存在。②肺顺应性改变:大多数研究报告认为,哮喘发作期间的静态顺应性很少变化,也就是总肺容量的改变及整个压力拟容积曲线的移动是平行的。但动态顺应性常见下降,且呈明显的频率依赖性,这主要是因为克服大肺容量时肺弹性回缩力所需负压过大,一些与狭窄气道相接连的肺泡在快速呼吸时来不及充气的缘故。③肺容量异常:在哮喘发作期间,所需静态肺容量(包括残气量、功能残气量、总肺容量)都可能增加,闭合气量在严重哮喘发作时不能测定,但在缓解期闭合气量仍高于正常。残气量增加可能是由于小气道陷闭或接近陷闭所致;功能残气量相当于肺的向内回缩力与胸廓向外回弹力相等时的肺内气量,在哮喘发作时功能残气量必然增加,这可能是因为下一次吸气提前开始而较早地结束呼气的结果;总肺容量一般是增加的,发作前后相差不到 1 L,多则可达 2 L,但也可在短时间内减少。呼气终末肺容量增加所形成的膨胀压升高可使气道狭窄程度得到部分减轻。④流速容量曲线表现的特点:在最大呼气流速-容积曲线上可见哮喘患者的用力呼气流速降低,主要表现在低肺容量线段上,当哮喘变得严重时,则所有各肺容量段的呼气流速都呈降低。⑤气道阻力增加和呼气流速下降:气道阻力增加是哮喘的主要病理生理特征,阻塞发生在较大支气管时更为明显。由于气体呼出时气道阻塞更为明显,故呼气阻力大于吸气阻力。哮喘发作时,有关呼气流速的全部指标均显著下降,如第一秒用力呼气量(FEV_1)、用力肺活量(FVC),尤其是最大呼气流速或呼气峰流速。这是因为在呼气期间,当气道内压渐降至等于胸膜腔压(即等压点)时,气道便可能陷闭,呼气越用力,越促使气道陷闭,气流速度不可能提高。由于 FEV_1 降低通常超过 FVC 降低的幅度,故 FEV_1/FVC 的比值可偏低,一般<70%。⑥呼吸无效腔增大:哮喘患者的气道阻塞不是一致的,有些部分在呼气时完全阻塞,肺泡显著过度充气,以致该部分毛细血管床显著减少,甚至完全关闭。同位素肺灌注扫描可显示为无灌注区,有的可被误诊为肺栓塞。无灌注区也可能很少,不能被扫描所发现。无灌注区肺泡的通气是无效的,因而生理性呼吸无效腔增大,即无效腔通气量增

多。⑦呼吸频率增快,通气量增加和呼气时间相对延长。哮喘发作时,肺部过度充气,功能残气量增加,为使足够的气体进出肺内,患者用力呼气和吸气用力增加,这就导致呼吸肌的代谢率提高。加以无效腔通气量增加,为维持足够的气体交换,只有依靠呼气时间相对延长和通气量增加以补偿之。但随着残气量增加和低肺容量部分的呼气流速过慢,潮气量无法增加,在此情况下,功能余气量的增加,唯有依赖呼吸率的增加才能实现。⑧弥散功能正常:无合并症的哮喘患者,其肺内气体弥散功能是不会出现真正异常的,哮喘发作非常严重者,CO弥散量可能有所降低,这种情况虽然反映气体交换量减少,但它是通气不均所致而非真正的弥散功能障碍。临床上测定CO弥散量是鉴别哮喘的过度充分与肺气肿的重要客观指标之一,后者的CO弥散量通常都是减低的。哮喘患者如果保持正常的CO弥散量,提示其气道阻塞具有可逆性。

49. E 支气管哮喘是一种特殊的气道炎症,主要表现为气道高反应与变异性较大的可逆性气流阻塞,据此已将哮喘划出慢性阻塞性肺疾病(COPD)的范畴,通常认为后者有不可逆气道损伤和持久的肺功能损害。但亦有大量的临床资料显示,两者病理生理改变和临床表现有诸多相似或重叠,COPD气流阻塞可能有部分可逆,而相当多的哮喘患者,即使用正规的支气管扩张剂或糖皮质激素治疗,亦表现程度不同的不可逆气流阻塞。哮喘时气道重构的主要病理学改变为气道壁的增厚。

50. B 根据过敏原吸入后哮喘发生的时间,可分为速发型哮喘反应(IAR)、迟发型哮喘反应(LAR)和双相型哮喘反应(DAR)。IAR几乎在吸入过敏原的同时立即发生反应,15～30分钟达高峰,2小时后逐渐恢复正常。LAR约6小时左右发病,持续时间长,可达数天。而且临床症状重,常呈持续性哮喘表现,肺功能损害严重而持久。LAR的发病机制较复杂,不仅与IgE介导的肥大细胞脱颗粒有关,主要是气道炎症反应所致。

51. D

52. D 大环内酯类抗生素在哮喘治疗中有着"节约类固醇"的作用。其机制可能是通过诱导EOS凋亡,抑制IL-8、sIL-2R的产生,抑制T淋巴细胞活化。

53. B 支气管哮喘(简称哮喘)是一种慢性气道炎症性疾病,以发作性的喘息、胸闷、气急、咳嗽为主要临床表现,其根本的病理生理改变为气道阻塞和气流受限。哮喘的气流受限与慢性阻塞性肺疾病不同,大部分属于可逆性,其病理学基础主要包括气道平滑肌收缩、腺体分泌增加、气道壁水肿及血管充血等。

54. E 哮喘持续状态患者由于存在摄水量不足,加之过度呼吸及出汗,常存在不同程度的脱水,使气道分泌物黏稠,痰液难以排出,影响通气。因此补液有助于纠正脱水,稀释痰液,防止黏液栓形成。根据心脏及脱水情况,一般每天输液2 000～3 000 ml。

55. B 引起支气管哮喘发病的炎性介质根据介质产生的先后可分为快速释放性介质,如组胺;继发产生性介质如前列腺素(PG)、白三烯(LT)、血小板活化因子(PAF)等。肥大细胞激活后,可释放出组胺、嗜酸性粒细胞趋化因子(ECF)、中性粒细胞趋化因子(NCF)、LT等介质。肺泡巨噬细胞激活后可释放血栓素(TX)、PG、PAF等介质,进一步加重气道高反应性和炎症。

56. B 应禁用药物:①非选择性β受体阻滞剂普萘洛尔对β_1和β_2受体均有阻滞作用,可引起支气管平滑肌痉挛和鼻黏膜毛细血管收缩,哮喘患者用后可使病情急剧恶化。②新斯的明、加兰他敏、有机磷酸酯类等抗胆碱酯酶药进入人体后可与胆碱酯酶结合,使乙酰胆碱大量增加,从而使支气管收缩;毛果芸香碱和甲酚胆碱等拟胆碱药能直接兴奋支气管平滑肌M受体,故均可诱发和加重支气管哮喘。③氯氮草、可待因、吗啡、芬太尼、硫酸镁、白消安可引起呼吸抑制,加重哮喘,哮喘发作时应禁用。

57. D 支气管哮喘夜间易发作的原因有:①过敏原因素:患者接触过敏原是引哮喘的主要原因,但接触过敏原后不会马上发生哮喘,一般在接触6～8小时后哮喘才开始发作。所以白天少接触化学物质,可以减少哮喘夜间发作。②生理节律因素:白天肺功能相对较强,夜间肺功能相对较弱,抗过敏能力明显下降,导致哮喘容易在夜间发作。睡前服用长效抗过敏药,可以预防哮喘夜间发作。③体温变化因素:睡眠时体温可下降

1℃，体温下降0.7℃即可引起支气管收缩，从而诱发哮喘的发作，而在温暖环境下睡眠可以明显减少夜间哮喘发作。④睡眠体位因素：仰卧位时气管的呼吸阻力明显增加，容易出现呼吸暂停现象，由缺氧引起支气管痉挛，导致哮喘发作。侧卧位可以预防或减少哮喘发作。⑤胃食管反流因素：夜间睡眠时，因为体位的原因，胃的食物或胃液可能反流到食管中，又会因呼吸作用吸入气管中，引起支气管的痉挛。成年时起病的哮喘患者90%有胃食管反流症状，这部分患者需要治疗"胃病"来解除哮喘。⑥炎症因素：大多数哮喘患者有鼻窦炎或气管炎。夜间鼻窦炎的分泌物增多，气管的炎症反应也重一些，这也是引起哮喘发作的原因。使用抗菌药物治疗鼻窦炎和气管炎是预防哮喘的重要措施之一。⑦空气干燥因素：一般来说，夜间的空气比白天干燥，而干燥的空气会诱发支气管痉挛，使哮喘发作。增加室内湿度，或睡眠之前喝一杯白开水，有预防哮喘夜间发作的作用。

58. A　危重哮喘时由于支气管严重狭窄或大量痰栓阻塞气道，肺部哮鸣音反而常减弱或消失，为临床一类危急病症。患者常不能讲话，嗜睡或意识模糊，出现呼吸浅快、胸腹矛盾运动、三凹征，呼吸音减弱或消失（沉默肺），心动徐缓，动脉血气表现为严重低氧血症和呼吸性酸中毒，提示危险征兆，患者呼吸可能很快停止，于数分钟内死亡。

59. A　疾病早期，因病理的可逆性，肉眼观解剖学上很少有器质性改变。随疾病发展病理学变化逐渐明显，肉眼可见肺过度充气及肺气肿，肺柔软疏松，可合并有肺大泡。支气管及细支气管内含有黏稠痰液及黏液栓。支气管壁增厚、黏膜肿胀充血形成皱襞，黏液栓塞局部可发现肺不张。显微镜下的改变比较明显，即使在轻症的哮喘患者，可见气道上皮下有肥大细胞、肺泡巨噬细胞、嗜酸性粒细胞、淋巴细胞与中性粒细胞浸润。哮喘发作期有气道黏膜下组织水肿，微血管通透性增加，支气管内分泌物潴留，支气道平滑肌痉挛，纤毛上皮剥离，基底膜露出，杯状细胞增殖及支气管分泌物增加等病理改变。若哮喘长期反复发作，表现为支气管平滑肌的肌层肥厚，气道上皮细胞下的纤维化等致气道重构和周围肺组织对气道的支持作用消失。

60. A　内源性哮喘包括感染性哮喘、月经性哮喘、妊娠性哮喘以及阿司匹林哮喘。其中感染性哮喘最常见。

61. D　该患者哮喘病史5年，本次发作FEV_1/FVC 60%，正常人应大于80%，低于80%表明气道阻塞性通气障碍的存在，如哮喘。医学上还用低于80%及60%评判支气管哮喘发病的轻重程度。糖皮质激素作为当前防治哮喘最有效的药物，主要作用机制是抑制炎症细胞的迁移和活化，抑制细胞因子的生成，抑制炎症介质的释放，增强平滑肌细胞β_2受体的反应性。可分为吸入、口服和静脉用药。吸入激素是控制哮喘长期稳定的最基本的治疗，是哮喘第一线的药物治疗。吸入激素通过其分子结构上增加了酯性基团，使局部抗炎效价明显增加，作用于呼吸道局部，所用剂量较小，药物进入血液循环后在肝脏迅速被灭活，全身性不良反应少。主要的不良反应是口咽不适、口咽炎、声音嘶哑或口咽念珠菌感染，喷药后用清水漱口可减轻局部反应。使用不同的吸入剂型或药物时口咽炎的发生率有一定的差别。通常停用4～7天后口咽炎能自然恢复。常用的吸入激素有二丙酸倍氯米松（beclomethasone dipropionate）、布地奈德（budesonide）、氟尼缩松（flunisolide）和曲安奈德（triamcinolone acetonide）等。近年已发展了一些新的活性更强的吸入激素，如氟替卡松（fluticasone）等。其作用增强2倍，不良反应少。如果单纯吸入激素不能控制，则推荐使用吸入激素联合长效β_2受体激动剂，比如沙美特罗替卡松、布地奈德福莫特罗等。这是哮喘治疗的黄金组合。

62. C　血气分析$PaCO_2$升高提示呼吸性酸中毒，主要原因是肺的换气功能降低，提示病情恶化。

63. B　结合患者症状、体征及相关病史，提示该患者为危重哮喘发作，此时由于支气管严重狭窄或大量痰栓阻塞气道，肺部哮鸣音反而减弱或消失。

64. E　哮喘性肺嗜酸粒细胞浸润症X线表现：近端支气管扩张可见游走性阴影，有时可见手指样或指套样阴影。一般支气管哮喘发作时X线示肺纹理增多，哮喘发作时可见双肺透亮度增加,呈过度充气状态。

65. B　患者哮喘持续状态,最佳治疗为静脉滴注甲泼尼龙。

66. B　$PaCO_2$ 降低,提示未出现呼吸性酸中毒等危象,故无需紧张。

67. D　皮肤过敏试验可以帮助判断相关的过敏原,但在急性发作期间,患者本身处于高敏状态下,易发生过敏反应,加重病情。故皮肤过敏试验应在缓解期做。

68. C　患者无感染征象,给予抗生素无意义。

69. C　危重哮喘患者应联合用药,包括吸氧、静脉应用糖皮质激素、β_2 受体激动剂雾化吸入等。

70. E　吸入激素是控制哮喘长期稳定的最基本的治疗,是哮喘的第一线药物治疗。

71. A　脱敏治疗是哮喘的重要治疗方法之一,是当前变应性哮喘防治策略的主要组成部分,是哮喘病因治疗的唯一方法,它可以改变哮喘病程、阻止症状的恶化和防止对新的变应原产生过敏。但急性期使用该疗法可能激发严重过敏而加重哮喘,故不推荐在急性期使用。

72. D　对于重症哮喘发作,应根据失水及心脏情况静脉补充液体,纠正引哮喘持续发作时张口呼吸、出汗、进食少等原因引起的脱水。每天补液量一般为 2 500～3 000 ml,应遵循补液的一般原则,即先快后慢、先盐后糖、见尿补钾。

73. E　呼吸困难伴一侧胸痛多见于肺栓塞。

74. E　肺间质病的病理改变主要发生在肺泡间隔和邻近的肺泡中。间质性肺疾病最早的表现为肺泡炎。开始因炎性细胞浸润,肺泡壁增厚,肺泡腔缩小、闭锁。型肺泡上皮损伤、消失,型细胞增生。毛细血管内皮细胞也坏变、消失。间质中成纤维细胞增生,胶原积聚,间质纤维变性。显微镜下观察可见到间质水肿、增厚、逐渐纤维化。肺功能检查表现为限制性通气功能障碍,弥散功能降低。

75. C　特发性肺纤维化(IPF)肺功能呈限制性通气功能障碍。

76. A　闭塞性细支气管炎伴机化性肺炎(BOOP)是一种远端气腔内异常肉芽组织机化填塞造成的疾病。通俗地说,即正常干净通畅的气腔里“长肉”了,且这些“肉”主要生长并存在于外周细小的肺泡腔,呈“肉芽状”突入细支气管,造成小气道管腔不同程度的狭窄甚至完全闭塞。由于机化性肺炎为主要病变,闭塞性细支气管炎伴机化性肺炎常被简称为“机化性肺炎”。这种简称一方面更方便交流,另一方面也简单明了地传达了此“肺炎”非彼“肺炎”,区别于大家都熟悉的由淋雨、劳累、受凉等原因引起的“感染性肺炎”。临床上找不到致病原因的,称之为隐源性机化性肺炎(COP)。

77. C　热带性肺嗜酸性粒细胞浸润症的治疗的首选药是乙胺嗪,方案为 6～8 mg/(kg・d),分 3 次口服,持续 3 周。

78. D　结合患者症状、体征、实验室检查,考虑寻常性间质性肺炎的可能性大。寻常性间质性肺炎(UIP)患者伴有干咳、呼吸困难。纤维支气管镜活检示成纤维细胞和肌成纤维细胞聚积成沿肺泡壁长轴分布的成纤维细胞灶,广泛分布于病变部位的肺组织。

79. A　自发性气胸的主要临床特征为呼吸困难、胸痛、刺激性咳嗽,一般无发热。

80. C　根据患者左肺呼吸音减弱,常规治疗无好转,考虑气胸可能性大。

81. A　气胸的主要临床特征为呼吸困难、胸痛、刺激性咳嗽,结合患者症状、体征,考虑气胸可能性大。

82. B　确诊肺癌的金标准是痰细胞学和纤维支气管镜检查。

83. D　泵衰竭是指心肌收缩功能明显减退所引起的一系列严重临床表现。

84. C　急性呼吸窘迫综合征(ARDS)是由肺内原因和(或)肺外原因引起的,以顽固性低氧血症为显著特征的临床综合征,因高病死率而备受关注。急性呼吸窘迫综合征的病因繁多,不同病因所致急性呼吸窘迫综合征发病机制也各有不同。临床表现多呈急性起病、呼吸窘迫以及难以用常规氧疗纠正的低氧血症等。

85. B　根据患者的既往史、现病史和血气分析结果,患者的诊断是 COPD、肺源性心脏病、呼吸衰竭、肺性脑病。血气分析:呼吸性酸中毒是原发的,HCO_3^- 应代偿至 42 mmol/L,而实际 HCO_3^- 30 mmol/L,说明合并代谢性酸中毒。因 pH<7.35,诊断为原发性呼吸性酸中毒,合并代谢性酸中毒,失代偿。

86. C ARDS的主要病理生理机制是肺微血管壁通透性增加,间隙水肿;肺表面活性物质缺失,肺泡群萎陷,使通气血流比例失调,肺内分流增大,导致严重低氧血症。

87. D 患者患有COPD、肺源性心脏病。血气分析:呼吸性酸中毒是原发的,由于利尿治疗不当,出现低钾、低氯性碱中毒。诊断为原发性呼吸性酸中毒+原发性代谢性碱中毒,失代偿。

88. E 粉红色泡沫痰是心源性哮喘典型特征,支气管哮喘与心源性哮喘不同点也在于此。

89. A

90. E 杵状指见于慢性肺脓肿,偏心空洞见于肺癌,张力性肺囊肿与支扩无关,肺脓肿体征与部位、大小有关,故E正确。

91. C

92. E 对青霉素敏感的肺炎链球菌,青霉素G是首选药物。非重症患者可口服青霉素G或V 250～500 mg,每6 h 1次。对无并发症的肺炎链球菌肺炎推荐给予青霉素G 50～200万U静脉注射,每4～6 h 1次。

93. D 细菌学检查可直接明确病因诊断。

94. B 首次抽液不要超过700 ml,以后每次抽液量不要超过1 000 ml。

95. D 支气管肺癌早期症状:①咳嗽是最常见的症状,患者表现为原因不明的干咳、呛咳等。②胸痛是大约半数以上的患者都会出现的症状,肺癌肿块位于胸膜附近时,易产生不规则的钝痛,肋骨、脊柱受肺癌侵犯时也可有持续性胸痛及定点压痛,肺癌肿块压迫肋间神经时则胸痛部位在该神经行走区域,纵隔淋巴结受肺癌侵犯时可出现胸骨后深部疼痛;痰中带血多伴有不固定间歇性的胸痛。③癌性发热见于部分患者,是肺癌肿瘤坏死所产生的毒素引起的癌性发热,常在后期有广泛转移后出现。

96. A 胸腔积液抽液过程中出现剧咳、气促、大量泡沫痰、双肺满布湿啰音考虑肺水肿。

97. C 痰结核菌采用涂片、集菌方法,抗酸染色检出阳性有诊断意义。也可行结核菌培养、动物接种,但时间长。结核菌聚合酶联反应(PCR)阳性有辅助诊断价值。

98. C 肺癌患者的诊断及分期可利用支气管镜做切片以得到组织诊断。

99. A 根据临床资料,患者存在低氧血症,慢性支气管炎肺气肿病情加重,常引起通气和换气障碍,除引起低氧血症外,很容易出现二氧化碳潴留。

100. A 血管扩张可以降低血管阻力,增加血流量,纠正心衰。

101. C 年轻女性,反复发作呼吸困难,体检气促、发绀、双肺哮鸣音,诊断应考虑支气管哮喘急性发作,由于患者发绀、心率130次/分,而且已用氨茶碱、特布他林无效,故选择静脉应用糖皮质激素为宜。

102. C 肺癌在早期无特殊症状,仅为一般呼吸系统疾病所共有的症状,如咳嗽、痰血、低热、胸痛、气闷等,很容易忽略。

103. B 喘息型支气管炎在咳嗽或深吸气后可听到哮鸣音,发作时有广泛哮鸣音,正常急性发作期并发细菌感染时白细胞总数和中性粒细胞可升高

104. A 根据结核病的典型症状及胸片的好发部位可知。

105. D 胸穿既能明确诊断又可治疗,注入亚甲蓝可了解脓肿破入何处。

106. B 乙胺丁醇的球后视神经炎不良反应。

107. A 对于反复感染或大咯血的患者,尤以反复威胁生命的大咯血,其病变范围比较局限在一叶或一侧肺组织,经药物治疗不易控制,全身情况良好,可根据病变的范围作肺段或肺叶切除术。

108. D 肺血管阻力增加的功能性因素有缺氧、高碳酸血症和呼吸性酸中毒,使肺血管收缩、痉挛。其中缺氧是肺动脉高压的形成的主要因素。引起缺氧性肺血管收缩的原因颇多,体液因素在缺氧性肺血管收缩中起重要作用。缺氧时收缩血管的活性物质增多,使肺血管收缩,血管阻力增加,形成肺动脉高压。

109. D 由于摄入水量不足、呼吸道水分丢失以及多汗、感染、发热等原因,患者常常伴有不同程度的脱水,从而造成气道分泌物黏稠难以咳出,甚至形成小气道黏液栓阻塞并发肺不张,故应纠正脱水。

110. D 除吸氧外尚应采取的措施是改善通气,支气管解痉,控制感染,纠正水和电解质平衡失

调,应用糖皮质激素。

111. D β_2 激动剂主要通过激动气道平滑肌的 β_2 受体,活化腺苷酸环化酶,使细胞内的环磷腺苷(cAMP)含量增加,游离 Ca^{2+} 减少,从而松弛支气管平滑肌。是控制哮喘急性发作症状的首选药物。也能激动肥大细胞膜上的 β_2 受体,抑制介质的释放。但长期应用可引起 β_2 受体功能下调和气道反应性增高,因此,经常需用 β_2 受体激动剂者(2 次/周),应该配合长期规律应用吸入激素。

112. C 使用地西泮治疗支气管哮喘的作用主要在于抑制呼吸、镇静、扩血管。

113. C 异丙肾上腺素为β受体激动剂。药理作用:①激动心脏 β_1 受体,兴奋心脏。②激动血管平滑肌 β_2 受体,引起血管舒张,尤其是骨骼肌血管舒张显著。③激动支气管 β_2 受体,缓解支气管平滑肌痉挛,舒张支气管平滑肌比肾上腺素略强,也具有抑制组胺等过敏性物质释放的作用。但对支气管黏膜的血管无收缩作用,故消除黏膜水肿的作用不如肾上腺素。④其他能增加组织的耗氧量。

114. E 普萘洛尔为β受体阻滞剂,可降低心肌收缩性、自律性、传导性和兴奋性,减慢心率,减少心输出量和心肌耗氧量。使用普萘洛尔可引起哮喘,可发生Ⅰ型过敏反应及Ⅳ型迟发过敏反应,颇似 Lyell 综合征,故禁用。

115. C c-ANCA 是 Wegener 肉芽肿的特征性抗体,对诊断最有价值。

116. D 钩端螺旋体病早期以全身中毒症状为特点,主要为发热头痛、全身乏力、眼结膜充血、腓肠肌疼痛及全身淋巴结肿大,持续 1～3 周;中期为器官损伤期,可损及肺、肾、脑。

117. A ARDS 的主要临床表现是突发性进行性呼吸窘迫、气促、发绀,主要病理改变是肺广泛性充血水肿和肺泡内透明膜形成。病理过程可分为 3 个阶段:渗出期、增生期和纤维化期。早期体征可无异常,后期多可闻及水泡音,可有管状呼吸音。X 线早期可无异常,或呈轻度间质改变,表现为边缘模糊的肺纹理增多,继之出现斑片状,以致融合成大片状浸润阴影,大片阴影中可见支气管充气征。其演变过程符合肺水肿特点,快速多变,后期可出现肺间质纤维化的改变。通常肺毛细管楔压(PCWP)＜12 cmH_2O,而非肺动脉平均压力 12 cmH_2O。

118. C 急性肺源性呼吸困难中的吸气性呼吸困难,常因呼吸道狭窄所致,常见于喉咙异物、喉头水肿、白喉、急性咽后壁脓肿和喉癌。

119. D 呼气性呼吸困难主要是由肺组织病变,如弹性减弱及小支气管痉挛、狭窄所致。

120. E 慢性呼吸衰竭是指一些包括呼吸系统、心血管系统、神经肌肉系统、胸廓骨骼等的疾病,引起呼吸功能逐渐损害,最终不能维持正常足够的气体交换,导致组织缺氧、体内二氧化碳潴留,引起一系列生理功能及代谢紊乱的临床综合征。临床上,以支气管-肺部疾病为最主要病因,如慢性阻塞性肺疾病、重症肺结核、肺间质纤维化、尘肺等。其次为胸廓畸形、大面积胸膜肥厚、胸廓改形手术等。因此,本题 A、B、C、D 4 个选项均是引起呼吸衰竭的常见病因。但感染可能导致肺间质纤维化、肺阻力增高等,诱发呼吸衰竭加重。

121. D 二氧化碳潴留可引中枢神经系统、呼吸系统、循环系统兴奋,容易引起呼吸性酸中毒、代谢性酸中毒和高钾血症。

122. B 急性呼吸衰竭的诊断主要是依靠动脉血氧分析,在静息状况、呼吸室内空气、海平面高度的情况下,除外心血管疾病等原因,$PaO_2 <$ 8 kPa(60 mmHg)和(或)$PaCO_2 >$ 6.7 kPa(50 mmHg)即可诊断。

123. E 咯血是指喉及其以下呼吸道或肺组织出血,经口腔咳出。一般认为,24 h 内咯血量少于 100 ml 为少量咯血,100～500 ml 为中量咯血,24 h 咯血量大于 500 ml 或一次咯血量大于 100 ml 为大量咯血。

124. C 麻疹病毒主要通过咳嗽、喷嚏等飞沫经呼吸道侵入人体,通过血液传播,恢复后一般有终身的免疫力。流感病毒主要经飞沫及接触传播。轮状病毒每年在夏秋冬季流行,感染途径为粪-口途径。乙肝病毒可以通过血液、精液和其他体液进行传播。

125. A 大咯血窒息临床表现主要因大气道阻塞引起机体缺氧,可表现出胸闷、气促、三凹征及神志改变,少有剧烈胸痛。

126. C 自发性气胸是指非人为因素或疾病因素导

致脏层胸膜和肺泡破裂，肺内气体通过裂口进入胸膜腔而产生的气胸。外伤造成壁层胸膜破裂而导致的气胸不属于自发性气胸范畴。

127. E　自发性气胸的诱因，临床上常见于剧咳、用力屏气、剧烈运动、提取重物等，因此 E 是正确的。

128. E　自发性气胸的临床特点：突然发生锐痛，深吸气加重，张力性气胸时容易出现呼吸困难，刺激性干咳。体格检查：患侧胸廓膨隆，运动减弱，肋间隙增宽，叩诊呈鼓音，肺浊音界消失，语颤减弱，呼吸音消失，气管移向健侧。

129. E　峰流率测定反映气道阻塞有无及其程度，ARDS 患者不存在气道阻塞。

130. A　急性呼吸窘迫综合征（ARDS）的重要病理生理改变是肺泡陷闭、功能残气量降低，导致肺静动脉血分流增加和顽固性低氧血症。借助机械通气在呼气相即呼气末施加压力（低于吸气气压），可以提高功能残气量，避免呼气相肺泡萎闭，能有效改善气体交换，纠正低氧血症。但压力过高会增加循环系统负担和加重肺损伤，一般以不超过＋1.47 kPa（＋15 cmH_2O），而 PaO_2 达到 8 kPa（60 mmHg）为宜。

131. C　患者有呼吸道梗阻因素，因此首先的抢救措施是清除呼吸道分泌物和异物，保持呼吸道通畅，保证肺通气。

132. D　患者在运动后突然出现胸痛，体格检查为气胸的表现。

133. D　合并吸入性损伤时补液不应受到限制。

134. D　ARDS 标准：$PaO_2/FiO_2 \leqslant 26.7$ kPa（200 mmHg）；急性肺损伤（ALI）标准 $PaO_2/FiO_2 \leqslant 40$ kPa（300 mmHg）。

135. D　糖肽类抗生素通过抑制细菌细胞壁合成，破坏细菌细胞膜，改变其通透性，阻止细菌的 RNA 的合成，使其 DNA 无法复制，从而治疗耐甲氧西林金黄色葡萄球菌感染。

136. A　其他药物都可迅速有效缓解症状，而依那普利起效慢，急性肺水肿抢救时效果不明显。

137. A　由于肺气肿病变易引起肺血管床减少及缺氧致肺动脉痉挛、血管重塑，导致肺动脉高压、右心室肥厚扩大，最终发生右心功能不全。

138. C　慢支的主要临床表现是咳嗽、咳痰伴喘息，咳白色泡沫痰或黏液痰，急性发作伴有细菌感染时咳黄色脓性痰，且咳嗽加重，痰量增加。

139. B　当有阻塞性肺气肿时，可见胸廓呈桶状，肋间隙增宽，呼吸动度减弱，语音共振减弱，双肺叩诊呈过清音，肺下界下移，并移动度变小。心浊音界缩小或消失，肝浊音界下移。肺泡呼吸音普遍性减弱，呼气相延长；双肺底仍可听到湿啰音。

140. B　慢性支气管炎细菌所致呼吸道感染的病原菌以流感嗜血杆菌和肺炎链球菌常见。重症呼吸道和肺部感染常以革兰氏阴性感染为主。

141. B　根据我国目前结核病的流行情况及医疗条件，各地区可以采取不同的途径，选用合适的方式，早期发现肺结核。①健康检查：定期进行健康检查，特别是胸部 X 线检查是早期发现肺结核的重要方法之一。②对就诊者检查：对因咳嗽、咳痰、胸痛或咯血而就诊的患者，以及经常感冒或感冒较长时间不愈者，应进行胸部 X 线检查。这样的人群中较易查出肺结核患者。另外，也常有因乏力、消瘦、发热、盗汗、月经不调等就诊于内科、儿科、妇科的患者，或患有肺外结核如颈淋巴结、肾、附睾、骨关节结核等就诊于外科的患者，常同时患有肺结核，进行有关方面的检查也可早期发现。③对与结核病患者接触者检查：尤其是开放性肺结核患者周围的人群及密切接触者，肺结核的患病率较高，因此应对这些人定期（半年左右）进行检查，尤其儿童应做重点检查。④随访检查：对结核菌素试验强阳性反应者定期（0.5～2 年）进行胸部 X 线随访检查，也是早期发现肺结核的一种方法。总之，发现肺结核的方法是患者自己警惕，医师认真把关，依靠胸部 X 线检查早期发现肺内病变，利用痰菌检查（包括涂片及培养）及时发现痰中结核菌是诊断肺结核最有效、最可靠的方法。结核菌素试验阳性对发现结核有一定的参考价值。

142. C　考点：咳嗽、咳大量脓臭痰伴发热应考虑急性肺脓肿，吸入性肺脓肿的病因多为病原体经口、鼻、咽腔吸入致病。当患者有意识障碍，或由于受寒、极度疲劳等诱因，全身免疫与气道防御清除功能下降时，可使吸入的病原菌致病；还可由于患鼻窦炎、牙周炎等疾病，脓性分泌物增多而被吸入致病。因此患者近期牙周炎发作为与此次发病关系最密切的病史。

143. D 患者有发热、咳嗽,咳脓痰,血常规检查白细胞总数高,胸片示大片模糊阴影,其中有一带液平面的薄壁空洞,考虑为急性肺脓肿,空洞型肺结核病一般有先期低热史,X线胸片在空洞周围有纤维、硬结病变,或播散病灶的存在,可资鉴别,排除A;中央型肺癌X线显示病灶为厚壁偏心空洞,排除B。故考虑患者为肺脓肿。

144. A 题中患者表现均为原发性肺脓肿的典型症状,考虑患者为原发性肺脓肿。血源性肺脓肿多能查到皮肤创伤感染、疖、痈等原发灶。

145. C 急性肺脓肿患者中,有70%~90%的病例为急性起病,且多数有齿、口、咽喉的感染灶,或手术、劳累、受凉史。患者感畏寒、高热,体温达39~40℃,伴有咳嗽、咳黏液痰或黏液脓性痰,考虑肺脓肿可能性大。炎症累及胸膜可有胸痛,如感染不能及时控制,于发病的10~14天,突然咳出大量脓性痰及坏死组织,每日可达300~500 ml,脓臭痰多因厌氧菌感染所致。约有1/3患者有不同程度的咯血。血白细胞总数达(20~30)$\times 10^9$/L,中性粒细胞90%以上,核明显左移。

146. D 患者有结核中毒症状,血痰及胸片右上肺不均质浸润影,应考虑肺结核,确诊需从痰中查结核杆菌。

147. B 患者有结核中毒症状、左上肺体征,且PPD试验1结素单位强阳性,X线为大片状渗出性改变,考虑为干酪性肺炎。

148. B 患者有结核中毒的症状和体征,PPD强阳性,胸片示右上肺病变,故诊为右上肺结核。

149. B 患者症状、体征及辅助检查提示有结核毒血症状,故为右上肺干酪性肺炎。

150. B 气道反应性是指气道对各种化学、物理或药物刺激的收缩反应。气道高反应性(AHR)是指气道对正常不引起或仅引起轻度应答反应的非抗原性刺激物出现过度的气道收缩反应。气道高反应性是哮喘的重要特征之一。支气管激发试验反映支气管哮喘患者气道反应性。

151. B支气管哮喘为发作性喘息,典型体征为哮鸣音及呼气相延长,但较轻或极重患者可无哮鸣音,发作间期症状、体征消失。

152. C 支气管哮喘急性发作期是指气促、咳嗽、胸闷等症状突然发生或症状加重,常有呼吸困难,以呼气流量降低为其特征,常因接触变应原等刺激物或治疗不当所致。患者出现喘息、呼吸困难、气促、发绀,双肺满布哮鸣音,心率120次/分,考虑该患者为重度哮喘发作,已应用β_2受体激动剂和氨茶碱治疗无效,治疗宜静脉滴注糖皮质激素如氢化可的松、甲泼尼龙或地塞米松。待病情得到控制和缓解后,改为口服给药。

哮喘急性发作的病情严重度的分数

临床特点	轻度	中度	重度	危重
气短	步行上数时	稍事活动	休息时	
体位	可平卧	喜坐位	端坐呼吸	
讲话方式	连续成句	常有中断	单字	不能讲话
精神状态	可有焦虑/尚安静	时有焦虑或烦躁	常有焦虑、烦躁	嗜睡、意识模糊
出汗	无	有	大汗淋漓	
呼吸频率	轻度增加	增加	常>30次/分	
辅助呼吸肌活动及三凹征	常无	可有	常有	胸腹矛盾运动
哮鸣音	散在,呼吸末期	响亮、弥漫	响亮、弥漫	减弱、乃至无
脉率	<100	100~120	>120	脉率变慢或不规则
奇脉(深呼吸时收缩压下降,mmHg)	无,<10	可有,10~25	常有,>25	无
使用β_2激动剂后PEF预计值或个人最佳值%	>80%	60%~80%	<60%或<100 L/min或作用时间<2 h	

153. E 根据患者的病史、临床表现及查体，考虑为哮喘急性发作。哮喘急性发作期的治疗原则包括吸入 $β_2$ 受体激动剂、糖皮质激素及静脉滴注氨茶碱。$β_2$ 受体激动剂为急性发作时的第一线药物，疗效好，不良反应小。糖皮质激素为抗过敏性炎症的首选药物。

154. E 支气管哮喘重度发作患者，使用氨茶碱、沙丁胺醇、大剂量激素治疗无效。体检：呼吸浅快，口唇发绀，神志不清，双肺哮鸣音较弱，说明已转为支气管哮喘急性发作危重度。对于常规药物治疗无效的重症哮喘患者，机械辅助通气是有效的治疗手段，可大大降低哮喘患者的病死率。气管插管正压机械通气的作用是维持机体有足够氧合，并使疲劳的呼吸肌恢复功能。当哮喘患者出现缺氧伴有二氧化碳潴留时，常提示呼吸肌的代偿能力已达极限，应及早考虑机械辅助通气治疗，以利于呼吸肌功能的恢复。机械辅助通气的指征为：①呼吸表浅有暂停现象；②神志不清或昏迷；③充分氧疗后 $PaO_2<60$ mmHg（8 kPa）；④ $PaCO_2>50$ mmHg（6.7 kPa）。

155. C 激素是控制哮喘急性发作症状的药物之一，但该药已经长期反复应用，加大剂量不但起不到治疗作用，反而可使药物的不良反应加大。该患者规律吸入糖皮质激素，近 2 周再次出现喘息发作，可以间断吸入短效 $β_2$ 受体激动剂，效果不佳可加口服 $β_2$ 受体激动剂或小剂量氨茶碱控释片。

156. C 吸入氧浓度(29)＝21＋4×氧流量。

157. A 哮喘病的病理基础是慢性非特异性炎症，糖皮质激素是目前控制发作最有效的抗炎药物。主要作用机制是抑制炎症细胞的迁移和活化，抑制细胞因子的生成，抑制炎症介质的释放，增加平滑肌细胞 $β_2$ 受体的反应性。可分为吸入、口服和静脉用药。吸入治疗是目前推荐长期抗感染治疗哮喘的最常用方法。

158. E 由于哮喘的病理基础是慢性非特异性炎症，糖皮质激素是当前控制哮喘发作最有效的药物。吸入治疗是目前推荐长期抗感染治疗哮喘的最常用方法。常用吸入药物有倍氯米松、布地奈德、氟替卡松、莫米松等。

159. E ARDS 的主要病理改变是肺广泛性充血水肿和肺泡内透明膜形成，显微镜下可见肺血管充血、出血、微血栓形成，肺间质和肺泡内有富含蛋白质的水肿液及炎症细胞浸润。由于肺毛细血管内皮细胞和肺泡上皮细胞损伤，肺泡膜通透性增加，引起肺间质和肺泡水肿，肺表面活性物质减少，导致小气道陷闭和肺泡萎陷不张。

160. C 呼吸衰竭的临床表现主要是低氧血症所致的呼吸困难和多器官功能障碍。呼吸困难较早表现为呼吸频率增快。发绀是缺氧的典型表现，当动脉血氧饱和度低于 90% 的时候，可在口唇、指甲出现发绀。急性缺氧可出现精神神经症状。慢性阻塞性肺疾病所致的呼吸衰竭，病情较轻时表现为呼吸困难伴呼气延长。

161. E 呼吸衰竭明确诊断有赖于动脉血气分析：在海平面、静息状态、呼吸空气条件下，$PaO_2<60$ mmHg，伴或不伴 $PaCO_2>50$ mmHg，并排除心内解剖分流和原发于心输出量降低等因素，可诊为呼吸衰竭。在临床上，Ⅱ型呼吸衰竭还见于另一种情况，即吸氧治疗后，$PaO_2>60$ mmHg，但 CO_2 仍高于正常水平。

162. E ARDS 是急性肺损伤引起的呼吸衰竭。其主要特征是非心源性肺水肿和低氧血症。主要临床表现是在原发病的抢救治疗过程中，突然出现呼吸加快（超过 28 次/分）、呼吸窘迫、心率增快、唇指发绀。

163. D Ⅱ型呼吸衰竭，即高碳酸性呼吸衰竭，血气分析特点是 $PaO_2<60$ mmHg，同时伴有 $PaCO_2>50$ mmHg。系肺泡通气不足所致。单纯通气不足，低氧血症和高碳酸血症的程度是平行的，若伴有换气功能障碍，则低氧血症更为严重，如 COPD。Ⅰ型呼吸衰竭，即缺氧性呼吸衰竭，$PaO_2<60$ mmHg，不伴有 $PaCO_2$ 降低，主要见于肺换气障碍（通气/血流比例失调、弥散功能损害和肺动—静脉分流）疾病。

164. B 肺内动-静脉解剖分流增加是指肺动脉内的静脉血未经氧合直接流入肺静脉，导致 PaO_2 降低，是通气/血流比例失调的特例。在这种情况下，提高吸氧浓度并不能提高分流静脉血的血氧分压。分流量越大，吸氧后提高动脉血氧分压的效果越差；若分流量超过 30%，吸氧并不能明显提高 PaO_2，常见于肺动-静脉瘘。正常成人静息状态下通气/血流比值约为0.8，部分肺泡血流不足时，通气/血流比值增大，肺泡通气不能被充分利用。弥散障碍系指 O_2、CO_2 等气体通过肺泡膜进行交换的物理弥散过程发生障碍，O_2 的弥散能力仅为 CO_2 的1/20，故在弥散障碍的时候，通常以低氧血症为主。发热、寒战、呼吸困难和抽搐均增加氧耗量，正常人借助增加通气量以防止缺氧，故氧耗量增加的患者，若同时伴有通气功能障碍，则会出现严重的低氧血症。

165. E 血气分析 $PaO_2 < 60$ mmHg，$PaCO_2 > 50$ mmHg，该患者为Ⅱ型呼吸衰竭。改善通气是治疗的关键。呼吸衰竭时应用机械通气能维持必要的肺泡通气量，降低 $PaCO_2$，改善肺的气体交换效能；使呼吸肌得以休息，有利于恢复呼吸肌功能。尼可刹米是呼吸兴奋剂，用量过大可引起不良反应，近年来这种药物在西方国家几乎已被淘汰，取而代之的为多沙普仑。

166. E pH降低，$PaCO_2$ 增高，HCO_3^- 增高，考虑为呼吸性酸中毒合并代谢性碱中毒。本题设计不严谨，HCO_3^- 增高与BE降低相互矛盾。

167. A 慢性呼吸衰竭过程中，因低氧和高碳酸血症等因素可引起多种复杂的酸碱平衡失调和电解质紊乱。其发生率如下：呼吸性酸中毒最多见，其次为呼吸性酸中毒伴代谢性碱中毒或呼吸酸中毒伴代谢性酸中毒；单纯呼吸性或代谢性碱中毒较少见。

168. B 支气管哮喘(简称哮喘)是由多种细胞(如嗜酸性粒细胞、肥大细胞、T细胞、中性粒细胞、气道上皮细胞等)和细胞组分参与的气道慢性炎症性疾病。这种慢性炎症与气道高反应性相关。哮喘的发病机制不完全清楚，可概括为免疫-炎症反应、神经机制和气道高反应性及其相互作用。支气管哮喘与β受体功能低下和迷走神经张力亢进有关。

169. E 支气管哮喘是由多种细胞和细胞组分参与的气道慢性炎症性疾病。这种慢性炎症与气道高反应性相关，通常出现广泛多变的可逆性气流受限，并引起反复发作性的喘息、气急、胸闷或咳嗽等症状，常在夜间和(或)清晨发作、加剧，临床表现为反复发作性的喘息、呼气性呼吸困难等症状，多数患者可自行缓解或经治疗缓解。

170. E 哮喘病史急性发作时不可使用镇静剂。

171. A 我国制定的哮喘防治指南及全球哮喘防治的创意(GINA)指出，支气管哮喘是有嗜酸性粒细胞、肥大细胞和T淋巴细胞等多种炎症细胞参与的气道慢性炎症。这种炎症可以引起气道的高反应性，可造成气道的痉挛、狭窄、水肿、黏液栓形成、气道重塑，临床表现为反复发作性的喘息、呼吸困难、胸闷、咳嗽等症状。其特点是反复发作，可以自行(脱离刺激因素)或经治疗后缓解。由于是小支气管的狭窄，其表现为呼气性的呼吸困难，在双肺可以听到哮鸣音，以呼气相多见。

172. C 支气管哮喘发作时可并发肺部感染、气胸、肺不张等。突发胸痛、气急、呼吸困难，应考虑并发气胸。

173. A 肾上腺糖皮质激素具有提高β受体对拟肾上腺素类物的效应及活化腺苷环化酶和抑制磷酸二酯酶活性的作用，能阻止白三烯等生物活性物质的生成及释放，抑制免疫反应。目前，激素是预防和抑制哮喘患者气道炎症反应及降低气道对各种刺激因子高反应性的最有效药物。

174. C 哮喘发作期主要体征为：呼吸幅度减低，叩诊过清音，两肺满布哮鸣音，合并感染者可闻及湿啰音，可有发绀。轻症哮喘可以逐渐自行缓解，缓解期无任何症状和异常体征。哮喘严重发作持续在24小时以上者称为哮喘持续状态。

175. D 支气管哮喘是多种炎症细胞参与的气管慢性炎症，以气道高反应为特征。外源性支气管哮喘，浆细胞产生使人体致敏的抗体是IgE。

176. E 近年认为，哮喘是一种慢性非特异性气道炎症，有气道高反应性，遗传因素有重要作用，其神经机制除胆碱能和肾上腺素能神经外，还有其他机制的参与。

177. B 细菌性肺炎的院外感染(社区获得性肺炎)以肺炎链球菌为主，院内感染以革兰氏染色阴性杆菌为主。

178. C 大叶性肺炎病情严重或治疗不及时可并发胸膜炎或脓胸。体检可见胸廓饱满、呼吸音消失等胸腔积液体征。行胸片和B超检查可以明确有无胸腔积液。

179. D 慢性阻塞性肺疾病是具有气流受限特征的慢性气道炎症性疾病。没有气流受限的慢性支气管炎和肺气肿不属于慢性阻塞性肺疾病；已知病因或具有特异病理表现并有气流受限的一些疾病也不包括在慢性阻塞性肺疾病之内；支气管哮喘的气流受限具有可逆性，不属于慢性阻塞性肺疾病。

180. E 综合各项症状、体征、实验室检查，诊断为慢性支气管炎。慢性阻塞性肺疾病肺功能检查应有异常。

181. E 葡萄球菌肺炎多见于婴幼儿、年老体弱、慢性病患者及住院患者，可由呼吸道吸入及血源感染致病。起病急骤，热型呈弛张型或不规则热型，毒血症状显著，可出现感染性休克。

182. D 肾上腺素和异丙肾上腺素都具有β受体激动作用，通过激动支气管平滑肌的β_2受体扩张支气管从而治疗支气管哮喘。肾上腺素的临床应用：①心脏骤停。②过敏反应。③支气管哮喘控制支气管哮喘的急性发作。④与局麻药配伍及局部止血。异丙肾上腺素的临床应用：①支气管哮喘，用于控制支气管哮喘急性发作，疗效快而强。②房室传导阻滞治疗二三度房室传导阻滞。③心脏骤停，适用于心室自身节律缓慢、高度房室传导阻滞或窦房结功能衰竭而并发的心脏骤停。

183. C 甲亢的治疗要考虑多种因素，要综合患者的年龄、病程长短、病情轻重及甲状腺肿大的程度等。年龄小、病情轻、甲状腺轻至中度肿大者宜选择药物治疗。抗甲亢的药物常用的有硫脲类和咪唑类两类。β受体阻滞剂为支气管哮喘或喘息型支气管炎患者禁用。

184. B 有机磷农药中毒死亡的主要原因是呼吸衰竭，因此需注意保持呼吸道通畅，给氧，必要时应用人工呼吸器；治疗肺水肿的药物首选阿托品；注意维持水、电解质和酸碱平衡；应用抗生素防治感染；针对休克、心律失常、心力衰竭、脑水肿采取相应防治措施。

185. B 慢性肺源性心脏病的心电图特点为：V_1～V_6导联QRS波群呈rS型，即所谓极度顺钟向转位；肢体导联QRS波群低电压，额面QRS心电轴右偏；常伴有P波电压增高。本题图具有以上心电图特征，结合病史，应考虑为慢性肺源性心脏病。

186. B 肺沟端螺旋体病为肺出血性疾病，临床表现特点为畏寒发热，全身酸痛，以腓肠肌为著。两肺出现广泛片状模糊影，吸收快。

187. C 肺气囊是金黄色葡萄球菌肺炎的特征表现，可在发病1～2天内出现，并可一日数变，囊壁薄，一般无液面。

188. D 胸内甲状腺多为颈部甲状腺向胸骨后的延伸，一般无临床症状，X线示突出软组织影与颈部肿物相连，并可随吞咽而上下移动。胸腺瘤多为前纵隔肿瘤，若病变为囊性，X线上可见病变为上窄下宽。中心性肺癌重要的临床表现为间断性痰中带血，X线常显示肺门肿块阴影，并有支气管阻塞征象，阻塞型肺不张与肿块影形成特征性的反"S"征。淋巴瘤为全身性恶性肿瘤，有恶性肿瘤临床表现。畸胎瘤较小时无临床症状，发生支气管瘘时可出现咳嗽、咯血，典型者可咳出毛发和钙化物。

189. C 肺吸虫病多由生食含有肺吸虫囊蚴的螃蟹或蝲蛄引起，多有咯血或咳果酱样痰。CT为多发边缘模糊斑片状影，无特异性。

190. A 大叶性肺炎实变的肺叶体积与正常相符。

191. A 石棉肺的病变特点是肺间质弥漫性纤维化，石棉小体形成及脏层胸膜肥厚，壁层胸膜形成胸膜斑。肺部病变以双肺下叶为著。肉眼观，病变早期，由于细支气管周围、肺泡壁、小叶间隔内纤维组织增生，使双肺下叶呈明显的纤维网状结构。晚期，由于肺间质广泛纤维化，使肺体积缩小，质地变硬。常伴明显的肺气肿和支气管扩张，肺组织呈蜂窝状改变。

192. C 肺泡性肺水肿病变阴影分布于肺的中心部或基底部，蝶翼征是中心分布的典型表现，为肺门周围大片状阴影，结合去高原旅游史应考虑高原性肺水肿可能诊断。

193. C 图中右肺上叶尖后段可见不规则斑片状影，结合病史及咳嗽、咯血、消瘦盗汗等症状可诊断为右上肺浸润型肺结核。

194. E 急性血行播散型肺结核早期平片上只是表现为肺纹理增多、增粗或呈细网状，3～4周后出现大小、密度、分布"三均匀"的弥漫性粟粒结节，直径约1～2 mm，边界清楚。

195. B HIV患者容易发生机会性感染,85%左右的晚期艾滋病患者会合并卡氏肺囊虫性肺炎,X线示两侧肺内弥漫性网状改变。

196. B 寻常型间质性肺炎是最常见的一种间质性肺炎。病理特点是肺泡间质纤维化和单核炎症细胞浸润。肺泡结构破坏,可扩大融合。细支气管扩张,周围纤维化。

197. B 图中可见双肺门处渗出性病变,有放疗病史3个月,较易出现发射性肺炎。

198. A 患者高热、咳嗽,胸片示右下肺大片状均匀的致密阴影,形态与肺下叶轮廓相符合。

199. E 支气管肺炎患者炎症沿支气管自上向下蔓延,也可沿终末细支气管横向蔓延,并引起支气管周围炎及肺泡周围炎。

200. E 韦格纳肉芽肿是一种特殊类型的坏死性肉芽肿和血管炎,其X线表现为肺内以球形病灶最多见,单发或多发,可出现厚壁或薄壁空洞,CT扫描示两肺多发大小不等、不规则软组织密度结节,部分病灶内可见不规则空洞,壁厚。该患者有韦格纳肉芽肿的典型临床表现及影像学表现,故选E。

201. A 中心型肺癌常发生在肺段和段以上支气管,该患者行X线及CT扫描显示病变位于肺门处,另外患者有左声带麻痹,左膈肌升高,表示左喉返神经及膈神经已受到侵犯,故选A最为合适。

202. A 干酪性肺炎表现为在一个肺段以至肺叶的大部分显示致密的实变,轮廓较为模糊,可以见到液化区甚至空洞,肺内亦可见有播散的小叶性渗出病灶,属于浸润性肺结核。

203. A 咳出钙化物为畸胎瘤患者较有特征的表现。

204. E 病毒性肺炎影像学表现一般无特异性。

205. E 肺隔离症好发于两下肺后基底段,左下多见,肿块常呈软组织密度影,少数为多发小囊状低密度影。肺支气管扩张呈典型的轨道征或印戒征,肺结核瘤好发于上叶尖后段与下叶背段。肺先天性孤立性肺囊肿位于肺门周围及两下肺,有含液囊肿和气液囊肿。

206. A 图示右肺胸膜弥漫性增厚,结合临床呼吸困难,咳嗽1个月余,可诊断为胸膜间皮瘤。

207. E 缩窄性心包炎的X线征象是:心影边缘不规则、变直,心包增厚部位搏动减弱,还可见心包钙化。CT表现可见上、下腔静脉扩张。

208. E 支原性肺炎病变多位于下叶,早期主要是肺间质性炎症改变,表现为肺纹理增强及网织状阴影。慢性纤维空洞型肺结核以广泛的纤维性增生和慢性空洞形成为特点;肺脓肿以多见气液平面为特点;自发性气胸表现为胸壁下透亮影;大叶性肺炎病变多局限在肺叶的一部分或某一肺段。

209. B 肺淤血时肺静脉血量增加。

210. D 大叶性肺叶典型的病理变化分四期:充血期(12~24 h),红色肝样变期(2~3天),灰色肝样变期(4~6天),消散期(7~10天)。肝样变期即为实变期。

211. E 影像检查发现隔离肺组织由主动脉或肋动脉分支供血可以明确肺隔离症的诊断。

212. B 肺气肿是指肺实质过度充气状态,X线主要表现横膈低平,肺透亮度增高,肺纹理稀疏、纤细、变直,深吸气时肺体积变化减小,心影变窄、变小,胸骨后间隙增大,肋间隙增宽。

213. B 肺隔离症按输入血管数目分单纯型和复杂型,或肺内型和肺外型。

214. C 我国1998年结核病的五大分类法:Ⅰ型,原发性肺结核;Ⅱ型,血行播散型肺结核;Ⅲ型,继发性肺结核;Ⅳ型,结核性胸膜炎;Ⅴ型,肺外结核。

215. A 胸片示左肺门处肿块影,癌肿侵犯喉返神经可使声带麻痹、声音嘶哑。患者有长期吸烟史,故肺癌可能性大。

216. C 患儿具有动脉导管未闭的体征:胸骨左缘第2肋间闻及响亮的连续性机器样杂音。

217. C 肺脓肿常表现为片状致密阴影,边缘模糊,其中心密度较低,形成透亮区,常有液平面形成。

218. B

219. D 肺门肿块是进展期中央型肺癌的X线表现。A、B、C、E四项为间接征象。

220. C

221. D 咯血是肺动静脉瘘破裂的常见症状,心外性杂音是肺动静脉瘘的特征性表现,此外还有活动后的呼吸困难、心悸、气短、发绀、杵状指、胸痛、红细胞增多症等。

222. B 支气管肺炎又称小叶性肺炎，指炎症累及细支气管、终末细支气管及其远端肺泡，是以肺小叶为中心的急性化脓性炎症。

223. C

224. B 左肺肺叶周围不规则肿块影，密度不均匀，有胸膜牵拉征，已侵犯胸膜，左侧胸腔缩小并有胸腔积液。

225. A 左肺上叶不张于正位胸片时，表现为淡薄状致密影，故称薄饼征。

226. C "支气管充气征"是指当实变扩展至肺门附近，较大的含气支气管与实变的肺组织形成对比，在实变区中可见到含气的支气管分支影，称为支气管气象或支气管充气征。阻塞性肺炎时，支气管已被堵塞，支气管内已没有气体影，因而不能在胸片上看到"支气管充气征"。

227. A 大叶性肺炎典型的病理变化分期包括充血期、红色肝样变期、灰色肝样变期、消散期。

228. A 肺静脉高压在胸片上最早表现为上肺静脉扩张，因为左上肺静脉收集左上叶的动脉血，右上肺静脉收集右肺上、中叶的动脉血，血量较多，肺静脉高压时扩张明显，甚至超过下肺静脉。

229. A 肺动脉内栓子的显示是诊断肺栓塞最可靠的直接征象，CT 增强后血栓表现为长条状及不规则形状低密度样充盈缺损。

230. A CT 示右侧胸腔大块状混杂密度影。结合临床消瘦、咳嗽、胸痛可诊断为恶性疾病。

231. A

232. D 该患者的 CT 扫描表现及病史符合慢性肺脓肿影像学表现。

233. D 支原体肺炎为间质性肺炎，不易见到胸膜反应。

234. B 胸片所示考虑支气管肺炎可能性大，结合患儿病史、体征及实验室检查考虑为金黄色葡萄球菌肺炎可能。

235. A

236. E 肺心病引起肺动脉高压的原因包括功能性因素和解剖学因素，以及血容量增加和血液黏稠度增加。功能性因素较其他因素更为重要，缺氧、高碳酸血症和呼吸性酸中毒使肺血管收缩痉挛，其中缺氧是肺动脉高压形成最重要的因素。

237. C 反复咳嗽、咳痰 15 年可诊为慢支。双肺叩诊呈过清音，呼吸音减弱，肺底部有湿啰音为肺气肿体征。剑突下心尖搏动明显，可闻及 3/6 级收缩期杂音，P_2 亢进为肺心病体征，结合慢性肺气肿病史考虑为肺心病。冠心病有典型的心绞痛、心肌梗死病史或心电图表现。肺脓肿有典型的 X 线表现。风湿性心脏病往往有风湿性关节炎和心肌炎病史，二尖瓣、主动脉瓣等常有病变，X 线、心电图、超声心动图有特殊表现。

238. A 此例为慢阻肺、肺源性心脏病、心功能不全，合并肺部感染。慢性肺心病患者在积极控制感染，改善呼吸功能后心衰便能得到纠正。因此最主要的治疗措施是控制肺部感染。

239. B 老年男性，有吸烟史，有慢支病史、肺气肿体征，呼吸衰竭表现，结合右心功能不全表现可考虑慢性肺源性心脏病。肺性脑病是导致肺心病死亡的首要死因，应积极防治。

二、A3/A4 型题

240. C 结合患者血气分析结果，考虑呼吸性酸中毒＋代谢性碱中毒。

241. C 经治疗，患者复查血气分析较前好转，此时应降低吸氧流量。

242. BCF 患者目前感染尚未控制，为避免肺部感染进一步加重，应立即经验性更换抗菌药物，再根据药敏结果及患者临床状况进行调整；同时行间断无创正压通气（BiPAP），给予 IPAP 12 cmH_2O，EPAP 5 cmH_2O；并给予持续脉搏血氧饱和度监测，应维持 $SpO_2>90\%$。

243. C 患者氧分压下降，应增加 IPAP 即吸气压力。

244. B 白色假丝酵母又称白色念珠菌，是一种真菌，通常存在于正常人口腔、上呼吸道、肠道及阴道等，一般在正常机体中数量少，不引起疾病。当机体免疫功能下降或正常菌群相互制约作用失调，则本菌大量繁殖并改变生长形式（芽生菌丝相），侵入细胞引起疾病。结合该患者症状、体征，不排除上呼吸道污染菌群的可能性，故不用。

245. B 胸部 X 线检查是早期发现肺结核的主要方

法,是诊断肺结核临床类型、判断肺结核活动性与疗效的依据。

246. E 大叶性干酪样肺炎X线表现呈大叶性密度均匀磨玻璃样影,逐渐出现溶解区,呈虫蚀样空洞。

247. B 支气管哮喘急性发作是指支气管哮喘患者喘息、气促、咳嗽、胸闷等症状突然发生,或原有症状急剧加重,常有呼吸困难,以呼气困难为主。常因接触尘螨、动物皮毛、花粉、烟雾等刺激物,或呼吸道感染而诱发。结合患者症状、体征,考虑支气管哮喘急性发作的可能性大。

248. C

249. E 早期慢性支气管炎肺部X线表现无特殊征象,反复发作者可见肺纹理增粗、紊乱,呈网状、条索状或斑点状阴影,以下肺野为明显。

250. E 第一秒用力呼气容积占用力肺活量百分比(FEV_1/FVC)是评价气流受限的一项敏感指标。FEV_1占预计值百分比是评估COPD严重程度的良好指标,其变异性小,易于操作。吸入支气管舒张药后FEV_1/FVC<70%及FEV_1<80%预计值者,可确定为持续的气流受限。

251. D 阻塞性肺气肿有不完全可逆的气流受阻的特点,因此肺功能检查是诊断肺气肿最敏感、准确的检查方法。

252. B 肺炎链球菌肺炎发病前常有受凉、淋雨、疲劳、醉酒、病毒感染史,多有上呼吸道感染的前驱症状。起病多急骤,高热、寒战、咳嗽、咳痰。患侧胸痛,痰可带血或呈铁锈色。

253. D 肺炎链球菌肺炎并发症包括败血症、胸膜炎、休克等,治疗后体温不降或降而复升者应考虑肺外感染、混合细菌感染或合并其他疾病。

254. E 肺炎链球菌肺炎并发症包括败血症、胸膜炎、休克等。

255. A 肺炎链球菌对青霉素与其他β内酰胺类抗生素的耐药机制主要是青霉素结合蛋白(PBPs)的改变。

256. C 慢性支气管炎常在寒冷季节发病,出现咳嗽、咳痰,尤以晨起为著,痰呈白色黏液泡沫状,黏稠不易咳出。在急性呼吸道感染时,症状迅速加剧。痰量增多,黏稠度增加或为黄色脓性,偶有痰中带血。

257. A 呼吸道感染是慢性支气管炎发病和加剧的因素。

258. D 慢性支气管炎的治疗有:①控制感染。急性发作时抗菌药物治疗可选用喹诺酮类、大环类酯类、β内酰胺类口服,病情严重时静脉给药,如左氧氟沙星、阿奇霉素。如果能培养出致病菌,可按药敏试验选用抗菌药。②镇咳祛痰。可试用复方甘草合剂,也可加用祛痰药溴己新、盐酸氨溴索,干咳为主者可用镇咳药物,如右美沙芬等。③平喘。有气喘者可加用解痉平喘药如氨茶碱,或用茶碱控释剂、长效$β_2$受体激动剂加糖皮质激素吸入等。

259. D 支气管激发试验和舒张试验是反映气道反应性和可逆性的客观指标,可用于支气管哮喘、慢性阻塞性肺疾病(COPD)等气道阻塞性疾病的诊断、鉴别诊断和疗效判断,具有重要的临床应用价值。

260. E 超声心动图可通过测定右心室流出道内径(≥30 mm),右心室内径(≥20 mm),右心室前壁的厚度,左、右心室内径的比值(<2),右肺动脉内径或肺动脉干等指标以诊断肺心病。

261. E 按2006年GINA指南,哮喘控制水平分为控制、部分控制及未控制三级,该患者属于未控制。

262. B 气管左侧偏移可见于左侧胸膜增厚、左肺不张、右侧胸腔大量积液、纵隔内气管右侧占位性病变等疾病。

263. D

264. C 社区获得性肺炎常见致病菌为:流感嗜血杆菌、卡他莫拉菌、肺炎链球菌、非典型致病菌等,其中肺炎链球菌仍为较常见致病菌,同时肺炎链球菌肺炎以铁锈色痰、肺大叶实变为特征。

265. C 患者咳嗽、咳痰20余年,考虑慢性支气管炎可能性大。查体桶状胸、双肺呼吸音减弱,符合阻塞性肺气肿体征。同时伴有肺动脉瓣区第二心音亢进,考虑长时间肺疾病导致的肺源性心脏病。

266. A 慢性肺源性心脏病的X线表现包括:右下肺动脉扩张,其横径>15 mm,其横径与气管横径之比>1.07,后前位胸片可见肺动脉段明显突出或其高度>3 mm。

267. D 心电图表现包括:电轴右偏,重度顺钟向转位,V_1导联R∶S>1,aVR导联R∶S>1,V_5

导联 R：S<1，$RV_1+SV_5>1.05$，肺型 P 波，$V_1\sim V_3$导联 Qs 型或 qR 型并排除心肌梗死。

268. B　血源性葡萄球菌感染多继发于肺外感染的血行播散，胸部 X 线表现为多发性化脓性炎症，脓肿形成，肺气囊肿形成，脓胸。

269. B　金黄色葡萄球菌对万古霉素较为敏感

270. B　结合患者症状、体征，符合肺部感染指征，故应先控制感染。

271. A　动脉血氧分压(PaO_2)是指动脉血中物理溶解的氧分子所产生的张力，反映机体缺氧敏感指标，主要是判断机体是否缺氧及其程度。动脉血氧分压检测，主要用于缺氧或氧中毒性疾病的诊断。

272. C　二氧化碳潴留主要表现：①呼吸困难，表现在频率、节律和幅度的改变。如中枢性呼衰呈潮式、间歇或抽泣样呼吸；慢阻肺是由较慢而深的呼吸转为浅快呼吸，辅助呼吸肌活动加强，呈点头或提肩呼吸，中枢神经药物中毒表现为呼吸匀缓、昏睡；严重肺心病并发呼衰 CO_2 麻醉时，则出现浅慢呼吸。②精神神经症状。急性呼衰的精神症状较慢性为明显，急性缺氧可出现精神错乱、狂躁、昏迷、抽搐等症状，慢性缺氧多有智力或定向功能障碍。③循环系统症状：严重缺氧和 CO_2 潴留引起肺动脉高压，可发生右心衰竭，伴有体循环淤血体征。CO_2 潴留使外周体表静脉充盈，皮肤红润，湿暖多汗，血压升高；心搏量增多而致脉搏洪大。因脑血管扩张，产生搏动性头痛。晚期由于严重缺氧、酸中毒引起心肌损害，出现周围循环衰竭，血压下降，心律失常，心跳停搏。④消化和泌尿系统症状。严重呼衰对肝、肾功能都有影响，如谷丙转氨酶与非蛋白氮升高、蛋白尿、尿中出现红细胞和管型。因胃肠道黏膜充血水肿、糜烂渗血或应激性溃疡，常引起上消化道出血。以上这些症状均可随缺氧和 CO_2 潴留的纠正而消失。

273. D　结合患者症状、体征，考虑支气管哮喘可能性大。

274. A　根据患者血气分析结果属于轻度。

275. D　支气管哮喘在胸部听诊时可听到呼气时间延长而吸气时间缩短，伴有双肺如笛声的高音调，称为哮鸣音。这是小气道梗阻的特征。双肺满布的哮鸣音在呼气时较为明显，称呼气性哮鸣音。很多哮喘患者在吸气和呼气都可闻及哮鸣音。单侧哮鸣音突然消失要考虑自发性气胸的可能。在哮喘严重发作，支气管发生极度狭窄，出现呼吸肌疲劳时，喘鸣音反而消失，成为寂静肺(silent lung)，是病情危重的表现。

276. C　结合患者过敏病史，考虑支气管哮喘急性发作可能性大。

277. B　糖皮质激素(简称激素)是当前防治哮喘最有效的药物。主要作用机制是抑制炎症细胞的迁移和活化，抑制细胞因子的生成和炎症介质的释放，增强平滑肌细胞 β_2 受体的反应性。可分为吸入、口服和静脉用药。

278. D　结合患者症状、体征，考虑支气管哮喘急性发作。

279. C　支气管哮喘患者易发生脱水，在痰液黏稠及进食减少的情况下，应积极补液，防止脱水。

三、X 型题

280. ABCD　肺结核病的记录报告主要由结核类型、病变范围、痰菌检查、疾病转归以及初、复治情况等组成。如：原发性肺结核，右中，涂(一)，初治。继发型肺结核，双上，涂(＋)，复治。血型播散型肺结核可注明急性或慢性；继发型肺结核可注明浸润性、纤维空洞等。并发症(如自发性气胸、肺不张)、合并症(如糖尿病)、手术(如肺切除术后)可在化疗史后按并发症、合并症、手术等顺序书写。

281. ABDE　胸痛为呼吸系统症状。

282. ACE　B、D 两项不具有特异性。

283. ABCE　当肺结核患者大咯血时，应首先吸氧，同时垂体后叶素混于 500 g/L 葡萄糖液中缓慢静脉注射，卧床休息，取患侧卧位。

284. ABC　肺结核的分期可用来判断病灶活动性及转归情况。综合患者的临床表现、肺内病变、有无空洞及痰菌等分为以下三期：(1)进展期。凡具备以下一项者为进展期：①新发现的活动性病变；②病情较前恶化、增多；③新出现空洞或空洞增大；④痰菌转为阳性。(2)好转期。具备以下一项者为好转期：①病情较前好转；②空洞闭合或空洞缩小，或完全吸收钙化；③痰菌转为阴性。(3)稳定期。病灶无活动，空洞闭合,痰菌连续阴性(每月至少查1次)均达6个月以上。如空洞仍然存在,则痰菌需连续阴性1年以上。进展期或好转期均属活动性,需要治疗;稳定期为非活动性肺结核,属临床治愈。

285. ABC **286.** ABCDE

287. BD 结核菌素试验阴性反应除提示没有结核菌感染外,还见于以下情况:结核菌感染后需4~8周使变态反应充分建立,在变态反应前期,结核菌素试验可为阴性。在应用糖皮质激素等免疫抑制剂者,或营养不良及麻疹、百日咳等患者,结核菌素反应也可暂时消失。严重结核病和各种危重患者对结核菌素无反应,或仅为弱阳性,这都是由于人体免疫力连同变态反应暂时受到抑制的结果;待病情好转,又会转为阳性反应。其他如淋巴细胞免疫系统缺陷(如淋巴瘤、白血病、结节病、艾滋病等)患者和老年人的结核菌素反应也常为阴性。

288. ACE 肺结核未及时发现或治疗不当,空洞长期不愈,空洞壁增厚,病灶出现广泛纤维化;随机体免疫力的高低波动,病灶吸收、修复与恶化、进展交替发生,成为慢性纤维空洞型肺结核。

289. AC 结核病发生与转归与入侵结核菌的数目、毒力及机体免疫力、变态反应的高低有关。

290. ABCDE 以上均为慢性纤维空洞型肺结核的X线表现。

291. ABC 如有以下情况之一者,即为复治患者:①初治失败的患者;②规则用药满疗程后痰菌有复阳的患者;③不规则化疗超过1个月的患者;④慢性持续排菌患者。界定"初治"与"复治"患者对于指导治疗具有重要意义:初治患者对抗结核药物多敏感,且病变多为渗出性,属可逆性病变。应抓住初治时机,合理应用抗结核药物。复治患者常对抗结核药物耐药,而且病变多为不可逆性,致使治疗困难。复治患者的另一个重要意义在于其为结核病的主要传染源。

292. BCE 肺切除术适用于:①3个月以上的慢性肺脓肿,非手术治疗不见好转,反复发作者。②直径大于6 cm的肺脓肿,药物不易治愈者。③对内科治疗无反应,每周摄胸片进行比较,脓肿不但不缩小反而持续增大,脓腔内液体增多,周围炎症不消退或合并败血症者。④咯血患者可待症状缓解后手术。但是如果12 h内咯血量达500 ml以上,应早做手术。⑤肺脓肿破入胸膜腔,引起支气管胸膜瘘、脓胸,单纯胸腔引流难以控制病情发展者。⑥不能与肺癌区别者。

293. ABCDE ①细菌性肺炎:早期肺脓肿与细菌性肺炎在症状和X线胸片表现很相似,但常见的肺炎链球菌肺炎多伴有口唇疱疹、铁锈色痰而无大量脓臭痰,X线胸片示肺叶或肺段性实变或呈片状淡薄炎症病变,边缘模糊不清,没有空洞形成。当用抗菌药物治疗后仍高热不退,咳嗽、咳痰加剧并咳出大量脓痰时应考虑为肺脓肿。②空洞性肺结核继发感染:空洞性肺结核是一种慢性病,起病缓慢,病程长,可有长期咳嗽、午后低热、乏力、盗汗,食欲减退或有反复咯血。X线胸片显示空洞壁较厚,一般无气液平面,空洞周围炎性病变较少,常伴有条索、斑点及结节状病灶,或肺内其他部位的结核播散灶,痰中可找到结核分枝杆菌。当合并肺部感染时,可出现急性感染症状和咳大量脓臭痰,且由于化脓性细菌大量繁殖,痰中难以找到结核杆菌,此时要详细询问病史。如一时不能鉴别,可按急性肺脓肿治疗,控制急性感染后,胸片可显示纤维空洞及周围多形性的结核病变,痰结核分枝杆菌可阳转。③支气管肺癌:支气管肺癌阻塞支气管常引起远端肺化脓性感染,但形成肺脓肿的病程相对较长,因有一个逐渐阻塞的过程,毒性症状多不明显,脓痰量亦较少。阻塞性感染由于支气管引流不畅,抗菌药物效果不佳。因此对40岁以上出现肺同一部位反复感染,且抗菌药物疗效差的患者,要考虑支气管肺癌引起阻塞性肺炎的可能,可送痰液找癌细胞和纤维支气管镜检查,以明确诊断。肺鳞癌也可发生坏死液化,形成空洞,但一般无毒性或急性感染症状,X线胸片示空洞壁较厚,多呈偏心空洞,残留的肿瘤组织使内壁凹凸不平,空洞周围有少许炎症浸润,肺门淋巴结可有肿大,故不难与肺脓肿区分。④肺囊肿继发感染:肺囊肿继发感染时,囊肿内可见气液平,周围炎症反应轻,无明显中毒症状和脓痰。如有以往的X线胸片做对照,更容易鉴别。

294. ABCD 肺脓肿(lung abscess)是多种病原菌感染引起的肺组织化脓性炎症,导致组织坏死、破坏、液化形成脓肿,以高热、咳嗽、咳大量脓臭痰为主要临床特征。常见病原体包括金黄色葡萄球菌、化脓性链球菌、肺炎克雷伯菌和铜绿假单胞菌等,X线胸片示有大片浓密阴影,其中有脓腔形成,并有液平面,白细胞计数和中性粒细胞显著增高。

295. ABCDE **296.** ACE

297. ABCD 急性肺脓肿的病因有:①吸入性肺脓肿:病原体经口、鼻、咽腔吸入,为急性肺脓肿发病的最主要原因。扁桃体炎、鼻窦炎、齿槽脓溢等脓性分泌物,口腔、鼻、咽部手术后的血块,齿垢或呕吐物等,在神志昏迷、全身麻醉等情况下,经气管被吸入肺内,造成细支气管阻塞,病原菌即可繁殖致病。②血源性肺脓肿:皮肤创伤、疖痈、骨髓炎、亚急性细菌性心内膜炎等所致的败血症和脓毒血症,病原菌(多数为金葡菌)、脓毒栓子经小循环带至肺,引起小血管栓塞、肺组织发炎和坏死,形成脓肿。③继发性肺脓肿:多继发于其他疾病,如金黄色葡萄球菌和肺炎克雷伯杆菌性肺炎、空洞性肺结核、支气管扩张症和支气管癌等继发感染,可引起急性肺脓肿。肺部邻近器官化脓性病变或外伤感染、膈下脓肿、肾周围脓肿、脊柱旁脓肿、食管穿孔等,穿破至肺亦可形成脓肿。④阿米巴肺脓肿:多继发于阿米巴肝脓肿。由于肝脓肿好发于肝右叶的顶部,易穿破膈肌至右肺下叶,形成阿米巴肺脓肿。

298. ABCD

299. BD 呼吸衰竭定义:指外呼吸功能严重障碍,导致 PaO_2 降低或伴有 $PaCO_2$ 增高的病理过程。诊断呼吸衰竭的血气标准:PaO_2 低于 60 mmHg,伴有或不伴有 $PaCO_2$ 高于 50 mmHg。

300. AC 慢性肺源性心脏病(简称肺心病)指慢性支气管炎、肺气肿及其他胸部疾病或心血管病变引起的心脏病,有肺动脉高压、右心增大和右心功能不全。右心功能不全主要表现为颈静脉怒张,肝肿大、压痛,肝颈反流征阳性,下肢水肿及静脉压增高等。

301. DE 慢性肺源性心脏病X线诊断标准:①右肺下动脉扩张:横径≥15 mm;或右肺下动脉横径与支气管横径比值≥1.07;或经动态观察较原右下肺动脉增宽2 mm以上。②肺动脉段中度凸出或其高度≥3 mm。③中心肺动脉扩张和外围分支纤细,两者形成鲜明的对照。④圆锥部显著凸出或椎高≥7 mm。⑤右心室增大(结合不同体位判断)。

302. ABCDE

303. ABCE 除治疗基础疾病,改善心肺功能外,还须维护各系统器官的功能,采取措施予以救治。治疗原则为控制感染,通畅呼吸道,改善呼吸功能,纠正缺氧和二氧化碳潴留,控制呼吸衰竭和心力衰竭等。不需常规使用强心剂。

304. BDE 呼吸衰竭和右心衰竭为急性加重期表现。

305. ABDE 呼吸衰竭的发病机制主要有:①肺通气不足。肺泡通气量减少会引起缺氧和 CO_2 潴留,是Ⅱ型呼衰的发病机制。②弥散障碍。因二氧化碳弥散能力为氧的20倍,故弥散障碍时,通常以低氧血症为主。③通气/血流比例失调。正常成人每分钟肺泡通气量约为4 L,肺毛细血管血流量约5 L,通气/血流比值约为0.8。一方面当肺毛细血管损害而通气正常时,则通气/血流比值增大,结果导致生理无效腔增加,即为无效腔效应;另一方面当肺泡通气量减少(如肺不张、肺水肿、肺炎实变等)肺血流量正常时,则通气/血流比值降低,使肺动脉的混合静脉血未经充分氧合而进入肺静脉,形成肺动-静脉样分流或功能性分流,若分流量超过30%,吸氧并不能明显提高 PaO_2。无论通气/血流比值增高或降低,均影响肺的有效气体交换,可导致缺氧,而无二氧化碳潴留,是Ⅰ型呼衰发病的主要机制。

306. AB 动脉血中 CO_2 分压升高时,脑脊液的 CO_2 分压就升高,氢离子浓度也随之升高,这就刺激延髓腹侧表层的中枢化学感受器,这种感受器对氢离子浓度变化敏感,它们的活动影响到调节呼吸的呼吸中枢,通过中枢的作用再引起呼吸肌运动的加强,使呼吸运动加速、加深。PaO_2 下降到80 mmHg以下,可出现呼吸加深、加快,肺通气量增加。切断动物外周化学感受器的传入神经或摘除人的颈动脉体,低氧不再引起呼吸增强,表明低氧对呼吸的刺激作用完全是通过外周化学感受器而兴奋呼吸中枢实现的。

307. ABCD 缺氧和二氧化碳潴留的影响:(1)对中枢神经系统的影响:①中枢神经系统尤其大脑皮质组织细胞对缺氧十分敏感,突然中断供氧20秒可出现深昏迷和全身抽搐。轻度缺氧时出现注意力不易集中,智力减退,定向障碍。随着缺氧加重,可导致烦躁不安、神志恍惚、谵妄,甚至昏迷。严重缺氧引起脑间质水肿、肿胀、变性、坏死,酶系统和钠泵受抑制产生脑水肿,脑血管扩张、脑血流量增加,使颅内压急剧升高,压迫脑组织,使脑缺氧更加恶化,形成恶性循环,患者可因脑疝而死亡。②二氧化碳潴留对中枢神经系统的影响是先兴奋后抑制。二氧化碳潴留开始时降低脑细胞兴奋性,直接抑制大脑皮质活动,随着二氧化碳的增加,对皮质下层刺激增加,间接兴奋大脑皮质,若二氧化碳继续升高,皮质下层受抑制,使神经处于麻醉状态。缺氧和二氧化碳潴留均会使脑血管扩张,血流量增加。严重者会引起脑间质水肿,导致颅内压增高,加重脑组织缺氧。(2)对呼吸的影响:①缺氧主要通过颈动脉窦和主动脉体化学感受器的反射作用刺激通气,缓慢缺氧则导致这种反射作用迟钝。②二氧化碳是强有力的呼吸中枢兴奋剂,二氧化碳浓度增加时,通气量明显增加。PaO_2 过分升高时,呼吸中枢受抑制,通气量反而下降。慢性高碳酸血症患者通气量增加不明显,与呼吸中枢反应迟钝、肾功能的代偿使pH值未能明显下降以及呼吸道阻力增加、肺组织严重损害、胸廓活动受限有关。(3)对循环系统的影响:缺氧和二氧化碳潴留均可刺激心脏,使心率加快、心排血量增加、血压升高。急性严重缺氧或酸中毒可引起各种严重心律失常,甚至发生心室颤动或心脏停搏。缺氧和二氧化碳潴留可引起肺小动脉收缩,肺循环阻力增加,导致肺动脉高压、右心负荷增加。$PaCO_2$ 轻中度升高,使脑血管、冠状血管扩张,皮下浅表毛细血管和静脉扩张,因而患者四肢红润、温暖。(4)对电解质及酸碱平衡的影响:严重缺氧时体内三羧酸循环、氧化磷酸化作用和有关酶活性受抑制,这不仅降低产热效率,还产生大量乳酸和无机磷,导致代谢性酸中毒。急性二氧化碳潴留加重酸中毒,常伴高钾血症和低氯血症。(5)对肝肾功能的影响:缺氧对肝细胞造成损害,使ALT升高。随着缺氧的纠正,肝功能逐渐恢复正常。轻度缺氧和二氧化碳潴留会扩张肾血管,增加肾血流量和肾小球滤过率,尿量增多,但当 $PaO_2 < 40$ mmHg, $PaCO_2 >$ 65 mmHg时,肾血管收缩,肾功能受影响,尿量减少。(6)对血液系统的影响:长期缺氧患者由于红细胞生成素增加,刺激骨髓引起继发性红细胞增加,增加携氧量,但由于血液黏稠度增加反而使心脏负荷加重。

308. ABD 发病机制主要是 CO_2 中毒或 CO_2 麻醉、呼吸性酸中毒和缺氧。

309. BCE 呼吸兴奋剂属于中枢兴奋药,主要通过直接兴奋延髓呼吸中枢,也可通过刺激颈动脉体和主动脉体的化学感受器反射性的兴奋呼吸中枢,使呼吸加深加快,通气量增加,提高了氧分压,降低了二氧化碳分压。提高呼吸中枢对二氧化碳的敏感性,在呼吸中枢处于抑制状态时兴奋作用尤为明显。故适用以中枢抑制为主、通气量不足且呼吸肌功能正常的呼吸衰竭。

310. ABCDE 肺性脑病轻者呈嗜睡、昏睡状态,重则昏迷。主要系缺氧和高碳酸血症引起的二氧化碳麻醉所致。此外还可有颅内压升高、视乳头水肿和扑击性震颤、肌阵挛、全身强直-阵挛样发作等各种运动障碍。精神症状可表现为兴奋、不安、言语增多、幻觉、妄想等。

311. ABDE 呼吸机使用不当,容易加重二氧化碳潴留,或造成呼吸性碱中毒、气胸、呼吸机相关性肺炎等。

312. ABCDE

313. ABCE 无创正压通气的适应证:①清醒并能够合作;②血流动力学稳定;③不需要气管插管保护(即患者无误吸、严重消化道出血、气道分泌物过多且排痰不利等情况);④无影响使用鼻面罩的面部创伤。⑤能够耐受鼻面罩。

314. ABCDE 呼吸衰竭是由各种原因导致严重呼吸功能障碍引起 PaO_2 降低,伴或不伴有 $PaCO_2$ 增高而出现一系列生理功能和代谢障碍的临床综合征。其主要病因有肺血管疾病、肺组织病变、气道阻塞性病变、神经肌肉疾病、胸廓与胸膜病变等。

315. ABCD 肺性脑病发病机制较为复杂,主要是肺部损害致二氧化碳潴留及缺氧，引起高碳酸血症及低氧血症，加之肺部循环障碍及肺动脉高压更进一步诱发或加重脑组织的损害，导致脑缺血、缺氧、水肿而引起肺性脑病。故所有能引起其肺损害的原因皆可称为其诱因。

316. ACDE 结合患者目前症状，考虑肺心病合并呼吸衰竭晚期，此时应持续吸氧、给予舒张支气管药物、尼可刹米维持静脉滴注，必要时气管插管进行人工呼吸。

317. ABCD 慢性呼吸衰竭常为支气管-肺疾患所引起，如慢性阻塞性肺病、重症肺结核、肺间质性纤维化、尘肺等。胸廓病变和胸部手术、外伤、广泛胸膜增厚、胸廓畸形亦可导致慢性呼吸衰竭。除引起慢性呼吸衰竭的原发症状外，主要是缺氧和二氧化碳潴留所致的多脏器功能紊乱的表现。包括：①呼吸困难。②发绀。③精神神经症状。④严重缺氧和二氧化碳潴留引起肺动脉高压，可发生右心衰竭，伴有体循环淤血体征。⑤消化和泌尿系统症状。严重呼衰对肝、肾功能都有影响，如蛋白尿、尿中出现红细胞和管型。常因胃肠道黏膜充血水肿、糜烂渗血，或应激性溃疡引起上消化道出血。

318. ABCD

319. BDE 引起咯血的疾病并非只局限于呼吸系统疾病。包括：①呼吸系统疾病。如肺结核、支气管扩张、支气管炎、肺脓肿、肺癌、肺炎、肺吸虫病、肺阿米巴病、肺包虫病、肺真菌病、肺孢子虫病、支气管结石、肺部转移性肿瘤、肺腺瘤、硅肺等。这些炎症导致支气管黏膜或病灶毛细血管渗透性增高，或黏膜下血管壁溃破，从而引起出血。②循环系统疾病。常见的有风湿性心脏病二尖瓣狭窄、高血压性心脏病、肺动脉高压、主动脉瘤、肺梗死及肺动静脉瘘等。③外伤。如胸部外伤、胸部挫伤、肋骨骨折、枪弹伤、爆炸伤和医疗操作(如胸腔或肺穿刺、活检、支气管镜检查等)也可引起咯血。④全身出血倾向性疾病。常见的如白血病、血友病、再生障碍性贫血、肺出血型钩端螺旋体病、流行性出血热、肺型鼠疫、血小板减少性紫癜、弥散性血管内凝血、慢性肾功能衰竭、尿毒症等。⑤其他较少见的疾病或异常情况。如替代性月经(不从阴道出血)、氧中毒、肺出血肾炎综合征、支气管扩张、鼻窦炎、内脏易位综合征等。

320. ABCDE 能引起肺炎的细菌有肺炎链球菌、金黄色葡萄球菌、甲型溶血性链球菌、肺炎克雷伯杆菌、流感嗜血杆菌、铜绿假单胞菌、大肠埃希菌、铜绿假单胞菌等。

321. ABCDE 能引起肺炎的致病因素有：①细菌，如肺炎链球菌、金黄色葡萄球菌、甲型溶血性链球菌、肺炎克雷伯杆菌、流感嗜血杆菌、铜绿假单胞菌、大肠埃希菌等。②非典型病原体，如军团菌、支原体和衣原体等。③病毒，如冠状病毒、腺病毒、流感病毒、巨细胞病毒、单纯疱疹病毒等。④真菌，如白念珠菌、曲霉、隐球菌、肺孢子菌等。⑤其他病原体，如立克次体、弓形虫、寄生虫(如肺包虫、肺吸虫、肺血吸虫)等。⑥理化因素，如放射性肺炎、胃酸吸入、药物等引起的化学性肺炎等。

322. ABCE

323. ABCD 纵隔淋巴结肿大压迫食管可致吞咽困难，属于转移性肺外表现。

324. ACDE 肺癌的危险因素有：①吸烟；②职业因素；③肺部慢性疾病；④环境。

325. ABCD 肺癌引起支气管阻塞的特征不包括大量胸腔积液。

326. ABCE 将痰细胞学、低剂量螺旋CT和气管镜检查结合应用，辅以分子病理学分析，可形成一个比较完整的早期肺癌诊断体系。

327. ABDE 支气管扩张(bronchiectasis)以局部支气管不可逆性解剖结构异常为特征，是由于支气管及其周围肺组织慢性化脓性炎症和纤维化，使支气管壁的肌肉和弹性组织破坏，导致支气管变形及持久扩张。典型的临床症状有慢性咳嗽、咳大量脓痰和反复咯血，主要致病因素为支气管的感染、阻塞和牵拉，部分有先天遗传因素。

328. ABCE 阻塞性肺气肿病因极为复杂，包括：①吸烟。纸烟含有多种有害成分，如焦油、尼古丁和一氧化碳等。吸烟者黏液腺岩藻糖及神经氨酸含量增多，可抑制支气管黏膜纤毛活动，反射性引起支气管痉挛，减弱肺泡巨噬细胞的作用。吸烟者并发肺气肿或慢支，死于呼吸衰竭或肺心病者远较不吸烟者为多。②大气污染。尸检材料证明，气候和经济条件相似情况下，大气污染严重地区肺气肿发病率较污染较轻地区为高。③感染。呼吸道病毒和细菌感染与肺气肿的发生有一定关系。反复感染可引起支气管黏膜充血、水肿,腺体增生、肥大,分泌功能亢进,管壁增厚狭窄,引起气道阻塞。肺部感染时蛋白酶活性增高与肺气肿形成也可能有关。④蛋白酶-抗蛋白酶平衡失调。体内的一些蛋白水解酶对肺组织有消化作用,而抗蛋白酶对于弹力蛋白酶等多种蛋白酶有抑制作用。

329. ABCD 严重败血症或毒血症患者可并发感染性休克。有高热,但也可体温不升。出现血压下降,四肢厥冷,多汗,口唇青紫。并发心肌炎时可出现心动过速、心律失常,如期前收缩、阵发性心动过速或心房颤动。并发胸膜炎时,胸液为浆液纤维蛋白性渗出液;5%~10%会出现脓胸,15%~20%可出现脑膜炎、心包炎、心内膜炎、中耳炎等肺外表现。

330. ABDE 继发性肺结核的特点有:病变多位于肺尖或锁骨下区,局部反应剧烈,易发生空洞;多沿支气管播散,愈合方式为消散、纤维化或钙化。

331. ABCDE 肺源性心脏病(简称肺心病)是由支气管-肺组织或肺动脉血管病变所致肺动脉高压引起的心脏病。根据起病缓急和病程长短,可分为急性和慢性两类。临床上以后者多见。本病发展缓慢,临床上除原有肺、胸疾病的各种症状和体征外,主要是逐步出现心、肺功能衰竭以及其他器官损害的征象。故以上皆可。

332. ABCE 对于支气管扩张患者,在体位引流时,应向患者说明体位引流的目的及操作过程,消除顾虑,以取得患者的合作。依病变部位不同,采取相应的体位,使病变部位处于高处,引流支气管开口向下。同时辅以拍背,以借重力作用使痰液流出。每次15~20 min,每日2~3次。引流宜在饭前进行,防止饭后引流致呕吐。必要时,对痰液黏稠者可先用生理盐水超声雾化吸入或用祛痰药(溴己新、氯化铵等)以稀释痰液,提高引流效果。

333. ABCDE 发作时可并发气胸、纵隔气肿、肺不张;长期反复发作和感染可并发慢性支气管炎、肺气肿、支气管扩张、间质性肺炎、肺纤维化和肺源性心脏病。

334. AC 慢性支气管炎可分为单纯型和喘息型。单纯型患者表现为咳嗽、咳痰;喘息型慢支除咳嗽、咳痰外,尚有喘息症状,并经常或多次出现哮鸣音。有人认为喘息型慢支实际上是慢支合并哮喘。

335. ACD 肺心病主要为右心改变。

336. ABD 大环内酯类抗生素对肺炎克雷伯杆菌效果较差。肺脓肿抗生素治疗的疗程一般为8~12周,直到临床症状完全消失,胸部X线片显示脓腔及炎性病变完全消失,仅残留少量条索状纤维阴影。

337. AB 当传染性非典型肺炎患者 $PaCO_2<70$ mmHg, $SpO_2<93\%$时,即可氧疗。

338. ABCE 两者区别为回归热发热较剧,呈稽留热或弛张热;相同症状反复出现;无肺部炎症症状和体征;有肌痛,尤以腓肠肌疼痛明显。

第三章 消化系统

一、A1/A2型题

1. E 早期食管癌的X线征象有:①黏膜皱襞增粗、迂曲及中断;②食管边缘毛刺状;③小充盈缺损与小龛影;④局限性管壁僵硬或有钡剂滞留。所以E选项最符合题意。

2. C 食管内镜检查一旦发现反流性食管炎并能排除其他原因引起的食管病变,即可诊断。

3. A

4. C 食管癌早期表现为胸骨后不适、烧灼感、针刺样或牵拉样痛,吞咽疼痛部位与病变部位一致,进食通过缓慢并有滞留的感觉或有轻度哽咽感;X线表现为黏膜皱襞增粗、迂曲如虚线样中断。食管癌中晚期疼痛可涉及颈、肩胛、胸骨和后背等处。故答案选C。

5. D 食管癌普查的早期诊断是食管网套细胞学检查。故答案选D。

6. D 正常食管的pH是5.5~7.0。故答案选D。

7. D 食管下括约肌长约 4～5 cm，静息压为 15～35 mmHg；食管继发性推进蠕动由吞咽动作引发；胆囊收缩素（缩胆囊素）可使食管下括约肌压力升高。故答案选 D。

8. D 24 h 食管 pH 监测参数包括 pH<4 的百分时间；直立及仰卧位 pH<4 的百分时间；反流次数；持续最长的反流时间。故答案选 D。

9. D 胃食管反流病并发 Barrett 食管应使用 PPI 及长程维持治疗，定期随访是目前预防 Barrett 食管癌变的唯一方法，故答案选 D。

10. B

11. D 食管癌最可靠的诊断方法是内镜取病变组织活检。

12. D 早期食管原位癌病理表现是充血型、斑块型最多见；糜烂型次之，癌细胞分化较差；乳头型是早期食管癌的病理分型。故答案选 D。

13. A 中晚期食管癌的病理分型中，髓质型恶性程度最高，蕈伞型分化程度各不相同，溃疡型转移时间尚不确定，缩窄型较少见，腔内型肿瘤表面有不规则的浅糜烂区。故答案选 A。

14. C Barrett 食管是指食管下段的鳞状上皮被柱状上皮覆盖，有发生腺癌的可能，目前认为是获得性，是胃食管反流病的并发症；镜下有肠、胃窦和胃体黏膜三种类型。故答案选 C。

15. A

16. C 胃恶性溃疡的征象：龛影常>2.5 cm，边不整，位于胃腔轮廓之内；龛影周围胃壁僵直，呈结节状，向溃疡聚集的皱襞有融合中断现象；形状不规则，底凹凸不平，边缘结节隆起，污秽苔；粪便隐血持续阳性。故答案选 C。

17. C 铋剂如枸橼酸铋钾可以通过包裹 HP 菌体，干扰 HP 代谢，发挥杀菌作用；抗生素如阿莫西林、四环素、甲硝唑有杀菌作用。故答案选 C。

18. D 快速尿素酶试验是幽门螺杆菌检测的非侵入性方法，患者依从性好，准确性高，为幽门螺杆菌检测的“金标准”之一。

19. C **20.** C

21. C 浅表性胃炎的病理表现为：黏膜充血、水肿或伴有渗出液，少数有糜烂及出血，黏膜有淋巴细胞、炎症细胞浸润，某些呈疣状胃炎的表现。故答案选 C。

22. E

23. E 腐蚀性胃炎黏膜改变有：盐酸呈灰棕色痂，硝酸呈黄色痂，醋酸呈白色痂，硫酸呈黑色痂。故答案选 E。

24. D 慢性胃体萎缩性胃炎的检测：血清壁细胞抗体阳性，血清内因子抗体阳性，维生素 B_{12} 吸收试验阳性，固有腺体减少。故答案选 D。

25. D

26. C pH<3 胃蛋白酶才可被激活。

27. A **28.** A

29. D 胃溃疡疑有癌变时可考虑手术；严重胃溃疡需禁食治疗；消化性溃疡均可产生不同程度的出血；通常胃酸正常或降低；胃溃疡常表现为进餐后 0.5～1 h 后疼痛。故答案选 D。

30. D

31. D 消化性溃疡的特点是出血后疼痛可减轻而并非消失。故答案选 D。

32. C 进展期胃癌 Bormann 分型中，最常见的是溃疡浸润型，约占 50%。

33. A **34.** C

35. D 消化性溃疡的发病机制是由于黏膜屏障功能降低及胃酸分泌过多。胃酸过高致使胃蛋白酶对胃进行自体消化，形成溃疡。故答案选 D。

36. A 慢性浅表性胃炎的临床表现：中上腹部不适，易出现嗳气、反酸、腹胀等症状，有时症状酷似消化性溃疡，可使消化性溃疡的发生率增高，有时伴有胃酸偏低，一般不易引起恶性贫血。故答案选 A。

37. A 十二指肠球部肠壁薄，管径大，黏膜表面光滑平坦，无环形皱襞。其解剖特点决定十二指肠球部后壁为球后溃疡的多发部位。故答案选 A。

38. B 胃及十二指肠后壁为消化性溃疡的多发部位，也是消化性溃疡慢性穿孔的多发部位。

39. D 复合性溃疡指胃和十二指肠均有活动性溃疡。故答案选 D。

40. B 消化性溃疡的主要机制是在高胃酸环境下胃蛋白酶对胃体自身消化。故答案选 B。

41. E

42. D 恶性溃疡多见于中老年患者，胃酸常偏高，X 线龛影常位于胃轮廓之内，溃疡形态不规则，底不平滑，边缘结节隆起，有污秽苔，早期可酷似良性溃疡，但久治不愈，当取活检加以鉴别。故答案选 D。

43. B 巨大溃疡指直径>2 cm的溃疡。巨大十二指肠溃疡常在后壁,易发展为穿透性,顽固,治疗效果差,可恶变,但巨大胃溃疡不一定都是恶性的。X线检查可误为憩室,但胃镜易作出诊断。故答案选B。

44. A 十二指肠球部溃疡症状较球后溃疡严重。球后溃疡易出血,常发生于十二指肠乳头近端的前壁,内科疗效差;X线易漏诊,需应用十二指肠低张造影。故答案选A。

45. A 幽门管溃疡好发于20~40岁,餐后很快发生疼痛,早期出现呕吐,易出现幽门梗阻、出血和穿孔等并发症,部分患者需要手术治疗,制酸剂可以控制。故答案选A。

46. B <1%的胃溃疡有可能癌变,十二指肠溃疡一般不发生癌变。

47. D 十二指肠溃疡多见于中青年,而胃溃疡则多见于中老年,前者的发病高峰一般比后者早10年。

48. C 消化性溃疡急性穿孔溃破入腹腔的典型体征是肝浊音界消失。

49. E HP感染根除后不一定能使溃疡愈合。故答案选E。

50. E **51.** D **52.** B

53. A 胃窦和胃体黏膜交界处黏膜较脆弱,直接溶于相邻胃体腺分泌的胃酸中;小弯侧部位黏膜下层的血管网相对欠丰富,斜肌特别发达,收缩时易导致血管闭塞引起黏膜缺血性损伤。胃溃疡好发于胃窦和胃体黏膜交界处、小弯胃角附近的胃窦一侧的机制都较明确。故答案选A。

54. A 布洛芬是非甾体抗炎药,可加重胃溃疡,所以在胃溃疡活动期不宜使用。

55. E 慢性胃炎的主要诊断依据是胃镜及胃黏膜活检。

56. E NSAIDs主要抑制了前列腺素的合成,直接损伤上皮,破坏黏膜下血管。导致的胃溃疡主要在胃体,受胃酸影响较大。

57. E 消化性溃疡的病理特征:大多数活动性溃疡直径<10 cm,边缘光整,底部由肉芽组织构成,覆以灰黄色炎性渗出物;愈合期溃疡可见瘢痕组织;可见嗜酸性坏死层。故答案选E。

58. C

59. A 抗胆碱能药物可引起胃排空时间延长而加重梗阻,故幽门梗阻时禁用抗胆碱能药物。

60. D 呕吐物内含有大量宿食是消化性溃疡合并幽门梗阻的常见临床表现。

61. E **62.** B **63.** A

64. C 胃腺体细胞的基本功能:主细胞分泌胃蛋白酶原,壁细胞分泌盐酸、内因子,黏液细胞分泌含酸性黏多糖的可溶性黏液。故答案选C。

65. C 由于胃溃疡处动脉血流缓慢,胃溃疡底部常见动脉内血栓机化。

66. D 患者中年男性,反复上腹痛,五肽促胃液素刺激试验示胃酸缺乏,进一步的诊治方案首选胃镜检查加活检以明确诊断。

67. C 患者中年女性,反复上腹痛,疼痛多发生于餐前,进食后缓解。内镜检查见十二指肠球前壁浅小溃疡,表面薄白苔,溃疡几乎为再生上皮所覆盖,无充血、水肿,黏膜皱襞向溃疡处明显集中。考虑十二指肠球部溃疡分期的愈合期H1。

68. D 宜尽快手术治疗。

69. C 根据患者病史及检查结果考虑功能性消化不良。

70. C 患者长期胃溃疡病史,近期疼痛不规律,粪便隐血阳性,考虑胃癌出血。

71. B

72. B 考虑胃溃疡恶变,应进一步检查胃镜+活检以明确诊断。

73. D 考虑恶变可能,下一步首要的检查为胃镜和细胞学检查。

74. B 首选抑酸剂加两种有效抗生素如阿莫西林、四环素、甲硝唑。

75. B 呕吐宿食,有振水音,考虑消化性溃疡合并幽门梗阻。

76. B 急性胃炎出血应首先采取的措施是止血、补充血容量以防止失血性休克。

77. C 增生型肠结核病变多局限在回盲部,黏膜下层及浆膜层可有大量结核肉芽肿和纤维组织增生,使局部肠壁增厚、僵硬;亦可见瘤样肿块突入肠腔。故肠结核出现腹部肿块最常见于增生性肠结核。

78. B 增生型肠结核易使肠腔狭窄,故最常见的症状是便秘。

79. C 主要感染途径以腹腔内的结核病灶直接蔓延为主。

80. A 结核性腹膜炎的病理类型：渗出型、粘连型、干酪型。以前两型多见，可混合存在。

81. B **82.** A

83. A 低热，腹泻，无脓血，右下腹包块，血沉升高，PPD 皮试强阳性，考虑肠结核。

84. C

85. A 患者有结核毒血症状，腹腔积液为渗出液，以淋巴细胞为主，考虑结核性腹膜炎。

86. B 右上腹肿块，频繁呕吐，考虑出现肠梗阻。

87. E 根据病史考虑结核性腹膜炎。

88. D 患者腹胀 3 月，腹腔积液为渗出液，脐右下有边界不清肿块，考虑结核性腹膜炎混合型。

89. D

90. A Crohn 病最常见的临床表现是腹痛、腹泻、体重下降、腹块、瘘管形成和肠梗阻。

91. B 根据病史及检查结果考虑 Crohn 病。

92. B

93. A 患者腹痛、腹泻、脓血便，考虑溃疡性结肠炎，应行结肠镜检查以确诊。

94. B 患者反复脓血便，X 线钡剂检查示乙状结肠袋消失，管壁平滑变硬，肠管缩短，肠腔狭窄，考虑溃疡性结肠炎。

95. E 患者左下腹疼痛伴有黏液脓血便，应进一步做全结肠镜检查有无溃疡性结肠炎可能。

96. B **97.** C **98.** E

99. D 肠易激综合征分型：便秘型，腹泻型，混合型（腹泻与便秘交替）。故答案选 D。

100. D 患者反复腹泻、排黏液便，现腹痛，偶有便秘，考虑肠易激综合征。

101. C **102.** A **103.** A **104.** B **105.** C

106. B **107.** D **108.** C **109.** B **110.** C

111. C **112.** C

113. A 肝硬化腹腔积液的原因有门静脉高压，低蛋白血症，继发性醛固酮和抗利尿激素过多，肝淋巴液生成增多。故答案选 A。

114. B 肝硬化时低蛋白血症易导致水肿，与出血关系不大。故答案选 B。

115. B **116.** A

117. E 肝硬化腹腔积液治疗：限制钠、水的摄入；保钾利尿剂和排钾利尿剂并用；服用呋塞米利尿时应补充氯化钾；腹腔积液减退后，仍需限制钠的摄入；不宜快速利尿。故答案选 E。

118. D 肝硬化失代偿期的实验室检查结果：肝细胞严重坏死时 AST 常增高；血清 MAO 增高；血清白蛋白减少，γ-球蛋白显著增高；胆固醇常低于正常；凝血酶原时间延长，注射维生素 K 不可以纠正。故答案选 D。

119. C **120.** B

121. E 患者为乙肝大三阳，伴有 AFP＞50 μg/L，考虑亚临床肝癌。故答案选 E。

122. E 患者上腹部不适，AFP＞500 μg/L，考虑肝癌可能，行肝脏 CT 结合肝动脉造影可进一步确诊。故答案选 E。

123. C 患者有乙肝后肝硬化病史 3 年，B 超检查提示肝右叶 3 cm×3 cm 肿物，有光晕，且有 AFP 阳性。考虑硬化型肝癌。

124. B 患者右上腹放射痛，消瘦，血糖低，X 线透视右膈高位，考虑原发性肝癌。

125. E 患者持续黄疸 10 月，现发热，肝大，质硬有压痛，应当查腹部 B 超以证实有无肝硬化可能。

126. B 患者患有肝硬化病史 8 年，现睡眠障碍，扑翼样震颤，脑电图异常，考虑肝性脑病Ⅱ期。

127. C 考虑血氨升高导致的肝性脑病，应当用弱酸性溶液灌肠。

128. C 患者肝硬化腹腔积液，尿少，心率加快，端坐呼吸并发脐疝，考虑肝硬化腹水过多压迫腹腔内组织，应首选放腹腔积液。

129. D 患者有乙肝病毒感染，右胁痛 4 月，低热，巩膜黄染，肝大，右膈外侧抬高，考虑原发性肝癌，癌肿位于肝脏膈面。

130. C 患者有腹腔积液，腹壁紧张，有压痛，伴有血象升高，腹腔积液检查 Rivalta 试验（+），高度考虑肝硬化并自发性腹膜炎。

131. E 患者有肝硬化腹腔积液，现有发热，腹痛，尿少，有自发性腹膜炎可能，应当注意全腹压痛及反跳痛。故答案选 E。

132. C 患者乙肝病史 10 年，肝硬化病史 2 年，近期出现腹胀、巩膜黄染，腹腔积液为血性渗出，应该考虑诊断为肝硬化失代偿期，行血 AFP 检查，是否有肝癌可能。

133. E **134.** D

135. A 胆石症及胆道感染是急性胰腺炎的主要病因。故答案选 A。

136. A 急性胰腺炎时血钙<2 mmol/L,提示钙离子内流入腺泡细胞,胰腺坏死。故答案选 A。

137. E 由于吗啡可增加 Oddi 括约肌压力,胆碱能受体拮抗剂如阿托品可诱发或加重肠麻痹,故均不宜使用。

138. A 急性胰腺炎时,血清淀粉酶于起病后 2～12 h 开始升高,48 h 开始下降,腹痛程度与血清淀粉酶升高并不平行。故答案选 A。

139. D 急性胰腺炎的首发症状是剧烈腹痛。故答案选 D。

140. B 血清淀粉酶在起病后 6～12 h 开始升高。故答案选 B。

141. D 患者胃液分泌减少,多考虑慢性萎缩性胃炎。

142. B 临床症状及胃镜结果提示慢性浅表性胃炎。

143. C 因胃部不适行胃镜检查,结果示 HP 相关性慢性胃炎,此时当根除 HP 治疗。

144. B 应查电子胃镜以明确诊断。

145. D

146. B 反酸,空腹时上腹部疼痛,黑便,轻度贫血貌,心、肺无异常。血红蛋白 90 g/L,白细胞计数和分类正常。多考虑十二指肠球部溃疡。

147. C 上腹痛向背部放射,黑便,多考虑球后溃疡。

148. E 患者有十二指肠溃疡合并 HP 感染病史,且治疗不彻底,现因呕血行胃镜检查。诊断为十二指肠球部溃疡,Hp(+)。应用三联疗法即 1 种 PPI+2 种抗生素治疗。因患者曾用过甲硝唑治疗效果不佳,故本次治疗应用 PPI+克拉霉素+阿莫西林 1 周治疗。

149. A 考虑 Hp 感染引起的胃溃疡,治疗上当根除 Hp。

150. E 该患者考虑胃溃疡,应进一步行胃镜及活检病理检查鉴别溃疡良恶性。

151. E 考虑十二指肠溃疡合并消化道出血。出现血压下降,脉搏增快,为休克早期症状,应尽快补充血容量纠正休克。

152. A 患者空腹痛、反酸、烧心、黑便,首先考虑十二指肠球部溃疡。

153. E 十二指肠球部溃疡经奥美拉唑治疗后痊愈,再次复发,应用 PPI 三联再次治疗。

154. B 患者腹痛、反酸,伴大汗、板状腹,肠鸣音消失,肝浊音界消失,首先考虑消化性溃疡穿孔。

155. A 胃镜黏膜活检结果确诊为胃癌,没有远处转移者首选外科手术治疗。

156. E

157. B 患者中老年男性,胃痛伴消化不良症状半年,粪隐血试验持续阳性,多考虑胃癌。

158. B 根据患者症状体征考虑胃十二指肠溃疡穿孔。

159. D 考虑胃大部切除术治疗。

160. A 根据患者病史,腹腔穿刺抽出黄色液体,考虑十二指肠残端破裂。

161. D 患者呕吐深绿色液体数次,振水音阳性,考虑手术吻合口处排空障碍。

162. E 患者中老年男性,胃溃疡病史多年,近半年来上腹痛发作频繁,腹痛无规律,体重减轻,消瘦乏力,上消化道造影检查可见龛影,应进一步查胃镜和细胞学检查,排除胃癌可能。

163. A 患者中老年男性,劳累、不规律饮食后出现胃痛,黑便,体重减轻,为明确诊断宜行纤维胃镜检查。

164. B 患者胃镜病理结果确诊为胃窦腺癌,肿瘤侵犯全层为 T_4,周围淋巴结 4/24 为 N_1,无远处转移为 M_0,故 TNM 分期为 $T_4N_1M_0$。

165. B 患者有胃癌,侵犯横结肠,考虑行胃癌根治术+横结肠切除术治疗。

166. C 胃大部切除术病史,餐后 5～10 min 出现心慌、出汗、上腹饱胀不适,平卧半小时左右症状可缓解,考虑倾倒综合征。

167. C 上腹痛、呕吐,血淀粉酶升高,最可能诊断是急性胰腺炎。

168. E 该患者考虑急性胰腺炎可能,应复查血尿淀粉酶以明确诊断。

169. B 吗啡可使 Oddi 括约肌收缩,不利于胰液引流,可加重病情,急性胰腺炎时禁用。如患者出现剧烈腹痛可考虑应用哌替啶。

170. D 患者中年女性,突发中上腹痛 6 h,中上腹压痛,Grey-Turner 征及 Cullen 征阳性,考虑胰腺出血坏死。血淀粉酶 160 U/L,CT 示胰腺体尾部有低密度影伴胰周及网膜腔积液,基本可诊断为急性出血坏死性胰腺炎并发腹膜炎,当尽快采取手术治疗。

171. C　患者餐后上腹痛伴有黄疸，血、尿淀粉酶升高，B超检查示胆总管下段结石影，考虑胆总管结石并发胆总管梗阻，应采用 Oddi 括约肌切开术。

172. D　Cullen 征阳性可提示胰腺出血坏死，加之血压下降，考虑急性出血坏死性胰腺炎。

173. D　淀粉酶检查结果符合急性胰腺炎的变化规律，故考虑急性胰腺炎。

174. A

175. C　该患者考虑急性胰腺炎，治疗上应当禁食补液，解痉，止痛，应用抑肽酶和抗生素。

176. D　中年男性，有进行性吞咽困难的典型病史，结合钡餐造影见局限性食管管壁僵硬，所以诊断为食管癌。

177. B　老年男性，进行性吞咽困难 3 个月，首先考虑食管癌，出现吞咽困难已属中晚期，食管癌的确诊需病理，因此选 B。

178. D　男性，49 岁，胃溃疡病史 12 年，疼痛规律改变，钡餐检查胃窦部可见 2.5～3.4 cm 龛影，边缘不齐，考虑胃溃疡恶变。

179. D　本患者考虑十二指肠溃疡大出血，血压低，休克状态，输血 1 000 ml 血压仍有波动，说明溃疡侵蚀大，非手术治疗难以止血，应急诊剖腹手术。所以本题选 D。

180. D　老年男性，肝硬化病史 9 年，3 天来有发热，全腹痛，考虑自发性腹膜炎，多表现为急性起病，腹痛，腹水迅速增长，体检可见轻重不等的全腹压痛和腹膜刺激征。

181. B　根据右上腹持续性疼痛伴阵发性加剧，有恶心、呕吐、畏寒、发热，以及无黄疸的临床症状考虑急性胆囊炎。

182. D　根据胆绞痛病史，上腹部胀闷不适 3 年，右上腹有深压痛，结合 B 型超声检查示胆囊缩小的表现可诊为慢性胆囊炎。

183. D　该患者应考虑急性胰腺炎，故首选的实验室检查应是血清淀粉酶，超过正常值 5 倍即可确诊。

184. D　中年男性，乏力、贫血、消瘦 3 个月，疼痛规律改变，腹泻、黏液血便，加右下腹触及包块考虑右半结肠癌。

185. B　阑尾炎术后体温又升高，典型的直肠和膀胱刺激症状，直肠指诊示直肠前窝饱满、触痛，可诊为盆腔脓肿。

186. A　上腹部伤，加之剑突下疼痛，应考虑胃损伤，呕血进一步证实诊断，因此应注意腹膜刺激征。

187. B　据外伤部位，伤后上腹部疼痛，右腹部的腹膜刺激征，血压低，心率快，结合 X 线透视示肝阴影扩大、右膈抬高可诊断为肝破裂。

188. D　严重创伤、大手术、大面积烧伤、颅内病变、败血症及其他严重脏器病变或多器官功能衰竭等均可引起胃黏膜糜烂、出血，严重者发生急性损伤并大出血。本题中患者突发颅内病变，存在应激状态，故出血首先考虑急性胃黏膜病变。

189. D　有近期服用 NSAIDs 史、严重疾病状态或大量饮酒患者，如发生呕血和(或)黑便，应考虑急性糜烂出血性胃炎的可能，确诊有赖急诊胃镜检查。

190. B　阿司匹林易导致急性胃炎出血，主要临床表现为服药后出现黑便。

191. D　幽门螺杆菌是慢性胃炎最主要的病因。Hp 感染几乎无例外引起胃黏膜炎症，且感染后难以清除，转变成慢性感染，而我国属 Hp 感染高发国家。

192. E　胃溃疡多在胃角和胃窦小弯。

193. A　十二指肠溃疡穿孔部位多在十二指肠球部前壁。

194. A　幽门梗阻临床表现为餐后上腹饱胀、上腹疼痛加重，伴有恶心、呕吐，大量呕吐后症状可以改善，呕吐物含发酵酸性宿食。

195. E　腹腔游离气体是消化道穿孔的直接证据，气体积聚在右膈下可致肝浊音界缩小或消失。

196. D　考虑有上消化道出血，而胃镜检查是诊断上消化道出血病因的首选方法。钡餐检查需在出血停止 1 周后进行。

197. A　阵发性上腹痛 2 年，夜间加重，疼痛有季节性，冬季明显，有反酸。考虑为十二指肠溃疡，首选的检查方法是 X 线钡餐检查。

198. D　据症状及钡餐可诊断十二指肠球部溃疡。疼痛加重，且持续向腰背部放射，有时低热，考虑慢性穿孔。

199. B　消化性溃疡治疗药物分为抑制胃酸分泌和胃黏膜保护两类药物，抑制胃酸药物包括氢氧化铝、雷尼替丁、奥美拉唑、丙谷胺;胃黏膜保护药包括硫糖铝、胶体铋。阿托品属于解痉药物。

200. D　质子泵抑制剂作用于壁细胞胃酸分泌终末步骤中的关键酶 H^+ - K^+ - ATP 酶,使其不可逆失活,抑酸作用比 H_2 受体拮抗剂更强且持久。PPI 可抑制 24 h 酸分泌的 90%,对基础胃酸和刺激后的胃酸分泌均有作用。

201. D　对幽门螺杆菌感染引起的消化性溃疡,根除幽门螺杆菌不但可促进溃疡愈合,而且可预防溃疡复发,从而彻底治愈溃疡。胃黏膜保护剂如枸橼酸铋钾不宜连续长期服用,因可致铋在体内过量积聚。对于消化性溃疡合并出血,常规给予 H_2 受体拮抗剂或质子泵抑制剂。

202. D　患者胃镜检查发现胃角切迹溃疡,幽门螺杆菌阳性,考虑为胃溃疡。由于幽门螺杆菌阳性,应首先抗幽门螺杆菌治疗,目前尚无单一药物可有效根除幽门螺杆菌,因此必须联合用药。以 PPI 或胶体铋为基础加上两种抗生素的三联治疗方案有较高根除率。胃溃疡常规抗溃疡治疗 PPI 总疗程 4～6 周,抗幽门螺杆菌治疗后,确定幽门螺杆菌是否根除的试验应在治疗完成后不少于 4 周时进行。

203. C　胃大部切除范围是胃的远侧 2/3～3/4 包括胃体的远侧部分、胃窦部、幽门和十二指肠球部的近胃部分。胃大部分切除后,食物不经过十二指肠,小肠蠕动快,影响铁盐的吸收,从而发生缺铁性小红细胞贫血。此外,因壁细胞减少,内因子缺乏,致维生素 B_{12} 的吸收障碍发生巨幼红细胞贫血。

204. E　本病属于功能排空障碍,是由于术后残胃张弛无力、吻合口局部肠麻痹和运动功能紊乱所致。保守治疗后多能好转。

205. C　瘢痕性幽门梗阻保守治疗无效,因此是为十二指肠溃疡外科手术绝对适应证。

206. A　十二指肠溃疡首选术式是毕Ⅱ式胃大部分切除;胃溃疡首选术式是毕Ⅰ式胃大部分切除。

207. A　毕Ⅰ式即胃大部分切除后,残胃与十二指肠吻合。适用于胃溃疡手术治疗。

208. D　临床对胃溃疡手术指征掌握较宽,适应证主要有:①包括抗 Hp 措施在内的严格内科治疗无效的顽固性溃疡,如溃疡不愈合或短期内复发者;②发生溃疡出血、瘢痕性幽门梗阻、溃疡穿孔及溃疡穿透至胃壁外者;③溃疡巨大(直径＞2.5 cm)或高位溃疡;④胃十二指肠复合性溃疡;⑤溃疡不能除外恶变或已经恶变者。

209. D　全术式又称全胃迷走神经切断术,是在迷走神经左干分出肝支,右干分出腹腔支以后再将迷走神经予以切断,切断胃的所有迷走神经支配,减少了胃酸分泌。但该术式保留了肝、胆、胰、小肠的迷走神经支配,避免其他内脏功能紊乱。由于支配胃窦部的迷走神经被切断,术后胃蠕动减退,因此需要同时加作幽门成形术以解除胃滞留。

210. A　本病诊断为胃溃疡合并穿孔,因此首选术式为毕Ⅰ式胃大部切除术。

211. B　胃大部分切除后远期并发症包括:①消瘦贫血,营养不良;②碱性反流性胃炎;③低血糖;④残胃癌。

212. B　胃大部切除后早期并发症包括:①术后胃出血;②胃排空延迟;③胃肠吻合口破裂或瘘;④十二指肠残端破裂;⑤术后梗阻。

213. C　输入襻梗阻可分为急性完全性输入襻梗阻和慢性不完全性输入襻梗阻。急性完全性输入襻梗阻表现为胆汁与消化液不进入胃,完全堆积在输入襻,引起右上腹疼痛,引起呕吐,因胃内容物少,呕吐量不大,无右上腹剧烈疼痛。慢性不完全性输入襻梗阻是餐后不久出现喷射性呕吐,呕吐物不含胆汁。其原因是输入段排空不畅,胆汁、胰液、十二指肠液滞留在输入襻内,进食后这些分泌物明显增加,使肠腔压力增高,刺激肠壁强力收缩,克服阻力,大量胆汁进入胃腔,又因胃容积小而又来不及排除。慢性不完全性输入段梗阻呕吐后症状立即消失或明显减轻。

214. B　急性十二指肠球部前壁穿孔有腹膜炎体征,腹肌紧张呈板状强直,肝浊音界缩小或消失。X 线示膈下游离气体,腹穿抽出黄色混浊液体。

215. E　本病是由于十二指肠球部溃疡穿孔,肠内容物沿右结肠旁沟流到右下腹所致。

216. A　胃溃疡急性穿孔部位多在胃小弯,有腹膜炎症体征,腹肌紧张呈板状强直,肝浊音界缩小或消失。X 线示膈下游离气体,腹穿抽出黄色混浊液体。

217. B 该患者间断性上腹痛，进餐后加重，考虑胃溃疡。近2个月病情加重，大便隐血阳性，结合患者年龄偏大，考虑胃溃疡发展为胃癌。

218. D 该患者上腹痛多年，考虑消化道溃疡。间断黑便伴消瘦，结合年龄偏大，考虑癌变。胃镜及活检病理检查为首选检查方法。

219. C 进展期胃癌最早出现的症状是上腹痛，同时伴有厌食、体重减轻，多见于老年人。本题中老年男性，间断上腹痛多年，近来加重伴饱胀，Hb下降，近期体重明显减轻，首先考虑发生胃癌。

220. C 由于早期胃癌无特异性症状，患者的就诊率低。为提高早期胃癌诊断率，应对有胃癌家族史或原有胃病病史的人群定期检查。

221. C 男性肝硬化时，肝功能减退，雌激素灭活减低，出现雌激素增多症状，如男性患者睾丸萎缩、乳房发育和阴毛稀少，女性患者有月经过少和闭经、不孕，蜘蛛痣与肝掌等。

222. B

223. B 自发性腹膜炎为肝硬化常见并发症，表现为腹痛、发热、腹水增加，腹水比重介于漏出液与渗出液之间，白细胞数增多，常在500×10^6/L以上，中性粒细胞比值增高。

224. C 患者有肝硬化病史，出现呼吸困难伴有低氧血症，考虑肝肺综合征。抗感染无效排除肺炎。

225. B 肝肾综合征是指失代偿性肝硬化患者发生的功能性肾衰竭，主要由于肾脏有效循血容量不足等因素所致。肾脏无病理性改变，表现为自发性少尿或无尿、氮质血症、稀释性低钠血症和低尿钠。患者1天前突然出现少尿及血肌酐明显升高，最可能发生的并发症是肝肾综合征。

226. A 腹水、腹壁静脉曲张是门脉高压的表现；肝掌及蜘蛛痣、男性乳房发育是肝功能减退的表现。而恶心、呕吐是非特异性症状。

227. E 活动后心悸、气急，下肢凹陷性水肿提示右心衰竭可能。结合肝大、质地中等，腹部移动性浊音阳性，应考虑E。

228. C 单纯应用垂体后叶素可使冠状动脉收缩，使冠心病心肌缺血加重。

229. E 肝硬化门静脉高压症最具有诊断价值表现是侧支循环开放。

230. E

231. D 查体患者未发现全身皮肤、黏膜黄染和腹水，肝功能A级，可接受急诊贲门周围血管离断术。

232. C 患者有肝硬化病史，本次因腹水服用利尿剂，继而出现精神紊乱，考虑肝性脑病可能性。肝性脑病是严重肝病引起的、以代谢紊乱为基础的中枢神经系统功能失调的综合征，其主要临床表现是意识障碍、行为失常和昏迷。肝性脑病的诱因包括消化道出血、药物使用不当、感染、便秘、抽腹水等。

233. C 具有慢性肝炎、肝硬化病史，出现持续性肝区痛，肝肿大，应警惕原发性肝癌。AFP、B超、CT检查有助于肝癌诊断。

234. B 既往有肝炎后肝硬化史，腹部广泛压痛，尤以右侧腹明显，轻度肌紧张，且有休克表现，考虑为肝癌结节破裂出血。

235. A AFP对原发性肝癌诊断有相对特异性。

236. D 急性细菌性肝脓肿主要症状是寒战、高热、肝区疼痛和肝肿大。体温常可高达39～40℃，肿大的肝有压痛；如脓肿在肝前下缘比较表浅部位时，可伴有右上腹肌紧张和局部明显触痛。巨大的肝脓肿可使右季肋呈现饱满状态，有时甚至可见局限性隆起，局部皮肤可出现凹陷性水肿。

237. E 原发性肝癌常发生在肝硬化基础上。如肝硬化患者短期内出现明显肝大、持续性肝区疼痛、血性腹膜积液、肝占位性病变应怀疑并发原发性肝癌。

238. B

239. E 原发性肝癌一旦出现明确定位症状提示已经进入晚期，绝大多数患者已失去外科手术治疗的机会。

240. D CT、MRI或磁共振胆胰管造影具有成像无重叠、对比分辨率高的特点。能清楚显示肝内、外胆管扩张的范围和程度、结石分布、肿瘤部位、胆管梗阻的水平以及胆囊的病变等。此类检查无创、安全、准确。

241. E 腹腔镜胆囊切除具有创伤小、痛苦轻、恢复快的优点。

242. A 反复右上腹疼痛病史，高脂餐后出现腹痛，疼痛向右肩背部放射，高热无黄疸是急性结石性胆囊炎表现。B超检查方便易行，诊断胆囊结石的阳性率高达90%，是临床用于诊断胆囊结石的首选检查。

243. C 肝外胆管结石典型的临床表现为Charcot三联征，即腹痛、寒战高热和黄疸。

244. C 急性胆囊炎发作后，可从单纯性炎症进展至化脓性炎症，甚至形成胆囊积脓、坏死、穿孔，导致弥漫性腹膜炎，或引起胆源性肝脓肿或膈下脓肿。

245. D T管引流胆汁量平均每天200～400 ml，如超过此量，表示胆总管下端有梗阻。如胆汁正常且流量逐渐减少，手术后10天左右，经夹管2～3天，患者无不适可先行经T管胆道造影，如无异常发现，造影24 h后，可再次夹管2～3天，仍无症状可予拔管。

246. C 胆总管探查指征是：①胆总管触及异物或块状物；②胆总管扩张；③梗阻性黄疸病史；④术中胆囊管造影提示胆管结石；⑤胆总管结石感染伴有休克。

247. D 急性梗阻性化脓性胆管炎典型临床表现为夏科氏五联症，即在腹痛、发热、黄疸基础上出现休克和精神症状。治疗原则为急诊手术解除胆道梗阻。

248. A **249.** D

250. D 急性梗阻性化脓性胆管炎的治疗原则为在积极抢救休克同时及早手术。

251. C 胆汁反流为急性胰腺炎最常见原因。由于大部分的人胆总管与主胰管均在进入十二指肠乳头前汇合，所以一些胆道疾病如胆石症、胆管炎、胆道蛔虫等，可使胆汁向胰管逆流并激活胰酶，同时也导致胰管内胰酶引流不畅，胰液逆流而引起胰腺组织损害。

252. C 腹腔穿刺对于多数患者，依靠病史、症状、体征加上血尿淀粉酶的测定可以确诊。腹腔液淀粉酶增高有诊断意义。通过观察腹腔液的性状可以间接判断病情程度。为血性或混浊液体，或腹水淀粉酶含量明显高于血清淀粉酶，常提示胰腺炎较严重。

253. A 血尿淀粉酶的高低与病变轻重不一定成正比。严重的坏死胰腺炎，腺泡破坏严重，淀粉酶值反而不高。

254. B 血尿淀粉酶测定是急性胰腺炎最常用的诊断方法。血清淀粉酶在发病后数小时开始升高，24 h达高峰，4～5天后恢复正常。

255. C 慢性胰腺炎又称慢性复发性胰腺炎，特征为腹痛反复发作，常在仰卧时加重。腹部平片示胰腺部位可见钙化点，沿胰管方向有胰石影。

256. D 治疗当采取胆总管减压引流。

257. D 根据症状、体征及实验室检查考虑胆总管结石。

258. C 应进一步查腹部B超以明确诊断。

259. D

260. D 本例考虑胆囊多发结石，应行胆囊切除术治疗。

261. C 考虑胆囊破裂并发腹膜炎可能，应尽快行胆囊造瘘及腹腔引流术。

262. C 该患者考虑消化道出血可能，应当尽快输血治疗。

263. B 患者存在应激，结合病史应考虑出血性胃炎。

264. C 应当进一步查胃镜以明确诊断。

265. A 根据病史考虑胃十二指肠溃疡并发的上消化道出血。

266. B 患者中年男性，有慢性肝炎病史，近日呕血3次，约在1 500 ml以上，脉速，巩膜黄染，腹水征(+)，考虑肝硬化失代偿期并发上消化道出血。治疗中应当补液、输血、止血、护肝。故答案选B。

267. D 突发右上腹绞痛，伴发热、黑便，巩膜黄染，应考虑胆道出血。

268. E 应行缝扎出血点，结扎胃十二指肠及胰十二指肠动脉，旷置溃疡的胃大部切除术。

269. E

270. A 血钙降低与休克无明显相关。

271. C

272. B 抑肽酶治疗急性胰腺炎的机理为抑制胰蛋白酶及糜蛋白酶，阻止胰脏中其他活性蛋白酶原的激活及胰蛋白酶原的自身激活。

273. C 慢性胰腺炎的五联征为上腹疼痛、胰腺钙化、胰腺假性囊肿、糖尿病、脂肪泻。

274. B 糖尿病为慢性胰腺炎常见并发症。

275. B 脂肪酶参与胰腺及周围脂肪的坏死和液化。

276. A 弹性蛋白酶可溶解血管弹性纤维，引起出血和血栓形成。

277. E 长期腹痛，向腰背部放射，ERCP见胰管扩张提示慢性胰腺炎。

二、A3/A4 型题

278. E 该患者考虑消化性溃疡伴幽门梗阻，山莨菪碱是抗胆碱药物，在梗阻时不应使用。

279. D 消化性溃疡合并幽门梗阻当行胃肠减压后内镜检查。

280. E 综上分析，最可能的诊断是十二指肠溃疡伴幽门梗阻。

281. B

282. A 考虑增生性肠结核，为明确诊断，当进一步查纤维结肠镜检查。

283. C 患者有低热、腹部包块，考虑肠结核可能，应行肠镜检查。

284. B

285. A 结核性腹膜炎最常见的并发症是肠梗阻。

286. B

287. E Crohn病的组织学特点是非干酪性肉芽肿。

288. A **289.** E

290. D 该患者有中毒性巨结肠可能，不宜做钡剂灌肠。

291. B

292. B 患者黏液脓血便伴里急后重，多考虑消化系统疾病，精神创伤史无诊断意义。

293. D

294. B 该患者多考虑溃疡性结肠炎，B项符合。

295. A X线钡剂灌肠检查可能征象为结肠呈铅管样。

296. D 患者老年男性，言语不清，睡眠时间倒错，有扑翼样震颤，肝性脑病Ⅱ期，2分；移动性浊音阳性，2分或3分；血清胆红素 36 μmol/L，2分；血清白蛋白 29 g/L，2分；凝血酶原时间 15 s，3分。共计11分或12分。

297. B 患者有肝性脑病，用弱酸液灌肠有利于病情恢复；患者血清蛋白偏低，输血治疗有利于补充血清蛋白；静脉注射精氨酸或胰岛素加胰高血糖素均有利于治疗。

298. B 患者有呕血，应尽快行内镜检查明确出血原因。

299. D 肝性脑病出现狂躁不安可给予地西泮控制病情。

300. D 发热、腹膨隆，有自发性腹膜炎可能，全腹压痛及反跳痛对诊断最有帮助。

301. C

302. D 患者出现腹腔积液，应尽快查明积液的性质。

303. B

304. A 肝硬化的主要并发症之一是脾功能亢进，可导致血细胞破坏，使全血细胞减少。

305. E 尿液检查有大量管形提示感染可能，并不是肝肾综合征的特征性改变。

306. B 此时最有意义的检查是血清淀粉酶测定。

307. B 根据临床表现考虑急性胰腺炎。

308. C 吗啡可增加Oddi括约肌压力，胆碱能受体拮抗剂如阿托品可诱发或加重肠麻痹，故急性胰腺炎时不宜使用。

309. B 酒后腹痛，淀粉酶明显升高，多考虑急性胰腺炎。

310. A 血清钙低于 1.75 mmol/L 提示钙离子流入腺泡细胞，胰腺坏死，预后差。

311. B 移动性浊音提示有腹水，可鉴别腹水和卵巢肿瘤。

312. E 肝硬化时肝脏对雌激素的灭活减少。

313. D

314. D 患者血压下降，心率增快，为失血所致，所以治疗首选快速输液、输血，补充血容量。

315. E 使用垂体后叶素可导致电解质紊乱。

316. A 上消化道出血，药物止血后效果不佳，应用三腔管压迫止血。

317. E 根据临床表现考虑肝硬化食管静脉曲张破裂出血。

318. C

319. E 突发腹痛，腹腔穿刺抽出血性液体，肝表面有结节感，质硬，考虑原发性肝癌破裂。

320. C 血氨水平测定主要用于检测肝性脑病可能，对于原发性肝癌破裂诊断意义不大。

321. A 患者有乙肝病史多年，现腹胀、乏力、食欲缺乏，伴有全血细胞减少，转氨酶升高，考虑肝硬化或肝癌可能，应进一步查 AFP+B超以明确诊断。

322. D 肝硬化常见并发症有肝性脑病、上消化道出血、功能性肾衰竭、自发性腹膜炎等,肠梗阻不属于常见并发症。

323. A 上消化道出血的紧急治疗当以抗休克、迅速补充血容量为原则,三腔管气囊压迫止血为后续的有效止血起“桥梁”作用。

324. E

325. C 患者有蜘蛛痣,腹泻,意识模糊,狂躁不安,考虑肝性脑病可能。

326. A 肝性脑病的主要发病机制是血氨代谢紊乱。

327. B 肝性脑病灌肠应用弱酸性液体灌肠,故肥皂水灌肠不正确。

328. A 考虑原发性肝癌可能,应进一步查 AFP 以明确诊断。

329. D AFP＞400 ng/ml,典型的影像学检查病灶＞2 cm 即可诊断为肝癌。该患者的检查结果可明确诊断为肝癌。

三、B 型题

330. C AFP 是肝癌的特异性肿瘤标志物,故 AFP 增高见于肝癌。

331. A 结肠癌的血清学诊断尚不够灵敏和特异,肿瘤标志物 CEA 的血清学检测可能对结肠癌手术效果的判断与术后复发的监视有一定价值。

332. C 胃体萎缩性胃炎多有胃酸降低或缺乏,胃泌素升高。

333. D 十二指肠壶腹部溃疡可见胃酸分泌过多。

334. A 胃泌素瘤多有血清胃泌素升高。

四、X 型题

335. ABC **336.** ACE **337.** AC

338. ACDE 增生性胃息肉不属于癌前病变。

339. ACD **340.** ACD

341. ABDE 消化性溃疡发病无明显的季节性。

342. ABCDE

343. BCDE 原发性肝癌的转移途径不包括胆道转移。

344. ABCDE **345.** AE **346.** DE **347.** BD

348. ACE

349. ACDE 食管癌 90%以上的病理类型为鳞癌。

350. ACD 食管癌的转移方式包括直接扩散、淋巴转移和行转移。

351. ACD **352.** ABC

353. DE 消化性溃疡的主要病因有幽门螺杆菌、非类固醇抗炎药、遗传易感性、胃排空障碍等。

354. ABCDE **355.** CDE

356. ABDE 慢性浅表性胃炎不属于癌前病变。

357. BDE **358.** AB **359.** BCD **360.** ABCDE

361. AC **362.** ACE

363. ABCD 肝硬化时肝脏对雌激素的灭活减少,导致男性乳房发育、肝掌及蜘蛛痣;胆固醇脂减少,合成肾上腺皮质激素减少,导致面部皮肤色素沉着。脾大为门静脉高压所致,与内分泌无关。

364. ABD 肝掌和蜘蛛痣为雌激素过多的结果。

365. ABCD 肝硬化的并发症有上消化道出血、原发性肝癌、电解质紊乱、感染、肝肾综合征、肝肺综合征、肝性脑病等。

366. ABCDE **367.** ABE

368. BCD 肝性脑病亚临床期无扑翼样震颤;Ⅰ、Ⅱ、Ⅲ期均可引出扑翼样震颤;Ⅳ期患者昏迷,不能唤醒,患者不能合作而无法引出扑翼样震颤。

369. DE

370. BCDE 淀粉酶的高低与病情严重程度无直接关系。

371. ABCE

372. AE B、C、D 见于慢性胰腺炎。

373. ABCE **374.** BCE **375.** ACE **376.** ACD

377. ABCDE

378. BCE 腹壁静脉曲张和脾功能亢进多见于肝硬化。

379. BCD

380. ABCE 胃酸分泌增多是消化性溃疡的常见表现。

381. ABDE 由于自发性腹膜炎后果严重,如临床上怀疑自发性腹膜炎或腹水中性粒细胞数＞250×10^6/L 应立即行经验性抗菌治疗。

382. ABCD 年龄大、低血压、低氧血症、低蛋白血症均可导致胰腺炎预后较差。

383. BCDE 腹泻是溃疡性肠结核的常见表现。

384. BCDE 克罗恩病的病变呈非连续性。

385. ACE

386. BD 原发性肝癌伴癌综合征的主要表现有自发性低血糖症、红细胞增多症，罕见的有高钙血症、高脂血症、类癌综合征等。

第四章 泌尿系统

一、A1/A2 型题

1. C **2.** D

3. D 本试验用于粗略判断男性泌尿系血尿的来源，协助鉴别泌尿道出血的部位。方法是让患者在一次连续不断的排尿中，按前、中、后 3 段，把尿液分别留在 3 个杯中，然后显微镜检查，根据血液出现在哪个杯子来判断出血的部位。

4. C **5.** A

6. D 肾小球肾炎时，肾小球毛细血管壁的通透性增加，血浆白蛋白由基膜滤过而产生蛋白尿，所以肾小球肾炎的最重要的特点是蛋白尿。

7. D 蜡状管型由颗粒管型、细胞管型在肾小管中长期停留变性或者直接由淀粉样变性的上皮细胞溶解后形成，呈质地厚、有切迹或扭曲、折光性强的浅灰色或者浅黄色蜡烛状，提示有严重的肾小管变性坏死，预后不良。

8. A 凝溶蛋白又称本周蛋白，是游离的免疫球蛋白轻链，能自由通过肾小球滤过膜，当浓度增高超过近曲小管重吸收的极限时，可自尿中排出。

9. D 肾小球性血尿俗称肾性血尿，是指血尿来源于肾小球，临床上表现为单纯性血尿或血尿伴蛋白尿，多见于原发性肾小球疾病，如 IgA 肾病、系膜增殖性肾炎、局灶性肾小球硬化症、肾囊肿、多囊肾，也可见于继发性肾小球疾病如紫癜性肾炎、狼疮性肾炎等。

10. D 剧烈运动、长途行军、高温环境、发热、严寒环境、精神紧张等可出现一过性蛋白尿，为功能性蛋白尿。

11. B 急进性肾炎表现为进展性肾功能减退，而系膜增生性肾小球肾炎一般不出现此种表现。

12. E 急性肾小球肾炎为毛细血管内增生性肾小球肾炎。其特征是光镜下内皮、系膜细胞弥漫增生，中性粒细胞浸润；免疫荧光可见 IgG 及 C3 呈粗颗粒状沿毛细血管壁、系膜区沉积；电镜可见肾小球上皮细胞下有驼峰状大块电子致密物沉积。

13. D Goodpasture 综合征为病因不明的过敏性疾病，以血内有抗肾小球基底膜抗体，免疫球蛋白和补体呈线样沉积于肾小球基膜，造成肺出血伴严重进展性发展的肾小球肾炎为特点。

14. B 急性肾小球肾炎起病初期血清 C3 及总补体下降，6～8 周内渐恢复正常，对诊断该病意义很大。患者血清抗链球菌溶血素“O”滴度可升高，提示近期内曾有过链球菌感染。

15. C 儿童肾病综合征最主要的病理改变为微小病变，起病缓慢，各种感染可以诱发该病。

16. D 膜性肾病好发于中老年人，男性多见，发病的高峰年龄为 50～60 岁。

17. E

18. A 微小病变型肾病(minimal change nephropathy)又称类脂性肾病，是导致肾病综合征的最常见疾病之一，大多数对激素治疗敏感。

19. D 所有选项的描述都可以见于肾炎，选项 D 的描述相对而言最有意义。

20. E IgA 肾病是我国肾小球源性血尿最常见的病因，常好发于青少年，且以男性多见。

21. D 急性肾炎的病理变化特点是弥漫性、渗出性、增生性病变，多为自限性病理过程，如经保守治疗能渡过急性期，肿大的肾小球可缩小，渗出可吸收，肾小球滤过率可恢复，预后多良好。而其他病理改变病情多严重，临床可表现为肾病综合征、慢性肾炎、肾功能不全，治疗困难，预后不良。

22. C 原发性肾小球疾病的临床分类：①急性肾小球肾炎(acute glomerulonephritis)；②急进性肾小球肾炎(rapidly progressive glomerulonephritis)；③慢性肾小球肾炎(chronic glomerulonephritis)；④肾病综合征(nephrotic syndrome)；⑤隐匿性肾小球肾炎[无症状性血尿和(或)蛋白尿](latent glomerulonephritis)。

23. D

24. E 急进性肾炎综合征指在肾炎综合征(血尿、蛋白尿、水肿和高血压)基础上短期内出现少尿、无尿,肾功能急骤下降的一组临床症候群。病理改变特征为肾小球内新月体形成,又名新月体性肾炎。

25. A 新月体性肾小球肾炎进展急骤,肾功能急剧恶化,可能需要联合血浆置换治疗。

26. B **27.** E **28.** D

29. A 急性肾小球肾炎与急进性肾小球肾炎均有急性肾炎综合征(蛋白尿、血尿、水肿与高血压,发病均较急)表现,但急性肾小球肾炎绝大多数为自限性疾病,预后较好,经3～4周大多可以病情好转、减轻,很少出现肾功能急剧恶化或少尿型急性肾衰竭以及贫血。

30. C 过敏性紫癜性肾炎是过敏性紫癜(是以坏死性小血管炎为主要病理改变的全身性疾病,可累及全身多器官)出现肾脏损害时的表现。临床表现除有皮肤紫癜、关节肿痛、腹痛、便血外,主要为血尿和蛋白尿,多发生于皮肤紫癜后1个月内,有的或可以同时并存皮肤紫癜、腹痛,有的仅是无症状性的尿异常。

31. E **32.** C

33. D 孤立肾一般慎行肾穿刺活检术。

34. B **35.** A

36. E 老年人肾病综合征中继发性肾病综合征发生率高,其中以肾淀粉样变最高,其次是各种肿瘤,如胃肠道肿瘤、多发性骨髓瘤等。其他疾病如糖尿病肾病、乙型肝炎、某些药物、血管炎、冷球蛋白血症、巨球蛋白血症等也可导致肾病综合征。

37. E

38. B 广义的糖尿病肾脏病变包括感染性病变和血管性病变。感染性病变有肾盂肾炎和肾乳头坏死,血管性病变分微血管和大血管病变。大血管病变包括肾动脉硬化(累及主干及分支)和肾小动脉硬化(累及入球和出球小动脉);微血管病变是指肾小球硬化,分结节性、渗出性和弥漫性3种,三者可单独可合并存在。上述改变中,最典型的是结节性肾小球硬化。通常说的糖尿病肾病是肾小球硬化。

39. A **40.** D

41. E 诊断标准:①血清HBV抗原阳性;②患肾小球肾炎并可排除狼疮性肾炎等继发性肾小球疾病;③肾组织检出HBV抗原。

42. C **43.** C **44.** D **45.** B **46.** C **47.** A

48. C 膜增生性肾小球肾炎是一种具有特定病理形态及免疫学表现的综合征。临床主要表现为肾炎、肾病或肾炎肾病同时存在和低补体血症;组织学上可见系膜增生,毛细血管壁增厚,肾小球呈分叶状,故又称分叶性肾炎。其病理改变的主要特点是系膜细胞增生、毛细血管壁增厚及基底膜双轨。

49. D

50. A 免疫性急性间质性肾炎、微小病变肾病均可用糖皮质激素治疗。

51. C 膜性肾病整个肾小球毛细血管襻显示特征性的上皮下电子致密物沉积,这可能是早期病变的唯一改变,也可以发现粗大的免疫复合物沉积于上皮细胞下,且被钉突所分隔,足突细胞足突融合。GBM初期正常,而后由于致密物的沉积出现凹陷,最后GBM将致密物完全包裹。另一特征为电子致密物消失,而在相应区域出现透亮区,根据电镜所见,部分残余基底膜区域在其外侧出现修复现象,原发性膜性肾病常有间质纤维化和小管萎缩。

52. C **53.** C

54. A 水肿发生的病理生理学因素有:①肾小球滤过率降低,水钠潴留。②全身毛细血管通透性增加,使液体容易由血管内进入组织间隙。③血浆蛋白水平降低,特别是白蛋白水平降低,引起血浆胶体渗透压下降,水分容易移向组织间隙。④有效血容量减少,导致继发性醛固酮增多,加重了水钠潴留。

55. B **56.** A

57. A 糖皮质激素能减轻急性炎症时的渗出,稳定溶酶体膜,减少纤维蛋白的沉着,降低毛细血管通透性而减少尿蛋白漏出;此外,尚可抑制慢性炎症中的增生反应,降低成纤维细胞活性,减轻组织修复所致的纤维化。糖皮质激素对疾病的疗效反应在很大程度上取决于其病理类型,微小病变型肾病的疗效最为迅速和肯定。使用原则和方案一般是:①起始足量:常用药物为泼尼松,口服8周,必要时可延长至12周;②缓慢减药:足量治疗后每2～3周减原用量的10%,当减至20 mg/d左右时症状易反复,应更加缓慢减量;③长期维持:最后以最小有效剂量再维持数月至半年。激素可采取全日量顿服或在维持用药期间两日量隔日一次顿服,以减轻激素的不良反应。水肿严重、有肝功能损害或泼尼松疗效不佳时,可更换为泼尼松龙口服或静脉滴注。

58. E **59.** A **60.** D **61.** B **62.** A

63. E 肾病水肿原因为:①肾小球滤过率降低,水钠潴留;②全身毛细血管通透性增加,使液体容易由血管内进入组织间隙;③血浆蛋白水平降低,特别是白蛋白水平降低,引起血浆胶体渗透压下降,水分容易移向组织间隙;④有效血容量减少,导致继发性醛固酮增多,加重了水钠潴留。

64. A

65. C 血清抗肾小球基底膜抗体阳性是急进性肾炎Ⅰ型的血清学特异性表现。

66. B 临床诊断困难时,急性肾炎综合征患者需考虑进行肾活检以明确诊断、指导治疗。肾活检的指征为:①少尿1周以上或进行性尿量减少伴肾功能恶化者;②病程超过2个月而无好转趋势者;③急性肾炎综合征伴肾病综合征者。

67. C 大量新月体形成,为新月体性肾炎,其中Ⅰ型IgG和C3呈光滑线条状沿肾小球毛细血管壁分布,而Ⅱ型IgG和C3呈颗粒状沿肾小球毛细血管壁分布,且CIC(+)。

68. D

69. C 病情发展缓慢,病程长,以血尿(变形红细胞尿)、蛋白尿为主要表现,临床诊断为慢性肾小球肾炎,肾活检病理检查可以明确病理类型,指导治疗并有助于判断预后。

70. B **71.** B

72. B ANA(+),有光过敏,考虑系统性红斑狼疮。

73. C

74. A 蛋白尿常为糖尿病肾病早期最主要的临床表现。由早期的微量蛋白尿、间歇性蛋白尿发展到后期持续性蛋白尿,直至出现肾脏器质性改变和肾功能衰竭,其病程一般为10～15年。早期肾功能可无明显减退,但随着病情的发展,蛋白尿可逐渐增加,出现管型尿及红、白细胞,肾功能则缓慢减退。

75. C IgA肾病又称Berger病,是指肾小球系膜区IgA沉积或以IgA沉积为主,伴或不伴有其他免疫球蛋白在肾小球系膜区沉积的原发性肾小球病。其临床表现为反复发作性肉眼血尿或镜下血尿,可伴有不同程度蛋白尿,部分患者可以出现严重高血压或者肾功能不全。

76. C 肾小球滤过及肾小管重吸收均正常,但由于血中异常蛋白质增多,经肾小球滤出,超过肾小管重吸收能力,在尿中出现而产生的蛋白尿称为溢出性蛋白尿,如血红蛋白尿、肌红蛋白尿、多发性骨髓瘤患者排出的轻链尿等。

77. D **78.** C **79.** C

80. D 急性间质性肾炎,也称急性小管间质肾炎,是一组由多种原因导致短时间内发生肾间质炎性细胞浸润、间质水肿、肾小管不同程度受损伴肾功能不全为特点的临床病理综合征。该病是导致急性肾衰竭原因中较为常见的一种。药物不良反应和感染是本病常见的病因。本病临床表现可轻可重,大多数病例均有明确的病因,去除病因、及时治疗,疾病可痊愈或使病情得到不同程度的逆转。

81. C

82. B 急性间质性肾炎是以急性肾小管间质炎症为基本特征的一组肾脏疾病,可由多种病因引起,临床通常表现为急性肾衰竭,肾小球、肾血管一般不受累或受累相对较轻。在急性肾衰竭的病例中,急性间质性肾炎占10%～20%。

83. A

84. A 急性间质性肾炎免疫荧光检查一般均为阴性,但由甲氧苯青霉素引起者有时可见IgG及C3沿肾小球基底膜呈线样沉积。在部分非类固醇抗炎药引起者电镜检查可见肾小球脏层上皮细胞足突融合表现。

85. B 急性间质性肾炎可见血清肌酐及尿素氮升高。尿检查异常包括血尿、白细胞尿及蛋白尿(多为轻度蛋白尿,以低分子蛋白尿为主)。白细胞尿通常为无菌性白细胞尿,有时可发现嗜酸性粒细胞,偶见白细胞管型。常伴有明显肾小管功能损害,出现肾性糖尿、低渗透压尿,有时可有远端或肾小管酸中毒,偶见Fanconi综合征(糖尿、氨基酸尿、磷酸盐尿、尿酸尿等)。

86. A 典型的药物过敏性AIN病例可根据近期用

药史、药物过敏表现、尿检异常和肾功能急剧恶化(肾小管功能显著异常)作出临床诊断。非典型病例确诊必须依靠肾活检病理检查。

87. A

88. D 范可尼综合征(Fanconi 综合征)也称骨软化-肾性糖尿-氨基酸尿-高磷酸尿综合征、多种肾小管功能障碍性疾病,是指遗传性或获得性近端肾小管的功能异常引起的一组症候群。

89. C

90. D Fanconi 综合征是一种先天代谢病,由于近端肾小管功能多发性障碍,在正常人中应被重吸收的物质如葡萄糖、氨基酸、尿酸、磷酸盐、碳酸氢盐(钠、钾及钙盐),都在尿中大量排出,出现骨骼变化、骨龄减低和生长缓慢。

91. A **92.** B **93.** D

94. C 慢性肾盂肾炎是细菌感染肾脏引起的慢性炎症,病变主要侵犯肾间质和肾盂、肾盏组织。由于炎症的持续进行或反复发生导致肾间质、肾盂、肾盏的损害,形成瘢痕,以至肾发生萎缩和出现功能障碍。患者可能仅有腰酸和(或)低热,可没有明显的尿痛、尿频和尿急症状,其主要表现是夜尿增多及尿中有少量白细胞和蛋白等。患者有长期或反复发作的尿路感染病史,在晚期可出现尿毒症。

95. B

96. E 急性药物过敏性间质性肾炎的诊断:①近期用药史;②药物过敏表现;③尿沉渣白细胞及尿嗜酸性细胞升高;④肾小管和/或肾小球功能损害。

97. B 肾小管性酸中毒(RTA)是由于各种病因导致肾脏酸化功能障碍而产生的一种临床综合征,主要表现是血浆阴离子间隙正常的高氯性代谢性酸中毒,而与此同时肾小球滤过率则相对正常。以往观点认为肾小球滤过功能损害时 $H_2PO_4^-$、SO_4^{2-} 等阴离子在体内潴留、代替了 HCO_3^- 而导致代谢性酸中毒。实际上,肾脏原因引起酸中毒的本质是肾小管泌氢障碍或肾小管碳酸氢根重吸收障碍。

98. A

99. C 重碳酸盐再吸收试验:口服法:$NaHCO_3$ 由 2~10 mmol/(kg·d)起每天逐渐加量,至酸中毒纠正时测定血和尿中 HCO_3^- 和肌酐,按下列公式计算:滤液中 HCO_3^- 被排出部分%=尿每分排出 HCO_3^-/血浆 $HCO_3^- \times$GFR,正常时值为零,Ⅱ型 RTA>15%,Ⅰ型 RTA<5%。

100. C 多发性大动脉炎是一种原因未明,发生在主动脉和(或)其主要分支的慢性非特异性炎症性动脉疾病。受累血管产生狭窄或闭塞,少数可引起扩张或动脉瘤形成。根据病史及特殊的体征,凡青年女性有下列一项或是一项以上表现者,应考虑本病诊断:①上肢或下肢、单侧或双侧肢体出现缺血症状,伴有患肢动脉搏动的减弱和消失,血压降低或是不能测出。②脑部缺血症状,伴有一侧或两侧颈动脉波动减弱或消失,以及颈部或锁骨上、下区有血管杂音。③持续、严重而顽固的高血压伴有上腹部或肾区2级以上高调血管杂音。④上肢脉搏消失伴有视力减退和眼底改变者。⑤肺动脉瓣区、腋部和背部有收缩期杂音,伴有肺动脉高压。

101. D 多囊肾(polycystic kidney disease, PKD)是一种常见的遗传性肾脏病,主要表现为双侧肾脏出现多个大小不一的囊肿,囊肿进行性增大,最终破坏肾脏结构和功能,导致终末期肾功能衰竭。主要标准:①肾脏皮髓质弥漫散布充满液体的囊肿;②明确的多囊肾家族遗传史。次要标准:①多囊肝;②肾功能衰竭;③腹壁疝;④心脏瓣膜病变;⑤胰腺囊肿;⑥脑动脉瘤;⑦精囊腺囊肿;⑧眼睑下垂。如具有两项主要标准以及1项次要标准,临床即可确诊多囊肾。如仅有第1项主要标准,无家族遗传史,则要有3项以上的次要标准,才能确诊多囊肾。

102. E 影响多囊肾患者的预后因素包括基因型、性别、年龄、发病时间、高血压、血尿、蛋白尿、尿路感染、肾脏及囊肿大小、妊娠、激素等。约50%的患者在57~73岁进入终末期肾病。进入终末期肾病的风险因素有 PKD1 基因突变、男性、30岁前发病、30岁前出现第一次血尿发作、35岁前出现高血压等。终末期肾病患者最主要死因为心血管并发症,其次为感染。

103. D 内生肌酐为体内肌酐代谢产生,每天生成量相对稳定,肌酐通过血流经肾小球滤过后基本不被肾小管吸收,随尿液排出体外。在控制条件下,尿中肌酐排泄量相当稳定。测定单位时间内肾脏将若干毫升血中的内生肌酐全部清除出去的情况，可用于肾功能损害程度的判断。

104. D　患者既往无高血压病史，此次血压升高明显，伴腹水，下肢水肿，首先应考虑慢性肾衰竭。

105. B　正常成人两肾的血液灌流量约为1 200 ml/min。其中约94%的血液流经肾皮质，6%左右的血液流经肾髓质。当全身平均动脉压波动在80～180 mmHg时，通过肾脏的自身调节，肾脏血液灌流量仍可维持相对恒定。但当平均动脉压低于60 mmHg(例如休克时)时，肾脏血流量即明显减少，并有肾小动脉的收缩，因而可使GFR减少，导致肾前性氮质血症，临床主要表现为少尿和肾功能指标的升高，尤其是尿素氮明显。结合患者症状、体征，考虑肾前性氮质血症可能性大。

106. D　B超提示双肾多囊肾，故多囊肾诊断明确，同时血压195/110 mmHg，贫血貌，血尿素氮35 mmol/L，血肌酐1 020 μmol/L，考虑慢性肾功能衰竭可能性大。

107. C

108. B　结合患者症状、体征及相关检查，考虑慢性肾功能衰竭可能性大，此时测血肌酐测定对于诊断及判断病情更有意义。

109. D

110. C　根据患者慢性病容、贫血貌，血压195/110 mmHg，双下肢水肿，血尿素氮27 mmol/L，血肌酐360 μmol/L，首先考虑慢性肾功能不全，结合患者糖尿病病史，考虑糖尿病肾病，为明确诊断，应进一步进行肾活检以明确病情。

111. C

112. D　患者水肿、少尿，查体贫血貌，血压160/90 mmHg，血肌酐846 μmol/L，符合慢性肾功能衰竭的诊断。

113. E　贫血几乎是尿毒症患者的必有症状。贫血程度与尿毒症(肾功能)程度相平行，促红细胞生成素(EPO)减少为主要原因。

114. C　本病例是急性肾衰竭，为庆大霉素所致急性肾小管坏死，早期透明管型明显增多，也有颗粒管型存在。

115. B　短时间内出现尿量减少，血肌酐、尿素氮升高，结合造影剂损害的诱因，最为可能的诊断是急性肾衰竭。

116. E　快速进展型肾小球肾炎(rapidly progressive glomerulonephritis, RPGN)是一组病情发展急骤，由血尿、蛋白尿迅速发展为少尿或无尿直至急性肾功能衰竭的急性肾炎综合征。临床上肾功能呈急剧进行性恶化，常在3个月内肾小球滤过率(GFR)下降50%以上，发展至终末期肾功能衰竭一般为数周或数月。该病进展迅速，病情危重，预后恶劣。病理改变特征为肾小球囊内细胞增生、纤维蛋白沉着，表现为广泛的新月体形成，故又称新月体型肾炎。

117. D

118. A　急性肾小球肾炎(acute glomerulonephritis)即急性感染后肾小球肾炎(acute postinfectious glomerulonephritis)临床表现为急性起病，以血尿、蛋白尿、高血压、水肿、少尿及氮质血症为特点的肾小球疾病。结合患者症状、体征，考虑急性肾小球肾炎的可能性大。

119. A　肾性水肿原因一般分为两类：一是肾小球滤过下降，而肾小管对水钠重吸收尚好，从而导致水钠滞留，此时常伴全身毛细血管通透性增加，因此组织间隙中水分滞留，此种情况多见于肾炎。另一种原因是大量蛋白尿导致血浆蛋白过低。结合患者病情，属于第二种原因。

120. D　为进一步明确肾损害原因，应做肾活检。

121. C　对于IgA肾病，反复发作的肉眼血尿多发生在上呼吸道、胃肠道或泌尿系感染后数小时至2天；多无伴随症状，少数有排尿不适而被诊为急性膀胱炎；儿童和青少年(80%～90%)较成人(30%～40%)多见；与疾病严重程度无关；肾脏病理一般为Lee氏分级Ⅱ～Ⅲ级。

122. C　促红细胞生成素(EPO)减少为肾性贫血的主要原因。

123. D　患者皮肤紫癜，束臂试验(+)，考虑紫癜，同时既往有发热、咽痛，现伴随血尿、关节肿痛，考虑混合型。

124. A　由于浆细胞异常增生，产生过多的轻链蛋白，尿中出现Bence-Jone蛋白(轻链蛋白)，在肾小管内凝聚，可堵塞肾小管。另外，轻链蛋白被近曲小管重吸收后，在溶酶体内降解产生毒性，引起肾小管损害。多发性骨髓瘤患者多存在高钙血症，钙沉积在肾间质和肾小管，可加重轻链引起的肾小管病变。

125. C 原发性甲状旁腺功能亢进症早期往往无症状或仅有非特异的症状,如神情萎靡、无力、食欲缺乏、恶心、体重减轻、四肢麻木等,大多于测定血钙时始被发现。随病情发展,由于过多的PTH使骨、肾和肠的钙吸收增加,转运入血循环,因而出现高血钙、骨骼病变和肾脏病变等,可单独出现或合并存在。

126. E 该患者ANA(+),血尿、贫血、尿沉渣满视野变形红细胞,符合狼疮性肾炎改变

127. B

128. D 只有肌酐是仅依靠肾脏滤过来排出,其余几项的影响因素较多。

129. E 公益就是社会人群的共同利益,其本质是如何使利益的分配更加合理,更符合大多数人的利益,这是伦理学的基本原则,故可在取得家属与单位的支持下,停止抢救与治疗。

130. B 系统性红斑狼疮(systemic lupus erythematosus, SLE)是一种弥漫性、全身性自身免疫病,主要累及皮肤黏膜、骨骼肌肉、肾脏及中枢神经系统,同时还可以累及肺、心脏、血液等多个器官和系统,表现出多种临床表现;血清中可检测到多种自身抗体和免疫学异常。该患者发热伴双手关节肿痛,甲周红斑,双下肢紫癜,尿蛋白阳性,补体降低,考虑为系统性红斑狼疮。

131. E Ccr 20～50 ml/min,肌酐 186～442 μmol/L为肾功能失代偿期。

二、A3/A4型题

132. E

133. D 慢性肾小球肾炎继发肾性高血压常用的降压药物有血管紧张素转换酶抑制剂(ACEI)、血管紧张素Ⅱ受体拮抗剂(ARB)、长效钙通道阻滞剂(CCB)、利尿剂、β受体阻滞剂等。由于ACEI与ARB除具有降低血压作用外,还有减少尿蛋白和延缓肾功能恶化的肾保护作用,应优选。

134. A 使用ACEI与ARB类药物应该定期检测血压、肾功能和血钾。部分患者首次应用ACEI与ARB两周左右出现血肌酐升高,需要检查有无危险因素,如果未超过基础水平的30%,仍然可以继续应用。有双侧肾动脉狭窄者禁用。肾功能不全患者应用ACEI与ARB要慎重,尤其注意防止高血钾。少数患者应用ACEI有持续性干咳的不良反应,可以换用ARB类,血压控制目标是＜130/80 mmHg。ACEI具有较好的肾保护作用,该药在降低全身性高血压的同时,还可降低肾小球内压减轻肾小球高血流动力学降低尿蛋白,减轻肾小球硬化从而延缓肾衰进展,ACEI与ARB除具有降低血压作用外,还有减少尿蛋白和延缓肾功能恶化的肾保护作用,应优选。

135. E 尿蛋白(++)的原因有:(1)肾性蛋白尿:①肾组织性蛋白尿,又称分泌性蛋白尿,是在尿液形成的过程中,肾小管代谢产生的蛋白质渗入尿液中导致的。②肾小管性蛋白尿,这种情况最常见的是各种原因引起的重金属盐类中毒、间质性肾炎,肾静脉血栓形成,肾动脉栓塞等。(2)非肾性蛋白尿:①下尿路蛋白质混入尿液引起蛋白尿,见于泌尿系统感染、泌尿道上皮细胞脱落和泌尿道分泌黏蛋白。②体液性蛋白尿,又称溢出性蛋白尿,如多发性骨髓瘤。③组织性蛋白尿,如恶性肿瘤,病毒感染产生的宿主蛋白等,故以上检查均应做。

136. D 系膜增生性肾炎的治疗原则:①防治感染,去除诱因。对上呼吸道感染等前驱症状应积极治疗,对孤立性或反复发作性肉眼血尿患者,必要时可行扁桃体摘除术。②对症处理:包括利尿、控制血压等。③减少蛋白尿,保护肾功能。可用血管紧张素转换酶抑制剂(ACEI)或血管紧张素受体拮抗剂(ARB)。注意定期监测血压和肾功能。

137. C 肾活检通常情况下叫作肾穿刺。由于肾脏疾病的种类繁多,病因及发病机制复杂,许多肾脏疾病的临床表现与肾脏的组织学改变并不完全一致。为了明确疾病的病因病理,进一步确诊患者所患的具体病种,这时就需要做肾穿刺活检术。

138. A 肾病综合征(NS)是由多种病因引起,肾小球基膜通透性增加,表现为大量蛋白尿、低蛋白血症、高度水肿、高脂血症的一组临床症候群。

139. E 膜性肾病(membranous nephropathy, MN)病理特点是肾小球基底膜上皮细胞下弥漫的免

疫复合物沉积伴基底膜弥漫增厚，临床以肾病综合征(NS)或无症状性蛋白尿为主要表现。整个肾小球毛细血管襻显示特征性的上皮下电子致密物沉积，这可能是早期病变的唯一改变，也可以发现粗大的免疫复合物沉积于上皮细胞下，且被钉突所分隔。足突细胞足突融合，GBM初期正常，而后由于致密物的沉积出现凹陷，最后GBM将致密物完全包裹。另一特征为电子致密物消失，而在相应区域出现透亮区，根据电镜所见，部分残余基底膜区域在其外侧出现修复现象，原发性MN常有间质纤维化和小管萎缩。

140. B 血液中80%的渗透压是由白蛋白承担的，血浆白蛋白又是一个很重要的蛋白质储备库，在机体需要时可分解成氨基酸供组织合成其他各种蛋白之用。血液中缺乏白蛋白会引起水肿。使用白蛋白制剂有助于缓解肝、肾疾患以及烧伤造成的低蛋白血症。

141. C 系膜毛细血管性肾小球肾炎的治疗首选糖皮质激素，应用隔日口服泼尼松60 mg长期治疗(平均治疗时间为1年)。

142. D

143. D 急性肾炎起病初期血清C3及总补体下降，8周内渐恢复正常，对诊断该病意义很大。患者血清抗链球菌溶血素"O"滴度可升高，提示近期内曾有过链球菌感染。另外，部分患者起病早期循环免疫复合物及血清冷球蛋白可呈阳性。

144. D 急性肾炎起病初期血清C3及总补体下降，8周内渐恢复正常。

145. D 急性肾炎急性期应卧床休息，待肉眼血尿消失、水肿消退及血压恢复正常后逐步增加活动量。急性期应予低盐(每日3 g以下)饮食。肾功能正常者不需限制蛋白质入量，但氮质血症时应限制蛋白质摄入，并以优质动物蛋白为主。明显少尿的急性肾衰竭者需限制液体入量。治疗感染灶若感染存在，予以相应治疗。对症治疗包括利尿消肿、降血压，预防心脑血管并发症。休息、低盐和利尿后高血压控制仍不满意时，可加用降压药物。透析治疗少数发生急性肾衰竭而有透析指征时，应及时透析治疗帮助患者渡过急性期。

146. D 该患者水肿、尿少、尿蛋白(++++)，血白蛋白25 g/L，24 h尿蛋白定量为9 g，符合肾病综合征改变。

147. D 大量蛋白尿是肾小球疾病的特征，故24 h尿蛋白定量更具有临床意义。

148. D

149. E 结合患者病情，不排除肝脏及自身免疫疾病，故以上全选。

150. A 肾活检是确定肾损害类型的金标准。

151. C 微小病变肾病病理：光镜下肾小球基本正常，可有轻度系膜增生，近端肾小管上皮细胞可见脂肪变性。电镜下肾小球特征性表现为弥漫性足突融合，肾小球内一般无电子致密物沉积。免疫荧光阴性。

152. A 糖皮质激素对微小病变肾病治疗效果较好。但随着患者年龄增加，糖皮质激素的有效率有下降趋势。对儿童MCD，推荐泼尼松(龙)口服60 mg/(m^2 · d)(不超过60 mg/d)或甲泼尼龙48 mg/(m^2 · d)，治疗4～6周后(90%的患者尿蛋白可以转阴)，改为隔日泼尼松(龙)40 mg/m^2，或甲泼尼龙32 mg/m^2，标准疗程是8周，但停药后复发率高，可延长维持治疗用药时间。隔日疗法治疗4周后，每月减少隔日治疗剂量的25%，总疗程6个月以上，可减少复发率。

153. A 患者少尿、水肿，尿比重1.022，尿蛋白(+++)，红细胞30～90个/HP，血清补体C3降低，提示急性肾炎；同时咳嗽气短不能平卧，端坐呼吸，两肺底有散在湿啰音提示左心功能不全。

154. D 该患者症状进行性加重，考虑肾脏持续受损，有可能引起急性肾衰，故应透析治疗。

155. B

156. A 脱水可以减轻心脏前负荷，从而纠正急性心衰。

157. C 遗传性肾炎(即Alport综合征，AS)是一种主要表现为血尿、肾功能进行性减退、感音神经性耳聋和眼部异常的遗传性肾小球基底膜疾病，是由于编码肾小球基底膜的主要胶原成分—Ⅳ型胶原的基因突变而产生的疾病。结合患者年龄，发病过程及目前症状，考虑Alport综合征可能性大。根据电镜下肾小球基膜典型病变可以确诊该病。

158. B

159. B 抗核抗体和抗 ds-DNA 抗体测定以确定自身免疫系统疾病。

160. C 对于弥漫增殖型 LN 或激素疗效不佳者应加用细胞毒性药物。环磷酰胺常规方法是口服 CTX 2～4 mg/(kg·d)，但目前认为 NIH 方案优于口服常规方法，即用 CTX 0.5～1.0 g/m² 加入 0.9%生理盐水 250 ml 内静脉滴注，不少于 1 小时，每月冲击 1 次，共 6 次，然后每 3 个月冲击 1 次至活动静止后 1 年停止冲击，总量<12 g。治疗时要注意充分水化以碱化尿液，并监测血象的变化。不良反应有可逆性骨髓抑制，感染、恶心、呕吐、脱发、性腺抑制、出血性膀胱炎、致癌、致畸等。

161. D 狼疮性肾炎不可使用青霉素类抗生素，因可能加重病情，可使用头孢菌素，如肾功能正常可用一般用量的低限，反之需要调整剂量。

162. B 急性肾盂肾炎常见临床表现包括发热、寒战、腰痛、肾区叩痛，尿频、尿急、尿痛等膀胱刺激症状(为膀胱同时有炎症的表现)。

163. C 尿细菌定量培养是确定有无尿路感染的重要指标，只要条件许可，均应采用中段尿做细菌定量培养。40%～60%患者有镜下血尿，多数患者红细胞 2～10 个/HP，少数见镜下多量红细胞，常见白细胞尿(即脓尿)，离心后尿沉渣镜下>5 个/HP，急性期常呈白细胞满视野，若见到白细胞管型则为肾盂肾炎的诊断提供了一个重要的依据。

164. C 急性肾盂肾炎主要由大肠杆菌引起，另外还有变形杆菌、葡萄球菌、粪链球菌及铜绿假单胞菌等引起。

165. D

166. A 慢性肾盂肾炎确诊标准：①在静脉肾盂造影中见肾盂、肾盏变形、缩窄；②肾外形凹凸不平，两肾大小不等。

167. E 在慢性肾盂肾炎治疗前，应排除相似疾病的可能性。

168. B

169. E 急性膀胱炎的治疗，首先需要卧床休息，多饮水，避免刺激性食物，热水坐浴可改善会阴部血液循环，减轻症状。碳酸氢钠或枸橼酸钾等碱性药物能降低尿液酸度，缓解膀胱痉挛。黄酮哌酯盐可解除痉挛，减轻尿路刺激症状。传统的 10～14 日的抗菌疗法对无并发症的膀胱炎并无必要，国内外提倡单次大剂量或 3 日短疗程治疗。许多报道单次大剂量抗菌药物治疗单纯性膀胱炎能取得满意疗效，且与 14 日疗法无差异。

170. C 患者头孢菌素静脉滴注治疗后出现肾功能受损，考虑药物过敏导致的间质性肾炎。

171. E 肾活检是确定肾损害类型的金标准。

172. A 药物治疗实验和临床应用都提示肾上腺皮质激素治疗常获得利尿、肾功能改善和血肌酐下降的疗效。对于血清肌酐轻微升高的患者，或者停药后 3～5 天肾功能显著恢复的患者，多无需激素等特殊治疗。对于肾活检显示肾脏不可逆损害，免疫抑制药治疗也是不必要的。对于持续性肾衰竭的患者，应早期开始治疗。主张激素短程治疗，口服泼尼松剂量推荐为 30～60 mg/d，至少连续应用 4 周。对于重症肾衰竭的患者，最好由静脉给药，一般为甲泼尼龙 0.5～1 g/d，连用 3 天。也有报道甲泼尼龙 240 mg/d对治疗急性过敏性间质性肾炎已足够，并逐渐减量，疗程为 2～4 周，然后改为口服泼尼松 2～4 个月。

173. B 该患者 B 超示双肾体积增大，有众多囊性液性暗区，提示多囊肾。

174. A 除肾脏外，多囊肾还可累及消化道、心血管、中枢神经以及生殖系统等。肾外病变可分为囊性和非囊性两种。囊性病变是指囊肿累及肝、胰、脾、卵巢、蛛网膜及松果体等器官，其中肝囊肿发生率最高。肝囊肿随年龄增大而逐渐增多，极少影响肝功能，但囊肿体积过大可引起疼痛。

175. A 无尿或严重肾功能减退者应用噻嗪类药物时，因本类药效果差，应用大剂量时可致药物蓄积，毒性增加。

176. C 患者发热伴腰痛明显，双肾区叩击痛，尿中可见蛋白、白细胞、红细胞和管型，考虑急性肾盂肾炎。

177. D 尿细菌定量培养是确定有无尿路感染的重要指标，只要条件许可，均应采用中段尿做细菌定量培养。

178. E

179. B 氨基糖苷类主要以原形经肾小球滤过排泄，$t_{1/2}$约为 2～3 h，肾衰竭患者可延长 20～30 倍以上，从而导致药物蓄积中毒。

180. A

181. D 患者行青霉素 800 万 U 静脉滴注治疗后，出现肾功能持续受损，考虑药物过敏导致的急性间质性肾炎。

182. E 对于急性过敏性间质性肾炎患者，脱离过敏源是其最关键的环节之一，同时应密切观察患者目前的生命体征，了解肾功能受损情况，重新全面评估病情，故以上均正确。

183. E 急性过敏性间质性肾炎，是常见的免疫介导的肾脏损害，是由广泛应用的许多药物如抗生素、利尿药、非甾体抗炎药等引起的非免疫介导的肾脏急性间质性损害。

184. A 急性过敏性间质性肾炎的实验室检查：①血常规嗜酸性粒细胞增多。②尿常规肉眼或镜下血尿、白细胞尿，如经 Wright 染色，主要为嗜酸性粒细胞；可见轻、中度蛋白尿，如肾小球受损可产生大量蛋白尿。③血 BUN、Scr 升高，血免疫球蛋白 IgE 含量升高，血中可测得抗 TBM 抗体，部分患者可见血肌酐急性升高。

185. C 肾活检是确定其肾损害类型的金标准。

186. A

187. C 肾小管性酸中毒(RTA)是由于各种病因导致肾脏酸化功能障碍而产生的一种临床综合征，主要表现是血浆阴离子间隙正常的高氯性代谢性酸中毒，而与此同时肾小球滤过率则相对正常。该患者符合肾小管性酸中毒改变。

188. E 肾小管性酸中毒辅助检查：①不同程度低钾、低钠、低钙、高氯血症，低碳酸氢根血症，血 pH 值较低，尿 pH 值多大于 5.5。②酸负荷试验(氯化铵负荷试验，尿二氧化碳分压测定，硫酸钠负荷试验等)，尿 pH 值大于 5.5 为阳性结果。③尿常规多轻微改变或正常。有原发病或肾脏有其他病变时可出现改变。④血 BUN 和 Cr 多正常或轻度增高。⑤B 型超声检查依病变不同而异，有的呈肾结石、钙化灶，有的无异常。⑥血气分析主要呈代谢性酸中毒，可伴代偿性呼吸性碱中毒。⑦X 线骨骼检查：骨质疏松、软化明显，以下肢和骨盆为重，有的呈现骨折，核素骨骼扫描可见核素吸收稀疏、不均匀。故以上均正确。

189. A

190. B 患者血 ANA 抗体(＋)，抗 Sm 抗体(＋)，DNA 抗体 1∶160(＋)，高度怀疑 SLE。

191. A **192.** B

三、X 型题

193. ACD 急性肾小球肾炎是以急性肾炎综合征为主要临床表现的一组原发性肾小球肾炎。其特点为急性起病，血尿、蛋白尿、水肿和高血压，可伴一过性氮质血症，具有自愈倾向。常见于链球菌感染后，而其他细菌、病毒及寄生虫感染亦可引起。急进性肾炎也称急进性肾小球肾炎(RPGN)，是 1942 年由 Ellis 首先提出，在临床上属于急性肾炎综合征，是一组临床表现、病理改变相似，但病因各异的肾小球肾炎，临床表现为病情发展急骤，几个月甚至几周内出现肾衰竭。

194. BCDE

195. ADE 慢性肾小球肾炎简称慢性肾炎，系指蛋白尿、血尿、高血压、水肿为基本临床表现，起病方式各有不同，病情迁延，病变缓慢进展，可有不同程度的肾功能减退，具有肾功能恶化倾向，最终将发展为慢性肾衰竭的一组肾小球疾病。由于本组疾病的病理类型及病期不同，主要临床表现可各不相同。疾病表现呈多样化。

196. ABCD

197. ABCD 考查知识点：细菌的耐药性。

198. ABCDE

199. ABD Ⅳ型肾小管性酸中毒又称高血钾型肾小管性酸中毒。是醛固酮不足或拮抗所致。其临床特征是高血钾、高血氯性酸中毒，尿铵排出减少、肾丢失盐及中度肾小球滤过功能减退。

200. ABC 酚红排泄率是反映肾血流量与肾小管排泌功能的指标。尿液浓缩稀释试验主要反映肾小管排泌功能。

201. ABC

202. ABC 红细胞生成素由肾脏生成，但与血压无关；碳酸酐酶是红细胞的主要蛋白质成分之一，在红骨髓内生成与成熟。

203. CD

204. BCD A 选项主要用于评价肾积水显影。

205. CD 肾图主要用于肾功能测定。观察慢性肾炎、慢性肾盂肾炎和肾结核等治疗前后功能改变,可用于监测疗效。

206. ADE 输尿管结石也是泌尿系常见结石,绝大多数是由肾结石下移而来,且易停留在生理狭窄处,即输尿管与肾盂连接部、输尿管与髂血管交叉部及输尿管的膀胱入口处。

207. ABC 输尿管先位于腹部,后进入盆腔,最后斜穿膀胱壁开口于膀胱,因此,临床上常将输尿管分为腹段、盆段和壁内段。第 1 个狭窄在肾盂与输尿管移行处,第 2 个狭窄在跨过髂血管处,第 3 个狭窄在穿过膀胱壁处。这些狭窄是结石容易滞留的部位。

208. ABC 肾结石可随体位而移动,较大结石其形态与所在腔道形态一致,可表现为典型的鹿角形或珊瑚形或分层状。有时结石可充满整个肾盂肾盏而类似肾盂造影的表现。

209. BDE (1)超声检查:检查肾上腺选用线阵式或凸阵式探头,频率为 3.5MHz,新生儿用 5MHz。常规仰卧位检查,可经肋间、侧腰部或腹部途径扫查肾上腺,也可俯卧位经背部进行扫查。(2)CT 检查:①平扫检查。检查前应于空腹后口服 1%～2%泛影葡胺 200～400 ml,以避免将胃肠道结构误为肾上腺区肿块。层厚可为 10 mm,也可用 3～5 mm 并靶扫描技术,后者有利于肾上腺功能性小病变的检出。②增强检查。当平扫发现肾上腺病变,尤为肿块性病变,常需行增强 CT 检查,即于静脉内快速团注对比剂后,对病变区进行扫描。有时还需于注药后不同时间行延迟扫描,对病变的鉴别诊断有一定帮助。(3)MRI 检查。

210. ABC 肾囊肿是肾脏内出现大小不等的与外界不相通的囊性肿块的总称,其形态与肾阳性结石区别较大,无须鉴别。

211. ABCE 肾癌的影像属于影像学手段,肾功能降低属于实验室检查。

212. ABE 马蹄肾在胚胎发育 4～6 周,后肾组织相互靠近,此时许多影响因素均可导致其下极相融合。脐动脉或髂动脉的轻微变化可引起正在移行的肾脏方向改变,从而发生两肾的融合。不管其形成机制如何,肾脏的融合总发生在旋转之前,因此,肾脏和输尿管常朝向前。

213. ABCDE 肾脏先天性发育异常主要有以下类型:①肾数目异常,包括双肾不发育、单肾不发育、附加肾。②肾结构异常,包括肾囊性病变、肾发育不全等。③肾形态、位置及旋转异常,包括肾旋转不全、融合肾、异位肾等。

214. ABCDE 以上均为输尿管结石的 X 线表现。

215. CD

216. CD 静脉肾盂造影(IVP)能显示囊肿压迫肾实质的程度,并可与肾积水相鉴别。CT 对 B 超检查不能确定者有价值。囊肿伴出血、感染、恶变时,呈现不均质性,CT 值增加。当 CT 显示为囊肿特征时,可不必再作囊肿穿刺。

217. ABCDE 软组织密度主要是针对骨骼等高密度组织而言。X 线穿透低密度组织时,被吸收少,剩余 X 线多,使 X 线胶片感光多,经光化学反应还原的金属银也多,故 X 线胶片呈黑影;荧光屏所生荧光多,故荧光屏上也就明亮。高密度组织则恰相反。

218. ABC 肾错构瘤又称为肾血管平滑肌脂肪瘤,是由异常增生的血管、平滑肌及脂肪组织按照不同比例构成的,是一种良性肿瘤。按其组成结构比例的不同,表现出不同的密度。

219. ABCE 在 SE 序列检查中,在 T1WI 上髓质信号皮质应低于皮质。

220. ABCDE **221.** ABCDE

222. ACE 肾素(renin)的释放部位为近球(球旁)细胞(JGC)。机制为:①肾血流量降低;②致密斑尿感受 Na^+ 浓度下降;③交感神经兴奋。最终使血管紧张素原转换为血管紧张素 I。

223. BCE 慢性肾衰竭时最常见的电解质紊乱是代谢性酸中毒、高血磷、低血钙、高血钾。

224. ABC 直立性蛋白尿多于直立时出现,多见于青少年,卧床休息可完全缓解。因属于体位性蛋白尿,常不伴高血压及肾功能不全。

225. ABCD

226. ABD 腹膜透析的相对禁忌证如下:①腹腔内有新鲜异物:如腹腔内血管假体术,右心室-腹腔短路术后 4 个月内。②腹部大手术 3 日内:因腹部留置引流管,进行腹膜透析会增加感染的概率,需在手术后 3 日或以上才能行腹膜透析治疗。③腹腔有局限性炎性病灶。④炎症性、缺血性肠病或反复发作的憩室炎，如行腹膜透析治疗，发生感染的危险性增大。⑤肠梗阻：因腹胀致腹腔容积缩小，腹膜透析置管困难。

227. ABCD　急进性肾炎有大量大新月体形成致使肾小管被充填而闭塞，并压迫肾小球血管襻，使滤过面积严重减少而致急性肾功能衰竭。急性链球菌感染及肾炎的个别类型也有继发性新月体形成而引起急性肾衰。肾病综合征除因严重血容量减低、药物与感染、肾静脉血栓形成等因素而致急性肾功能衰竭外，在老年患者还可引起"特发性"急性肾衰，机制未完全清楚，可能在原有滤过功能障碍基础上，由于动脉硬化而对缺氧敏感，利尿而严重低容量，严重间质水肿与大量蛋白管型阻塞管腔，从而诱发急性肾功能衰竭。肾病综合征常合并血栓栓塞。

228. ABCDE　急性肾衰竭（acute renal failure，ARF）是指在数小时至数日中发生的肾功能破坏，出现氮质废物滞留血中和尿量减少。目前对急性肾衰竭还没有一个获得公认的定义。有学者建议以血清肌酐浓度超过基线 50%或>0.5 mg/dL 为依据。而有些人则认为需要做透析治疗的就算为急性肾衰竭。相对于慢性肾衰竭而言，急性肾衰竭的后果更为严重，因为急性肾衰竭时患者没有机会动员适应机制，来不及代偿。肾实质性病因包括急性肾小管坏死如缺血、中毒，急性肾间质病变如过敏、感染、代谢异常和肿瘤，肾小球和肾小管疾病如急性和急进性肾炎、多发性小血管炎、肾皮质坏死。

229. BCE　钩端螺旋体病（Leptospinosis，简称钩体病）是由各种不同型别的致病性钩端螺旋体（简称钩体）引起的急性传染病。是因接触带菌的野生动物和家畜，钩体通过暴露部位的皮肤进入人体而获得感染的人畜共患病，鼠类和猪为主要的传染源。因个体免疫水平的差别以及受染菌株的不同，临床表现轻重不一。典型者起病急骤，早期有高热、倦怠无力、全身酸痛、结膜充血、腓肠肌压痛、表浅淋巴结肿大；中期可伴有肺弥漫性出血，明显的肝、肾、中枢神经系统损害；晚期多数患者恢复，少数患者可出现后发热、眼葡萄膜炎以及脑动脉闭塞性炎症等。肺弥漫性出血，肝、肾功能衰竭常为致死原因。肾脏的生理功能主要是排泄代谢产物及调节水、电解质和酸碱平衡，分泌多种活性物质，维持机体内环境稳定，以保证机体的正常生理功能。肾炎是由免疫介导的、炎症介质（如补体、细胞因子、活性氧等）参与的，最后导致肾固有组织发生炎性改变，引起不同程度肾功能减退的一组肾脏疾病，可由多种病因引起。在慢性过程中也有非免疫、非炎症机制参与。

第五章　内分泌系统

一、A1/A2 型题

1. D　单纯甲状腺肿是指非炎症和肿瘤原因，不伴有临床甲状腺功能异常的甲状腺肿。单纯性甲状腺肿是机体缺碘、存在致甲状腺肿物质，以及甲状腺激素合成酶缺陷而引起代偿性甲状腺增生肿大，一般无甲状腺功能异常。患者无甲亢症状，吸^{131}I 率可升高，但高峰不前移，T_3 抑制试验正常，激素测定正常。

2. A　患者无甲亢症状，应考虑为单纯性甲状腺肿。单纯性甲状腺肿的共同特点是甲状腺肿大，而无明显全身症状。甲状腺可呈弥漫性、结节性和混合性肿大。单纯性甲状腺肿的病因可分为缺碘性甲状腺肿，高碘性甲状腺肿，药物、食物、微量元素致抑制性甲状腺肿等。青春期及妊娠期甲状腺肿主要为相对碘不足所致（需要量增加而没有额外补充），此种情况应多食含碘食物补充碘。

3. C　地方性单纯性甲状腺肿又称地方性甲状腺肿，为一种地方病。早期为弥漫性肿大，中年以后形成结节。其病因包括碘缺乏、对甲状腺激素的生理需要量增加、摄入过多致甲状腺肿的物质、甲状腺激素合成障碍、体内摄取过量的碘抑制甲状腺内碘的有机化等。故选C。考点：地方性单纯性甲状腺肿的病因。

4. D 单纯性甲状腺肿是机体缺碘、存在致甲状腺肿物质,以及甲状腺激素合成酶缺陷而引起代偿性甲状腺增生肿大,一般无甲状腺功能异常,甲状腺对^{131}I的摄取率(RAIU)增高,正常为10%～25%,本病可高达70%～95%,故选D。考点：地方性单纯性甲状腺肿的特点

5. D 大剂量复方碘溶液可使甲状腺激素释放减少。大剂量丙硫氧嘧啶不但可使甲状腺激素合成减少,还因其有阻断T_4转换成T_3的作用而使周围组织中活性T_3减少,症状改善较快。β受体阻滞剂可使心率减慢,减少组织对儿茶酚胺的应答,改善交感兴奋的症状。皮质激素加强对应激的反应能力,补充代谢过快使肾上腺皮质功能的相对不足。

6. C 因测定甲状腺摄^{131}I率不能反映病情变化,且需在停服抗甲状腺药物2～4周后检测,可因停药而使病情加重。

7. E 硫脲类是最常用的抗甲状腺药,可分为硫氧嘧啶类和咪唑类。其作用机制基本相同,都可抑制TH合成,如抑制甲状腺过氧化物酶活性,抑制碘化物形成活性碘,影响酪氨酸残基的碘化,抑制单碘酪氨酸转化为双碘酪氨酸及碘化酪氨酸偶联形成各种碘甲腺原氨酸,故选E。考点：硫脲类抗甲状腺药物的作用机制

8. C 甲亢患者先用抗甲状腺药物如甲巯咪唑治疗3个月左右,待症状减轻后,停药1～2周,然后服用^{131}I治疗。治疗后2～4周症状减轻,甲状腺缩小,体重增加,3～4个月后约60%患者可治愈。如半年后仍未缓解可行第2次治疗。故选C。考点：甲状腺功能亢进症核素^{131}I的治疗。

9. C 妊娠合并甲亢可以在妊娠全程给予抗甲状腺药物,首选丙硫氧嘧啶,因该药不易通过胎盘,用最小有效剂量(如每日100～300 mg,分2～3次口服)控制甲亢症状后,应尽快减至维持量,维持甲状腺功能稍高于正常水平,避免治疗过度导致的母体和胎儿甲减。故选C。考点：妊娠合并甲亢的治疗

10. A 甲亢手术治疗起效快,治愈率高,长期治愈率达95%以上,特别是以下适应证更应首选手术治疗,如中、重度甲亢,长期服药无效,停药后复发或不愿长期服药者;甲状腺巨大,有压迫症状者;胸骨后甲状腺肿伴甲亢者;结节性甲状腺肿伴甲亢者;放射性治疗后复发者;高功能腺瘤;疑有癌变者。故选A。考点：手术治疗甲亢的治愈率。

11. C 甲亢主要表现有怕热、多汗、易饿、多食而消瘦、疲乏无力;兴奋、多语、易激动,双手、上眼睑、伸舌有细颤,腱反射活跃;心率增快(静息时心率仍快)、心音强烈、心律失常、心脏增大、心力衰竭;收缩压增高而舒张压偏低、脉压增大;肠蠕动加快、大便不成形、次数多或腹泻;肌无力、肌萎缩和慢性甲亢肌病,可发生低钾性麻痹;月经紊乱,经量减少,不易受孕等。老年患者可不出现高代谢症候群。

12. D 糖尿病的诊断标准为：糖尿病症状加任意时间血浆葡萄糖≥11.1 mmol/L(200 mg/dl),或FPG≥7.0 mmol/L(126 mg/dl),或OGTT 2 h血糖≥11.1 mmol/L(200 mg/dl)。需重复一次确认,诊断才能成立。

13. C 空腹血糖6.8 mmol/L为空腹血糖受损,宜作口服葡萄糖耐量试验。口服葡萄糖耐量试验是检测葡萄糖代谢功能的试验,主要用于诊断症状不明显或血糖升高不明显的可疑糖尿病。糖基化血红蛋白主要用于糖尿病患者长期血糖控制状态的检查;24 h尿糖定量是判断糖尿病治疗效果的一项指标;餐后2 h血糖临床上用于筛选和发现空腹血糖正常的糖尿病患者的最常用方法。测定餐后2 h血糖的意义,一是用于诊断,二是观察糖耐量的恢复情况,借以反映胰岛的功能状态;空腹血糖在6.1～6.9之间为空腹血糖受损,≥7.0考虑糖尿病。故选项为C。

14. B 糖尿病肾损害的发生发展分五期：Ⅰ期为糖尿病初期,肾脏体积增大,肾小球入球小动脉扩张,肾血流量增加,肾小球滤过率(GFR)明显升高;Ⅱ期为肾小球毛细血管基底膜增厚,尿蛋白排泄率多数正常,GFR轻度增高;Ⅲ期为早期肾病,出现微白蛋白尿,即尿蛋白排泄率持续在20～200 μg/min(正常人<10 μg/min);Ⅳ为临床肾病,尿蛋白逐渐增多,尿蛋白排泄率>200 μg/min,GFR下降,可伴有水肿和高血压,肾功能逐渐减退;Ⅴ期为尿毒症,尿蛋白排泄率降低,血肌酐升高,血压升高。临床上糖尿病肾病的诊

断依据是糖尿病史、有微量白蛋白尿或蛋白尿，并能排除其他肾脏疾病。

15. C 糖尿病视网膜病变可以分为6期：Ⅰ期：微血管瘤，小出血点；Ⅱ期：出现硬性渗出；Ⅲ期：出现棉絮状软性渗出；Ⅳ期：新生血管形成、玻璃体积血；Ⅴ期：纤维血管增殖、玻璃体机化；Ⅵ期：牵拉性视网膜脱落、失明。

16. A 医学营养治疗是糖尿病患者重要的基础治疗措施，应长期严格执行。对TIDM患者，在合适的总热量、食物成分、规则的餐饮安排等措施基础上，配合胰岛素治疗有利于控制高血糖和防止低血糖。对TIDM患者，尤其是肥胖或超重者，医学营养治疗有利于减轻体重，改善糖、脂代谢紊乱和高血压以及减少降糖药物剂量。

17. B 磺酰脲类药物通过作用在胰岛B细胞表面的受体促进胰岛素释放，其降糖作用有赖于机体保存有相当数量有功能的胰岛素B细胞组织。磺脲类药物用于新诊断是2型非肥胖患者、用饮食和运动治疗血糖不理想者。ACDE均应胰岛素治疗。

18. E 胰岛素治疗的适应证是：①TIDM；②DKA、高血糖高渗状态和乳酸性酸中毒伴高血糖；③各种严重的糖尿病急性或慢性并发症；④手术、妊娠和分娩；⑤T2DM β细胞功能明显减退者；⑥某些特殊类型糖尿病。人体多次接触胰岛素注射治疗1个月后，血中可出现胰岛素抗体，胰岛素抗体有IgG抗体和IgE抗体。临床上只有极少数患者表现为胰岛素抗药性，即在无酮症酸中毒也无拮抗胰岛素因素存在的情况下，每日胰岛素需要量超过100 U或200 U。本题重在考查胰岛素的抗原性和致敏性，故答案为E。

19. E 血糖达到180 mg/dl时，超过肾糖阈出现尿糖阳性，肾脏疾病可以影响肾糖阈，血糖正常时，可以出现尿糖阳性。尿酮体阳性除了见于糖尿病性酮尿外，非糖尿病性尿糖如腹泻、饥饿等亦可出现酮尿。空腹血糖只能反映瞬间血糖状态不能排除糖尿病的可能。糖尿病可以餐后2 h血糖正常。故答案为E。

20. B 胰岛B细胞(B细胞)分泌胰岛素，胰岛A细胞(α细胞)分泌胰高血糖素，胰岛D细胞分泌生长抑素。

21. A 双胍类口服降糖药、α-葡萄糖苷酶抑制剂和胰岛素增敏剂单独用药时不会发生低血糖。磺脲类口服降糖药最常见的不良反应为低血糖反应。

22. A 糖尿病治疗需控制饮食，减轻和避免肥胖，适当的体力活动，合理应用口服降血糖药及胰岛素。所有糖尿病患者，无论采用降血糖药与否，均须控制饮食，这是基础治疗之一。

23. A 糖尿病酮症酸中毒患者过多过快补充碳酸氢钠后使血pH上升，而脑脊液pH尚为酸性，所以脑脊液pH反常升高不正确，其余四项都是对的。

24. E 高渗性非酮性糖尿病昏迷多见50～70岁的中老年人，2/3患者发病前无糖尿病史或仅有轻微症状。尿糖阳性，但无酮症或较轻。治疗嘱患者饮水或胃管给水。可先静脉输生理盐水1 000～2 000 ml后再根据血钠和渗透压结果决定，如血浆渗透压仍大于350 mmol/L，血钠大于155 mmol/L，可考虑输0.45%氯化钠，但有诱发脑血肿及溶血可能。当渗透压降至330 mmol/L时，应改输等渗溶液。

25. C 该患者为老年女性，昏迷，血钠增高，血糖明显增高(大于33.3 mmol/L)，血浆渗透压明显增高，因此，首先考虑高渗性非酮症性糖尿病昏迷。

26. C 糖尿病酮症酸中毒轻症者经补液及胰岛素等治疗后，酸中毒可逐渐得到纠正，不必补碱。严重酸中毒使外周血管扩张和降低心肌收缩力，导致低体温和低血压，并降低胰岛素敏感性，当血pH低至7.0～7.1或碳酸氢根低于5 mmol/L时才给适量碳酸氢钠，故选C。考点：DKA应用碳酸氢钠的指征。

27. C 糖尿病酮症酸中毒发病的主要因素是胰岛素缺乏，因此，迅速补充胰岛素是治疗的关键，一般采用小剂量胰岛素的治疗方案，既能有效地抑制酮体的生成，又能避免血糖、血钾和血浆渗透压降低过快带来的各种危险，故选C。考点：糖尿病酮症酸中毒的治疗。

28. E Graves病停用药物时，只有甲状腺刺激抗体阴性，方可免于疾病复发，所以对判断该病的预后关系最大，而其他几项均不能提示疾病不复发。

29. A 血总T_3是指T_3与蛋白结合的总量，受甲状腺激素结合球蛋白(TBG)等结合蛋白量和结合力变化的影响,而TBG又受妊娠等的影响而升高,血总T_3浓度的变化常与血总T_4的改变平行,所以诊断妊娠甲亢时血总T_3、T_4升高对诊断无帮助,其余四项均有帮助。

30. D　Graves病时增加的甲状腺激素使胆固醇合成、转化及排泄均加速,常致血总胆固醇降低,而不是增加,所以不正确。

31. C　碘治疗甲状腺功能亢进症最常见的并发症是甲状腺功能减退症,国内报告第1年发生率4.58%～5.4%,以后每年递增1%～2%。

32. B　果糖胺是入血浆蛋白(主要为清蛋白)与葡萄糖发生非酶催化的糖基反应而形成的产物,血液中果糖胺形成的量与血糖浓度有关,由于清蛋白在血中的浓度稳定,其半衰期为19天,所以果糖胺测定可反映15～21天内糖尿病患者血糖的总水平,对估价糖尿病很有帮助。

33. C　1型和2型糖尿病的最主要区别是胰岛素基础水平与释放曲线不同,其余各项均不是最主要区别。

34. C　甲状腺较以前增大,是TSH增多(T_3、T_4受到抑制)的结果,故加用甲状腺片可以对抗这种效应。

35. E　糖尿病肾病的特点是与糖尿病病程有关,可有大量蛋白尿、水肿、血浆蛋白下降,早期可为间歇性蛋白尿。坏死性乳头炎颇少见,而不是常发生,其他几项也不是糖尿病肾病的特点。

36. A　环境缺碘是引起单纯性甲状腺肿的主要因素。主要的预防措施一般是补充加碘盐,比较简便、常用的剂量为10～20 kg食盐加入碘化钾或碘化钠1.0 g,即可满足人体每日的需要量。

37. C　该患者虽然血糖增高,但有皮肤紫纹和皮质醇增高等,肯定不是糖尿病。小剂量地塞米松不能抑制(能抑制提示血皮质醇较对照低50%以上),而大剂量地塞米松能抑制,支持诊断Cushing病,而不支持其余三种疾病,因为其余三种疾病一般不能被大剂量地塞米松抑制。

38. C　非胰岛素依赖型糖尿病与胰岛素依赖型糖尿病的最主要区别是前者空腹血浆胰岛素水平正常、较低或偏高,而后者胰岛素分泌功能显著减低,葡萄糖负荷后血浆胰岛素浓度也无明显升高,即胰岛素基础值及释放曲线不同,二者在其他几方面虽然也有区别,但不是最主要的。

39. E　该例体重指数>24,提示有肥胖,糖耐量试验2 h高于正常,3 h未恢复正常,所以糖尿病、单纯性肥胖、腺垂体功能亢进和肾上腺皮质功能亢进均有可能。

40. B　血糖经肾小球滤过到肾小管,经肾小管重吸收后剩余的糖随尿排出则为尿糖,所以尿糖阳性是肾小管吸收功能不良的结果,尿糖阳性不一定有血糖升高和糖代谢异常,也不一定诊断糖尿病,因为尿糖阳性与否与肾糖阈水平相关,如妊娠时血糖虽在正常范围,但由于肾糖阈降低,也可出现尿糖阳性。班氏试剂不只查尿中有无葡萄糖,凡是单糖均可阳性。

41. D　糖尿病毛细血管间肾小球硬化症的临床上尿液的主要特点是持续性蛋白尿。

42. D　最有助于鉴别垂体性Cushing病和异位ACTH综合征的是CRH(ACTH释放激素)兴奋试验,垂体性Cushing病呈正常或过度反应,而异位ACTH综合征是无反应,仅少数有反应。其余各项均无鉴别意义。

43. C　皮质醇增多症时,嗜酸性粒细胞绝对值应该是降低而不是增高,其余4项均可见于皮质醇增多症时。

44. C　五种情况均可使尿量增多,但此患者尿比重较高为1.028,所以以糖尿病可能性最大。

45. C　尿糖(+++),尿酮体阴性,血糖高,故诊断为高渗性非酮症糖尿病昏迷。

46. B　最可能的昏迷原因是高渗性非酮症性糖尿病昏迷,因为尿糖(+++),酮体阴性,所以不是糖尿病酮症酸中毒,血压正常则不是感染中毒性休克,无明显限局体征,所以不是脑血管意外。

47. C　Graves病眼征的分级标准是:0级,无症状和体征;1级,无症状,体征有上睑挛缩、Stellwag征等;2级,有症状和体征,软组织受累;3级,突眼(>18 mm);4级,眼外肌受累;5级,角膜受累;6级,视力丧失(视神经受累)。

48. D　T_3、T_4检查的结果不受以前是否用过碘剂的影响,而甲状腺摄^{131}I率、血清蛋白结合碘和甲状腺激素结合试验均因曾用过碘剂而受影响。此患者2个月前曾做过胆囊造影,造影剂是碘剂,因而T_3、T_4应该最有价值。

49. E Graves病患者应用甲巯咪唑治疗1个月后症状缓解，但甲状腺肿及突眼加重，这是由于T_3、T_4减少后对TSH反馈抑制减弱，以致分泌TSH偏多使腺体增生肥大及突眼，此时宜加小剂量甲状腺激素，其他治疗措施均无疗效。

50. C 碘可以进入胎盘和乳汁，故甲亢合并妊娠禁忌用碘。

51. D 颈部肿块在临床上很多见。许多疾病都表现为颈部肿块。甲状腺腺瘤是颈部的原发性肿瘤之一。甲状腺舌管囊肿或瘘是先天性畸形所致。颈部的恶性肿瘤大部分是转移性肿瘤，约占3/4。囊状淋巴管瘤是位于颈侧区的单发性肿物，也是先天性畸形。当颈部肿块发生坏死、溃破、感染时，可能是颈部淋巴结核，但颈部恶性肿瘤晚期也同样可以发生。故选项D是不正确的。

52. E 此题是关于妊娠合并甲亢患者的治疗应如何选择为妥。鉴于甲亢对妊娠可以造成不良影响，如流产、早产等，而妊娠又可能加重甲亢，所以在妊娠早、中期具有手术指征者，仍应选择手术治疗。

53. B 由垂体分泌ACTH过多引起的皮质醇增多症称Cushing病。

54. E 甲状腺危象属甲亢恶化时的严重表现，题中所列五项除白细胞总数和中性粒细胞常升高，而不是减低外，其余四项均是甲状腺危象的临床表现。

55. A 最大可能是脑水肿，由于血糖下降过快，输注碳酸氢钠过早过多，虽然血糖下降、酸中毒减轻，神志一过性好转，但由于发生了脑水肿，很快又进入昏迷。不大可能由高血糖突然并发低血糖，也不会在酸中毒减轻的情况下又并发乳酸酸中毒昏迷，并发脑血管意外和并发肾功能衰竭均无病史资料提供，所以可能性亦不大。该患者因为中断胰岛素而昏迷。补救办法以再给胰岛素为宜，而静脉滴注碳酸氢钠可能过早或过量。CO_2经血脑屏障的弥散能力强于HCO_3^-，快速补碱后，血pH上升，而脑脊液的pH仍较低，引起脑细胞酸中毒，会加重昏迷；回升的pH和保持低浓度的2,3-DPG均能加强Hb与O_2的亲和力，不利于氧的释放，因而组织供氧受影响，有诱发和加重脑水肿的危险；过多的碱可促进K^+向细胞内转移和诱发反跳性碱中毒。以上诸项都提示过早过快补碱是有危险的。

56. C 突眼是Graves病患者重要而较特异的体征，常见的是单纯性突眼，即干性、良性、非浸润性突眼，而浸润性(水肿性、恶性)突眼较少见，题中C列出的内容(眼睑肿胀、肥厚，结膜充血、水肿)是浸润性突眼的表现，而其余均为单纯性突眼的表现。因此本题C是正确答案。

57. D Graves病时可发生甲亢性心脏病，所以心脏可增大，既可肥大，也可扩大，故D是正确的。而当Graves病时，可发生心动过速，但休息和熟睡时不应减慢；心律失常以房性期前收缩最常见；心尖部常可闻及收缩期杂音，而不是舒张期杂音；其收缩压是上升，但舒张压应下降，因而题中其余所列均不正确。

58. A 糖尿病患者血清高密度脂蛋白胆固醇(主要是HDL胆固醇)水平与大血管病变的危险性呈负相关，所以A是正确的。而血清低密度脂蛋白和极低密度脂蛋白水平均与大血管病变的危险性呈正相关，外周血糖化血红蛋白的测定可反映近2～3个月内血糖总的水平，外周血糖化血浆白蛋白的测定可反映近2～3周内血糖总的水平，所以题中其余所列均不正确。

59. C 甲亢治疗包括药物治疗、放射性碘治疗及手术治疗。年龄25岁以下为放射性碘治疗禁忌证。该患者甲状腺轻度肿大，初发，最合适的治疗为药物治疗。

60. D 手术及放射性碘治疗前均需口服药物治疗。大剂量碘剂仅用于甲状腺危象及术前准备，故首先排除。该患者希望甲亢治疗后即怀孕，而妊娠为放射性碘治疗禁忌证，因此，最合适的方案是D。

61. E 甲亢药物治疗过程中，如白细胞低于$3.0\times10^9/L$，中性粒细胞低于$1.5\times10^9/L$，应立即停药，并予升白细胞药物。此情况亦为^{131}I治疗禁忌证。

62. B 青年女性，心慌、怕热、多汗、体重下降3个月，双手有细颤，查体发现甲状腺Ⅱ度弥漫性肿大，考虑为甲亢，FT_3、FT_4可直接反映甲状腺功能，TSH有助于鉴别原发性或继发性甲亢，故选择B。

63. C ^{131}I治疗适应证：①中度甲亢、年龄在25岁以上者;②对抗甲状腺药有过敏等反应而不能继续用,或长期治疗无效,或治疗后复发者;③合并心、肝、肾等疾病不宜手术,或术后复发,或不愿手术者;④某些高功能结节者;⑤非自身免疫性家族性毒性甲状腺肿者。手术治疗适应证:①继发性甲亢或高功能腺瘤;②中度以上的原发性甲亢;③腺体较大,伴有压迫症状,或胸骨后甲状腺肿等类型甲亢;④抗甲状腺药物或^{131}I治疗后复发者或坚持长期用药有困难者。

64. D 甲状腺大部切除术后出现口唇麻木、四肢抽搐,为损伤了甲状旁腺所致低钙造成的,适宜的方法为静脉注射10%葡萄糖酸钙。

65. B 单纯性结节性甲状腺肿的主要病因是长期缺碘。因此,针对病因治疗,应多食含碘丰富的食物。

66. A 糖尿病周围神经病变早期表现为对称性皮肤感觉异常,后期则有运动神经受累。自主神经病变指患者瞳孔改变、排尿异常、胃排空延迟等,本题患者无此表现。

67. C 患者为1型糖尿病,治疗选用胰岛素。

68. D 患者虽无典型糖尿病症状,但空腹血糖10.2～11.8 mmol/L,均超过7.0 mmol/L,可以诊断糖尿病,手术为应用胰岛素的适应证。

69. C 1型糖尿病的发病机制是胰岛β-细胞破坏致胰岛素绝对缺乏,包括自身免疫性和特发性。发病年龄较小,易发生酮症酸中毒,需要胰岛素治疗,大部分体形消瘦。

70. E 2型糖尿病多数起病缓慢,病情相对轻,相当一部分患者无“三多一少”症状,仅因各种并发症或伴发病就诊,一些患者可以以DKA和高渗性非酮症糖尿病昏迷为首发表现。故答案为E。

71. C 妊娠期糖尿病是指妊娠期初次发现任何程度的葡萄糖耐量减低或糖尿病,原来已有糖尿病而现在合并妊娠者不包括在内。该患者妊娠后出现空腹血糖6.6 mmol/L,为空腹血糖受损。2小时血糖10.6 mmol/L,为葡萄糖耐量减低。既往无糖尿病史,考虑为妊娠期糖尿病。

72. B 空腹血浆葡萄糖(FPG)＜6.0 mmol/L为正常,空腹血糖≥6.1 mmol/L而≤7.0 mmol/L称为空腹血糖受损。空腹血糖≥7.0 mmol/L为糖尿病,需另一天再次证实。

73. C 糖尿病诊断标准为:①典型糖尿病症状:空腹血糖≥7.0 mmol/L,随机血糖≥11.1 mmol/L,2 h OGTT≥11.1 mmol/L;②无典型糖尿病症状:需重复上述检查,两次均达标。血谷氨酸脱羧酶抗体可以协助糖尿病分型;糖化血红蛋白反映近2～3个月患者平均血糖水平;口服葡萄糖耐量试验是诊断糖尿病最佳试验。尿糖因受肾糖阈影响较大,有时与血糖不平行,不能作为糖尿病诊断方法,已趋于淘汰。

74. A 糖尿病史,下腹部胀,排尿不畅伴尿失禁,尿潴留,尿蛋白阴性,考虑为糖尿病性神经病变。

75. C 糖尿病患者如需施行择期大手术,尤其是在全身麻醉下施行手术,应至少在手术前3天即开始使用或改用胰岛素治疗,宜选用短效胰岛素或联合应用短效和中效制剂,术后恢复期再调整糖尿病治疗方案。

76. B 二甲双胍主要适用于肥胖或超重的2型糖尿病患者。患者体重指数为29.7,超重,因此治疗首选双胍类降血糖药物。

77. B α-葡萄糖苷酶抑制剂能抑制蔗糖与蔗糖酶的结合,从而延缓蔗糖的葡萄糖和果糖的转化,降低餐后血糖水平。这类药物主要不良反应为胃肠道反应。

78. E 双胍类降糖药作用机制包括:促进肌肉等外周组织摄取葡萄糖,抑制葡萄糖异生;抑制或延缓葡萄糖在胃肠道吸收。

79. E 本患者主要是餐后血糖增高,空腹血糖已达标,故应选择加用针对餐后高血糖的药物,即α-葡萄糖苷酶抑制剂。

80. B WHO对糖尿病足的定义为:与糖尿病性神经损害和下肢远端外周血管病变相关的糖尿病足部感染、溃疡和(或)深层组织破坏。本题患者已经出现糖尿病足,需要严格控制血糖,因此选B。

81. E Graves病的发生与自身免疫有关,属于器官特异性自身免疫病。有显著的遗传倾向,目前发现它与组织相容性复合体(MHC)基因相关,此外,环境因素也可能参与了CD的发生。

82. B 慢性淋巴细胞性甲状腺炎又称桥本甲状腺炎(HT),属于自身免疫性甲状腺炎,凡是弥漫性甲状腺肿大,特表示伴峡部椎体叶肿大,不论甲状腺功能是否有改变,都应怀疑HT,如血清抗甲状腺抗体 TPOAb 和 TGAb 显著升高对诊断即可成立。故选项是 B。

83. C 原发性甲状腺功能亢进：20～40 岁多发甲状腺肿大与甲亢同时出现；继发性甲状腺功能亢进：40 岁以上多见，先有甲状腺肿大，多年后甲亢；高功能甲状腺腺瘤：单发结节或囊肿；甲状腺腺癌少见。患者先发现甲状腺肿大，多年后出现甲亢症状，因此考虑为继发性甲亢，结合查体无突眼、甲状腺Ⅱ。肿大、结节状，双侧不对称。因此选 C。

84. A 针对甲亢有 3 种疗法，即抗甲状腺药物，^{131}I 和手术治疗。抗甲状腺药物的作用是抑制甲状腺合成甲状腺激素，是甲亢的基础治疗。常用的抗甲状腺药物分为硫脲类和咪唑类，适应证为：①病情轻、中度患者；②甲状腺轻、中度肿大者；③年龄＜20 岁；④孕妇、高龄或由于其他严重疾病不适宜手术者；⑤手术前和^{131}I 治疗前的准备；⑥手术后复发且不适宜^{131}I 治疗者。由于患者年龄＜20 岁，应首选抗甲状腺药物治疗。

85. B Graves 病甲状腺次全切除术后 10 年复发，治疗应选择应用抗甲状腺药，甲巯咪唑过敏时，可换用同类药丙基氧嘧啶。

86. C 甲亢治疗有 3 种方法(见题 84)。甲状腺大部切除的适应证为：①药物治疗效果不好患者；②甲状腺明显肿大，特别是有结节或压迫症状者；③药物治疗后复发的甲亢；④有药物毒性反应或不能坚持用药的患者。年龄在 20 岁以下者属于^{131}I 治疗禁忌证。青少年甲亢患者的身体发育不成熟，不适宜手术。

87. B 甲亢患者可同时合并周期性瘫痪或重症肌无力等，而据血钾低可知该患者为低钾性麻痹。周期性瘫痪临床表现为反复发作的弛缓性骨骼肌瘫痪或无力，好发于青壮年，以双下肢无力最常见。持续数小时至数周，发作间歇期完全正常。重症肌无力临床主要特征是局部或全身横纹肌于活动时易于疲劳无力，经休息或用抗胆碱酯酶药物后可以缓解，因而表现为晨轻暮重的特点。以年轻女性和老年男性易患，眼肌是重症肌无力最易受累的肌群，部分患者最终因呼吸肌受累而死亡。

88. B 甲状旁腺素(PTH)维持钙磷平衡，促进破骨细胞的功能，使骨钙入血，升高血钙、血磷，同时抑制肾小管对磷的吸收，使尿磷增加，血磷下降，PTH 受血磷负反馈。故答案为 B。

89. A 腺垂体功能减退症患者在感染、劳累、中断治疗、服用镇静安眠药等可诱发危象，出现神志障碍、躁狂、休克、昏迷或严重低血糖及水电解质紊乱，或黏液性水肿性昏迷(低体温)，抢救不及时常死亡。

90. C 垂体瘤内分泌亢进症状：泌乳素腺瘤出现闭经、泌乳，生长激素腺瘤出现肢端肥大，促肾上腺皮质激素腺瘤出现库欣病；压迫视交叉可引起视力障碍；不会引起肢体偏瘫。

91. A 骨质疏松症是老年人常见的代谢性骨病。分为原发性、继发性及特发性三类，其中，原发性占绝大多数。雌激素缺乏可导致骨吸收增强，引起骨丢失。因此绝经后患病率升高。本病最大的危害是骨折发生，常发生的部位有脊椎、髋部和前臂等，以髋部骨折后果最为严重，可导致各种并发症、致残或死亡。

92. E 本题历年考生疑问甚多，特作详细解释。地塞米松是人工合成的糖皮质激素中生物作用最强的激素之一，仅需要很小的量即能达到与天然皮质醇相似的作用，因其量小，分布在血中浓度很低，难以用常规放射免疫定量测定法测出，故对测定自身皮质醇分泌量无影响。本试验利用地塞米松这一特性，通过其对垂体、下丘脑分泌的促肾上腺皮质激素和促肾上腺皮质激素释放激素的抑制作用，及由此引起肾上腺皮质激素分泌减少的程度，来了解下丘脑-垂体-肾上腺轴功能是否高于正常，其可能的病变在那个器官。根据给予地塞米松的剂量和方法不同分为 4 种方式，临床意义也各有不同：①午夜 1 次法地塞米松抑制试验：方法是对照日晨 8 时抽血测定皮质醇，当晚 24 时口服地塞米松 0.75 mg(肥胖者可增至 1～1.5 mg)，次日晨 8 时再采血测定皮质醇。结果分析：对照日皮质醇水平应在正常范围(8 点，184.9～593.4 nmol/L)之内，服药后应降至 82.8 nmol/L 以下。此试验的临床意义，是了解肾上腺皮质功能是否正常的筛选试验。如服药后＞82.8 nmol/L，应进一步选择作小剂量地塞米松抑制试验。②小剂量地塞米松抑制试验：试验方法是口服地塞米松0.5 mg，1 次/6 h，共 2 天。于服药前及服药第二天留 24 h

尿查尿游离皮质醇,于服药前及服药第三日晨8时抽血测定促肾上腺皮质激素和皮质醇。结果分析:服药后尿游离皮质醇应抑制到<69 nmol/24 h,血皮质醇应<82.8 nmol/L。临床意义:如血皮质醇、尿游离皮质醇不被抑制,提示存在皮质醇增多症。③大剂量地塞米松抑制试验:试验方法是口服地塞米松2 mg,1次/6 h,共2天。留尿、查血方法同小剂量地塞米松抑制试验。结果分析:服药后,血、尿皮质醇值降至对照值的50%以下为有反应。临床意义:用于鉴别库欣综合征的病因。如果为肾上腺皮质肿瘤引起的高皮质醇血症,已在很大程度上抑制了垂体促肾上腺皮质激素的分泌,再给予外源性糖皮质激素,也不会对促肾上腺皮质激素分泌有多大影响,血、尿皮质醇亦变化不大。而大剂量地塞米松对垂体病变引起的库欣病会有一定抑制作用,使垂体促肾上腺皮质激素分泌减少,皮质醇分泌也相应减少,抑制率多能达到>50%。④中剂量地塞米松抑制试验:方法是口服地塞米松0.75 mg,1次/6 h,共5天。分别于服药前一天及服药第3、5天留24 h尿查17-酮类固醇。结果分析:服药后尿17-酮类固醇与对照值比较,被抑制达50%以上为正常。临床意义:主要用于了解肾上腺分泌的性激素是否正常。如基础尿17-酮类固醇高于正常,经地塞米松抑制后,可下降50%以上,提示升高的17-酮类固醇来源于肾上腺;如小于50%,提示可能来自性腺或其他部位。

93. D 促肾上腺皮质激素试验(简称ACTH试验):ACTH刺激肾上腺皮质分泌激素,可反映皮质贮备功能,本试验可用以鉴别原发性或继发性肾上腺皮质机能低下。甲吡酮试验:甲吡酮抑制11β-羟化酶而使11-去氧皮质酮转变为皮质酮及11-去氧皮质醇转变成皮质醇的过程受阻,使血浆皮质醇降低,从而反馈抑制减弱,促使垂体分泌大量ACTH,此试验可测定垂体分泌ACTH的储备能力。地塞米松抑制试验:给予地塞米松可反馈抑制垂体分泌ACTH。本法用于测定皮质醇增多症原因。螺内酯试验:螺内酯可拮抗醛固酮,使醛固酮增多症患者电解质紊乱得到纠正,血压常有不同程度的下降,有助本症诊断,但不能鉴别原发或继发性醛固酮增多症。赛庚啶试验:血清素具有兴奋醛固酮分泌作用,可能为特醛症发病因素之一。赛庚啶为血清素拮抗剂,此试验可用来鉴别特发性醛固酮增多症还是醛固酮瘤。

94. C 原发性慢性肾上腺皮质功能减退症又称Addison病,继发性可见下丘脑-垂体功能低下患者,由于CRF或ACTH的分泌不足,以致肾上腺皮质萎缩。原发性肾上腺皮质功能减退时糖皮质激素分泌减少,对黑色素细胞刺激素(MSH)和促肾上腺皮质激素(ACTH)分泌的反馈抑制减弱,患者出现皮肤和黏膜色素沉着,多呈弥漫性,以暴露部位、经常摩擦部位明显。继发性肾上腺皮质功能减退症患者的MSH和ACTH水平明显降低,故无色素沉着现象。

95. B 高血压伴低血钾常见于:①原发性醛固酮增多症:原发性醛固酮增多症是高血压伴低血钾的最常见原因。本病90%以上是肾上腺皮质腺瘤所致。临床上以高血压、低血钾以及肌无力、周期性瘫痪或抽搐,烦渴多尿等三种综合征为特征。②失钾性肾病:多由慢性肾盂肾炎导致肾小管回吸收钠异常所致。临床特征为反复发作的肾盂肾炎、低血钠、低血钾、高血压以及它们引起的相应改变。③肾素瘤:有称球旁细胞瘤。本病多见于女性。④先天性类固醇羟化酶缺陷症:本病属常染色体遗传性疾病,常见17-a-羟化酶缺陷,少见11-β-羟化酶缺陷。⑤Liddle症:又称假性遗传性醛固酮增多症。本病属常染色体显性遗传性病,原发缺陷为全身细胞膜钠转运异常,远端肾小管重吸收钠和排钾过多,导致高血容量、高血压和低血钾。

96. B 引起甲状旁腺功能亢进的原因中,最常见的是由单发的甲状旁腺瘤引起,少见的有多发腺瘤、旁腺增生及旁腺腺癌。

97. B 妊娠早、中期,甲亢易引起流产、早产、胎儿宫内死亡、妊娠高血压综合征等,而妊娠又加重甲亢,一般需手术治疗。抗甲状腺药物及放射性碘治疗对胎儿有影响,不宜采用。

98. C 患者有高代谢症候群和甲状腺肿大,T_3、T_4升高,甲状腺吸^{131}I率增高,Graves病可能性最大。

99. E 患者有甲状腺肿大,但无相应的临床症状,血甲状腺素水平正常,考虑为单纯性甲状腺肿,可暂不予以治疗。

100. C ①输液：是抢救酮症酸中毒首要的、极其关键的措施；②胰岛素治疗：采用小剂量胰岛素治疗方案；③纠正酸中毒；④纠正电解质紊乱：经输液及胰岛素治疗后，血钾常明显下降，应注意补钾。

101. B 患者肥胖、高血压、闭经2年，向心性肥胖、脸圆。多血质外貌，腹部可见宽大紫纹，最可能诊断为库欣综合征。

102. A 糖尿病肾病Ⅰ、Ⅱ期尿蛋白正常，Ⅲ期尿蛋白＜0.5 g/d，Ⅳ期尿蛋白＞0.5 g/d，可伴有水肿高血压，Ⅴ期血肌酐升高，为临床尿毒症期。糖尿病肾病Ⅳ期是指：临床糖尿病肾病期，肾小球病变更重，部分肾小球硬化，灶状肾小管萎缩及间质纤维化，尿蛋白逐渐增多，UAER＞200 μg/min，相当于尿蛋白总量＞0.5 g/24 h，GFR下降，可伴水肿和高血压，肾功能逐渐减退，部分患者可出现肾病综合征。本例患者和Ⅳ期相符合。

103. A 慢性肾上腺皮质功能减退临床表现主要为衰弱无力、皮肤黏膜色素沉着、体重减轻、血糖降低，低血压、食欲减退、血清钾降低，恶心、呕吐、水电解质代谢紊乱及神经系统损害等症状，与本例患者非常吻合，A项正确。胰岛素瘤患者有典型的whipple三联征症状，但无皮肤色素沉着等临床表现。

104. C 本题考查对临床知识的理解。病历描述的是一位66岁高龄患者，昏迷1天入院，特别强调过去无糖尿病历史，入院检查血糖高达38.9 mmol/L，是糖尿病，血钠也增高至150 mmol/L，但血酮体弱阳性、血pH 7.35、无酸中毒，显然这位患者不是糖尿病酮症酸中毒昏迷。从患者年龄、过去无糖尿病史，严重高血糖、高血渗透压和神志不清，提示这是1例典型的非酮症性高渗性糖尿病昏迷。审视备选答案，只有C完全符合，而其余备选答案不符合或仅有部分符合患者目前病情。本题80%考生回答正确。有8%和6%考生分别选择糖尿病酮症酸中毒昏迷和脑血管意外的备选答案。

105. B 本题的题干是一个甲状腺功能亢进症病例简短病历，是考查临床知识。解此题首先要仔细阅读题干，分析备选答案中各种病的临床和实验室检查特点与题干描述的病例是否一致。从这个病例的临床表现看，考虑的范围应在慢性甲亢肌病、周期性瘫痪和重症肌无力3种病，这也是93%考生的选择范围。甲状腺功能亢进症患者出现不同程度的肌无力、肌萎缩是常见的，肌无力、肌萎缩特别严重的病例临床称为慢性甲亢性肌病，也多见于青壮年男性。患者甲亢的症状重，肌病特点是起病缓慢、进行性加重、全身肌肉都无力，又以肩带肌、腰带肌为明显、肌肉萎缩常很显著，是肌无力而不是“不能动”。这个病例是早晨起床时出现的双下肢不能动、无肌萎缩，可以排除慢性甲亢肌病。甲亢患者少数情况可伴发重症肌无力，青壮年女性多见，肌萎缩也不明显，轻的可只累及眼肌、上睑下垂，也可延髓肌、颈肌、躯干肌和四肢肌都累及，是肌肉疲劳型，稍做肌肉运动症状即出现，常在说话、吃饭过程中很快不能说话、咀嚼、吞咽。一旦发生重症肌无力，均需持久药物治疗减轻症状(以及切除肥大的胸腺等)，药物作用消失则肌无力又出现，这些患者不会突然发生双下肢不能动，而以上部肌群无力更多见，而且发作时血钾水平也不降低。甲亢伴发周期性瘫痪(原称周期性麻痹)多见于青壮年男性。发作大多在夜间休息时，突然出现双下肢无力、软瘫、膝腱反射消失或减弱，轻者次日上午后减轻、缓解，无肌萎缩。严重病例双上肢也出现无力或软瘫，甚至呼吸麻痹而窒息。紧张、劳累、饮酒、过饱或饮食含糖多等易诱发软瘫，发作时血钾降低，甚至低至1.6 mmol/L以下，血钾越低，软瘫越严重，累及范围越广，补钾治疗后很快症状缓解减轻，持续补钾可预防发作。这个病例就是甲亢伴发的低血钾性周期性瘫痪。52.7%考生选择正确。有40%考生选择了慢性甲亢肌病或重症肌无力，一是对甲亢的并发症不熟悉；二是很多考生从未诊治过甲亢合并周期性瘫痪、重症肌无力、慢性甲亢肌病等，仅有书本知识，时间久后常常记不住。

106. B 此题考查考生对胰岛素低血糖反应的认识。对于胰岛素治疗的患者突然出现昏迷，首先考虑的就是是否出现了低血糖昏迷，并立即检测血糖(指尖血)来验证，低血糖必须立即处理。治疗低血糖措施：轻症进食糖水；重者静注 50%葡萄糖 40～80 ml,必要时继以 10%葡萄糖静脉滴注。

107. D 此题考查考生对糖尿病急性并发症的认识。血糖控制不佳,胰岛素不规律治疗为基础,如果血糖控制稳定,规律治疗,绝大多数患者不会发生糖尿病酮症酸中毒。

108. C 看到这样的题目,首先要排除 A 项和 E 项,因题目已明确告知脑部放疗病史。腺垂体功能减退症是由于各种原因造成多种激素生成减少,继而引起一系列代谢减退的表现,临床表现为:①性激素分泌减少产后无乳、乳房萎缩和外阴、子宫萎缩,长期闭经,阴毛、腋毛稀疏脱落;男性睾丸缩小、阳痿,性功能减退;②甲状腺素减少面色苍白,皮肤干燥脱屑。少光泽和弹性,头发、眉毛稀疏,食欲减少,重者出现黏液性水肿,表现淡漠,精神失常;常有便秘、怕冷及肥胖。③肾上腺皮质激素减少乏力、恶心、呕吐,心音弱、心率慢、脉搏细弱、血压偏低,严重时有低血糖,肤色变浅,易受感染。

109. A 结合题意首先考虑为库欣综合征,其中库欣病占库欣综合征的 70%垂体病变最多见者为 ACTH 微腺瘤,约见于 80%库欣病患者,故 A 项正确。

110. E 本题为典型的甲亢症状,所以该患者最可能的诊断是甲状腺功能亢进症所致精神障碍。

111. C 病史提示先天性甲状腺功能减退症,为明确诊断首选检查血 T_3、T_4、TSH 检测。

112. C

113. A 根据患者基础代谢率升高的一系列表现,以及甲状腺肿大的特点,考虑甲亢的诊断。

114. C 青年人中的成年发病型糖尿病(MODY)是一组高度异质性的单基因遗传病。主要临床特征:①有三代或以上家族发病史,且符合常染色体显性遗传规律;②发病年龄小于 25 岁;③无酮症倾向,至少 5 年内不需用胰岛素治疗。

115. E ^{131}I 治疗的适应证:①甲状腺Ⅱ度肿大以上;②对抗甲状腺药物过敏;③经抗甲状腺药物长期治疗或手术治疗后复发者;④甲亢合并心脏病;⑤伴有白细胞、血小板减少或全血细胞减少者;⑥有手术禁忌证或者拒绝手术治疗者;⑦合并有肝、肾等脏器功能不全不宜手术者;⑧浸润性突眼患者。

116. D 库欣病行一侧肾上腺全切,另一侧肾上腺大部分或全切除术后,除作激素替代治疗外,还应做垂体放疗,否则易发生 Nelson 综合征,表现为全身皮肤色素沉着进行性加重,及垂体瘤进行性增大产生的压迫症状。

117. C 此患者为甲亢,服用硫脲类药物,可以使甲状腺功能恢复或接近正常,减少手术后的并发症及甲状腺危象;大剂量碘,可使甲状腺组织退化,血管减少,腺体萎缩,用于甲亢术前准备。两药合用用于术前甲亢准备。

118. C 原发性醛固酮增多症是由于肾上腺皮质发生病变从而分泌过多的醛固酮,导致水、钠潴留,血容量增多,肾素-血管紧张素系统的活性受抑制,临床表现为高血压(对常用降压药效果不明显)、低血钾为主要特征的综合征。大多数是由肾上腺醛固酮腺瘤引起,也可能是特发性醛固酮增多症。

119. B 依据患者向心性肥胖、多血质、紫纹等典型临床表现考虑为库欣综合征。血 ACTH 测定对于病因诊断有重要意义。异位 ACTH 综合征、库欣病可以引起 ACTH 增高或正常。良性或恶性的肾上腺皮质肿瘤,双肾上腺小结节性增生、不依赖 ACTH 的双侧肾上腺大结节性增生可以使 ACTH 明显降低。

120. E 抗甲状腺药物的主要不良反应有粒细胞减少,严重时可致粒细胞缺乏症。前者多发生在用药后 2～3 个月内,也可见于任何时期。如外周血白细胞低于 3×10^9/L 或中性粒细胞低于 1.5×10^9/L,应考虑停药,并严密观察。同时加用升白细胞药。

121. D 患者出现了多饮、多尿,空腹血糖高于正常值,但尚未达到糖尿病诊断标准,故选择 OGTT 进行确诊。

122. D 库欣(Cushing)综合征很少自行缓解,患者既往有心衰病史,应首先选用酮康唑减少皮质醇的产生量。

123. A 甲状腺功能低下所致躯体和精神症状经甲状腺素替代治疗后均可以缓解。

124. E 二甲双胍临床适用于轻、中度糖尿病,主要应用于单用饮食控制无效,尤其是肥胖患者。

125. B 单纯性甲状腺肿是甲状腺功能正常的甲状

腺肿，是以缺碘、致甲状腺肿物质或相关酶缺陷等原因所致的代偿性甲状腺肿大，不伴有明显的甲状腺功能亢进或减退，故又称非毒性甲状腺肿，其特点是散发于非地方性甲状腺肿流行区，且不伴有肿瘤和炎症，病程初期甲状腺多为弥漫性肿大，以后可发展为多结节性肿大。单纯性甲状腺肿患者血清 TSH、T_3、T_4 水平正常。

126. E 使用胰岛素后，夜间患者出现低血糖表现，因此应减少晚餐前胰岛素用量。而清晨血糖偏高与激素作用有关。

127. D 糖尿病酮症酸中毒是 1 型糖尿病的常见并发症，多数患者有多尿、烦渴多饮和乏力等症状加重或首次出现；如未及时治疗，病情继续恶化，于 2～4 天发展至失代偿阶段，出现食欲减退、恶心、呕吐，常伴头痛、烦躁、嗜睡等症状，呼吸深快，呼气中有烂苹果味；病情进一步发展，出现严重失水，尿量减少、皮肤、黏膜干燥、眼球下陷，脉快而弱，血压下降、四肢厥冷；到晚期，各种反射迟钝，甚至消失，终至昏迷。

128. D 考虑患者出现了糖尿病酮症酸中毒。治疗方法为小剂量胰岛素静脉滴注，同时积极补液。

129. C 甲状腺摄^{131}I 试验临床意义：(1)摄^{131}I 率增高：摄取率 3 h＞25%、24 h＞45%。常见于下列情况：①甲状腺功能亢进，除摄^{131}I 率增外，多出现摄取高峰前移(正常在 24 h 出现高峰)，高峰多出现于 3～6 h；②缺碘性甲状腺肿及单纯性甲状腺肿；③先天性甲状腺功能减低，如耳聋-甲状腺肿综合征；④药物影响：口服雌激素类避孕药可见摄^{131}I 率增高；(2)摄^{131}I 率减低：3 h＜5%或 24 h＜15%。见于：①原发性甲状腺机能减退症；②继发性甲状腺机能减退症；③亚急性非化脓性甲状腺炎；④药物影响因素：含碘药物。

130. D 部分 2 型糖尿病患者在患病初期由于餐后胰岛素分泌高峰延迟，餐后 3～5 h 胰岛素不适当地升高，可出现反应性低血糖，尤以单纯进食碳水化合物时为著。

131. A 本病例特点为青年高血压患者，全身乏力、口渴、夜尿多、低比重尿、低血钾，综合病情符合原发性醛固酮增多症的临床表现。原发性高血压、肾血管性高血压患者一般不出现低比重尿，血钾正常；肾实质性高血压尿蛋白量较大。

132. E 左甲状腺素为常规替代治疗的首选药物。起始剂量为 25～50 μg。长期维持剂量为 1.4～1.6 μg/kg。药物治疗时，一般的原则为从小剂量开始，可逐渐加量。

133. E 患者有肢体软弱无力、夜尿增多的表现，检查有高血压和低血钾，原发性高血压有血压升高但少有低血钾的表现；嗜铬细胞瘤可有阵发性或持续性高血压，但只有少数患者可以出现低血钾的情况；肾性高血压患者伴随血钾升高而非血钾的降低；库欣病可有高血压，但明显的低血钾不多见，只有肾上腺癌肿及异位 ACTH 患者可伴明显的高血压和低血钾；而高血压伴低血钾是原发性醛固酮增多症的主要特点，故考虑原发性醛固酮增多症可能性最大。

134. B 汗液是低渗性液体，大量出汗引起血浆晶体渗透压增高，刺激下丘脑渗透压感受器兴奋，反射性引起下丘脑-神经垂体系统合成、释放 ADH 增多，远曲小管和集合管对水的重吸收增加，尿量减少。

二、A3/A4 型题

135. B

136. C 患者进食少，常规剂量注射胰岛素导致低血糖。应静注葡萄糖纠正低血糖。

137. A 对于怀疑 Cushing 综合征和单纯性肥胖的患者，先查皮质醇作为基础对照较好，地塞米松抑制试验可后一步再做。血浆 ACTH、美替拉酮试验用于 Cushing 综合征各种病因的鉴别，第二步才考虑进行。血脂全套对诊断意义不大。

138. E 单纯性肥胖血浆皮质醇昼夜节律保持正常，Cushing 综合征则失去皮质醇昼夜分泌节律。

139. B 除血浆皮质醇昼夜节律外均可用以鉴别肾上腺皮质增生和腺瘤。

140. D 免疫学指标是鉴别 1 型与 2 型糖尿病最直接的方法，胰岛细胞自身抗体(ICA)在新诊断的 1 型患者中 80%阳性，谷氨酸脱羧酶自身抗体(GAD)1 型患者阳性率 60%～90%。其余均无特异性，故不选择。

141. A 根据患者发病情况判断其属于1型糖尿病,目前较普遍使用的强化胰岛素治疗方案是餐前多次注射速效胰岛素加睡前注射中效或长效胰岛素,根据该患者情况选择短效胰岛素3次+中效胰岛素以控制血糖水平。

142. B

143. B 根据题意可以初步诊断为甲亢性心脏病,首选血TSH、T_3、T_4。

144. C 甲状腺毒症心血管系统可表现为心悸气短、心动过速、第一心音亢进。当合并甲亢性心脏病时,出现心动过速、心律失常、心脏增大和心力衰竭,以心房颤动多见。甲亢患者发生心衰时。30%~50%与心房颤动并存。

145. C 甲亢性心脏病首选^{131}I治疗。

146. C 根据题干考虑甲亢,最不可能出现月经过多。

147. A FT_3、FT_4、TSH测定是临床诊断甲亢的首选指标。

148. B Graves病时TSH下降。

149. B 根据题意患者甲亢术后24 h突然出现脉快、烦躁、高热,首先考虑甲状腺危象。

150. E 治疗甲状腺危象需要抑制甲状腺激素合成和释放,故E选项错误。

151. D 根据血钙及血磷浓度,患者最有可能性的诊断为甲状旁腺功能亢进症。

152. B 甲状旁腺瘤手术后,由于正常甲状旁腺功能不足,使血钙量低于正常值,临床发生手足抽搐,最有效的是静脉注射氯化钙,口服维生素D_3。

153. E 根据题干症状,可考虑为早期2型糖尿病。

154. C 糖尿病时组织对葡萄糖的利用减少,糖异生增多,糖原分解增多,糖原合成减少。

155. B

156. A 根据题干患者症状,可考虑为甲减。

157. D 考虑甲减应首先检查甲状腺功能。

158. D 甲减的实验室检查会出现血清TSH升高,TT_4、FT_4降低。

159. B 题干患者具有持续多尿、烦渴、多饮、低比重尿的症状,应考虑中枢性尿崩症。

160. B 通过禁水加压素试验可以诊断中枢性尿崩症。

161. C 目前中枢性尿崩症治疗采用激素替代疗法、其他抗利尿药物及病因治疗。

三、X型题

162. ABCE 酸中毒时,细胞外液H^+浓度增加,此时机体会代偿性地将H^+运入细胞内,但是为了维持电荷平衡,会有等量的K^+被转运出来,造成细胞外K^+浓度增加。其余选项均正确。

163. ABCE 血清TSH测定方法已经经历了4个阶段的改进:第一代TSH测定主要采用放射免疫测定(RIA)技术;第二代TSH测定以免疫放射法(IRMA)为代表;第三代TSH测定以免疫化学发光法(ICMA)为代表;第四代TSH测定以时间分辨免疫荧光法(TRIFA)为代表。

164. ABE 胰岛素可使外周血糖过快下降则血渗透压相应下降,而脑内渗透压不能相应降低,则形成渗透压差,加重脑水肿发生;晶体渗透压的迅速改变可造成眼晶体屈光度的改变,引起短期视物不清。

165. ABCD 对胰岛素产生抗药性时单纯依靠加大原剂型胰岛素用量已难解决问题,必须更换胰岛素属性或使用纯品胰岛素,必要时给予糖皮质激素治疗方可能减少或消除抗药性。

166. AE 糖尿病酮症酸中毒的治疗原则是尽快补液以恢复血容量、纠正失水状态,降低血糖,纠正电解质及酸碱平衡失调,同时积极寻找和消除诱因,防治并发症,降低病死率。

167. ABCDE 常见诱因有感染、胰岛素治疗中断或不适当减量、饮食不当、各种应激如创伤、手术、分娩等,有时无明显诱因。

168. ABCE 糖尿病慢性并发症可出现糖尿病足、糖尿病性视网膜病变、脂代谢异常、心脏微血管病变等,因此ABCE均可出现。

169. ABCDE 并发症有急性严重代谢紊乱,包括酮症酸中毒和糖尿病高渗状态;感染性并发症,包括疖、痈等;慢性并发症,包括大血管病变、微血管病变(糖尿病肾病、糖尿病性视网膜病变、糖尿病心肌病等)、神经系统并发症、糖尿病足及其他病变。

170. AC 库欣病的80%病因为垂体ACTH微腺瘤,少数患者垂体无腺瘤。

171. ABCE 腺垂体功能减退症由于缺乏黑素细胞

刺激素，有皮肤色素减退的症状，故D选项错误，其余正确。

172. ABCD 微血管病变是糖尿病的特异性并发症，其典型改变是微循环障碍和微血管基底膜增厚。故E选项错误，其余选项均正确。

173. ABCE 甲状腺危象是甲状腺毒症急性加重的一个综合征，发生原因可能与循环内甲状腺激素水平增高有关。多发生于甲亢较重、未予治疗或治疗不充分的患者。常见诱因有感染、手术、创伤、精神刺激等。

174. ACE 抗甲状腺药物不良反应有：①粒细胞减少；②皮疹；③中毒性肝病。伴严重Graves眼病为手术治疗禁忌证。抗甲状腺药物(ATD)可引起白细胞减少，发生率约为10%，严重者可发生粒细胞缺乏症。主要发生在治疗开始后的2～3个月内。外周血白细胞低于3×10^9/L或中性粒细胞低于1.5×10^9/L时应当停药。因此治疗前后应每周检查白细胞计数，若发现白细胞降低，应当使用促进白细胞增生的药物。放射性碘进行甲亢治疗不适用于下列情况：①妊娠、哺乳期妇女(放射性碘可透过胎盘，进入乳汁)；②年龄<25岁的甲亢患者，尤其是女性患者，但看法并不一致，多数人认为要依患者本人的意愿而定；③严重心、肝、肾功能衰竭或活动性结核患者；④外周血白细胞低于3×10^9/L或中性粒细胞低于1.5×10^9/L者；⑤重症浸润性突眼者(有人认为并非绝对禁忌)；⑥甲亢危象者；⑦甲状腺摄碘不能或摄碘功能低下者；⑧TSH依赖性甲亢或GD伴放射性碘摄取率降低者。

175. ADE

176. ABCD 微血管病变包括糖尿病肾病、糖尿病性视网膜病变、心脏微血管病变和心肌代谢紊乱等。

177. ABCD 高血钙可引起精神改变。PTH导致肾小管对ADH反应性降低，引起多尿。高血钙可使血管收缩，引起高血压。高钙血症刺激分泌胃泌素，形成高胃酸多发性胃十二指肠溃疡。

178. ABC 肾上腺皮质激素适用于中度和重度Graves眼病、局限性黏液性水肿及甲亢危象。

179. ABCDE 甲状腺毒症表现包括高代谢综合征及精神神经系统、心血管系统、消化系统、肌肉骨骼系统、造血系统和生殖系统表现，以上选项均正确。

180. ABCD 雌激素是由卵巢、胎盘及肾上腺皮质分泌。其他选项均正确。

181. ABC 在治疗过程中，患者的饮食方案应当根据体重适当调整，使用胰岛素的患者也应该遵循医学营养治疗方案进行饮食控制。

182. CDE 主要考查硫脲类抗甲状腺药物的不良反应。

183. BDE 主要考查硫脲类抗甲状腺药物的临床应用。

184. ABCE 主要考查硫脲类抗甲状腺药物的不良反应。

185. ABCD 对于非胰岛素依赖性糖尿病通常在经饮食控制和口服降血糖药物无效时才考虑使用胰岛素。

186. ABC 磺酰脲类降血糖药物为高血浆蛋白结合药物，适用于胰岛功能尚存的糖尿病。

187. ABC 当甲状腺受到TSH刺激后分泌T_4(占90%)、T_3和微量rT_3。降钙素是由甲状腺C细胞分泌。

第六章 血液系统

一、A1/A2型题

1. E 急性起病，血常规示血红蛋白和血小板明显减少，骨髓象原始细胞占60%，考虑急性白血病；牙龈肿胀，过氧化酶染色阳性，非特异性酯酶阳性、阳性反应可被氟化钠抑制为急性单核细胞白血病的特点。

2. D 患者高热、出血(皮肤瘀斑)，血常规示全血细胞减少，骨髓增生极度活跃，见Auer小体，POX染色(过氧化物酶染色)阳性和强阳性提示急性非淋巴细胞白血病。本题鉴别点在于对骨髓中颗粒的认识：M_0无颗粒，也无 Auer 小体；M_2 无颗粒(Ⅰ型)或少数颗粒(Ⅱ型)；M_3 的特点就是以颗粒增多的早幼粒细胞为主。

3. D　中枢神经系统白血病以 ALL 最常见，儿童尤甚，其次为 M_1、M_5和 M_2，临床上轻者表现为头痛、头晕，重者有呕吐、颈项强直，甚至抽搐、昏迷。

4. C　M_4原始细胞占骨髓非红系有核细胞的 30%以上，各阶段粒细胞 30%～80%，各阶段单核细胞占大于 20%。本病例化验结果符合。

5. B　发热、出血为骨髓造血功能受抑制的表现，胸骨压痛、脾肿大为白血病细胞增殖浸润的表现。外周血白细胞升高，血红蛋白和血小板明显减低，骨髓原始细胞 62%(>30%)，诊断为急性白血病。细胞化学染色主要用于协助形态学鉴别各类白血病。

6. E　急性早幼粒细胞白血病易并发 DIC 引起出血。

7. C　慢性粒细胞白血病以脾肿大为最显著的体征，该病例又有白细胞的增高，故应考虑慢性粒细胞白血病。

8. D　MDS 的 FAB 分型如下表所示，RAEB－t 型标准为：外周血原始细胞比例>5%，骨髓原始细胞比例 20%～30%，出现 Auer 小体。三项中满足一项即归入 RAEB－t。

FAB分型	全称	外周血	骨髓
RA	难治性贫血	原始细胞<1%	原始细胞<5%
RAS	环形铁粒幼细胞性难治	原始细胞<1%	原始细胞<5%，环形铁粒幼细胞>全髓有核细胞 15%
RAEB	难治性贫血伴原始细胞增多	原始细胞<5%	原始细胞 5%～20%
RAEB－t	难治性贫血伴原始细胞增多-转变型	原始细胞≥5%	原始细胞>20%而<30%；幼粒细胞可见 Auer 小体
CMML	慢性粒-单核细胞性白血病	原始细胞<5%，伴单核细胞>1.0×10^9/L	原始细胞 5%～20%

9. B　肾血管畸形、肾绞痛、急性肾盂肾炎、肾下垂均不会同时引起腹痛、出血及肾脏病变，而双下肢出现对称性成片状小出血点，同时有腹痛、血尿为过敏性紫癜的特点，故考虑过敏性紫癜肾炎。

10. B　本病例有长期慢性失血病史，考虑为缺铁性贫血。5 个选项均对本病例有诊断意义：A、B、C 三项均为缺铁性贫血诊断必须，但相较而言，反映贮存铁消耗情况的血清铁蛋白较其他两项更有意义。D 项 MCV、MCH 有助于红细胞的形态分类，不如病因的寻找更有意义；网织红细胞反映红细胞的代偿生成情况，对观察疗效更有意义。

11. B　有慢性失血病史，有乏力、头晕、心悸等贫血表现，血红蛋白小于 110 g/L，血象和骨髓象符合缺铁性贫血表现，故考虑患者为缺铁性贫血。治疗首选口服铁剂。

12. C　慢性炎症、感染或肿瘤等引起的铁代谢异常性贫血为小细胞性，表现为贮存铁(血清铁蛋白和骨髓小粒含铁血黄素)增多，血清铁、血清铁饱和度、总铁结合力降低。巨幼细胞贫血为大细胞性贫血，血清叶酸、维生素 B_{12}降低，而贮存铁、血清铁、总铁结合力正常。缺铁性贫血贮存铁降低，血清铁和转铁蛋白饱和度减低，总铁结合力升高。铁粒幼细胞贫血是铁利用障碍所致，表现为小细胞性贫血，但贮存铁增多，血清铁和转铁蛋白饱和度增高，总铁结合力不低。

13. C　依据 POX、PAS 和醋酸萘酚酯酶染色特点，可初步断定为粒单细胞系。NaF 可抑制进一步确定为单核细胞系，骨髓检查以原始细胞为主，即可诊断为急性单核细胞白血病。

14. D　横膈两侧都有淋巴结病变为Ⅲ期，各期无症状者为 A，有症状者为 B。全身症状包括发热 38℃以上，连续 3 天以上，且无感染原因；6 个月内体重减轻 10%以上等。

15. B　急性白血病的诊断和分型、分类以骨髓检查为依据。本例白血病细胞以幼稚细胞为主，POX 和 AS－DCE 染色阳性说明细胞属粒细胞系，结合两者应考虑为 M_3型。

16. A

17. B　缺铁性贫血表现为小细胞低色素贫血。

18. C　外周血血小板减少，粒、红细胞系增生旺盛，巨核细胞增多，伴有成熟障碍为ITP的特点。

19. D　根据患者幼年发病，关节出血而无皮肤出血及紫癜，PT正常，凝血时间延长，提示患者可能为Ⅷ因子缺乏的血友病甲，Ⅷ因子缺乏或活性降低影响内源性凝血途径，应为凝血活酶生成障碍。

20. A　贫血、出血、感染、浸润等为急性淋巴细胞白血病的主要表现。

21. D　患者应为慢性粒细胞性白血病，治疗应用白消安，首选应用羟基脲。

22. C　患者反复出血病史，血小板计数减少，骨髓巨核细胞增多，成熟障碍，符合特发性血小板减少性紫癜的特征。

23. A

24. D　巨脾、白细胞计数升高符合慢性粒细胞白血病的特征。

25. C　再障时网织红细胞百分比下降。

26. A　患者皮肤散在出血点，血小板减少，骨髓巨核细胞增多，符合原发性血小板减少性紫癜的特征。

27. B　再生障碍性贫血通常指原发性骨髓造血功能衰竭综合征，主要表现为贫血、出血、感染，骨髓造血功能低下，全血细胞减少。其诊断标准为：①全血细胞减少，网织红细胞百分比$<1\%$，淋巴细胞比例增高；②一般无肝、脾大；③骨髓检查显示多部位骨髓增生减低或重度减低，粒系、红系及巨核细胞明显减少且形态大致正常，淋巴细胞、网状细胞及浆细胞等非造血细胞增多，骨髓小粒无造血细胞，可见较多脂肪滴；④能除外其他引起全血细胞减少的疾病，如阵发性睡眠性血红蛋白尿、骨髓增生异常综合征中的难治性贫血、急性造血功能停滞、骨髓纤维化、急性白血病、恶性组织细胞病等；⑤一般抗贫血药物治疗无效。而白血病虽亦有贫血、出血、感染等征象，但其有浸润特点，可广泛浸润肝、脾、淋巴结等脏器，出现肝脾及淋巴结肿大。

28. A　过敏性紫癜的特点：紫癜以双下肢及臀部多见，对称分布，大小不等，分批出现，常可高出皮肤表面，可伴有荨麻疹，有轻微痒感。可伴有关节痛、腹痛、腰痛、血尿、黑便等。患者临床症状与上述表现符合，实验室检查血小板、凝血时间正常，考虑为过敏性紫癜。

29. C　急性白血病临床表现可有发热、贫血、出血，组织浸润的表现可有肝、脾及淋巴结肿大，骨、关节疼痛，头痛、呕吐、颈项强直等脑膜炎或中枢神经系统症状，口腔黏膜浸润可致牙龈肿胀、口腔溃疡，皮肤受累较少见。患者符合上述表现。

30. D　成人体内铁的总量约为4～5 g，正常人体每天铁的需要量成年男子为12～15 mg，耗尽大概需要3年后。

31. E　Coombs试验阳性考虑自身免疫性溶血性贫血。

32. E　Ham试验阴性排除B选项，患者有贫血，黄疸，脾肿大症状并且有免疫性血小板减少考虑为Evans综合征。

33. D　患者贫血、黄疸、脾大，有感染症状，血象骨髓象出现幼红细胞，骨髓增生明显活跃，考虑为自身免疫性溶血性贫血中的温抗体型(AIHA)。

34. D　患者尿量100 ml/d，CO_2CP 17 mmol/L，BUN 14 mmol/L，有腰痛症状，考虑肾功能不全；有贫血、寒战、高热，则考虑急性溶血性贫血伴肾功能不全。

35. C　患者为蚕豆病，病因是G6PD缺乏。

36. C　G6PD活性降低，可见海因小体，是G6PD缺乏症的实验室表现。

37. B　患者临床表现及实验室检查均为典型的Cooley贫血。

38. B　患者有贫血、黄疸、脾大，红细胞脆性增加，考虑遗传性球形红细胞增多症

39. B　冷热溶血试验阳性是诊断阵发性寒冷性血红蛋白尿最主要的依据。

40. A　患者尿隐血阳性，Ham试验阳性，糖溶血试验阳性，有血管内溶血表现，考虑为PNH。

41. E　患者考虑为遗传性红细胞增多症，脾切除是最有效的治疗。

42. C　肝炎可以是再障的病因。患者骨髓增生低下，粒、红系巨核细胞均减少，故考虑为再障。

43. D　患者骨髓增生低下，粒系、红系、巨核细胞均减少，结合临床症状为再障。

44. C　酸化血清溶血试验阴性排除阵发性睡眠性血红蛋白尿，骨髓片中未见巨核细胞以及其他临

床症状可确定为再障。

45. D 纤溶活动增强多为血栓性疾病、DIC等。

46. E 患者为缺铁性贫血,铬红细胞半寿命期测定对溶血性疾病有诊断意义。

47. D 分析题干:①全身乏力,低热;②左上腹肿块,脾肿大;③血红蛋白及血小板减少,白细胞增加,骨髓象原始粒细胞<10%;④Ph染色体阳性。支持慢性粒细胞白血病诊断,羟基脲是当前首选的化疗药物。

48. D Hb 50 g/L为重度贫血,红细胞平均体积小于80fl,MCHC小于32%,血清铁蛋白小于12 μg/L,考虑为缺铁性贫血。

49. E 血清铁6.57 μmol/L排除缺铁性贫血,铁蛋白300 μg/L,总铁结合力41.56 μmol/L,综合临床表现考虑为慢性病性贫血。

50. B 铁剂是治疗缺铁性贫血的特效药。应用铁剂48～96小时后网织红细胞开始上升,4～11天达高峰。

51. C 重度贫血,血清铁降低,转铁蛋白饱和度降低,综合患者症状表现考虑为缺铁性贫血。

52. B 白细胞、血小板正常,MCV低于80fl,MCHC小于32%,结合患者症状考虑缺铁性贫血。

53. B WBC低于2×10^9/L,PLT低于20×10^9/L,骨髓象成熟红细胞与有核细胞比例升高表示有红细胞成熟障碍,结合患者临床表现,考虑为急性再障。

54. D 考虑为再生障碍性贫血,切脾治疗无效。

55. B 再生障碍性贫血者骨髓呈多部位增生减低或增生缺乏,骨髓活检为最有诊断意义的检查方法。

56. A 血片见红细胞大小不等,有大椭圆形细胞和点彩细胞为巨幼细胞性贫血,治疗用叶酸和维生素B_{12}。

57. D 考虑为巨幼红细胞性贫血,D项符合。

58. C 患者起病缓慢,结合其临床表现及实验室检查考虑为慢性再障。

59. E 自身免疫性溶血性贫血患者发生感染可使溶血加重,最终导致溶血危象及再障危象。

60. A

61. C 中性粒细胞40%,粒细胞胞浆内可见中毒性颗粒等实验室表现,结合临床症状,考虑为粒细胞缺乏。

62. E 患者因化疗而发生感染,并且主要是粒细胞减少,考虑为粒细胞缺乏症。

63. C 本题为白血病,部分胞质中可见Auer小体,POX染色弱阳性,PAS染色胞质淡红色,醋酸萘酚酯酶染色阳性,能被NaF抑制证明是急性单核细胞白血病。

64. C 霍奇金病活检可见R-S细胞,其他选项均不可见。

65. A 患者原患慢性粒细胞白血病,并且近1周病情加重,出现原始和幼稚细胞,考虑为急性变。

66. D 只有急性粒细胞白血病才能见到Auer小体。

67. D 题目中只有急性白血病才有胸骨压痛、外周血可见幼稚细胞等表现。

68. D 慢粒时NAP活性降低,NAP活性升高见于类白血病反应。

69. C 一般再生障碍性贫血骨髓增生异常,全血细胞都呈减少趋势;而急性白血病则骨髓增生活跃但又受到抑制,三系之外白细胞可呈增高趋势,而红细胞和血小板会减低。

70. E 白细胞增多,骨髓原始细胞10%～20%为加速期表现

71. B

72. E 患者起病缓慢,有贫血,白细胞、血小板减少,骨髓增生明显活跃,红系出现病态造血,环形铁粒幼细胞>15%,符合骨髓增生异常综合征中的环形铁粒幼细胞性难治性贫血表现。

73. E 考点是ITP急症处理,包括急症处理的适应证(血小板低于20×10^9/L者,出血严重广泛者,疑有或已发生颅内出血者,近期将手术或分娩者)。处理措施有血小板输注、静脉注射丙种球蛋白、血浆置换、大剂量甲泼尼龙等。本例ITP患者发生脑出血,氨肽素口服不能快速提高血小板,对脑出血无特殊意义,其他治疗均可应用。

74. B **75.** B **76.** E **77.** D

78. D 依据患者骨髓检查增生明显活跃,原始及早幼淋巴细胞占48%,可考虑急性淋巴细胞白血病诊断,结合本例中患者存在头痛、呕吐的症状,查体颈略有抵抗,考虑急性淋巴细胞性白血病并发脑膜白血病可能性大。

79. E 根据患者骨髓增生活跃,原始淋巴细胞

80%,考虑为急性淋巴细胞白血病。

80. A 骨髓纤维化国内诊断标准:①脾大;②贫血,外周血出现幼稚粒、红细胞;③骨髓穿刺多次失败或"干抽",或涂片显示"增生减低";④肝、脾、淋巴结病理学检查显示造血灶;⑤骨髓活检病理显示网状纤维和(或)胶原纤维明显增生。上述第5项为必备条件,加上其他4项中任何2项,并能排除继发性骨髓纤维化,即可诊断为IMF。

二、A3/A4型题

81. C 有典型临床表现,Ham试验阳性,故考虑PNH。

82. E

83. D 异基因骨髓移植是目前唯一能够治愈PNH的方法。BMT治疗一般仅限于那些难治性、耐肾上腺皮质激素或有激素禁忌证的PNH患者。移植前要进行化疗,只有在预处理中尽可能地清除PNH克隆,才能够防止PNH复发。

84. C 粒细胞减少症和缺乏症,尤其是急性者,起病急骤,病情凶险,伴有畏寒、高热、头痛、多汗,常有咽峡炎、扁桃体脓肿和肛周溃疡等,此时必须检查白细胞和分类计数。患者中性粒细胞小于0.5×10^9/L,结合症状考虑粒细胞缺乏症。

85. D 患者既往患系统性红斑狼疮,考虑为粒细胞破坏过多。

86. E

87. D 患者有坏死性骨髓炎且粒细胞见中毒颗粒,考虑感染导致粒细胞消耗过多。

88. A 糖皮质激素抑制骨髓再生,忌用。

89. B 骨髓早幼粒细胞占85%,确定为急性早幼粒细胞白血病。

90. E M_3易合并DIC。患者入院次日起出现皮肤多处片状瘀斑、血尿,肌内注射局部渗血不止,是DIC的表现。

91. A 急性早幼粒细胞白血病最佳治疗方案为化疗与全反式维A酸交替治疗

92. C 患者有反复的出血症状,血小板数量减少,肝脾不大,考虑特发性血小板减少性紫癜。

93. A 特发性血小板减少性紫癜做骨髓穿刺可以明确诊断。

94. D 肾上腺皮质激素为首选治疗,有效率约80%。

95. B 患者产后出现四肢及躯干皮肤大片状瘀斑,凝血时间延长,有纤溶亢进表现,考虑DIC。

96. E 行子宫B超检查可明确诊断。治疗原发病是治疗DIC的根本措施,控制原发病的不利因素也有重要意义,例如积极控制感染、清除子宫内死胎以及抗肿瘤治疗等。其他如补充血容量、防治休克、改善缺氧及纠正水、电解质紊乱等,也有积极作用。输血时更应预防溶血反应。纤溶本身是一种生理性的保护机制,故一般不主张应用抗纤溶药物,早期使用反而可能使病情恶化。但在DIC后期继发性纤溶成为出血的主要矛盾时,则可适当应用抗纤溶药物。这类药物应在足量肝素治疗下应用。

97. E 吸收入血的二价铁经铜蓝蛋白氧化成三价铁,与转铁蛋白结合后转运到组织或通过幼红细胞膜转铁蛋白受体胞饮入细胞内,再与转铁蛋白分离并还原成二价铁,参与形成血红蛋白。

98. B 患者既往有十二指肠球部溃疡20年,故考虑慢性失血。

99. E 缺铁性贫血的治疗有病因治疗和补铁治疗。E项明显错误。

100. C 临床症状及血液检查支持溶血性贫血,红细胞渗透脆性增加及家族史支持遗传性球形红细胞增多症。

101. A 周围血片可以观察血细胞形态等。

102. C 脾切除对遗传性球形红细胞增多症有显著疗效。

103. E 病程短,血中白细胞明显增多,原始细胞比例显著增加≥30%,应考虑急性白血病。

104. B 急性白血病有胸骨压痛的体征。

105. E 骨髓涂片细胞学检查可以明确急性白血病诊断。

106. D 据患者临床表现应怀疑白血病,骨髓穿刺结果是诊断白血病的主要依据和必做检查。

107. C 高热、头痛、呕吐,Kernig征(+)提示中枢神经系统白血病,治疗应给予化疗+鞘内注射MTX。

108. E 脑脊液可发现白血病细胞增多。

109. E 过氧化物酶染色急性淋巴细胞白血病呈阴性,急性非淋巴细胞白血病呈阳性反应,故选E。

110. D　急性淋巴细胞白血病最适宜的化疗方案是VDP方案。

111. E　考虑中枢神经系统白血病，故鞘内注射MTX最佳。

112. E　ITP患者极少见脾脏增大。

113. E　ITP骨髓象：①骨髓巨核细胞数量正常或增加；②巨核细胞发育成熟障碍，表现为巨核细胞体积变小，胞质内颗粒减少，幼稚巨核细胞增加；③产板型巨核细胞显著减少(小于30%)；④红系及粒、单核系正常。

114. A　ITP首选治疗为糖皮质激素，静脉输注丙种球蛋白。

第七章　风湿免疫系统

一、A1/A2型题

1. C　ANA对SLE的敏感性为95%，特异性仅65%，是SLE最佳筛选实验。

2. C　根据1997年美国风湿病学会(ACR)提出标准，下列11项中符合4项或以上者可诊断SLE：①颧部蝶形红斑；②盘状红斑；③光敏感；④口腔溃疡；⑤关节炎；⑥肾脏病：蛋白尿；⑦神经系统异常：癫痫或精神症状；⑧浆膜炎：胸膜炎或心包炎；⑨血液学异常：溶血性贫血或WBC减少或淋巴细胞减少或血小板减少；⑩抗ds-DNA(+)或抗Sm(+)或抗磷脂抗体阳性；⑪荧光ANA(+)。

3. A　类风湿关节炎的常见关节畸形应为掌指关节脱位；肘、膝、踝关节强直畸形；近端指间关节严重屈曲，远端指间关节过伸呈“纽扣花”样畸形；近端指间关节过伸，远端指关节屈曲畸形，形成“鹅颈样”畸形。

4. B　类风湿关节炎(RA)的病因尚不清楚。RA的主要表现是滑膜炎，血循环中的RF(A项)在本病发生中的意义尚不清楚，但存在于关节的RF(B项)被认为是导致炎症反应的原因。

5. D　根据双指端病变，食管受侵，肾受损，肺有间质纤维化多种现象诊断。

6. E

7. B　激素用药史，近来出现新的肺部病变，并有结核变态反应的表现，结合影像学表现应考虑结核。这种与长期大量应用糖皮质激素或促肾上腺皮质激素有关。

8. D　白塞病是以口腔溃疡、外阴溃疡、眼炎及皮肤损害为临床特征，并累及多个系统的慢性疾病。大约98%以上的患者可出现口腔溃疡，且是本病的首发症状。

9. C　关节炎有诊断意义的是骨、关节X线表现。其他血液检查无诊断意义。

10. D　年轻女性，反复口腔和外阴部溃疡，皮肤结节红斑，满足白塞病诊断标准中的3项。且有关节痛，血沉中度增快，多种自身抗体阴性等，均支持本病诊断。伴多系统症状，不支持复发性口腔溃疡。除口腔溃疡外，缺乏其他系统性红斑狼疮相关症状且多种自身抗体阴性，不支持系统性红斑狼疮诊断。缺乏鼻塞、流涕、咳嗽等呼吸道受累表现、肾损害及典型胸部X线特征，不支持Wegener肉芽肿诊断。无口眼干燥表现及自身抗体均阴性，可除外干燥综合征。

11. E　晨僵是指经过休息后(如清晨)，患者试图活动某一关节时感到不适和困难。晨僵可以因关节周围软组织如肌腱、韧带、关节囊或关节腔内滑膜炎症、劳损而产生。骨关节炎过去认为没有关节炎症表现，现在认为部分骨关节炎可以有关节炎症。此外，关节囊老化、关节边缘骨赘形成、关节疼痛等使得骨关节炎患者在起始运动时可出现短暂僵硬。类风湿关节炎因关节滑膜炎症可出现明显、持续性的晨僵(晨僵时间超过1小时)。系统性红斑狼疮则较类风湿关节炎在时间上短和程度上轻。风湿性多肌痛症常与患者抑郁、睡眠差有关，患者晨起往往主诉有严重的晨僵。故A、B、C、D均可出现晨僵。

12. E　20世纪80年代后期对中国部分地区的流行病调查发现类风湿关节炎和强直性脊柱炎患病率相近。长期以来人们认为强直性脊柱炎是中心型类风湿关节炎，现在研究证实两者在流行病、病因、病理、临床表现等方面完全不同。强直性脊柱炎往往有家族史，HLA－B27 阳性率高，多见于年青男性，是累及附着点炎症。而类风湿关节炎家族聚集倾向不及强直性脊柱炎，多见于中年女性，病理特征是滑膜炎。两者均为全身性疾病。故 E 正确。

13. D　系统性血管炎是由一大类病因不明，以血管炎性破坏为基本病变的全身性疾病，现认为可能是病原体作为外来抗原与抗体相结合，形成免疫复合物，沉积在血管壁引起血管炎性坏死；有些血管炎可能与 HLA 抗原相关，如韦格纳肉芽肿可能与 HLA－DR2 有关；近年研究发现，抗中性粒细胞胞浆抗体在血管炎的发病中起重要作用，提示免疫因素参与发病，故系统性血管炎不完全是遗传性疾病。显微镜下多血管炎是主要累及小血管的坏死性血管炎，很少或无免疫复合物沉积。ANCA 与血管炎有关，在韦格纳肉芽肿 c－ANCA 阳性率为 80%，但是在其他血管炎阳性率就没有那么高了，确诊血管炎最可靠证据是病理学检查。肾脏是结节性多动脉炎最常侵犯的脏器，主要表现为肾血管坏死性炎症、缺血引起肾功能损害，一般不伴有肾小球肾炎。韦格纳肉芽肿病理表现是上下呼吸道和肾脏坏死性肉芽肿性血管炎。故正确答案是 D。

14. C　本例患者处于类风湿关节炎活动期，应积极予以治疗。单用非甾体抗炎药虽能快速减轻受累关节的疼痛、肿胀等症状，但是不能改善病情或阻止病情发展。若加用糖皮质激素也不能阻止病情进展，且停药后容易导致病情反复，加速关节的破坏，同时糖皮质激素副作用较大。加用甲氨蝶呤或金制剂均可以，从经济学角度来分析，前者更好。中药可作为类风湿关节炎综合治疗一部分，辅助疗法。由上分析本例最佳治疗措施是 C。

15. A　从病史可得出该患者患有类风湿关节炎和骨关节炎，血沉、C 反应蛋白和 RF 正常说明该患者类风湿关节炎处于非活动期。目前症状为骨关节疼痛，故不必选用非甾体抗炎药或甲氨蝶呤，也不能选用糖皮质激素，它会加重关节破坏和本身药物带来的一些不良反应如感染、糖尿病、骨质疏松等。因无依据提示患者缺钙，故无需补钙，由上分析正确答案为 A。

16. E　为进一步明确诊断，按照 1984 年纽约标准，该患者应该拍摄骶髂关节 X 片。强直性脊柱炎首先累及骶髂关节，随后发展至腰椎，早期诊断应选骶髂关节摄片。ESR 和 CRP 为检测关节炎活动性指标。ANA 和 RF 均为自身抗体，在血清阴性脊柱关节病中，一般为阴性。HLA－B27 在血清阴性脊柱关节病中阳性率比较高，特别是在强直性脊柱炎患者中可高达 90%以上，可作为参考指标，应结合临床症状和 X 线结果综合考虑，但是不作为实验室确诊指标。

17. C　该患者为青年男性，雷公藤和环磷酰胺主要不良反应之一是性腺毒性，能致不育。此外，又对磺胺过敏，硫氮磺吡啶不能用。故首选治疗是甲氨蝶呤。

18. D　肾脏是结节性多动脉炎最常累及的部位，病理上表现为中小动脉坏死性炎症，临床上表现为高血压，血管造影发现肾血管狭窄和(或)微小动脉瘤，该患者病理和血管造影结果均不符合该疾病表现。病理上无肉芽肿表现，故韦格纳肉芽肿不符合。干燥综合征肾脏损害的常见表现是肾小管酸中毒。显微镜下多血管炎过去属于结节性多动脉炎的亚型，在 1993 年 Chapel Hill 系统性血管炎统一命名研讨会上将两者区分开。它是小血管(微动脉、微静脉、毛细血管)的坏死性炎症，无免疫复合物沉积。一般无高血压，肾造影无血管狭窄。故本例最佳答案是 D。

19. C　本例老年患者自觉四肢无力和出现皮疹，查体肌力减退，上述五种疾病均有可能。因肌活检有肌炎表现，风湿性多肌痛可排除。系统性红斑狼疮可有肌肉症状，但该患者除肌肉和非狼疮典型皮疹外，无其他脏器受累表现，自身抗体均阴性，系统性红斑狼疮诊断依据不足，且老年不是系统性红斑狼疮好发年龄。肌电图和肌肉活检均有异常发现，该患者应高度怀疑有皮肌炎可能。该患者发热 1 年，故无法用皮肌炎伴感染来解释。该患者年龄超过 60 岁，又因肌酶正常，应高度警惕恶性肿瘤相关皮肌炎。

20. C　类风湿关节炎突出的临床表现为：①反复发作的、对称性、多发性小关节炎，以手部指掌、腕、足趾等关节最常见；②早期呈现红、肿、热、痛和功能障碍,晚期关节可出现不同程度的僵硬和畸形。其诊断需下列各项中的2项,而且关节症状的持续时间应不少于6周:①晨僵;②压痛及活动时痛(为医生所看到);③关节肿胀的病史或所见;④皮下结节(为医生所看到);⑤血沉增快,C反应蛋白阳性。因为手部关节通常为小关节,故E正确,大关节一般不受累,故C不出现,故选C。

21. D 根据题干,该患儿可诊断为风湿热,该病可导致二尖瓣狭窄,故为预防此病应长效青霉素肌内注射,故选D。

22. C 系统性红斑狼疮临床症状多样。①全身症状:各种热型的发热;②皮肤与黏膜改变;③浆膜炎:胸腔积液、心包积液;④肌肉和关节:常出现在指、腕、膝关节;⑤肾:蛋白尿、血尿;⑥心血管;⑦肺;⑧神经系统:头痛、偏瘫、癫痫;⑨消化系统;⑩血液系统:活动性SLE血红蛋白下降、白细胞和(或)血小板减少常见。故选C。

23. E 题干患者唇黏膜活检示慢性炎症,伴有反复骨痛、乏力半年,实验室检查蛋白尿阳性、酸中毒,活检提示肾小管间质纤维化及炎症细胞浸润,以上均提示干燥综合征。

24. D 临床常规检测的类风湿因子是IgM型,除此外还有IgA和IgG型。其数量与类风湿关节炎病情的活动性和严重程度成正比。类风湿因子在5%的正常人及慢性感染性疾病、恶性肿瘤和其他自身免疫性疾病中均可阳性。

25. E 中老年慢性系统性炎症性的自身免疫性疾病。与IgG半乳糖化缺陷与类风湿关节炎发病有关。与A族乙型链球菌感染无关。

26. C 类风湿结节大小约0.2～3 cm,呈圆形或卵圆形数量不等,触之有坚韧感,按之无压痛,易发生在关节隆突部以及经常受压部位。

27. D 类风湿关节炎的关节破坏早在起病3个月就开始,因此应早用慢作用药,多数患者需两种或两种以上的慢作用药,糖皮质激素一般作为过渡治疗,不常规使用。

28. B 肿瘤坏死因子拮抗剂既有抗炎作用又有防止骨破坏的作用,起效较其他慢作用抗风湿病药快,最主要不良反应是加重或诱发感染,为减少副作用及增加疗效,宜同甲氨蝶呤联合应用。

29. C 血沉和C反应蛋白均为类风湿关节炎非特异性指标,但可作为判断类风湿关节炎疾病活动程度和病情缓解的指标。而RF也可出现在SLE、原发性干燥综合征、系统性硬化病等疾病。X线片对诊断、病变分期以及监测病情演变均重要,不利于早期发现RA的病变。急性期和活动期血清补体均有升高,只有在少数有血管炎者出现低补体血症。

30. D 分类标准为:①晨僵至少1 h≥6周。②对称性关节肿≥6周。③3个或3个以上关节肿≥6周。④腕、掌指关节或近端指间关节肿≥6周。⑤类风湿皮下结节。⑥手X线片改变(至少有骨质疏松和关节间隙的狭窄)。⑦类风湿因子阳性(滴度>1:32)。

31. A 受累关节因炎症所致充血水肿和渗液,常使关节肿胀、僵硬、疼痛,不能握拳或持重,以晨起或关节休息后更为明显,故称此现象为晨僵。

32. C 类风湿关节炎95%的患者均可出现晨僵,即病变的关节在静止不动后较长时间(半小时至数小时)的僵硬,如胶粘着样的感觉。晨僵持续时间和关节炎症状的程度成正比,它常被作为观察本病活动性的指标之一,其他病因的关节炎也可出现晨僵,但不如本病明显。

33. B 类风湿结节是本病较特异的皮肤表现,出现在约10%～30%的患者中,多位于关节的隆突部位(受压部位的皮下),如前臂伸面,肘鹰嘴突附近,枕、跟腱等处。其大小不一,结节直径由数毫米至数厘米,质硬,无压痛,出现后数月或数年不见消散,类风湿结节的出现常提示疾病处于严重活动阶段。

34. C 类风湿关节炎的基本病理改变是滑膜炎,关节早期病变是滑膜充血、水肿、渗出液增多,间质中淋巴细胞浸润等炎性改变。当病变进入慢性期,滑膜变肥厚,形成许多绒毛样突起,突向关节腔内或侵入到软骨和软骨下的骨质。绒毛具有很大的破坏性,是造成关节破坏、关节畸形、功能障碍的病理基础。血管炎可发生在类风湿关节炎患者关节以外的任何组织。

35. C SLE患者妊娠前及其过程中泼尼松用量一般要小于10 m/d,在围生期应适当增加剂量,监测病情变化。

36. D 抗Sm抗体几乎仅出现于SLE,故又称之为SLE标记抗体,对SLE特异性高,可达99%,但阳性率仅30%,且与SLE病情活动无关。

37. E 我国(1987)SLE诊断标准:①蝶形红斑或盘状红斑;②日光过敏;③口腔溃疡;④非畸形性关节炎或关节痛;⑤浆膜炎(胸膜炎或心包炎);⑥肾脏病史(蛋白尿和/或管型尿和/或血尿);⑦神经系统损害(癫痫或精神、神经症状);⑧血液学异常(白细胞＜4×10^9/L和/或血小板＜80×10^9/L和/或溶血性贫血);⑨狼疮细胞和/或抗dsDNA抗体阳性;⑩抗sm抗体阳性;⑪免疫荧光抗核抗体阳性(IFANA);⑫狼疮带试验或肾活检阳性;⑬C3补体低于正常。13项中符合4项者即可诊断SLE。

38. D SLE患病的病因至今尚不完全清楚。可能与遗传、性激素、环境等多种因素有关。

39. E 本题为临床鉴别诊断题目,干扰答案较多,但在鉴别中最有意义的应为X线的表现不同。类风湿因子在老年OA患者中也可以出现阳性,在类风湿关节炎患者中也可能为阴性,因此不能作为鉴别诊断依据。RA与OA患者均可有晨僵,但持续时间可有不同。

40. E 强直性脊柱炎的关节X线除可表现为骶髂关节改变外,脊柱椎体可因前缘凹面消失而形成方形变,后期可因椎间盘钙化,纤维环及前后韧带钙化、骨化,并有骨桥形成,形成竹节样改变。

41. E 强直性脊柱炎很少以突发第一跖趾关节肿痛而发病,此症状也不是强直性脊柱炎的主要特征。

42. D 90%的强直性脊柱炎患者HLA-B27阳性,HLA-B27阳性患强直性脊柱炎的可能性大。

43. E 柳氮磺吡啶目前被认为是可能控制强直性脊柱炎病情发展的药物,特别是对外周关节炎效果更肯定。

44. A 干燥综合征主要累及远端肾小管,表现为因肾小管性酸中毒而引起的周期性低血钾性肌肉麻痹,严重者出现肾钙化、肾结石、肾性尿崩症及肾性软骨病。

45. C 系统性硬化病通常起病隐匿,雷诺现象常为本病的首发症状,90%先于皮肤病变几个月甚至20多年(大部分5年内)。

46. D 甲状腺功能亢进症属于内分泌及代谢系统疾病。

47. E 干燥综合征主要累及由柱状上皮细胞构成的外分泌腺体,以唾液腺和泪腺的病变为代表。外分泌腺体炎症是造成本病特殊临床表现的基础之一。

48. C 主要考察多发性肌炎与其他自身免疫性疾病的鉴别。

49. B SLE中,80%在病程中出现皮疹,关节痛是常见症状。有临床表现的肾炎占75%,60%有贫血。半数以上急性发作期出现浆膜炎。

50. A 狼疮性肾炎按病理改变差异分为六型:Ⅰ型:正常或微小病变;Ⅱ型:系膜病变性;Ⅲ型:局灶节段增殖性;Ⅳ型:弥漫增殖性;Ⅴ型:膜性;Ⅵ型:肾小球硬化型。治疗:Ⅰ型:不需要特殊治疗,随访观察;Ⅱ型:轻度系膜病变可以不需治疗;重者给予激素治疗;Ⅲ型、Ⅳ型、Ⅴ型和Ⅵ型:糖皮质激素联合环磷酰胺(CTX)治疗,会显著减少肾衰竭的发生。

51. B 对于SLE活动程度高、病情严重的病例,可选试用大剂量肾上腺皮质激素,在控制SLE活动后再逐渐减量。

52. D 腮腺肿大、猖獗龋、下肢过敏性紫癜样皮疹和低血钾性软瘫均属于原发性干燥综合征的临床表现。

53. A 强直性脊柱炎长期随访中,25%的患者有结膜炎、虹膜炎、眼色素层炎或葡萄膜炎,后者偶可并发自发性眼前房出血。虹膜炎易复发,病情越长发生率愈高,但与脊柱炎的严重程度无关,有周围关节病者常见,少数可先于脊柱炎发生。眼部疾病常为自限性,有时需用皮质激素治疗,有的未经恰当治疗可致青光眼或失明。

54. D 风湿活动期可有血沉增快、C反应蛋白升高、免疫球蛋白升高。

55. A 风湿热的主要表现:心脏杂音、心脏增大、心包炎、充血性心力衰竭;多发性关节炎;舞蹈症;环形红斑;皮下结节。

56. A 风湿热是A组乙型溶血性链球菌感染后发生的一种自身免疫性疾病,故A是错误的。

57. A 风湿热可发生于任何年龄,但多发生于5~15岁儿童,发病高峰为7~10岁,所以选A。

58. D 约70%~80%的类风湿关节炎患者类风湿因子(RF)阳性。RF阳性还可见于系统性红斑狼疮、干燥综合征、混合性结缔组织病、系统性硬化症等其他风湿病；肝炎、结核等感染性疾病以及恶性肿瘤。此外，1%～5%的正常人 RF 也可阳性。

59. D　RF 可分为 IgM 型、IgG 型、IgA 型及 IgE 型。约 70%～80%的类风湿关节炎患者 RF 阳性。在血清中检测到的 RF 主要是 IgM 型 RF。IgG-RF 常见于有类风湿结节、类风湿血管炎及 Felty 综合征患者。虽然 1%～5%的正常人 RF 也可阳性，但很少有 IgG-RF。

60. E　风湿性关节炎多发生于年轻人，发病前 1～2 周发热、咽痛，此后出现膝、肘、肩、髋等大关节游走性肿痛。多无晨僵，不遗留关节畸形。部分患者有心肌炎及心瓣膜病变。抗链球菌溶血素"O"升高，RF 阴性，X 线检查无关节骨质侵蚀。

61. E　糖皮质激素是目前应用最广、作用最强的抗炎、抗过敏、免疫调节和免疫抑制剂，它可以缓解某些严重症状，取得一时性鼓舞人心的效果，是目前治疗系统性红斑狼疮的主要用药。

62. D　处于非活动期的 SLE 孕妇，有 10%～30%的患者在妊娠中或产后出现病情活动，尤其在妊娠早期及产后更为多见。

63. C　风湿性疾病主要包括：①弥漫性结缔组织病(CTD)，如系统性红斑狼疮(SLE)、类风湿关节炎(RA)、原发性干燥综合征(PSS)、系统性硬化征(SSC)、多肌炎/皮肌炎(PM/DM)；②脊柱关节病，如强直性脊柱炎(AS)、Reiter 综合征、银屑病关节炎、炎症性肠病关节炎；③退行性变，如骨性关节炎(OA)；④晶体性病，如痛风、假性痛风；⑤感染因子相关性病，如反应性关节炎、风湿热；⑥其他如纤维肌痛、周期性风湿、骨质疏松症等。

64. A　强直性脊柱炎由于椎间关节周围韧带骨化，导致"竹节样"脊椎，其余几种疾病则无此表现。

65. A　强直性脊柱炎病因尚不清楚，但其 HLA-B27 阳性率很高，好发于 16～30 岁，晚期出现脊柱僵硬、驼背畸形，而不是侧弯畸形，X 线照片表现为特征性的"竹节样"脊柱，目前主要用非激素抗炎药物治疗。因此答案为 A。

66. E　青年男性，腰痛，腰僵硬，骶髂关节炎，可能的诊断是强直性脊柱炎，而 A、B、D 一般不出现在青年人，腰椎结核支持点不多，故选 E。

67. D　病史 1 年，累及四肢大小关节，RF(+)，应考虑类风湿关节炎。

68. D　类风湿关节炎好发于 35～50 岁女性，表现为晨僵、小关节肿胀、疼痛。

69. E　患者处于类风湿活动期，不宜手术。

70. D

71. A　女性患者，有面部蝶形红斑、多关节痛、口腔溃疡、ANA(+)，抗 Sm 抗体(+)，无系统损害，为轻型 SLE，治疗方案为糖皮质激素+非甾体抗炎药。

72. E　患者为青年男性，夜间腰痛，起床活动后好转，为炎性腰痛，X 线检查提示双侧骶髂关节炎，最可能的诊断是强直性脊柱炎。

73. C　患者为青年男性，2 年前曾因外力撞击腰部致腰痛，但经外用中药已好转；现夜间腰痛，起床活动后好转，为炎性腰痛；X 线检查提示双侧骶髂关节炎，因此，最可能的诊断是强直性脊柱炎。

74. B　糖皮质激素目前仍是治疗 SLE 最常用最有效的药物，适用于急性暴发型狼疮和(或)有重要脏器如肾脏、中枢神经系统、心肺和有溶血性贫血等病变的 SLE。最常用的是泼尼松，剂量为每日每千克体重 1 mg，病情严重者剂量可加倍，病轻者可按每日每千克体重 0.5 mg 给药。一般治疗 4～6 周，病情明显好转后开始减量。

75. B

76. B　美国风湿病学会 1987 年的本病诊断标准如下：①晨僵持续至少 1 h(每天)，病程至少 6 周；②有 3 个或 3 个以上的关节肿，至少 6 周；③腕、掌指、近端指间关节肿至少 6 周；④对称性关节肿至少 6 周；⑤有皮下结节；⑥手 X 线片改变(至少有骨质疏松和关节间隙的狭窄)；⑦类风湿因子阳性(滴度>1∶20)。有上述 7 项中 4 项者即可诊断为类风湿关节炎。

77. D　类风湿关节炎尚缺乏根治疗法。内科治疗目的在于控制炎症，缓解症状，控制病情发展，保持关节功能和防止骨破坏及关节畸形。改善症状主要有三大类药物：①非甾体抗炎药用于减轻关节肿痛；②慢作用抗风湿药，认为长期应用有部分阻止病情进展的作用；③糖皮质激素，用于关节症状严重或关节外症状时。

78. C

79. D 免疫抑制剂主要用于单用糖皮质激素效果欠佳，激素减量后容易复发或长期大量使用激素有严重不良反应的患者，常用的有环磷酰胺及硫唑嘌呤等。

80. C 初期尿酸盐沉积于关节软骨及滑膜面，刺激滑膜引起炎症反应，导致滑膜增厚，肉芽组织形成。

81. D 本题结合患者病史、临床表现及辅助检查，应考虑为干燥综合征引起的弥散性肺间质纤维化，BALF最可能的结果是中性粒细胞增多，巨噬细胞稍减少，但仍占多数。

82. C 患者反复多发口腔溃疡，双下肢皮肤结节红斑，右眼视物不清，血沉增快，ANA阴性，考虑白塞病。

83. C 指间关节背面内、外侧有骨样肿大结节，位于远端指间关节者称 Heberden 结节，是骨关节炎的特征性表现。间断双手远端指间关节疼痛和晨僵也符合骨关节炎症状。

84. A 题干患者左踝关节肿痛，晨僵符合强直性脊柱炎症状表现，90%强直性脊柱炎患者 HLA-B27 阳性。

85. B 多发性肌炎可发生于任何年龄，常伴关节痛、晨僵、厌食、体重减轻和发热等全身症状。实验室检查 CK、ALD、AST、ALT、LDH 增高，尤以 CK 升高明显。

86. D 本题患者关节炎表现易与 RA 混淆，但该患者无关节畸形、肿胀及压痛，且伴有双下肢皮肤紫癜、口腔多个龋齿，结合实验室检查，RA 患者很少出现抗 SSA 抗体阳性，应考虑为原发干燥综合征。

87. E 患者腰背部僵硬疼痛，左踝关节疼痛，症状为非对称性，故考虑强直性脊柱炎。

88. D 大动脉炎起病时可有全身不适、易疲劳、发热、食欲缺乏、多汗、体重下降等全身症状和血管狭窄或闭塞后导致的组织或器官缺血症状。胸腹主动脉型体格检查可于背部、腹部闻及血管杂音。

89. E 患者类风湿因子正常，可排除选项B，其临床表现符合骨关节炎，且 Heberden 结节多见于骨关节炎。

90. A 强直性脊柱炎是以骶髂关节和脊柱附着点炎症为主要症状的疾病，与 HLA-B27 呈强关联。病变发展至胸椎和颈椎椎间小关节，间盘间隙发生钙化，纤维环和前纵行韧带钙化、骨化、韧带骨赘形成，使相邻椎体连合，形成椎体间骨桥，呈最有特征的"竹节样脊柱"。

91. D

92. A 血沉在感染和风湿性疾病中皆可增高，无特异性。血补体低下和抗 dsDNA(+)在 SLE 中表示有 SLE 活动。

93. D 年轻患者，"4"字试验阳性表明可能是由以下疾病引起：骶髂关节病变，腰椎间盘突出症，股骨头坏死，强直性脊柱炎，及膝关节疾病，结合 HLA-B27 阳性，考虑诊断为强直性脊柱炎。

94. D 患者有发热，关节、肌肉疼痛，口、眼发干。辅助检查提示肾脏受累，且抗 SSA 抗体、抗双链 DNA 抗体阳性，综合上述各项可诊断为系统性红斑狼疮。该患者累及多系统，考虑应用免疫抑制剂+糖皮质激素联合治疗，能更好地控制 SLE 活动，常用糖皮质激素+环磷酰胺。

95. C 抗瓜氨酸化蛋白抗体是一类针对含有瓜氨酸化表位的自身抗体的总称，对类风湿关节炎的诊断具有很高的敏感性和特异性。患者双手近端指骨间关节肿胀伴晨僵，抗环瓜氨酸抗体阳性，最可能的诊断是类风湿关节炎。

96. A 根据患者的临床表现首先考虑强直性脊柱炎的可能；放射学检查是诊断强直性脊柱炎的重要途径，主要表现为骶髂关节炎性改变。

97. E 干燥综合征时，口干、眼干的症状多较明显，可出现紫癜样皮疹，以下肢为常见，30%～50%患者肾脏有损害，可出现蛋白尿、管型等表现，类风湿因子(+)，抗 SSA 抗体阳性，抗双链 DNA 抗体阳性有诊断意义。

98. B 系统性红斑狼疮诊断标准为：①蝶形红斑；②盘状红斑；③光过敏；④口腔溃疡；⑤非侵蚀性关节炎；⑥浆膜炎(胸膜炎、心包炎)；⑦肾脏病变(蛋白尿或管型尿)；⑧神经系统损害(癫痫发作或精神症状)；⑨血象异常(白细胞$<4\times10^9$/L或淋巴细胞$<1.5\times10^9$/L，血小板$<100\times10^9$/L，溶血性贫血)；⑩免疫学异常，狼疮细胞阳性、抗双链 DNA 抗体阳性、抗 Sm 抗体阳性或梅毒血清试验假阳性；⑪抗核抗体阳性。11项中$\geq$4项阳性则可诊为 SLE。

二、A3/A4 型题

99. C 该患者四肢无力伴有肌肉触痛、发热、乏力,实验室检查血沉增快,血磷酸肌酸激酶升高,符合多发性肌炎临床表现。

100. C 本病肌电图可早期发现肌源性改变,对肌源性和神经损害有鉴别诊断价值。典型肌电图呈肌源性损害,表现为低波幅,短程多相波;插入(电极)性激惹增强,表现为正锐波、自发性纤颤波;自发性、杂乱、高频放电。

101. B 该病例 CRP 增高,RF 高滴度阳性,结合患者临床表现,考虑类风湿关节炎引起的胸膜炎。

102. D 皮下无痛性结节是本病较常见的关节外表现,可见于 20%~30%患者。其存在提示本病的活动。

103. D 治疗 RA 的常用药物分为四大类,即非甾体抗炎药、改变病情抗风湿药、糖皮质激素和植物药等。患者目前处于关节炎急性发作期,可给予肾上腺皮质激素+甲氨蝶呤缓解症状,控制病情。

104. A

105. C 患者目前症状结合实验室检查考虑系统性红斑狼疮。

106. B 急性期 SLE 患者死亡原因主要是多脏器的损害与感染,尤其是伴有严重的神经精神性狼疮和急进性狼疮性肾炎者。因此,影响此患者预后的主要因素是肾受累程度及肾功能的情况。

107. D 根据患者临床表现考虑为骨关节炎,可做双手、双膝 X 线进一步明确诊断。

108. B 骨关节炎为退行性骨关节病,多见于 50 岁以上者。主要累及膝、脊柱等负重关节。活动时关节痛加重,可有关节肿、积液。手指骨关节炎常被误诊为 RA,尤其在远端指间关节出现 Heberden 结节和近端指关节出现 Bouchard 结节时易被视为滑膜炎。OA 通常无游走性疼痛,大多数患者血沉正常,RF 阴性或低滴度阳性。X 线示关节间隙狭窄,关节边缘呈唇样增生或骨疣形成。

109. C 骨关节炎一般治疗为减轻负重,对症治疗,必要时关节穿刺,局部使用透明质酸。

110. B 强直性脊柱炎早期症状常为腰骶痛或不适、晨僵等,症状在静止、休息时加重,活动后可减轻。

111. D 强直性脊柱炎无特异性指标,90%左右患者 HLA-B27 阳性。

112. C 非类固醇抗炎药为治疗关节疼痛和晨僵的一线药,柳氮磺吡啶一般认为对轻型病例尤其是外周关节受累有效。

113. B RA 多以缓慢隐匿的方式起病,在出现明显的关节症状前可有数周低热,少数患者可有高热、乏力、全身不适、体重下降等症状,以后逐渐出现典型关节症状。结合题干症状及实验室检查,考虑类风湿关节炎。

114. B X 线对 RA 的诊断、关节病变分期、病变演变的监测均很重要。初诊至少应摄手指及腕关节 X 线片。Ⅰ期可见关节周围软组织肿胀影、关节端骨质疏松;Ⅱ期关节间隙狭窄;Ⅲ期关节面虫蚀样改变;Ⅳ期可见关节半脱位和关节破坏后的纤维性和骨性强直。

115. D DMARD 治疗时一般首选甲氨蝶呤,并将它作为联合治疗的基本药物。

116. D MTX 的不良反应包括肝损害、胃肠道反应、骨髓抑制和口角糜烂等,停药后多能恢复。

三、X 型题

117. BCE 急性痛风性关节炎期缓解症状的药物包括秋水仙碱、非甾体抗炎药和糖皮质激素,而别嘌呤醇和苯溴马隆是发作间歇期和慢性期用于降低血尿酸水平的药物。

118. ABCD 出现在 SLE 的有抗核抗体(ANA)、抗双链 DNA(dsDNA)抗体、抗 ENA(可提取核抗原)抗体。抗 ENA 抗体谱包括:抗 Sm 抗体、抗 RNP 抗体、抗 SSA(Ro)抗体、抗 SSB(La)抗体、抗 rRNP 抗体、抗磷脂抗体、抗组织细胞抗体及其他。

119. ABCDE 强直性脊柱炎关节外表现包括眼葡萄膜炎、结膜炎、肺上叶纤维化、升主动脉根和主动脉瓣病变以及心传导系统失常等。神经、肌肉症状如下肢麻木、感觉异常及肌肉萎缩等也不少见。

120. BDE 重点考查糖皮质激素类药物药理作用。糖皮质激素能够刺激骨髓造血功能,并兴奋中枢神经系统。

121. ABDE 角膜炎、虹膜炎为糖皮质激素类药物适应证。

122. ABDE 类风湿关节炎的对称性梭形软组织肿胀常见于近侧指间关节。

123. BCD X线示致密性髂骨炎仅累及髂骨，骶骨骨质正常，关节间隙及双侧关节面不受累。强直性脊柱炎，关节间隙及双侧关节面均受累。

124. CD 皮肌炎患者抗氨酰 tRNA 合成酶抗体的阳性率为 10%，此类抗体阳性者常表现为肺间质病变。系统性硬皮病最常见的肺部病变为肺间质纤维化，是本病的死亡原因之一。

125. ABCDE 主要考察系统性红斑狼疮的 X 线表现，以上均正确。

126. ACD 甲氨蝶呤、环孢素、环磷酰胺、硫唑嘌呤和他克莫司均属于免疫抑制剂，但只有甲氨蝶呤、环磷酰胺、硫唑嘌呤属于细胞毒性药物。

127. ABCD 本题考查白塞病的好发部位。

128. ABCDE 血管炎临床表现复杂多样且无特异性，常有多脏器受累。以上表现均可出现。

129. ABCD 血管炎的基本病理改变是：①血管壁各种炎细胞浸润，包括中性粒细胞、淋巴细胞、巨噬细胞等，除变应性肉芽肿血管炎外，嗜酸性粒细胞浸润很少见。②管壁的弹力层和平滑肌层受损形成动脉瘤和血管的扩张，常见于带肌层动脉的血管炎病。③管壁各层纤维素样增生和内皮细胞增生可造成血管腔狭窄。

130. ABCDE **131.** ABCDE

132. AD 皮肌炎的典型皮疹包括以上眼睑为中心的眶周水肿性紫红色斑；四肢肘、膝关节伸侧面和内踝附近、掌指关节、指间关节伸面紫红色丘疹，逐渐融合成斑片；有毛细血管扩张、色素减退、上覆细小鳞屑，称 Gottron 征；颈前及上胸部"V"字形红色皮疹；颈肩后皮疹(披肩征)；部分患者双手外侧掌面皮肤出现角化，皮肤粗糙脱屑，称"技工手"。

133. BD RA 的治疗用药分为四大类：非甾体抗炎药、改变病情抗风湿药、糖皮质激素和植物药等。故 B、D 不属于。

134. BCDE 诊断标准要求以下 7 项中至少 4 项符合，可诊断 RA(第一至第四项病程至少持续 6 周)：①晨僵至少持续 1 h；②有 3 个或 3 个以上的关节同时肿胀或有积液；③掌指关节、近端指间关节或腕关节中至少有 1 个关节肿胀或有积液；④对称性关节炎；⑤皮下类风湿结节；⑥类风湿因子阳性(所用方法在正常人群中的阳性率不超过 5%)；⑦X 线改变(至少有骨质疏松和关节腔狭窄)。

135. ABD 有系统症状如心、肺、眼和神经系统等受累的重症患者可给予糖皮质激素。

136. ABCDE 阿司匹林是临床广泛使用的解热镇痛药抗风湿药，以上疾病均可使用。

137. BCDE 系统性红斑狼疮常侵犯的以运动性颅神经为主，第Ⅱ对视神经为特殊躯体感觉性脑神经。

第八章 感染性疾病

一、A1/A2 型题

1. C 体温上升有两种方式：①骤升型，体温在几小时内达到 39～40℃或以上，常伴有寒战，见于疟疾、大叶性肺炎、败血症、流行性感冒、急性肾盂肾炎、输液或某些药物反应等；②缓升型，体温逐渐上升，在数日内达到高峰，多不伴寒战，如伤寒(本题的 C 项)、结核病、布氏杆菌病等。

2. D 伤寒死亡的原因是败血症、肠出血和肠穿孔。本题备选答案 A、B、C、E 均无肠穿孔的并发症。

3. B 中毒性菌痢，是细菌性痢疾最严重的类型，是机体对痢疾杆菌毒素的反应性较高所致，严重时可引起中毒性休克；多见于 2～7 岁儿童，肠道病变轻；起病急骤。

4. E 唾液不含 HIV。

5. A 艾滋病临床分急性感染期、无症状感染期、持续性全身淋巴结肿大综合征期、艾滋病期 4 期。

6. B HIV 主要侵犯和破坏部分 T 细胞，导致机体细胞免疫明显受损,最终并发严重机会性感染和肿瘤,病死率极高。

7. B 除乙型肝炎病毒为DNA病毒外,其余均为RNA病毒。

8. A 甲型肝炎和戊型肝炎以粪-口途径传播。

9. A 甲型肝炎和戊型肝炎常有季节性,可引起暴发流行,无慢性病例。

10. E 病毒性肝炎分为急性肝炎、慢性肝炎、重型肝炎、淤胆型肝炎、肝炎肝硬化5型。药物性肝损害不属病毒性肝炎分型。

11. E 慢性病毒性肝炎的治疗包括:①合理的休息和营养;②抗病毒治疗;③调节免疫;④改善和恢复肝功能;⑤抗纤维化治疗。而注射乙肝疫苗为预防性治疗。

12. A 乙型肝炎患者抗病毒治疗:目前抗HBV药物分为干扰素类和核苷类药物,应在专科医生的指导下选择好适应证、药物、剂量、时机、疗程,并做规范的随访。而护肝片不属抗病毒治疗。

13. B 霍乱是经消化道传播的传染病。

14. D 典型麻疹的临床分前驱期、出疹期、恢复期3期。

15. B 麻疹的皮疹先见于耳后、发际,渐延及颊、面、颈,自上而下蔓延到全身,最后到手掌及足底。皮疹初为淡红色斑丘疹,大小不等,为充血性皮疹,少数病例可呈出血性皮疹。

16. E HFRSV属布尼亚病毒科,至少可分为8型,我国流行的主要是1型和2型。在我国流行的有两型,即以黑线姬鼠为传染源的野鼠型和以褐家鼠为传染源的家鼠型,两者的临床表现和病程基本相同,但前者流行时重症较多,后者流行时轻症较多。本病全年可散发,但有明显的季节性,多数地区(野鼠型)于10~12月为流行高峰,部分地区5~7月尚有一个小的高峰。褐家鼠型发病高峰在3~5月。

17. A 菌痢的抗生素治疗应参考药物敏感试验,单用或联用下列抗生素,如喹诺酮类、庆大霉素、氨苄西林、头孢类抗生素及复方磺胺甲噁唑、黄连素等,疗程5~7天。红霉素不属对痢疾杆菌较敏感的抗菌药物。

18. C 内毒素所致肠道病变主要在结肠,以乙状结肠和直肠病变最显著。

19. C 菌痢以儿童发病率最高,有不洁食物进食史。临床有发热、腹痛、腹泻、里急后重、排脓血样大便等症状。血常规:白细胞及中性粒细胞增高,大便镜检可见大量脓细胞或白细胞(>15个/HP)及红细胞。故细菌性痢疾为最可能的诊断。

20. E 21. D

22. E 患者曾经有多个性伴侣,高热、咳嗽、咯血丝痰,淋巴结肿大,不排除艾滋病的可能;有咳嗽、咳血丝痰等肺部疾病症状,则肺炎、肺癌、肺结核均有可能;患者无皮疹,ANA(−)不支持结缔组织病。

23. A 有吸毒史属HIV感染高危人群,全身多处淋巴结肿大,CD4值低,CD4/CD8比例倒置,故考虑艾滋病的可能。

24. D

25. C 病前5周曾注射过血制品,抗HAV-IgG阳性,抗HAV-IgM阴性说明既往感染甲肝可能;HBsAg阳性,HBeAg阳性,抗HBc-IgM阳性,说明乙型肝炎感染,有病毒复制,传染性强;抗HCV阳性说明丙肝感染,丙型肝炎病毒性肝炎通常为慢性感染。故考虑急性乙型肝炎、既往感染过甲型肝炎、丙型肝炎。

26. D 有进食海产品史,有腹泻、呕吐,腹泻次数多,大便初为黄色稀水便,量多,进而变为水样便,无黏液脓血便,无发热,无腹痛,无里急后重,有脱水表现,临床表现符合霍乱。

27. E 临床表现和检查均符合霍乱表现。

28. D 重型:脱水严重,休克状态,血压甚低或测不出,脉细速,常无法触及,无尿。

29. E 幼儿,起病急,有发热、上呼吸道卡他症状、结膜充血、畏光,头面部、颈部和前胸部皮肤见淡红色斑丘疹,临床症状符合麻疹特征。猩红热面部无皮疹。幼儿急疹热退后出现玫瑰色散在皮疹,面部及四肢远端皮疹极少。

30. E 接触麻疹的易感儿童应隔离3周。

31. D 有流行病学资料,有发热、出血和肾脏损害三大主要特征,有全身中毒症状(头痛、腰痛)、毛细血管损害(颜面、胸部潮红)、肾损害(蛋白尿)等表现,符合肾综合征出血热临床表现。

32. D 患者属肾综合征出血热少尿期,可采取"稳、促、导、透"的原则,即稳定机体内环境、促进利尿、导泻和透析治疗。而抗病毒治疗应在发热早期。

33. A 该患者为细菌性痢疾，可用喹诺酮类、庆大霉素、氨苄西林、头孢类抗生素及复方磺胺甲噁唑、黄连素等治疗，首选喹诺酮类。但患者为儿童，首选喹诺酮类可能会影响骨关节发育，故选用头孢类抗生素。

34. A 老年男性，患慢性菌痢应与结肠癌、直肠癌、慢性溃疡性结肠炎鉴别，故选择答案 A。

35. C 临床有腹痛、腹泻、排脓血样大便等菌痢临床症状，大便常规示红细胞 40 个/HP、白细胞 20 个/HP，病程超过两个月，考虑为慢性菌痢。

36. B 根据临床表现考虑诊断为急性细菌性痢疾，主要由痢疾杆菌的内毒素引起全身症状。

37. E 根据患者腮腺区肿痛，CT 所示腮腺普遍增大，考虑为腮腺区炎症，加之患者有发热，且 CT 示有小气液面，故考虑为化脓性腮腺炎，脓肿形成。

38. D 考察流行性腮腺炎的隔离期。

39. C 结合题干患者临床表现，粪检革兰氏阴性且弯曲排列成流星状细菌，悬滴法动力强，提示霍乱。

40. C 本题考察艾滋病的诊断标准。

41. D 由于病原菌或肠毒素多于短期内随吐泻物排出体外，病程较短，一般可不用抗菌药物。病重患者，可按不同的病原菌选用抗菌药物。

42. B 对于刚被咬者，应及时治疗。处理伤口并及时注射狂犬疫苗和免疫血清。

43. C 流行性脑脊髓膜炎流行范围很广，并不是地方性疾病。该病传染源是患者和带菌者，故人是唯一传染源。由于受母体抗体保护，该病在新生儿少见，发病年龄一般从出生 2～3 个月开始，6 个月至 2 岁发病率最高。被感染者中大多呈隐性感染，仅 1% 表现为典型化脓性脑膜炎。

44. E 流行性脑脊髓膜炎（休克型）的表现为起病急骤，病情进展迅速，瘀点、瘀斑进行性增多、融合，中毒症状明显，很快发生感染性休克、DIC，但该型脑膜刺激征大多缺如，脑脊液外观澄清，细胞数大多正常。

45. B 根据发病季节，病程进展特点及脑脊液改变应考虑乙脑诊断。病史中提示粪常规有轻度改变，在婴幼儿乙脑可以伴有消化道症状，可能会误导诊断为中毒性菌痢，但后者起病应更急，脑脊液无异常改变，故不考虑。由于脑脊液不符合化脓性改变，故不考虑 A 和 C。

46. D 流行性脑脊髓膜炎的发病过程分为 3 个阶段：上呼吸道感染期、败血症期和脑膜炎期。该患儿病程较短，临床表现为高热、皮肤瘀点，尚无脑膜刺激征等神经系统表现，因此临床可考虑患儿处于败血症期，如果不及时治疗将很快进展并可累及中枢神经系统。

47. C 该病例明显提示了发病季节为 7 月下旬，临床表现为病程 3 天后出现明显的神经系统症状及病理反射阳性，结合脑脊液改变应考虑为乙脑。由于乙脑早期外周血象白细胞可升高，且以中性粒细胞为主，因此要排除细菌感染。化脓性脑膜炎脑脊液细胞数及蛋白应明显升高，糖、氯化物降低；流行性脑脊髓膜炎发病季节为冬春季，且临床特点为皮肤瘀点、瘀斑，脑脊液化脓性改变；结核性脑膜炎及隐球菌脑膜炎起病缓慢，脑脊液生化改变同化脓菌感染。

二、A3/A4 型题

48. C 题干患者 10 岁，临床表现持续发热、淡红色斑丘疹、脾大，实验室检查中性粒细胞减少，考虑伤寒。

49. A 目前最有意义的是进行血培养检出伤寒杆菌以明确诊断。

50. A 肥达试验是一种试管凝集反应。用已知的伤寒杆菌 O、H 抗原和甲、乙型副伤寒杆菌 H 抗原，与待测血清作试管或微孔板凝集实验，以测定血清中有无相应抗体存在，作为伤寒、副伤寒诊断的参考。肥达试验阴性，亦不能排除患伤寒的可能。部分伤寒患者肥达试验始终阴性。

51. C 伤寒患者可有肠穿孔或肠出血、支气管肺炎等并发症。

52. D 暴发型流行性脑脊髓膜炎（休克型）主要表现为败血症性休克，脑膜的炎症病变较轻，短期内出现皮肤、黏膜的广泛出血点、瘀斑及周围循环衰竭等严重表现，称华-佛综合征。

53. C 短期内出现皮肤、黏膜的广泛出血点、瘀斑可明确诊断。

54. B 本病的发生机制为脑膜炎双球菌败血症时，大量内毒素释放到血液中引起的中毒性休克和DIC。

55. B 山莨菪碱有明显的外周抗胆碱作用，能对抗乙酰胆碱引起的肠及膀胱平滑肌收缩和血压下降，并能使在体肠张力降低，作用强度与阿托品近似。

56. B 脑脊液检查可助于明确诊断流行性乙型脑炎。

57. E 流行性乙型脑炎起病急，有高热、头痛、呕吐、嗜睡等表现。重症患者有昏迷、抽搐、吞咽困难、呛咳和呼吸衰竭等症状。体征有脑膜刺激征、浅反射消失、深反射亢进、强直性瘫痪和阳性病反射等。根据题干信息考虑为流行性乙型脑炎。

三、X型题

58. ACDE 狂犬病毒为单股负链RNA。

59. BD 麻疹皮疹为稀疏不规则的红色斑丘疹，退后遗留色素沉着伴糠麸样脱屑。

60. BD 艾滋病的传播途径主要有血液传播、垂直传播和性传播。

61. CE HIV对热很敏感，对低温耐受性强于高温。紫外线不能灭活HIV。根据基因差异，HIV可分为HIV-1型和HIV-2型两型，氨基酸序列的同源性为40%～60%。

62. DE 目前能够通过接种疫苗预防的只有甲型肝炎和乙型肝炎。

63. ADE 急性肝炎病程超过半年，或原有乙型、丙型、丁型肝炎或慢性肝炎病毒携带史，本次又因同一病原再次出现肝炎症状、体征及肝功能异常者可诊断为慢性肝炎。

64. BE 麻风病及流行性腮腺炎属于丙类传染病。

65. ABC 临床可将伤寒分为典型伤寒、重型伤寒、婴儿伤寒等类型。婴儿伤寒往往症状不典型，症状趋向轻型，病初易误诊上感、高热惊厥；相对缓脉较少、玫瑰疹罕见，更易出现腹泻、脱水和酸中毒。并发症以肺炎最常见。

66. AD 麻疹在出疹前2～3天至出疹后5天传染性最强，因此隔离期通常至出疹后5天；如遇麻疹并发肺炎、喉炎、脑炎等，隔离期应延长至出疹后10天。

67. BD 若逐周测定，效价不断升高达4倍以上者对本病的诊断意义更大。健康者、血清病患者以及少数淋巴网状细胞病、单核细胞白血病、结核病等患者的血清中也可出现嗜异性抗体，但除血清病外，其效价均较低，临床上可用豚鼠肾和牛红细胞吸收试验予以鉴别。血清病患者的血中嗜异性抗体可为两者中任何一种所完全吸收；健康人及其他疾病患者的血中抗体可为豚鼠肾所完全吸收或为牛红细胞所部分吸收；传染性单核细胞增多症患者的血中嗜异性抗体可为牛红细胞所完全吸收和豚鼠肾所部分吸收。膜壳抗体出现早，且持续存在，可作为流行病调查的指标。

第九章 急诊与重症医学

一、A1/A2型题

1. A 感染性休克多继发于以释放内毒素的革兰氏阴性杆菌为主的感染。

2. C MODS(多器官功能障碍综合征)是指在严重创伤、感染和休克时，原无器官功能障碍的患者同时或者在短时间内相继出现两个以上器官系统的功能障碍。题目患者已出现肾、肺、脑、胃肠器官症状，符合MODS诊断标准。

3. E 心搏骤停的原因包括：意外事件，如触电、溺水、雷击、严重创伤等；电解质及酸碱平衡紊乱，如急性高钾血症或低钾血症、严重的酸中毒等；药物中毒反应或过敏，如锑剂、洋地黄、奎尼丁、局部麻醉药等中毒反应或过敏；器质性心脏病，如各种类型心脏病、心肌炎、心肌病等；休克，如心源性休克、感染性休克等；对心脏的直接刺激及某些手术、麻醉因素等。

4. B 由于心内注射引起的并发症较多，如张力性气胸、心包填塞等，因而首选给药途径为静脉给药。如已有中心静脉置管则应由中心静脉给药；如果没有中心静脉置管应由肘静脉穿刺给药。如果已经气管内插管而开放静脉又困难时，应由气管内给药。肾上腺素、利多卡因和阿托品都可经由气管内给药。只有当静脉或气管内给药途径都未建立时，才采用心内注射。

5. B　初期复苏，是呼吸、心搏骤停时的现场急救措施，主要任务是建立人工呼吸和循环以迅速有效地恢复生命器官（特别是心脏和脑）的血液灌流和供氧。主要措施可归纳为A、B、C程序，即：A（airway）指保持呼吸道通畅，B（breathing）指进行有效的人工呼吸，C（circulation）指建立有效的人工循环。

6. D　本题主要考查急救时人工呼吸技能操作。

7. E　本题主要考查心肺复苏常见并发症。

8. C　MODS指多器官功能障碍综合征，是指在严重创伤、感染和休克时，原无器官功能障碍的患者同时或者在短时间内相继出现两个以上器官系统的功能障碍。

9. B　多器官功能障碍综合征概念见上题解析。题干患者已出现肺、脑症状，符合多脏器功能障碍综合征诊断。

10. D　代谢性碱中毒大多数是由于各种原因致肾小管 HCO_3^- 重吸收过多引起。题干患者血气分析示 pH 7.55，PaO_2 65 mmHg，$PaCO_2$ 60 mmHg，HCO_3^- 45 mmol/L，血 K^+ 3.0 mmol/L，Cl^- 76 mmol/L，考虑代谢性碱中毒。

11. B　呼吸性酸中毒主要特征是血浆 $PaCO_2$ 升高，慢性期 HCO_3^- 水平代偿性增加，当呼吸衰竭进入严重阶段时，则出现代偿不全，表现为各系统器官严重的功能和代谢紊乱直至衰竭。

12. C　呼吸性酸中毒主要特征是血浆 $PaCO_2$ 升高，慢性期 HCO_3^- 水平代偿性增加。代谢性碱中毒是由于细胞外液丢失大量的酸或吸收大量的碱，以致使 HCO_3^- 增多，从而引起pH值升高。根据题干患者血气分析 pH 7.50，PaO_2 70 mmHg，$PaCO_2$ 60 mmHg，HCO_3^- 43 mmol/L，K^+ 3.0 mmol/L，Na^+ 132 mmol/L，Cl^- 70 mmol/L，该患者属于呼吸性酸中毒＋代谢性碱中毒。

13. C　根据题干患者 pH 7.5，可判断为碱中毒，结合病史及实验室检查，肝硬化腹水，数天大量利尿，K^+ 3 mmoL/L，Cl^- 90 mmol/L，Ca^{2+} 3.5 mmol/L，可判断该患者是肝硬化并低钾低氯性代谢性碱中毒。

14. A　呋塞米为排钾利尿剂，肝硬化大量应用呋塞米后易产生低钾血症，可产生无力、恶心、呕吐、心律失常等表现。单独使用注意补钾。

15. E　肝硬化腹水患者主要使用利尿剂治疗，利尿剂使用可能会导致电解质紊乱，应密切监测。

16. C　根据题干患者 pH 7.5，可判断为碱中毒，结合病史及实验室检查，肝硬化腹水，数天大量利尿，$PaCO_2$ 7 kPa，血 K^+ 3.0 mmol/L，Cl^- 90 mmol/L，Na^+ 145 mmol/L，可判断该患者是肝硬化并低钾低氯性代谢性碱中毒。

17. B　氢氯噻嗪为排钾利尿药，长期服用可引起低血钾而出现乏力等症状，若无尿或严重肾功能减退者长期、大量应用本药可致药物蓄积中毒，故一般不宜过多、长久使用。本题题干中未见无尿或肾功能减退的提示信息，故选B为宜。

18. B　结合题干患者病史及临床表现，考虑为急性淋巴管炎，多数是由于金黄色葡萄球菌和溶血性链球菌引起，均属于革兰阳性球菌。

19. A　根据题干患者症状出汗多，尿量减少，四肢末端冰凉、发绀，可判断为冷休克。冷休克一般由革兰氏阴性杆菌感染引起。

20. E　女，右面部疖肿10天，多次挤压排脓，突发寒战高热，胸壁及肢体皮下可见出血斑，考虑脓毒症。

21. A　本题选择脓毒症应该难度不大，脓毒症诊断标准：(1)SIRS的表现，指具有2项或2项以上的下述临床表现：①体温＞38℃或＜36℃；②心率＞90次/分；③呼吸频率＞20次/分或 $PaCO_2$＜32 mmHg；④外周血白细胞＞12×10^9/L或＜4×10^9/L，或未成熟细胞＞10%。(2)脓毒症患者一般都会有SIRS的一种或多种表现。最常见的有发热、心动过速、呼吸急促和外周血白细胞增加。但2001年“国际脓毒症专题讨论会”认为SIRS诊断标准过于敏感，特异性不高，将脓毒症的表现总结为3类：①原发感染灶的症状和体征；②SIRS的表现；③脓毒症进展后出现的休克及进行性多器官功能不全表现。

22. E　患者突然寒战、高热首先考虑为感染，患者无咳嗽、咳痰等呼吸道症状，同时有中心静脉管应用两周病史,因此考虑导管性脓毒症。

23. C 昏迷程度的分级为嗜睡、昏睡、浅昏迷、深昏迷,而晕厥不属此范围内。

24. C 感染性休克是由于各种病原微生物及其毒素入侵人体,经过一系列反应,导致微血管阻力增加、微循环障碍、重要器官灌注不足;而低血容量性休克是因体内液体大量丢失等原因使血容量突然减少所致的休克;心源性休克是由于急性心泵衰竭引起血压降低及重要器官循环衰竭的表现;过敏性休克和神经源性休克是由于外周血管扩张,有效血容量减少而致休克。

25. D 通常在迅速失血量800～1 000 ml时即出现休克;失血性休克时,应首先快速输入葡萄糖生理盐水,及时止血和输血;损伤性休克属于低血容量性休克;任何休克的治疗首先必须迅速补充有效血容量,以保证心输出量;仅D是对的。

26. E 休克的实质是由于急性组织灌注量不足,由此而引起微循环障碍、组织缺氧的临床综合征。

27. B 复苏药物使用的主要目的是提高平均动脉压,从而增加心、脑、肾的供血,保护机体重要器官功能。2005年国际心肺复苏指南仍把肾上腺素作为首选,建议按标准剂量使用。

28. E 终止室颤的有效措施是非同步电复律,只要条件允许,应尽早电复律。

29. B 本题主要考察胸外按压的操作。

30. A 心肺复苏时的给药途径有:中心静脉给药、周围静脉给药、气管内给药、骨髓内给药。既往使用的心内给药途径由于对心脏损害大、操作困难,已不主张使用。

31. B 患者诊断为肺炎伴休克,临床应首先考虑为感染中毒性休克。在处理上,使用血管活性药物及肾上腺皮质激素是可以的,但最主要的是应首先补充血容量,因为在感染性休克患者常常出现外周循环血量不足,使用利尿剂及强心剂是错误的。

32. B 菌血症属于全身性感染。

33. D 创面感染是引起创面脓毒症的必要条件。

34. C 去除坏死组织、有效覆盖创面、控制感染是积极有效的措施。

35. E 本题主要考察MODS的诊断标准。

36. B 唇部疖痈严禁挤压、挑刺,以防感染扩散。唇痈应全身给抗菌药物,最好从脓头处取脓液作细菌培养及药敏试验,以供正确选用抗生素。疑有败血症者应反复作血细菌培养,根据结果选择用药。如致病菌一时不能确定,可暂时选用对金黄色葡萄球菌敏感的药物,如青霉素、新型青霉素、头孢菌素族及红霉素等,广谱抗生素也可应用,联合用药效果可能更好。在急性炎症得到控制、局部肿瘤局限并已形成明显的皮下脓肿而久不溃破时,才可考虑在脓肿表面中心、皮肤变薄的区域做保守性的切开,并引流脓液。

37. D 深部脓肿通常无明显波动感。

38. C 利多卡因的心脏毒性低,主要用于室性心律失常,如心脏手术、心导管术、急性心肌梗死或强心苷中毒所致的室性心动过速或心室纤颤。

39. B 本题考查除颤仪的使用。

40. B CPR后因缺氧最易引起的并发症是脑水肿。

41. D 心跳停止应立即给予气管插管及心肺复苏。

42. C 本题主要考察除颤仪的使用。

43. D 胸部按压和电击间隔时间越短,除颤成功的可能性越大;减少按压到电击的时间间隔,即使是1秒钟,也能增加除颤成功的可能性。对没有电击的院外心脏骤停,先进行约5个循环的CPR,然后予以1次除颤并立即恢复CPR,5个循环的CPR后(约2分钟),应利用AED分析心律,必要时进行另一次除颤。当除颤后心律存在时,胸部按压一般也不会诱发室颤。

44. C 气管内插管并发症一般可分为3类:①因喉镜和插管操作直接引起的并发症;②导管存留气管期间的并发症;③拔管后即刻或延迟性并发症。不包括苏醒延迟。

45. D 本题主要考查心肺复苏的操作。

46. D 有效心肺复苏的标志:①颈动脉搏动:按压有效时,每按压一次可触摸到颈动脉一次搏动,若中止按压搏动亦消失,则应继续进行胸外按压,如果停止按压后脉搏仍然存在,说明患者心搏已恢复。②面色(口唇):复苏有效时,面色由发绀转为红润,若变为灰白,则说明复苏无效。③其他:复苏有效时,可出现自主呼吸,或瞳孔由大变小并有对光反射,甚至有眼球活动及四肢抽动。

47. B 锁骨下静脉穿刺插管应注意无菌操作,勤换敷料,保持清洁,不能定期更换。

二、A3/A4 型题

48. A 患者发热，寒战，白细胞计数升高，血压下降，最可能诊断为感染性休克。

49. E 休克时最关键的是积极抗休克治疗。

50. E 结合题干，该患者考虑甲状腺功能亢进症，应检查血电解质测定及甲状腺功能测定以明确诊断。

51. B 甲状腺功能亢进症的甲状腺毒症表现在肌肉骨骼系统，主要是甲亢性周期性瘫痪。病变主要累及下肢，有低钾血症，甲亢性周期性瘫痪病程呈自限性，甲亢控制后可自愈。紧急处理纠正低钾。故选 B。胰岛素可诱发低钾血症，故不选 C。其他选项均不符。

52. D 按照简易的估计热量需要的方法：机体每天所需热量为 7 531～8 368 kJ(1 800～2 000 kcal)，故选 D。

53. B 肠外营养适应证：①凡不能或不宜经口摄食超过 5～7 天的患者；②营养不良者的术前应用；③消化道瘘、急性重症胰腺炎、肠道炎性疾病、短肠综合征；④严重感染、脓毒症、大面积烧伤、肝肾衰竭者；⑤复杂手术后，特别是腹部大手术后；⑥恶性肿瘤患者在营养支持后会使肿瘤细胞增殖、发展，因此需要在营养支持的同时加用化疗药物，化疗期或放疗期应用肠外营养可补充摄食之不足。根据该患者表现考虑并发肠瘘，故选 B。

54. E 患者有消瘦、乏力、怕热、手颤等甲亢症状，查体甲状腺轻度增大，提示患者可能是甲亢；夜间突然出现双下肢软瘫，神志清，血压 140/80 mmHg，心率 108 次/分，律齐，最大可能是甲亢伴低钾周期性瘫痪。

55. E 为明确诊断，应首先进行的检查项目是血电解质测定及甲状腺功能测定。

56. B 患者低钾血症程度不明，不能盲目应用静脉补钾，纠正电解质紊乱为正确选项。

57. E 室颤时心室肌出现快而微弱的收缩或不协调的快速乱颤，已无心动周期，也无法辨认 QRS 波，必须立即采用非同步电除颤治疗。

58. B 肾上腺素可用于溺水、麻醉和手术过程中的意外、药物中毒、传染病和心脏传导阻滞等所致的心脏骤停。

59. D 缓慢心律失常可用阿托品 0.5～1 mg 肌内或静脉注射。

三、X 型题

60. BC 从血流动力学角度，血压主要取决于体循环周围血管的阻力和心排出量。

61. ABCE 静脉滴注呼吸兴奋药只能起到兴奋呼吸中枢的作用，并不能通畅呼吸道。

62. ABCDE 休克时氧耗减少，糖酵解加强，糖原、脂肪和蛋白质分解代谢增强，合成代谢减弱(负氮平衡)。以上情况均可出现。

63. AC 去甲肾上腺素和间羟胺同属 α 肾上腺素受体激动剂，可用于休克患者，增加心肌收缩性，促使心排出量增加。

64. ABCDE 抗休克治疗包括：(1)补充血容量。有效循环血量的不足是感性休克的突出矛盾，故扩容治疗是抗休克的基本手段。扩容所用液体应包括胶体和晶体，各种液体的合理组合才能维持机体内环境的恒定。(2)纠正酸中毒。根本措施在于改善组织的低灌注状态。缓冲碱主要起治标作用，且血容量不足时，缓冲碱的效能亦难以充分发挥。纠正酸中毒可增强心肌收缩力、恢复血管对血管活性药物的反应性，并防止 DIC 的发生。(3)血管活性药物的应用旨在调整血管舒缩功能、疏通微循环淤滞，以利休克的逆转。(4)维护重要脏器的功能：①强心药物的应用；②维持呼吸功能、防治 ARDS；③肾功能的维护；④脑水肿的防治；⑤DIC 的治疗；⑥肾上腺皮质激素和 β-内啡肽拮抗剂；⑦其他辅助性治疗。

65. ABCDE

66. ACDE 感染性休克首先是病因治疗，原则是在休克未纠正以前，应着重治疗休克，同时治疗感染；在休克纠正后，则应着重治疗感染。控制感染时对病原菌尚未确定的患者，可根据临床判断最可能的致病菌种应用抗菌药，或选用广谱抗菌药。

67. ABE 感染性休克多继发于以释放内毒素的革兰氏阴性杆菌为主的感染，脑膜炎奈瑟菌、铜绿假单胞菌和志贺菌属为正确选项。

第十章 理化因素所致疾病及中毒

一、A1/A2型题

1. B 高压氧舱室作高压氧治疗,尤适用于中、重型煤气中毒患者,不仅可使患者苏醒,还可使后遗症减少。

2. E 氰化物如氰化钾和氰化钠都是无色晶体,但在潮湿的空气中,可水解产生氢氰酸,氢氰酸具有苦杏仁味,故氰化物中毒患者的呼吸气味可呈苦杏仁味;有机磷杀虫药、黄磷、铊等中毒患者的呼吸气味多为蒜味;有机溶剂中毒患者呼吸气味多为酒味;酮症酸中毒患者呼吸气味多为烂苹果味。故选E。

3. D 有机磷农药中毒是我国目前最为普遍使用的农业杀虫药,对人畜均有毒性,多呈油状或结晶状,色泽淡黄至棕色,稍有挥发性,且有大蒜臭味。中毒时呼吸可有典型的蒜臭味。故选D。

4. E 烟碱样症状:交感神经兴奋引起,与烟碱中毒所引起症状相似。横纹肌兴奋表现为肌纤维、肌束震颤,乃至全身抽搐,严重者可转为抑制,出现肌无力;交感神经节兴奋,血管收缩,血压升高,心跳加快和心律失常,体温升高,但中毒严重时,因血管运动中枢麻痹使血压下降,甚至休克。

5. C 根据题意不难诊断出患者为一氧化碳中毒,昏迷状态,呼吸困难,首选高压氧舱治疗。

6. B 烟碱样症状:交感神经兴奋引起,与烟碱中毒所引起症状相似。横纹肌兴奋表现为肌纤维、肌束震颤,乃至全身抽搐,严重者可转为抑制,出现肌无力;交感神经节兴奋,血管收缩,血压升高,心跳加快和心律失常,体温升高。但中毒严重时,因血管运动中枢麻痹使血压下降,甚至休克。

7. E 有机磷中毒后最早出现副交感神经兴奋症状。表现为恶心、呕吐、腹痛、腹泻,瞳孔缩小,流涎、流泪、多汗或大汗淋漓,心跳减慢,尿频、大小便失禁,肺部湿啰音,严重者出现肺水肿、呼吸衰竭。

8. A 全血胆碱酯酶活力测定:是诊断有机磷杀虫药中毒的特异性实验室指标。

9. A 误服有机磷农药后应立即洗胃。

10. E 根据患者的病史、症状,可以推断为急性一氧化碳中毒迟发脑病。

11. C 口唇发绀提示缺氧,面罩吸氧无效后,首选无创通气。

12. D 氯化铵为祛痰药,适用于干咳及痰液不易咳出,亦用于酸化尿液和纠正代谢性碱中毒。

13. D 有机磷农药主要通过抑制体内胆碱酯酶,使其失去分解乙酰胆碱能力,使胆碱能神经持续过度兴奋。而抗胆碱能药物与M胆碱受体结合,对抗乙酰胆碱和其他拟胆碱药的毒蕈碱样作用,主要解除平滑肌的痉挛,抑制腺体分泌,解除迷走神经对心脏的抑制,解除有机磷农药中毒。故选D。

14. D 有机磷酸酯类急性中毒时,主要是副交感神经末梢兴奋所致,表现为平滑肌痉挛和腺体分泌增加。乙酰胆碱在横纹肌神经肌肉接头处过多蓄积和刺激,使面、眼睑、舌、四肢和全身横纹肌发生肌纤维颤动,甚至全身肌肉强直性痉挛。交感神经节受乙酰胆碱刺激,其节后交感神经纤维末梢释放儿茶酚胺使血管收缩,引起血压增高、心跳加快和心律失常等心血管作用。故选D。

15. E 该中毒主要是抑制胆碱酯酶。红细胞的乙酰胆碱酯酶被抑制后,一般不能自行恢复,需待数月至红细胞再生后全血胆碱酯酶活力才能恢复。故选E。

16. D 一氧化碳中毒迟发脑病一般在意识障碍苏醒后2~60天发生,可以表现为神志淡漠、步态不稳、小便失禁、失明、失语、失聪等,故选D。

17. B 淡水为低渗液,进入血液循环引起血浆渗透压降低。海水含3.5%的氯化钠、大量钙盐和镁盐,可引起渗透压增加,高钙、高镁血症。

18. E 环境温度过高、产热增加、散热障碍、汗腺功能障碍均会引起体温升高导致中暑,而睡眠不足不会引起体温升高。

19. C 2%碳酸氢钠可用于汞中毒,敌百虫中毒、强酸中毒禁用。

20. A 对强碱中毒患者插胃管有可能引起胃穿孔,

故不宜进行洗胃。

21. A 在服毒后6小时内洗胃有效。

22. A 急性中毒时应立即停止与毒物接触。呼吸道中毒时需撤离中毒现场。

23. E 急性一氧化碳中毒的临床表现有昏迷、口唇黏膜呈樱桃红色、抽搐、呼吸困难，但无贫血表现。

24. E 亚甲蓝是高铁红蛋白血症的解毒药，对急性一氧化碳中毒无效。

25. B 根据题干信息患者临床表现口唇呈樱桃红，呼出气中有酒味，瞳孔正常大小，血中COHb浓度49%，头颅CT正常，结合病史，考虑急性一氧化碳中毒。

二、A3/A4型题

26. E 该患者是重度急性有机磷农药中毒，对该患者立即处理的措施是阿托品首剂5～10 mg静脉注射。

27. B 有机磷农药中毒明确诊断需做的检查是全血胆碱酯酶活力测定。

28. D 对该患者立即洗胃，急性有机磷农药中毒需反复灌流，直至回收液澄清为止，洗胃液总量可达5 L，甚至更多。故答案选D。

29. D 抢救急性有机磷农药中毒最主要的抗肺水肿药物是阿托品，故答案是D。

30. D

31. E 一氧化碳中毒实验室检查首选血液COHb含量测定。

32. D 高压氧治疗能够增加血液中物理溶解氧，提高总体氧含量，促进氧释放和加速CO排出，可迅速纠正组织缺氧，缩短昏迷时间和病程，预防CO中毒引发的迟发性脑病。

33. A 中毒迟发性脑病为急性一氧化碳中毒患者在急性期意识障碍恢复正常后，经过一段时间的假愈期，突然出现以痴呆、精神和锥体外系症状为主的脑功能障碍，一般发生在急性中毒后2个月内。

三、X型题

34. AD 急性有机磷中毒患者急救后病情好转，在数日至一周后突然恶化，可重新出现OPI急性中毒症状或肺水肿而突然死亡。这种临床“反跳”现象可能与残留在皮肤或体内的OPI重吸收或解毒药停用过早有关。

35. ABCD 阿托品化指征为瞳孔较前逐渐扩大、口干、皮肤干燥，心率加快，肺部啰音明显减少或消失。达到阿托品化后，应逐渐减少药量或延长用药间隔时间，防止阿托品中毒或病情反复。如患者出现瞳孔扩大、神志模糊、狂躁不安、抽搐、昏迷和尿潴留等，提示阿托品中毒，应停用阿托品。

36. ABC 毒蕈碱样症状主要是副交感神经末梢兴奋所致的平滑肌痉挛和腺体分泌增加。临床表现为恶心、呕吐、腹痛，多汗、流泪、流涕、流涎，腹泻、尿频、大小便失禁，心跳减慢，瞳孔缩小，支气管痉挛和分泌物增加，咳嗽、气急等。严重患者出现肺水肿。

37. ACE

38. ABCDE 急性一氧化碳中毒的早期症状为头痛、眩晕、心悸、恶心、呕吐、四肢无力，甚至出现短暂的昏厥。急性中度一氧化碳中毒时间稍长，血液中碳氧血红蛋白占30%～40%，在轻型症状的基础上，可出现虚脱或昏迷。皮肤和黏膜呈现煤气中毒特有的樱桃红色。

第十一章 基本技能

A1/A2型题

1. D X线示孤立性小结节，应行CT扫描。无创，且可以显示是否有毛刺征及分叶征以及纵隔内是否有淋巴结增大。若有以上征象则考虑恶性肿瘤，应进一步检查。

2. C 诊断性腹腔穿刺在诊断腹部创伤时是比较理想的辅助性诊断措施，阳性率可达90%以上，故对于判断腹腔内脏器有无创伤和哪类脏器创伤有很大帮助。

3. A 此患者是典型的慢性支气管炎，支气管镜活检又可见鳞状上皮和支气管腺体，此种病理变化属于支气管黏膜的鳞状上皮化生。

4. B 呼吸衰竭的治疗原则为纠正缺氧，改善通气，纠正水、电解质和酸碱失衡及病因治疗等综合疗法。对完全的肺实变和肺不张引起的肺内动-静脉样分流性缺氧，因氧疗并不能增加分流静脉血的氧合，吸氧较难提高 PaO_2。故选 B。

5. C 二度Ⅰ型房室传导阻滞的心电图表现是：①PR间期进行性延长，直至一个P波受阻不能下传心室；②相邻RR间期进行性缩短，直至一个P波不能下传心室；③包含受阻P波在内的RR间期小于正常窦性PP间期的2倍；最常见的房室传导比例为3∶2或5∶4。根据此标准，只有选项C所描述的符合二度Ⅰ型房室传导阻滞的心电图表现。故选C。

6. D 心肺复苏术判断有效的方法：施术者二指贴近患者鼻孔感觉气流，同时观察有无自主胸廓起伏，用时10秒，以判断呼吸功能恢复与否；施术者用示、中、环三指压于患者颈总动脉（甲状软骨上缘旁开两指处）或股动脉感受搏动，以判断循环功能恢复与否。故答案选D。其他各项都不是敏感方法。

7. A 胸外心脏按压，在复苏中是非常重要的，必须准确掌握。若胸外按压在床上进行，应在患者背部垫以硬板。胸外按压的正确部位是胸骨中下1/3交界处。按压时肘关节伸直，依靠肩部和背部的力量垂直向下按压，使胸骨压低约3～5 cm，随后突然松弛. 按压和放松的时间大致相等。放松时双手不要离开胸壁，按压频率为100次/分钟。每按压30次后进行人工呼吸2次。

8. A 心电图上相继出现ST段抬高和T波倒置、Q波，称为Q波性MI，或称为透壁性心梗，是临床上常见的典型AMI。

9. C 诊断性腹穿抽出不凝血，提示实质性脏器破裂所致内出血，因腹膜的去纤维作用而使血液不凝。

10. B 血红蛋白大于100 g/L不需要输血；血红蛋白小于70 g/L可输入浓缩红细胞；血红蛋白为70～100 g/L时，应根据患者具体情况决定是否需要输血。

11. A 营养性缺铁性贫血外周血象：血红蛋白减少比红细胞数减少明显，呈小细胞低色素性贫血。外周血涂片可见红细胞大小不等，以小细胞为多，中央淡染区扩大。

12. A Rh阴性的人接受Rh阳性的血液后，会产生抗Rh抗体，一般来说不会引起立即的输血反应或者仅有轻微的反应，但是，当再次接受Rh阳性的血液时会发生抗体-抗原反应，导致溶血。对于ABO血型，在正常情况下，应坚持同型输血。根据ABO血型的特点，在无法得到同型血源的情况下，可以考虑将O型血输给A、B和AB血型的人，或者AB血型可以接受A、B和O型血。不过异型输血是有原则的，只能少量缓慢地进行。故选A。

13. A 对任何类型的呼吸衰竭，保持呼吸道通畅是最基本、最重要的治疗措施。此时不宜应用强效镇咳药。

14. E 呼吸衰竭是由于多种原因引起通气和(或)换气功能严重损害，导致缺氧伴(或不伴)二氧化碳潴留，继而引起一系列生理功能和代谢紊乱的临床综合征。因此，呼吸衰竭(未经治疗前)必需的诊断指标是低氧血症。

15. E 缺氧可引起全身各系统的损害，必须迅速纠正。对于缺氧伴有二氧化碳潴留(Ⅱ型呼吸衰竭)的患者宜采用鼻导管持续低浓度(吸入氧浓度＜30%)吸氧。

16. D 中止室颤最有效的方法是电除颤，一旦心电监测显示为心室颤动，应立即进行直流电除颤。

17. E

18. A 心脏骤停时最常见的心律失常是心室颤动。一旦心电监测显示为心室颤动，应立即用360J能量进行直流电除颤，若无效可立即进行第二次和第三次除颤。

19. A 结核性腹膜炎的腹腔积液为草黄色渗出液，静置后有自然凝固块，少数呈淡血色，比重一般超过1.016，蛋白质含量30 g/L以上，白细胞计数＞0.5×10^9/L，以淋巴细胞为主。

20. B 正常人脑脊液压力卧位为0.78～1.76 kPa（80～180 mmH_2O），儿童为0.4～1.0 kPa(40～100 mmH_2O)。任何病变使脑组织体积或脑脊液量增加时，脑脊液压力均可升高。

21. E 新生儿脑相对较大,重 300～400 g,占体重 10%～20%(成人仅 2%)。脊髓末端约在第三、四腰椎下缘,故腰椎穿刺应在第四、五腰椎间隙进针。

22. C 急性肺损伤/急性呼吸窘迫综合征血气分析典型的改变为 PaO_2 降低,pH 升高。根据动脉血气分析和吸入氧浓度可计算肺氧合功能指标,对建立诊断、严重性分级和疗效评价等均有重要意义。

23. B 氧疗指各类缺氧的治疗,除了消除引起缺氧的原因外,均可给予吸氧治疗。吸入高浓度氧使血浆中溶解氧量增加,能改善组织的供氧。缺氧是指组织供氧不足或利用障碍,引起机体机能代谢甚至形态结构发生改变的一系列病理变化过程。

24. C 小胃癌的癌灶直径在 10 mm 以下,微小胃癌的癌灶直径在 5 mm 以下。

25. A 胃壁细胞抗体是人体内的自身抗体,引起自身免疫性胃炎,即 A 型胃炎,而幽门螺杆菌感染是引起 B 型胃炎,除选项 A 外的其余四项均与幽门螺杆菌感染有关:Hp 在黏液上具有靶位,可与上皮细胞及黏液的糖蛋白和糖脂靶位结合,使微绒毛脱落,细胞骨架破坏;细胞毒素可引起细胞的空泡变性,Hp 感染后可以通过细胞免疫、体液免疫(产生抗体)和诱发机体的自身免疫反应,引起或加重胃炎的形成。Hp 产生多种酶及代谢产物,如尿素酶及其产物,试验证实尿素酶在胃内水解大量尿素产生大量氨,可造成显著的胃黏膜损害。

26. E 本题主要考查心肺复苏的操作技能,属于基础题。

27. B 心搏骤停一旦发生,如得不到即刻及时地抢救复苏,4～6 min 后会造成患者脑和其他人体重要器官组织的不可逆的损害,因此心搏骤停后的心肺复苏必须在现场立即进行,为进一步抢救直至挽回心搏骤停伤患者的生命而赢得最宝贵的时间。

28. A 高级心肺复苏,是指一系列的临床介入(clinical intervention),人工呼吸不属于。

29. C 经口气管插管患者下颌活动及口腔分泌物容易造成气管移位、脱出。清醒患者不易长时间耐受,一般可留置 3～7 天。

30. C 心肺复苏原则:尽早启动生存链,早启动 EMSS(院前急救医疗服务系统),早 CPR(心肺复苏),早除颤,早进入高级生命支持。早诊断,早启动 EMSS 是生存链的第一步,而意识丧失及大动脉搏动消失是诊断心搏骤停的主要条件。

31. B 成人生存链组成如下:①早期识别和启动急救医疗服务体系或联系当地急救反应系统;②早期由旁观者进行心肺复苏:立即进行心肺复苏可使室颤的心跳呼吸骤停者生存率增加 2～3 倍;③早期进行电击除颤:心肺复苏加 3～5 min 内的电击除颤可使生存率增加 49%～75%;④早期由医务工作者进行复苏后的高级生命支持。

32. E 直流电复律和除颤为治疗室扑和室颤的首选措施,应争取在短时间内(1～2 min)给予非同步直流电除颤,电击若无效可静脉注射、气管注入或心内注射肾上腺素、溴苄胺或利多卡因,再行电击,可提高成功率。若在发病后 4 min 内除颤,成功率 50%以上,4 min 以后仅有 4%。若身边无除颤器应首先作心前区捶击 2～3 下,捶击心脏不复跳,立即进行胸外心脏按压,70～80 次/分。

33. D

34. B 第一次电除颤后应立即继续胸外按压,保证重要脏器的供血。

35. A 有两种方法可以开放气道提供人工呼吸:仰头抬颏法和推举下颌法。后者仅在怀疑头部或颈部损伤时使用,因为此法可以减少颈部和脊椎的移动。遵循以下步骤实施仰头抬颏:将一只手置于患儿的前额,然后用手掌推动,使其头部后仰;将另一只手的手指置于颏骨附近的下颌下方;提起下颌,使颏骨上抬。注意在开放气道同时应该用手指挖出患者口中异物或呕吐物,有假牙者应取出假牙。

36. A 本题主要考查心肺复苏的操作技能,属于基础题。

37. A 本题主要考查急救时人工呼吸的操作技能,成人吹气频率为 12 次/分,儿童 15 次/分,婴儿 20 次/分,但是要注意,吹气时吹气容量相对于吹气频率更为重要。

38. A 心搏骤停一旦发生,如得不到即刻及时地抢救复苏,4～6 min 后会造成患者脑和其他人体重要器官组织的不可逆的损害,因此心搏骤停后的心肺复苏(cardiopulmonary resuscitation, CPR)必须在 4 min 内进行。

39. B 根据患者的病情选择打开气道的方法,患者取仰卧位,抢救者一手放在患者前额,并用拇指和食指捏住患者的鼻孔,另一手握住颏部使头尽量后仰,保持气道开放状态,然后深吸一口气,张开口以封闭患者的嘴周围(婴幼儿可连同鼻一块包住),向患者口内连续吹气 2 次,每次吹气时间为 1~1.5 s,吹气量 1 000 ml 左右,直到胸廓抬起,停止吹气,松开贴紧患者的嘴,并放松捏住鼻孔的手,将脸转向一旁,用耳听有否气流呼出,再深吸一口新鲜空气为第二次吹气做准备,当患者呼气完毕,即开始下一次同样的吹气。如患者仍未恢复自主呼吸,则要进行持续吹气,成人吹气频率为 12 次/分,儿童 15 次/分,婴儿 20 次/分,但是要注意吹气时吹气容量相对于吹气频率更为重要。开始的两次吹气,每次要持续 1~2 s,让气体完全排出后再重新吹气,一分钟内检查颈动脉搏动及瞳孔、皮肤颜色,直至患者恢复、复苏成功,死亡,或准备好做气管插管。

40. C 一旦确诊急性心脏压塞,应立即行心包穿刺术,迅速排除积液,并可插管至心包腔进行较长时间的持续引流。

41. D 本题主要考查急救中早期电除颤的时限,属于概念题。

42. D 心搏骤停一旦发生,如得不到即刻及时地抢救复苏,4~6 min 后会造成患者脑和其他人体重要器官组织的不可逆的损害,因此心搏骤停后的心肺复苏(cardiopulmonary resuscitation, CPR)必须在现场立即进行。

第十二章 模拟试卷一

一、A1/A2 型题

1. D 过敏性紫癜属于血管变态反应性疾病,因机体对某些致敏物质发生变态反应,导致毛细血管脆性及通透性增加,血液外渗。故半数以上患者会出现毛细血管脆性试验阳性。

2. E 慢性胃炎时铁摄入减少,慢性肝炎使得铁代谢过程中的某些相关蛋白缺乏,慢性溶血和慢性失血导致铁丢失过多,慢性感染引起铁代谢异常。上述各项均可导致缺铁性贫血,但最常见的是慢性失血所致。

3. D 阵发性睡眠性血红蛋白尿是 GPI 锚连膜蛋白获得性缺陷(B 错误),红细胞对补体激活敏感度升高(A 错误),CD55 是衰变加速因子,在激活 C3、C5 转换酶水平起抑制作用,CD59 因子是反应性溶血的膜抑制物,可阻止 C9 转变为膜攻击复合物。夜间发病是因为补体适宜 pH 为 6.8~7.0(C 错误),夜间酸性代谢产物增加,pH 降低所致(E 错误)。

4. A ITP 造成慢性失血性贫血属于缺铁性贫血,所以应进行血清铁蛋白测定。

5. B 慢性再障患者由于白细胞减低、贫血、免疫异常等原因易合并感染,以呼吸道感染多见,其次有消化道、泌尿生殖道及皮肤、黏膜感染等。

6. D 再障当与下列疾病相鉴别:阵发性睡眠性蛋白尿(PNH)、骨髓增生异常综合征(MDS)、自身抗体介导的全血细胞减少、急性白血病、恶性组织细胞病等。

7. B DIC 的特点即广泛微血栓形成,消耗性血小板减少及凝血因子缺乏。ITP 为血小板破坏过多,白血病是巨核细胞增生受抑导致血小板减少,再障是骨髓造血功能衰竭导致血小板减少,病毒感染并不一定导致血小板减少。

8. A 室上嵴位于右房室口和肺动脉口之间,此肌束收缩时参与使心尖作顺钟向旋转,故右心室肥大的患者出现更明显的心脏顺钟向转位,多系室上嵴肥厚所致(可能与右心室肥厚时心电图 V_1 导联出现 Q 波有关)。室上嵴肥厚还可引起右心室流出道狭窄,称为漏斗部狭窄。

9. B 卵圆窝位于房间隔中下部,为胎儿时期卵圆孔闭合后遗留的遗迹。卵圆窝比较薄,是房间隔缺损的好发部位。

10. D 右房室口是由右房室环、3 个瓣叶和 3 组乳头肌组成。三尖瓣环、瓣尖、腱索和乳头肌在结构和功能上是一整体，称为三尖瓣复合体，它们的共同作用是保证血液的单向流动。

11. B 左前降支近端闭塞可引起广泛前壁心肌梗死。

12. D 一过性外向电流 I_{to} 是快反应细胞 1 相复极的主要离子流，主要离子成分是 K^+。

13. A 膜电位恢复到－80～－90 mV，意味着相对不应期结束，进入超常期。在超常期内虽然兴奋性增高，但由于钠通道活性未完全恢复，兴奋产生的动作电位幅度比完全恢复到极化状态时所产生的动作电位幅度要低，兴奋传导的速度比正常要慢。

14. A 当心肌细胞复极到超常期(－80～－90 mV)时，与阈电位水平的差距较小，引起心肌细胞发生兴奋的阈刺激比正常时要低，因此心肌细胞兴奋性高于正常。

15. D P 波显示不清，R－R 间距绝对不齐，多考虑心房颤动。

16. E

17. D 溃疡性结肠炎在钡灌肠表现为黏膜粗乱、多发溃疡、息肉形成，肠管狭窄短缩，结肠袋消失呈管状肠管的特征。D 项为恶性病变的特征。

18. A 十二指肠闭锁时，腹部平片可见“双气泡”征，为扩张的胃及十二指肠上段。

19. D 肝硬化肝密度的改变是脂肪变性、纤维化引起肝弥漫性或不均匀的密度降低，再生结节显著，肝表面高低不平。中晚期肝硬化可出现肝叶增大和萎缩，可表现为全肝萎缩，更多表现为尾叶、左叶外侧段增大，右叶、方叶萎缩，出现肝各叶比例失调。选项 ABCE 正确。

20. C 胰管、胆总管均扩张即所谓的“双管征”，是诊断胰腺癌的可靠征象。

21. E 项圈征及狭颈征为良性溃疡的表现。

22. A 球后段出现笔杆征为肠系膜上动脉压迫综合征的主要特征。

23. E 胆管细胞囊腺癌增强扫描后囊性部分不强化，实性部分、囊壁或壁结节呈明显强化。

24. A 肝癌增强扫描动脉期，平扫呈低密度的病灶区 CT 值迅速升高并明显高于正常肝实质。

25. E 溃疡性结肠炎 5%可发生癌变。

26. E

27. B 痰结核菌检查是确诊肺结核病的主要方法，亦是判断肺结核传染性的重要指标。

28. D 慢性肺源性心脏病最常见的原因是慢性支气管炎、阻塞性肺气肿。

29. A **30.** E **31.** B **32.** D **33.** B **34.** B

35. D **36.** B **37.** B

38. E 对医学伦理学不伤害原则是避免责任、技术、躯体、心理伤害。

39. E 初级卫生保健的工作内容：增进健康、预防疾病、及时治疗、康复防残。E 项明显错误。

40. C **41.** B **42.** E

43. E 肝癌和良性活动性肝病均可见 AFP 升高，若 AFP＞200 μg/L 持续 2 个月或 AFP＞400 μg/L 持续 1 月可确诊为肝癌；ALT 持续上升 1 倍以上高度考虑肝癌。以此可鉴别肝癌和良性活动性肝病。

44. E 胃食管反流病的维持治疗可用 PPI 和 H_2RA，但 PPI 效果更优，而奥美拉唑是 PPI 的代表药物，故选 E。

45. C PPI 是治疗重症胃食管反流病的首选药物，奥美拉唑是 PPI 的代表药物，故选 C。

46. B 胃食管反流病的烧心指的是胸骨后和剑突下烧灼感，通常由胸骨下端向上延伸；烧心和反酸常在餐后 1 小时出现，卧位、弯腰或腹压增高时加重。故答案选 B。

47. D 少进食高脂肪食物、巧克力、咖啡、浓茶等可使食管括约肌压降低的食物，有利于反流性食管炎的治疗；H_2 受体拮抗剂如雷尼替丁、法莫替丁能减少 24 h 胃酸分泌的 50%～70%，能有效抑制进食刺激引起的胃酸分泌，用于治疗反流性食管炎；莫沙必利是 5-羟色胺受体激动剂，能促进乙酰胆碱释放，从而改善功能性消化不良患者的胃肠道症状，可用于治疗反流性食管炎；反流性食管炎白天进食后不宜立即卧床。为减少夜间反流，睡前 2 h 不宜进食，可将床头抬高 15～20 cm。故答案选 D。

48. B 反流性食管炎是发病机制是由于食管下括约肌张力减低为主的动力障碍性疾病。故答案选 B。

49. B

50. D Ⅲ期病变在横膈两侧(Ⅲ)，或同时侵犯淋巴结外组织(ⅢE)，有脾脏侵犯(ⅢS)或两者皆有(ⅢES)。

51. D 患者贫血,实验室检查红细胞平均体积低于80fl,平均血红蛋白浓度小于0.32,考虑缺铁性贫血。

52. E 激素可通过内分泌、旁分泌、自分泌、胞内分泌发挥功能。促甲状腺激素(TSH)是通过内分泌释放到血液中分布于全身的。促甲状腺激素是诊断原发性甲状腺功能减退症的最灵敏指标。

53. E 高泌乳素血症主要引起:①月经改变:多为闭经,还可表现为月经不调、排卵障碍、黄体功能不全、不孕等;②泌乳:自发泌乳或挤压双侧乳房时可见乳汁,与PRL的水平高低无绝对的正相关性,可能与PRL的异型性及其免疫活性、生物活性、受体结合率等因素有关;③若长期不进行治疗,可能因雌激素缺乏导致骨质疏松症。

54. E 腺垂体功能减退症中垂体肿瘤为成人最常见的原因。在全垂体功能减退的基础上常因各种应激而诱发垂体危象,其中感染为最常见原因,过度劳累、服用镇静剂、激素替代治疗中断也为其发生的原因。蝶鞍区放射治疗为引起腺垂体功能减退症的原因之一。

55. A 血清TSH(sTSH或uTSH)升高为原发性甲状腺功能减退症的最早表现;如TSH升高而T_4、T_3正常,可能为亚临床甲减。采脐血或新生儿血或妊娠第22周羊水测sTSH,尤有助于新生儿和胎儿甲减症的诊断。

56. C 体温上升有两种方式:①骤升型,体温在几小时内达到39~40℃或以上,常伴有寒战,见于疟疾、大叶性肺炎、败血症、流行性感冒、急性肾盂肾炎、输液或某些药物反应等;②缓升型,体温逐渐上升,在数日内达到高峰,多不伴寒战,如伤寒(本题的C项)、结核病、布氏杆菌病等。

57. D 伤寒死亡的原因是败血症、肠出血和肠穿孔。本题备选答案A、B、C、E均无肠穿孔的并发症。

58. B 中毒性菌痢,是细菌性痢疾最严重的类型,是机体对痢疾杆菌毒素的反应性较高所致,严重时可引起中毒性休克;多见于2~7岁儿童,肠道病变轻;起病急骤。

59. B 以上几个方面,高热仅反映机体的温度情况,并不能反映机体的组织灌注量,故不能成为休克的诊断条件。

60. B 吗啡中毒表现为昏迷,瞳孔极度缩小,呼吸深度抑制和血压降低,其中瞳孔缩小呈针尖样大小,是吗啡和其他阿片相关药物过量中毒诊断的重要指征。原因为阿片药物能兴奋动眼神经缩瞳核,使瞳孔缩小。其他原因引起昏迷和呼吸抑制则出现瞳孔扩大。故选B。

61. E 一氧化碳中毒首先需撤离现场到安全环境,其次才是其他的治疗,如吸氧、呼吸兴奋剂、人工呼吸等。故选E。

62. A 导致输血反应的天然抗体类型是IgM,而“免疫性抗体”则常是IgG。

63. B $PaCO_2$>50 mmHg,PaO_2<60 mmHg提示存在Ⅱ型呼吸衰竭,结合COPD病史、神志改变考虑为CO_2潴留引起肺性脑病。

64. C

65. B 铁剂是治疗缺铁性贫血的特效药。48~96 h后,网织红细胞开始上升,4~11天达高峰。

66. C Hb 50 g/L为重度贫血,血清铁降低,转铁蛋白饱和度降低,综合患者症状表现考虑为缺铁性贫血。

67. B 白细胞、血小板正常,MCV低于80fl,MCHC小于32%,结合患者症状,考虑缺铁性贫血。

68. D 患者急性起病,有溶血表现,实验室检查及临床症状显示肾功能不全,所以考虑为急性溶血性贫血伴肾功能不全。

69. D 血管加压素(又称抗利尿激素)是由下丘脑的视上核和室旁核的神经细胞分泌的9肽激素,而非由垂体分泌,其余选项均是垂体分泌。

70. A 慢性肾上腺皮质功能减退临床表现主要为衰弱无力、皮肤黏膜色素沉着、体重减轻、血糖降低,低血压、食欲缺乏、血清钾降低,恶心、呕吐、水电解质代谢紊乱及神经系统损害等症状,与本例患者非常吻合,A项正确。胰岛素瘤患者有典型的Whipple三联征症状,但无皮肤色素沉着等临床表现。

71. C 本例为低血糖表现,首先进食、口含糖块或输注葡萄糖。

72. A 患者为女性,27岁,血ANA(+),有关节肿痛、脱发和口腔溃疡,最可能的诊断为系统性红斑狼疮。

73. E 其丈夫有消瘦、体重下降明显、高热症状,病故,现患者出现类似症状,全身淋巴结肿大,须考虑艾滋病的可能。

74. B 心脏位于胸腔中纵隔内，两肺之间，周围包有心包。心脏的2/3位于身体中线的左侧，1/3位于右侧。

75. C 吸气末心脏可呈悬垂位。

76. B 心尖部由左心室构成。

77. B 心底朝向右后上方，而不是朝向左后上方。

78. A 左心房和小部分右心房主要构成心底部，而心脏膈面2/3由左心室构成，1/3由右心室构成。

79. D 后房间沟、后室间沟与冠状沟的相交处称为房室交叉，此区域是左、右心房和左、右心室在心脏后面的相邻之处。

80. B 右心房是最靠右侧的心腔，右心室是最靠前方的心腔，左心房是最靠后方的心腔，其后方与食管相毗邻，左心室是最靠左侧的心腔。

81. D 固有心房和腔静脉窦之间在心脏表面以靠近心右缘表面的界沟分界，在心腔面与界沟相对应的心内纵行肌性隆起称为界嵴。

82. B 固有心房构成右心房的前部，固有心房的左前下方有右房室口，通向右心室。

83. D 腔静脉窦位于右心房的后部，内壁光滑，内有上腔静脉口、下腔静脉口和冠状窦口。

84. B 囊肿一般表现为T1WI低信号，T2WI高信号，故B项正确。

85. C 子宫颈癌多为鳞状上皮细胞癌，约占90%，余为腺癌或腺鳞癌。

86. A 卵巢浆液性囊腺癌是卵巢癌最常见癌，双侧者约5%。表现为盆腹腔内较大肿块，内有多发大小不等、形态不规则的低密度囊性部分，其间隔和囊壁厚薄不均，肿瘤间隔、囊壁和实体部分发生显著强化。

87. D 前列腺后叶增大、病变与左盆底肌分界不清提示癌变可能。

88. A 肾血管平滑肌脂肪瘤由平滑肌、血管和脂肪组织构成，CT上表现为不均质肿块的混杂密度，内部的低密度区为脂肪组织，增强扫描后无强化，而平滑肌成分成中等强化程度。

89. A 前列腺炎根据病程可分为急性细菌性前列腺炎和慢性前列腺炎。病原体可通过直接蔓延、血行和淋巴等途径感染，尤以尿道蔓延最为常见。

90. A 多囊肾不属于先天畸形，属常染色体遗传性疾病。

91. B 肾上腺是转移癌的好发部位，主要以血行播散的方式转移到肾上腺，肺癌转移居多，可为双侧或单侧，T1WI肿块信号类似或低于肝实质，T2WI上信号强度高于肝实质，内可见更长T1长T2信号灶。

92. E 肾上腺嗜铬细胞瘤多起源于肾上腺髓质内成熟的神经嵴细胞(嗜铬细胞)。

93. E 葡萄胎又称水泡状胎块，是由于绒毛膜的滋养层细胞不规则增生，绒毛间质水肿变形，形成大小不等，相互连接成状如葡萄样结构。绝大多数葡萄胎病变仅局限于子宫腔内，为良性葡萄胎。

94. E 阵发性室上性心动过速：频率为150～250次/分，心电图表现为QRS波群形态通常正常，RR间期规则，P波与QRS波群保持固定关系，起始突然。

95. E 室性心动过速的心电图特点。

96. C NYHA心能分级中，Ⅲ级指的是轻度体力活动时有气促症状，属心功能中度异常。

97. C 老年人肝功能减退，肾清除率降低，随年龄增加心脏对洋地黄的敏感性增加，患者同时使用利尿剂，易出现洋地黄中毒。

98. E 急性心力衰竭患者，快速心房颤动，伴血流动力学紊乱，应立即给予洋地黄类药物，减慢心律，改善症状。

99. D 血管扩张药可减轻心脏前、后负荷，降低心肌耗氧量，增加心肌收缩力，对部分顽固性心力衰竭有一定效果。

100. B 对于伴有心功能不全的室上性心动过速患者，首选毛花苷丙。

101. E 该患者收缩压＞180 mmHg，舒张压＞110 mmHg，根据血压水平分级为3级，并伴有靶器官损害(左心肥厚、视网膜病变、蛋白尿)，根据心血管危险度分层，考虑为很高危。

102. E 接触呼吸道异物梗阻可以：①进行心肺复苏，如有第二名急救人员在场，可让他打电话。②开放气道，用舌下颌上提法，如可见，用手指清除口咽部异物。③尝试通气，如通气时患者胸部无起伏，重新摆放头部位置，再尝试通气。④如果反复尝试后仍不能进行有效通气，可以实施腹部冲击法。⑤如仍失败，可使用环甲膜切开术，或使用专门器具取异物(Kelly 钳、Magilla 镊等)。

103. C 气管内插管术是指将特制的气管导管，通过口腔或鼻腔插入患者气管内，是一种气管内麻醉和抢救患者的技术，也是保持上呼吸道通畅的最可靠手段。气管或支气管内插管是实施麻醉的一项安全措施。

104. E 纤维支气管镜检查常应用于支气管结核和淋巴结支气管瘘的诊断。支气管结核表现为黏膜充血、溃疡、糜烂、组织增生、形成瘢痕和支气管狭窄，可以在病灶部位行活体组织病理学检查、结核分枝杆菌培养等。

105. C 呼吸兴奋剂属于中枢兴奋药，主要通过直接兴奋延髓呼吸中枢，也可通过刺激颈动脉体和主动脉体的化学感受器反射性的兴奋呼吸中枢，使呼吸加深加快，通气量增加，提高血氧分压，降低二氧化碳分压，提高呼吸中枢对二氧化碳的敏感性，在呼吸中枢处于抑制状态时兴奋作用尤为明显。

106. B 哮喘严重发作时可有缺氧、PaO_2 降低，由于过度通气可使 $PaCO_2$ 下降、pH 上升，出现呼吸性碱中毒。若为重症哮喘，病情进一步发展，气道阻塞严重，可有缺氧及 $PaCO_2$ 潴留、$PaCO_2$ 上升，出现呼吸性酸中毒。

107. C 双肺可见多个大小不等的肿块，有肝癌病史，考虑肺转移癌。

108. B $PaCO_2>50$ mmHg，$PaO_2<60$ mmHg 提示存在Ⅱ型呼吸衰竭，结合 COPD 病史、神志改变，考虑为 CO_2 潴留引起肺性脑病。

109. C 有利原则要求准确诊断，有效治疗。然而必须恰当把握准确诊断这个要求。准确的诊断虽然相当重要，但是对于危重急症患者来说，往往时间就是生命，此时一味地追求诊断的准确就可能让患者付出生命的代价。因此及时给予恰当医疗干预，缓解病情才是最好的选择。A、B、E 都可能贻误抢救时机，因而是错误的。而 D 仍然以诊断而不是干预和缓解病情为目的，因而也是错误的。

110. D 考虑急性胃炎出血，应当行急诊胃镜检查以明确诊断。

111. C

112. A 该患者考虑失血性休克，治疗首先当快速输血以迅速补充血容量。

113. B

114. D 患者上腹疼痛、反酸、呕血，呕血后缓解，多考虑消化性溃疡可能。

115. D 消化性溃疡最常见的并发症是消化道出血。

116. C **117.** D

118. D 库欣综合征患者血浆皮质醇水平增高且昼夜节律消失，小剂量地塞米松抑制试验是库欣综合征必需的确诊试验。

119. E 皮质醇增多症又称 Cushing 综合征，是肾上腺皮质分泌过量的糖皮质激素(主要是皮质醇)所致，主要临床表现为满月脸，多血质外貌，向心性肥胖，皮肤紫纹，痤疮，高血压和骨质疏松等。地塞米松(DXM)是人工合成的糖皮质激素，其活性是皮质醇的 40 倍。正常时，它可明显抑制垂体 ACTH 的释放。小剂量地塞米松抑制试验是筛选和诊断 Cushing 综合征的快速而可靠的试验。所以本题选 E。

120. E 原发性慢性肾上腺皮质功能减退症在使用糖皮质激素替代治疗时，宜模仿昼夜节律在清晨睡醒时服全日量的 2/3，下午时服余下 1/3。于一般成人，每日剂量开始时约氢化可的松 20～30 mg 或可的松 25～37.5 mg，以后逐渐减量。有发热等并发症时糖皮质激素宜加量。

121. A 根据题意可初步诊断为原发性肾上腺皮质功能减退症。原发性和继发性肾上腺皮质功能减低的激素替代方法有所区别：前者因肾上腺被破坏，皮质醇、醛固酮的合成可能同时受损，治疗上应首选潴钠作用强的氢化可的松；后者因垂体前叶功能减低主要影响皮质醇的合成，醛固酮分泌主要受肾素-血管紧张素系统调节，其合成不受影响，所以应首选潴钠作用弱、作用时间较长的泼尼松。本患者有皮肤黏膜色素沉着，是原发性肾上腺皮质功能减低的特征性表现，因此应选 A。

122. C 患者的基础代谢率为 31%，属中度甲亢(30%～60%)。

123. C 该病例为比较典型的原发甲状腺功能亢进症：心慌乏力伴消瘦，查体心率快、手颤、突眼、甲状腺增大，所给出检查中双甲状腺核素扫描最具有特异性和诊断价值。

124. D 根据血钙及血磷浓度，患者最有可能性的诊断为甲状旁腺功能亢进症，部分甲旁亢患者伴有胃、十二指肠溃疡。

125. D 根据OGTT 2 h血糖诊断糖尿病常最敏感。

二、A3/A4 型题

126. A 该患者考虑感染性心内膜炎可能，故应行血培养以明确发热原因。

127. C 超声心动图检查能够检出直径大于2 mm以上的赘生物，因此对诊断感染性心内膜炎很有帮助。此外在治疗过程中超声心动图还可动态观察赘生物大小、形态、活动和瓣膜功能状态，了解瓣膜损害程度，对决定是否行换瓣手术具有参考价值。该检查还可发现原有的心脏疾病。

128. D 感染性心内膜炎抗生素一般应用4～8周。

129. C 结合患者既往病史，考虑与硅沉着关系密切。

130. ABCD 硅沉着病常见的并发症有慢性支气管炎及阻塞性肺气肿、自发性气胸及肺结核。

131. BCDE 对硅肺患者应采取综合性措施，包括脱离粉尘作业，另行安排适当工作；加强营养和妥善的康复锻炼，以增强体质；预防呼吸道感染和合并症状的发生。硅沉着病不能治愈，然而，早期患者如能停止接触硅尘，可阻止疾病的发展。针对慢性阻塞性肺病的治疗方法，如扩张支气管和清除分泌物等，可减轻呼吸困难患者的症状。由于硅沉着病患者罹患结核的危险性较大，也应定期进行有关检查包括结核皮肤试验。

132. ABCDEF 结合患者症状、体征，考虑患者最可能是并发了自发性气胸，此时应按自发性气胸处理。

133. E 患者有胃溃疡病史5年，胃镜检查示胃角溃疡，幽门螺杆菌阳性。若腹痛发生于饭后0.5～1小时病史，则更有诊断价值。

134. D

135. D 抗HP最佳治疗方案是一种PPI或铋剂＋两种抗生素，故D选项符合题意。

136. C **137.** D

138. B 患者OGTT 2 h血糖在7.8～11.1 mmol/L之间，符合糖耐量减低诊断。

139. A 题干中并未交代更多信息，并不能说明BCDE选项内容。

140. A 糖耐量减低(IGT)以往称无症状糖尿病，又称化学性糖尿病、隐性糖尿病、糖尿病前期。IGT是糖代谢介于正常与糖尿病之间的中间状态，所有2型糖尿病患者，几乎都要经过糖耐量减低这个阶段。2型糖尿病主要病理改变就是胰岛素抵抗和胰岛B细胞功能障碍，当胰岛B细胞功能正常时，可维持血糖正常，当胰岛B细胞功能障碍时则发生2型糖尿病。该患者应为存在胰岛素抵抗而胰岛B细胞功能正常。糖尿病前期患者应通过饮食控制和运动来减少发生糖尿病的风险，并定期随访以确保患者能坚持下来；定期检查血糖；同时密切关注心血管疾病危险因素(如吸烟、高血压和血脂紊乱等)，并给予适当治疗。

141. A 一度房室传导阻滞心电图特点：①每一个窦性P波均能下传心室并产生QRS-T波群。②PR间期＞0.20 s(成人)；小儿(14岁以下)PR间期≥0.18 s。③心率无显著改变时，PR间期较先前增加0.04 s以上，即使PR间期在正常范围仍可诊断。

142. D 一度房室传导阻滞无症状一般无须治疗。

143. E 房室结双径路心电图：窦性心律逐渐增快时，突然出现PR间期明显延长，比正常PR间期长0.06 s以上。

144. C

145. A 胃溃疡并慢性胃炎，伴有血压降低、脉搏增快、烦躁、出汗，考虑胃溃疡出血导致的失血性休克，治疗当尽快补充血容量，快速输血。

146. D 胃溃疡合并慢性胃炎若大出血停止后不到1日，又有大出血，当考虑紧急手术治疗。

147. B

148. B 亚急性甲状腺炎甲状腺毒症期实验室检查可出现血清T_3、T_4升高，甲状腺^{131}I率明显降低，血沉加快等。

149. C 甲状腺滤泡被炎症破坏，其内存储的甲状腺激素释放进入循环，形成“破坏性甲状腺毒症”，造成T_3、T_4升高。

150. E 本病为自限性病程，预后良好，轻型患者仅需应用非甾体抗炎药,中、重型患者可给予泼尼松,针对甲状腺毒症表现可给予普萘洛尔等。

三、X 型题

151. BCD 高血压的并发症有:①心脏并发症,如左心室肥厚、心绞痛、心肌梗死和心力衰竭;②脑并发症,如出血性脑卒中、缺血性脑卒中、高血压脑病;③累及大小动脉,如动脉硬化、主动脉夹层;④高血压性肾损害,如进展缓慢的小动脉性肾硬化症、恶性小动脉性肾硬化症、慢性肾衰竭;⑤眼底,如视网膜动脉硬化、眼底改变。其中进展缓慢的小动脉性肾硬化症是指良性高血压 5～10 年,开始为肾小动脉病变,继以肾实质损害;恶性小动脉肾硬化症是指恶性高血压所致的肾损害,包括肾小动脉病变和肾实质损害。

152. DE 预防结核病,接种对象为出生 3 个月以内的婴儿或结核菌素试验阴性的儿童。

153. CDE **154.** ABCDE

155. ABCDE 测定血清中甲状旁腺素(PTH)的浓度,正常情况下与血钙呈反馈关系,如血钙正常而 PTH 增高,则可以诊断。甲状旁腺功能亢进症常有尿中环磷酸腺苷(cAMP)的排出量升高。另外血钙值、血中钙磷比值、肾小管磷回吸收试验对诊断有帮助。骨骼 X 线片可了解有无骨稀疏等脱钙病变。

156. AC 烟碱样症状指乙酰胆碱在横纹肌神经肌肉接头处过度蓄积和刺激,使面、眼睑、舌、四肢和全身横纹肌发生肌纤维颤动,甚至全身肌肉强直性痉挛。患者常有全身紧束和压迫感,而后发生肌力减退和瘫痪。严重者可有呼吸肌麻痹,造成周围性呼吸衰竭。此外由于交感神经节受乙酰胆碱刺激,其节后交感神经纤维末梢释放儿茶酚胺使血管收缩,引起血压增高、心跳加快和心律失常。

157. ABCDE 导致高血压的因素有:①遗传因素。大约 60%的半数高血压患者有家族史。目前认为是多基因遗传所致,30%～50%的高血压患者有遗传背景。②精神和环境因素。长期的精神紧张、激动、焦虑,受噪声或不良视觉刺激等因素也会引起高血压的发生。③年龄因素。发病率有随着年龄增长而增高的趋势,40 岁以上者发病率高。④生活习惯因素。膳食结构不合理,如过多的钠盐、低钾饮食、大量饮酒、摄入过多的饱和脂肪酸均可使血压升高。吸烟可加速动脉粥样硬化的过程,为高血压的危险因素。⑤药物的影响。避孕药、激素、消炎止痛药等均可影响血压。⑥其他疾病的影响。肥胖、糖尿病、睡眠呼吸暂停低通气综合征、甲状腺疾病、肾动脉狭窄、肾脏实质损害、肾上腺占位性病变、嗜铬细胞瘤、其他神经内分泌肿瘤等。

158. ABCD 严重败血症或毒血症患者可并发感染性休克,有高热,但也有体温不升。血压下降、四肢厥冷、多汗、口唇青紫。并发心肌炎时心动过速出现心律失常,如期前收缩、阵发性心动过速或心房颤动。并发胸膜炎时,胸液为浆液纤维蛋白性渗出液;5%～10%会出现脓胸,15%～20%可出现脑膜炎、心包炎、心内膜炎、中耳炎等肺外表现。

159. ABDE

160. ABCDE 肺源性心脏病(简称肺心病)主要是由于支气管-肺组织或肺动脉血管病变所致肺动脉高压引起的心脏病。故以上皆可。

161. BCDE 克罗恩病病变呈非连续性,在回肠末端及近端结肠,病变累及肠壁全层,常有瘘管形成,大便呈糊状,无脓血。故答案选 BCDE。

162. ABC 尿胆原阳性可见于肝细胞性黄疸、中毒性肝炎、溶血性黄疸。故答案选 ABC。

163. BD 慢性 A 型萎缩性胃炎、胃癌可见胃酸缺乏。故答案选 BD。

164. ABCD 治疗时多饮水,可以增加尿量,有利于冲洗泌尿道,促进细菌、毒素和炎症分泌物的排出,故不选。

165. BCE 慢性肾衰竭时最常见的电解质紊乱是代谢性酸中毒、高血磷、低血钙、高血钾。

166. BCD 测定血清抗甲状腺球蛋白抗体和血清抗甲状腺微粒体抗体可诊断桥本甲状腺炎,甲状腺细针穿刺细胞学检查有助于诊断的确立。

167. BCDE 由于二氧化碳透过血脑屏障的弥散能力快于碳酸氢根,快速补碱后脑脊液 pH 呈反常性降低,引起脑细胞酸中毒。其余选项均正确。

168. ABCE 酸中毒时,细胞外液 H^+ 浓度增加,此时机体会代偿性地将 H^+ 运入细胞内，但是为了维持电荷平衡，会有等量的 K^+ 被转运出来，造成细胞外 K^+ 浓度增加。其余选项均正确。

169. ABDE 角膜炎、虹膜炎为糖皮质激素类药物适应证。

170. ABDE 类风湿性关节炎的对称性梭形软组织肿胀常见于近侧指间关节。

171. ACE 传染病流行的三个基本条件是传染源、传播途径、易感人群。

172. AC 去甲肾上腺素和间羟胺同属 α 受体激动剂，可用于休克患者，增加心肌收缩性，促使心排出量增加。

173. ABCE

174. ABDE 特发性血小板减少性紫癜诊断要点：①至少两次化验血小板减少，血细胞形态无异常；②体检脾脏一般不增大；③骨髓检查巨核细胞数正常或增多，有成熟障碍；④排除其他继发性血小板减少症。

175. ABCD 慢性粒细胞白血病白细胞数明显增高，中性粒细胞碱性磷酸酶活性减低或呈阴性反应，以脾脏肿大为最显著体征，Ph 染色体阳性，血清及尿中尿酸增高，血清乳酸脱氢酶增高。

第十三章 模拟试卷二

一、A1/A2 型题

1. A 慢性粒细胞白血病加速期的标准之一为外周血原始粒细胞≥10%。

2. B 移植选择有年龄限制，目前多掌握在自体移植患者小于 60 岁，异基因移植小于 50 岁，应在缓解后行巩固治疗 4～6 疗程行移植以减少复发。

3. D 左旋门冬酰胺酶的主要不良反应肝功能、胰腺炎、凝血因子及白蛋白合成减少，主要用于 ALL 的 VDLP 化疗方案；长春新碱主要不良反应为末梢神经炎和便秘；柔红霉素主要不应反应为心脏毒性作用。

4. E 急性白血病：起病急，病情发展快，自然病程一般少于 6 个月，骨髓中原始细胞一般在 30%以上；慢性白血病：起病缓慢，自然病程在 1 年以上，骨髓原始细胞一般在 2%以内，比较成熟的白细胞占大多数。区别急性与慢性白血病主要依据是骨髓幼稚细胞的成熟程度。

5. C 过敏性紫癜是免疫介导的全身血管炎症，关节型多发生于膝、踝、肘、腕等大关节，因关节部位血管受累出现关节肿胀、疼痛，压痛呈游走性，反复发作，经数日而愈，由于不侵犯骨质而不会遗留关节畸形。

6. E 人体内铁，其一为功能状态铁，包括血红蛋白铁、肌红蛋白铁、转铁蛋白铁以及乳铁蛋白、酶和辅因子结合的铁；其二为贮存铁，包括铁蛋白和含铁血黄素，储存于肝、脾、骨髓等器官的单核-巨噬细胞系统。

7. B 缺铁性贫血的血清铁含量肯定是降低的（<8.95μmol/L），使转铁蛋白饱和度下降（<15%），但总铁结合力升高（>64.44μmol/L）。

8. C 前降支发出的左圆锥支和右冠状动脉发出的右圆锥支相互吻合形成动脉环，称为 Vieussens 环，是常见的侧支循环。

9. D 右位心的心房和心室与大血管的关系正常，但位置倒转，宛如正常心脏的镜中影像，一般无血流动力学改变。

10. C 心脏的长轴自右后上方向左前下方倾斜，与正中矢状面约成 45°角。

11. C Na^+ 内流是形成快反应细胞 0 相的内向离子流。

12. C 极化的心肌细胞受到邻近细胞除极刺激后，本身的膜电位也自－90 mV 左右开始上升，达到一定水平时（通常是－60～－70 mV）细胞发生动作电位。此时，细胞膜上快钠通道开放，膜外 Na^+ 迅速内流，发生除极。能引起细胞发生动作电位的临界电位称为阈电位。

13. C

14. C 只要存在两条传导路径，且两者的不应期和传导速度的差别达到一定程度时，都有可能发生蝉联现象。因此,在预激旁路与正常房室传导系统之间也可发生蝉联现象。

15. B 肝硬化脂肪变性、纤维化可引起肝弥漫性或不均匀的密度减低。较大而多发的再生结节可为散在的略高密度结节。

16. E 胰腺位于胃与大肠之后,在正常腹部平片上见不到。

17. A 麻痹性肠梗阻时扩张的肠管相互靠近,但一般肠间隙正常,如肠间隙增宽,常提示腹腔内有感染。

18. E 钡灌肠检查可确诊乙状结肠扭转。

19. D 典型临床表现结合钡餐检查及内镜检查可明确诊断,CT不用于胃溃疡的诊断,可用于溃疡穿孔后小网膜囊内积气及软组织包绕的判断。

20. C 脾淋巴瘤是常见的恶性脾脏肿瘤,病理上分为弥漫肿大型、粟粒型、多发结节型和孤立大肿块型4型。前2型可见脾肿大,粟粒型因肿瘤太小致CT不能显示,故C项是错误的。增强扫描后肿块正常的脾组织密度差别增大,有助诊断。

21. E 肝囊肿CT增强扫描囊肿内及囊肿壁均无强化。

22. A 胰腺及胰管钙化是慢性胰腺炎的表现。

23. A 局灶性结节增生增强动脉期呈不均匀强化,病灶中心瘢痕组织延时可见强化。

24. C

25. C 哮喘发作期主要体征为:呼吸幅度减低,叩诊过清音,两肺满布哮鸣音,合并感染者可闻及湿啰音,可有发绀。轻症哮喘可以逐渐自行缓解,缓解期无任何症状和异常体征。哮喘严重发作持续在24小时以上者称为哮喘持续状态。

26. B

27. A 吸烟与慢支发生有密切关系。吸入烟雾可使支气管收缩痉挛,黏膜充血水肿,支气管杯状细胞增生致黏液分泌增多,黏液-纤毛清除功能降低而易发生感染。

28. A **29.** A **30.** E **31.** D

32. B 流行性感冒的主要特点:发病率高,传染性强,常引起较大范围的流行;起病急,全身症状较重;致病原是流感病毒,病毒分离和血清学检查可确诊;鼻咽部症状和体征较轻。

33. B

34. A 气道高反应性者不都是支气管哮喘。

35. B 支气管扩张气道内有较多分泌物时,体检可闻及湿啰音。

36. D **37.** C

38. D 甲状旁腺功能亢进症时高浓度钙离子可刺激胃泌素的分泌,壁细胞分泌胃酸增加,形成高胃酸性多发性胃、十二指肠溃疡。

39. C **40.** C

41. D 国家鼓励现役军人率先献血。

42. E **43.** E **44.** B **45.** B **46.** A **47.** D

48. C **49.** E **50.** E **51.** B

52. C Ⅲ导联出现Q波并不是心肌梗死的特征性改变;夜间发生心绞痛属于不稳定型心绞痛;晕厥原因很多,心肌梗死表现为持续性缺血性胸痛,表现为晕厥的并不多见;下肢深静脉血栓形成患者突发胸痛、呼吸困难应首先考虑急性肺栓塞的可能。

53. E 氯沙坦属于ARB类,卡托普利属ACEI类,均主要作用于外周小动脉,扩张冠状动脉的作用不显著。美托洛尔属β受体阻滞剂,治疗心绞痛主要是通过降低心肌耗氧量、减慢心室率、减少心脏氧耗,不直接扩张冠状动脉。阿司匹林为抗血小板聚集药物。硝酸异山梨酯为硝酸酯类药物,对冠状动脉有较强的扩张作用,可明显增加冠状动脉的血流量。

54. C 晕厥常常与一过性脑缺血有关,在心脏瓣膜病变中,主动脉瓣狭窄是最容易发生晕厥的。

55. D 肺动脉瓣狭窄时右心室射血受到限制,肺动脉内血流减少,在胸部的X线片上可显示肺血管纹理减少。

56. B 本题5个选项所列的药物都可以降低血栓的发生率,但循证医学表明目前华法林是最有效的。

57. D 休克性肺炎是指伴有休克的一种重症肺炎,多由毒力极强的革兰氏阳性或阴性菌感染所致,病情严重进展迅速。

58. C 食管癌早期表现为胸骨后不适、烧灼感、针刺样或牵拉样痛,吞咽疼痛部位与病变部位一致,进食通过缓慢并有滞留的感觉或有轻度哽咽感;X线表现为黏膜皱襞增粗,迂曲如虚线样中断;食管癌中晚期疼痛可涉及颈、肩胛、胸骨和后背等处。故答案选C。

59. C **60.** E

61. C 此题主要考查考生对原发性与继发性甲状腺功能减退症的鉴别。先天性甲状腺功能减退症属于原发性甲减,主要病因是甲状腺先天发育不良、异位或甲状腺激素合成过程中酶缺陷,造成甲状腺激素分泌减少,通过反馈调节垂体促甲状腺激素分泌明显增多,故最主要的实验室诊断依据是垂体 TSH 分泌增多。继发性甲状腺功能减退症是因垂体或下丘脑病变分泌 TSH 或 TRH(促甲状腺激素释放激素)减少而造成甲状腺分泌甲状腺激素减少。

62. B α-葡萄糖苷酶抑制剂是一类以延缓肠道碳水化合物吸收而达到治疗糖尿病的口服降糖药物。其作用机制为:竞争性抑制位于小肠的各种 α-葡萄糖苷酶,使淀粉类分解为葡萄糖的速度减慢,从而减缓肠道内葡萄糖的吸收,降低餐后高血糖。α-葡萄糖苷酶抑制剂不刺激 β 细胞分泌胰岛素,所以不易发生低血糖:低血糖可表现为精神不集中,思维和语言迟钝,头晕、嗜睡、视物不清、步态不稳,可有幻觉、躁动、易怒、行为人怪异等精神症状,B 项正确;2 型糖尿病无低血糖表现,C 项错误,胰岛素瘤为典型的空腹低血糖,垂体分为腺垂体和神经垂体,腺垂体合成和分泌的肽类和蛋白质激素共 7 种,即促甲状腺激素(TSH)、促肾上腺皮质激素(ACTH)、促卵泡激素(FSH)、促黄体激素(LH)、生长激素(GH)、泌乳素(PRL)和黑色素细胞刺激激素(MSH)。其中 GH 和 ACTH 与糖代谢有关,当缺乏时会引起低血糖,根据负反馈机制,当血糖降低时,胰岛素分泌量减低。

63. B 生长激素瘤是垂体功能性肿瘤的一种,多见于垂体前叶。

64. E 若患者 2 年内发生关节骨侵蚀、类风湿因子持续高滴度阳性、多发的类风湿结节均提示预后不良。HLA-DR4 才是类风湿关节炎的易感基因,共同表位的量与病情严重性成正比。HLA-DR4 阳性亦提示预后不良。

65. A 上述是临床经常应用的体检方法,用来检查不同部位关节病变和关节功能。“4”字试验是用来检查髋关节病变的试验。浮髌试验是用来判断有无关节腔积液。直腿抬高试验是为了鉴别有无腰椎神经根受压试验。握力测量是检验双手功能。Schober 试验则是测量腰椎活动度试验。故选 A。

66. E,HIV 主要侵犯和破坏部分 T 淋巴细胞,导致机体细胞免疫明显受损,最终并发严重机会性感染和肿瘤,病死率极高。

67. E 高危人群包括多个性伴侣、静脉吸毒人群、多次接受血及血制品者以及母亲受染后所生的胎儿和婴儿。

68. C 感染性休克是由于各种病原微生物及其毒素入侵人体,经过一系列反应,导致微血管阻力增加、微循环障碍、重要器官灌注不足;而低血容量性休克是因体内液体大量丢失等原因使血容量突然减少所致的休克;心源性休克是由于急性心泵衰竭引起血压降低及重要器官循环衰竭的表现;过敏性休克和神经源性休克是由于外周血管扩张,有效血容量减少而致休克。

69. E 当局部代谢产物蓄积,就会引起毛细血管前括约肌扩张,开放微循环;相反,则关闭微循环。前 4 项均无此作用。

70. C 重度中毒特点是出现进行性中枢神经系统抑制,是由嗜睡到深昏迷的表现,急性肌张力障碍反应是吩噻嗪类中毒的特点。

71. C 腹腔穿刺的禁忌证包括:严重腹内胀气者;中、晚期妊娠;既往有腹部手术或炎症史者;躁动不安不能合作者。小儿及老人、精神状态不正常者、昏迷者、病史不清者都不是腹腔穿刺的禁忌证。故选 C。

72. C 心包穿刺抽液速度宜缓慢,首次抽液量以 100 ml 左右为宜,不宜超过 200 ml,以后每次抽液 300~500 ml,避免抽液过多导致心急性扩张。

73. C 结合患者病史、症状、体征及辅助检查考虑为心肌梗死后综合征,一般在急性心肌梗死后 2~3 周或数月内发生,表现为心包炎、胸膜炎或肺炎,有发热、胸痛等症状,可反复发生,可能为机体对心肌坏死形成的自身抗原的过敏反应。首要使用糖皮质激素抗过敏。

74. E 肌钙蛋白是诊断急性心肌梗死特异性最高的指标。

75. E 考查临床知识的理解,分析和治疗原则掌握情况。这是 44 岁、11 年 Graves 病病史患者,长期抗甲状腺药物治疗,但治疗不规则,近 1 个月来又出现心慌、气短、多汗的甲亢症状而入院。检查发现除了甲亢外,有甲亢性心脏病(心房颤动)。问题是其心脏病治疗的关键措施。这样一道题要比单纯甲亢的治疗措施选择难度大些。要在了解、熟悉 Graves 病治疗的基础上,分析、综合患者目前病情。甲亢未控制、甲亢性心脏病(心房颤动)与甲亢、与过去抗甲状腺药物治疗的关系,分析备选治疗措施哪一项是患者最需要的。甲状腺功能亢进是这次甲亢性心脏病(心房颤动)的基础与病因,控制甲亢、治愈甲亢是根治甲亢性心脏病的关键。过去虽有 11 年 Graves 病史,但抗甲状腺药物治疗一直不规则,现在正规抗甲状腺药物治疗仍可控制甲亢。备选答案中电转复、大剂量普萘洛尔、卧床休息与镇静剂及毛花苷丙治疗确实可使心房颤动好转、缓解,但均是缓解症状,如甲亢不控制,心房颤动必然复现。所以本题正确选择是正规抗甲状腺药物治疗控制甲状腺功能亢进。这里需解释的是,甲亢性心脏病在甲亢根治后即消失、治愈,对这些患者甲亢的治疗要采取根除性治疗。已 11 年不规则药物治疗的 Graves 病患者,抗甲状腺药物治疗可以控制甲亢,但减药或停药后绝大多数甲亢复发,随年龄增大,心脏病会更严重。因此这类患者可药物控制甲亢后行手术治疗甲亢,或直接采用核素 ^{131}I 治疗,以尽可能减少甲亢复发。

76. D 本题考查对临床知识的理解、分析。病例是 22 岁的女性,有甲状腺功能亢进的症状,同时又有不同于一般常见甲亢的特点,有低热病史仅 1 周;甲状腺是左叶局部肿大而不是整体肿大并且质地硬、有触痛;血沉增快达到 80 mm/h。解此题,主要是用掌握的甲状腺疾病的临床知识,将备选答案各病种主要特点与本病例的特点对照,选出正确答案。甲状腺左叶出血,无甲亢症状,血 FT_3 及 FT_4 不升高,血沉不增快;自主性功能亢进性甲状腺瘤时甲状腺无触痛,是光滑的球形局部腺瘤而不是左叶均匀增大,血沉不增快;Graves 病是弥漫性甲状腺肿大,不是结节,质地偏软,无触痛;桥本甲状腺炎无甲亢症状(桥本甲亢时有甲亢表现),一般无触痛,FT_3 及 FT_4 不升高、血沉不增快,甲状腺整体性肿大;亚急性甲状腺炎时,有甲亢表现、低热,病程短,甲状腺局部肿大、质硬、触痛,血中 FT_3 和 FT_4 可升高,血沉明显增快。所以本病例是典型亚急性甲状腺炎,正确的选择是 D。

77. B 此题考查考生对原发性慢性肾上腺皮质功能减退症临床表现的了解,典型的表现包括皮肤色素沉着,特征颊黏膜和齿龈的色素沉着,掌纹和乳晕颜色加深。

78. E 本例为类风湿关节炎,抗环瓜氨酸肽抗体(抗 CCP 抗体)对类风湿关节炎的诊断敏感性和特异性高。

79. B 有光过敏、肾损害(肾小球病变)、ANA(+)、血小板减少,符合 ACR 1997 年系统性红斑狼疮的诊断标准。多发性肌炎一般无光过敏、肾损害,故不考虑;急、慢性肾小球肾炎和过敏性紫癜一般不出现高滴度 ANA(+)、光过敏及血小板减少,故不考虑此类疾病。

80. B “燃气热水器”提示一氧化碳中毒可能,“皮肤潮红,瞳孔大小正常,口唇樱桃红色”符合一氧化碳中毒临床表现。

81. C 在上腔静脉和右心耳的交界处,即界沟上1/3的心外膜下有窦房结。

82. B 冠状窦口位于下腔静脉口与右房室口之间,窦口后下缘有冠状窦瓣。

83. B 冠状窦由心静脉的终末部分构成,其组织结构与大静脉相似。

84. D 房间隔右侧面的中下部有一卵圆形凹陷,称为卵圆窝,是卵圆孔闭合后的痕迹。

85. C 右心室乳头肌分前、后、隔侧三群,发出的腱索分别连接于三尖瓣前叶、后叶和隔侧叶。在隔侧叶的后下方有右束支通过。

86. A 右心室前乳头肌根部有一条连至室间隔下部的肌束,称为隔缘肉柱,参与防止室壁过度扩张。

87. E 心房肌可围绕肺静脉延伸 1～2 cm,称为肌袖,具有括约肌样作用。

88. E 室间隔缺损多发生于膜部。

89. E 前列腺癌为亲骨性肿瘤,骨转移有成骨型、溶骨型、混合型。

90. D 骨髓源性肿瘤有尤文肉瘤、骨髓瘤、骨恶性淋巴瘤等。E 项来源不明,AC 项来源软骨组织,B 项来源骨组织。

91. A 韩-薛-柯病又称黄脂瘤病,颅骨最好发,其次为眼眶、骨盆、股骨、脊椎、肋骨和下颌骨等。

92. E 应力骨折又称疲劳骨折,是长期反复的外力作用骨,逐渐发生慢性骨折,好发于跖骨、胫腓骨。

93. D 短管骨骨干结核多见于5岁以下儿童，常双侧多发，好发于近节趾骨，特征表现为骨气鼓。

94. B 骨髓瘤又称浆细胞瘤，可分为单发骨髓瘤和多发骨髓瘤，多发者占绝大多数，单发者少见。临床表现复杂，泌尿系统表现为急慢性肾功能衰竭（骨髓瘤肾）。

95. B 目前华法林为预防心房颤动发生体循环栓塞首选。

96. C 此患者心肌炎合并三度房室传导阻滞，出现阿-斯综合征，安装临时起搏器是最恰当的治疗，可以保证心排血量，保证重要脏器的灌注。药物治疗作用有限。

97. D 未引起血流动力学障碍的室速可静脉应用利多卡因或普鲁卡因胺等药物治疗，无效时可采用直流电复律。但当出现血流动力学障碍时应迅速进行直流电复律。

98. D 刺激迷走神经能终止心动过速应为阵发性室上性心动过速而不是房性心动过速，刺激迷走神经仅能加重房室传导阻滞。

99. E 普罗帕酮可加重心力衰竭，故不适用于合并心功能不全的心房颤动患者。

100. C 阵发性室上性心动过速时颈动脉窦按摩可使心率突然减慢。

101. C 肺结核临床分型：Ⅰ型原发性肺结核；Ⅱ型血行播散性肺结核；Ⅲ型继发性肺结核；Ⅳ型结核性胸膜炎；Ⅴ型肺外结核。该患者符合Ⅲ型继发性肺结核表现，故选C。

102. D 该患者符合Ⅳ型结核性胸膜炎表现，故选D。

103. C 如图示，右肺门呈残根状，并可见右主肺动脉中-低密度阴影，为血栓，结合临床，患者突发呼吸困难，可诊断为右主肺动脉栓塞。

104. A 咳嗽、咳痰、咯血为支气管扩张典型表现，CT图示两肺弥漫性圆形透亮影，为典型的印戒征。

105. D CT上可见右肺多个囊状透亮影，周围肺组织呈网格状改变，结合反复咳嗽、咯血10年余，可诊断为支气管扩张。

106. E CT上两肺弥漫性渗出性改变，肺纹理边缘模糊不清，结合外伤病史，可诊断为肺挫伤。

107. C 咳嗽、咳痰、咯血为支气管扩张3个主要症状。

108. A 患者有创伤史，胸片示左下胸腔有积液，左肺外上部有弧条状低密度影，为气体影，可诊断患者有血气胸。

109. B CT上两肺呈弥漫性粟粒性结节状密度增高影，有典型的“三均匀”征象，即分布、大小、密度均匀，并有结核中毒症状，可诊断为粟粒型肺结核。

110. B 有肺门肿块及相应阻塞支气管的阻塞性肺不张，有临床表现胸闷、咳痰、咯血2月余，可诊断为右肺中央型肺癌。

111. D 烧伤合并呼吸衰竭治疗应注意以下几点：①防止超负荷输液，尤其对心脏储备功能较差或伴有吸入性损伤的患者，有条件应该测定肺动脉楔压，以监护心肺功能和肺循环状态，以便及早控制输液量和使用利尿剂。②控制肺水肿及引起肺水肿的原发病，如心力衰竭、肾功能衰竭、肺部感染等。③氧疗法：常规鼻导管吸氧，当 PaO_2 低于60 mmHg、$PaCO_2$ 高于40 mmHg时就应施行机械通气及PEEP治疗，可使肺泡氧分压稳定，由于通气增加，可使通气血流比值得到恢复。④保持气道通畅：气管内插管、气管切开或者机械通气，药物解痉甚至用大量皮质激素，湿化气道最好应用超声雾化。⑤其他方面治疗。

112. A 万古霉素是目前治疗MRSA感染最有效的药物。

113. C 气管切开术以保障呼吸道通畅为目的，任何业已存在和预计可能出现的呼吸道梗阻，都可作为气管切开的适应证。吸入性损伤不一定伴有面部烧伤。合并吸入性损伤休克期补液不应限制补液量。纤维支气管镜既可作为吸入性损伤的诊断手段，也是一种治疗工具，可行气道内引流和洗涤。

114. C

115. A 上消化道急性大出血时内镜检查为早期诊断和病情观察的依据。

116. C **117.** E **118.** A

119. D 每日出血量要达到5 ml以上可使粪便隐血试验呈现阳性。

120. E 原发性醛固酮增多症，是由于肾上腺的皮质肿瘤或增生，醛固酮分泌增多所致。由于大量醛固酮促进尿钾排泄过多，患者可有肌无力、麻痹、软瘫，甚至吞咽和呼吸困难，心电图示低血钾表现。

121. D 库欣综合征女性患者多出现月经减少、不规则或停经，痤疮常见，明显男性化比较少见，如若出现要考虑肾上腺皮质癌。垂体ACTH分泌腺瘤多出现垂体瘤占位的症状及视交叉受压迫的表现。肾上腺皮质腺瘤一般男性多见。

122. B 生乳素促进乳腺生长与发育，还能刺激卵巢黄体分泌孕酮，因而与妊娠有关，怀孕期间PRL的分泌增多。

123. B 在妊娠早期，先妊娠黄体后由胎盘分泌大量雌、孕激素，对下丘脑及腺垂体的负反馈作用，使FSH、LH分泌减少，故妊娠期间卵巢内的卵泡不再发育，也无排卵。所以答案B的描述是错误的。

124. C 选项中只有下丘脑属于神经内分泌组织。

125. E 部分性尿崩：有一定的AVP分泌，禁水后尿比重大于1.015且小于1.020，渗透压可超过血浆渗透压。损伤下丘脑的视上核室旁核时引起的尿崩症称为继发性尿崩症(相对于原发性而言)。

二、A3/A4型题

126. D **127.** E

128. B 心电图示PR间期固定，部分P波后有QRS波群脱落，则心电图诊断为二度Ⅱ型房室传导阻滞。

129. B 二度Ⅱ型房室传导阻滞最有效的治疗是安装临时或永久起搏器。

130. D 可采用排除法。2∶1心房扑动心室率通常在150次/分左右；窦性心动过速常见于正常人活动或情绪激动时，较少引起血压下降；阵发性室性心动过速发作时间短于30 s；心房颤动心室率绝对不规则。

131. D 洋地黄制剂是阵发性室上性心动过速的首选药物之一，尤其适用于伴随有心功能不全的患者。

132. A 预激综合征的心电图特点。

133. B 预激综合征伴房颤的治疗。

134. E 洋地黄类药物会加重房室传导阻滞，不能用于预激综合征。

135. C 肺结节病(lung sarcoidosis)曾被称为肉样瘤，是原因不明的变态反应疾病。病理改变为非干酪性肉芽肿，可侵犯全身各器官，但较多的累及淋巴结、肺、肝、脾及皮肤等。

136. C 由于结节病是一种自限性疾病，无症状者无需特殊治疗。症状明显的患者及胸外结节病如眼部结节病，神经系统有结节病侵犯，皮肤、心肌受累，血钙、尿钙持续增高，SACE水平明显增高等可用激素治疗。常用泼尼松每日30～60 mg，一次口服(或分次服用)，用4周后逐渐减量为15～30 mg/d，维持量为5～10 mg/d，用1年或更长。长期服用糖皮质激素应严密观察激素的不良反应。其次可选用氯喹、甲氨蝶呤、硫唑嘌呤等治疗。

137. D 糖皮质激素分泌的昼夜节律支配着人体许多生理功能，长期应用糖皮质激素(如泼尼松、氢化可的松、地塞米松等)后突然停药可发生肾上腺皮质功能不全，引起严重的后果，故应缓慢递减。

138. D 在长期使用糖皮质激素时，减量过快或突然停用可使原发病复发或加重，应恢复糖皮质激素治疗并常需加大剂量，稳定后再慢慢减量。

139. A

140. C 该患者临床症状提示有消化性溃疡，应进一步查电子内镜以明确诊断。

141. C 患者Hb 100 g/L，粪便隐血(+++)，首先考虑质子泵抑制剂静脉滴注治疗。

142. C 消化性溃疡伴有幽门螺杆菌阳性，当根除幽门螺杆菌治疗，采用1种质子泵抑制剂或铋剂+2种抗生素治疗，故最佳治疗方案是质子泵抑制剂+阿莫西林+克拉霉素。

143. C 急进性肾炎起病急骤，可在数日数周或数月内肾功能急剧恶化，以少尿(无尿)性急性肾功能衰竭为多见。Ⅰ型为IgG线性沉积(抗肾小球基底膜抗体介导)。Ⅱ型为IgG颗粒样沉积(免疫复合物介导)。

144. E

145. A 预后与下列因素有关：①基本病因；②新月体形成程度；③增殖病变；④间质病变；⑤早期诊断；⑥并发症。预后差，病死率高，5

年生存率约25%；但也有报道新月体可以消失，病变可减轻，肾功能可望恢复，故应积极诊治。

146. C　血浆置换疗法是将患者的血液引出体外，经过膜式血浆分离方法将患者的血浆从全血中分离出来弃去，然后补充等量的新鲜冷冻血浆或人血白蛋白等置换液，这样便可以清除患者体内的各种代谢毒素和致病因子，从而达到治疗的目的。

147. A

148. D　SLE药物治疗：①糖皮质激素；②免疫抑制剂；③其他治疗（大剂量免疫球蛋白冲击、血浆置换等，适用于重症患者、常规治疗不能控制或不能耐受，或有禁忌证者）。

149. E　长期使用激素会出现不良反应，病情稳定后2周或疗程8周内，开始以每1～2周减10%的速度缓慢减量，减至小于每日0.5 mg/kg后，减药速度按病情适当调慢；如果病情允许，维持剂量的激素剂量尽量小于泼尼松每日10 mg。

150. D　活动期较为严重的SLE，应同时给予大剂量激素和免疫抑制剂。

三、X型题

151. ABCDE　高血压的危险因素有：①遗传因素。大约60%的半数高血压患者有家族史。目前认为是多基因遗传所致，30%～50%的高血压患者有遗传背景。②精神和环境因素。长期的精神紧张、激动、焦虑，受噪声或不良视觉刺激等因素也会引起高血压的发生。③年龄因素。发病率有随着年龄增长而增高的趋势，40岁以上者发病率高。④生活习惯因素。膳食结构不合理，如过多的钠盐、低钾饮食、大量饮酒、摄入过多的饱和脂肪酸均可使血压升高。吸烟可加速动脉粥样硬化的过程，为高血压的危险因素。⑤药物的影响。避孕药、激素、消炎止痛药等均可影响血压。⑥其他疾病的影响。肥胖、糖尿病、睡眠呼吸暂停低通气综合征、甲状腺疾病、肾动脉狭窄、肾脏实质损害、肾上腺占位性病变、嗜铬细胞瘤、其他神经内分泌肿瘤等。

152. BCDE　高血压早期阶段全身小动脉痉挛，长期反复的痉挛使小动脉内膜因压力负荷增加、缺血缺氧出现玻璃样变，中层则因平滑肌细胞增殖、肥大而增厚，出现血管壁的重构，最后管壁纤维化、管腔狭窄呈现出不可逆病变。

153. BE　长期高血压引起的动脉粥样硬化病变主要发生在大动脉和中动脉。长期高血压可引起左心室肥厚。

154. BD　眼底改变Ⅲ级指除视网膜动脉狭窄与硬化外，尚有视网膜水肿、棉絮状斑、硬性白斑、出血斑、视乳头水肿等视网膜病变。

155. ABCDE　目前通过几十年抗结核治疗所积累的经验，总结出一整套抗结核的治疗原则，即我们平时所说的十字治疗原则，分别是"早期""联用""适量""规则"和"全程"。

156. ABCD　肺结核具有重要流行病学意义的是痰菌阳性的排菌患者。对于不排菌的患者，在流行病学上并无太大的意义。因此预防肺结核的关键在于控制传染源，而最有流行病学意义的传染源是菌阳的患者，故合理化疗治愈排菌患者是预防肺结核流行的根本措施，同时应该做好防疫宣传，严禁随地吐痰，体格锻炼，增强体质，接种卡介苗等。

157. ACD　应用于临床的抗结核药种类众多。第一线药物为杀菌剂，常用药物有异烟肼、利福平、吡嗪酰胺、乙胺丁醇等；第二线药物为抑菌剂，常用药物有对氨基水杨酸、氨硫脲、卷曲霉素、乙硫异烟胺等。

158. ACDE　发热属于全身症状。

159. CE　**160.** BCDE　**161.** ABDE　**162.** BCDE

163. ACD　肾病综合征的并发症包括感染（主要是呼吸道）、血栓和栓塞并发症、急性肾衰竭、蛋白质及脂肪代谢紊乱。其中最常见的是呼吸道感染。

164. AD

165. ABCD　肾病综合征典型的临床表现：大量蛋白尿（尿蛋白大于3.5 g/d）、低蛋白血症（血浆蛋白低于30 g/L）、水肿（可轻可重，严重时常伴体腔积液、高脂血症（血清胆固醇或甘油三酯增高）。

166. ABCD　慢性肾功能不全患者的肾小球滤过率小于20 ml/min时，就可以出现代谢性酸中毒，其原因包括：①肾功能不全时，虽然单个肾单

位排泄 NH^{4+} 及重吸收 HCO_3^- 的能力增加,但因为功能肾单位的明显减少,可导致酸中毒;②功能肾单位减少导致磷酸盐及硫酸盐等可滴定酸排泄减少。

167. AB 术后复发的甲亢,年龄在40岁以上的原发性甲亢可用^{131}I治疗。

168. ABCDE 碘缺乏引起甲状腺素分泌减少,垂体前叶分泌促甲状腺素增强,刺激甲状腺代偿性肿大。青春期、妊娠期、哺乳期和绝经期,身体代谢旺盛,甲状腺激素的需要量增加,亦可引起甲状腺代偿性肿大。

169. ABD 抗甲状腺药物治疗甲亢可引起甲状腺肿大、充血,突眼症状无改善。

170. BDE 凡引起血中甲状腺素水平降低,尤其是T_3降低因素均可引起促甲状腺激素升高。缺碘、手术切除部分甲状腺及T_3、T_4降低可反馈引起促甲状腺激素升高。

171. ABCE 对于支气管扩张患者,在体位引流时,应向患者说明体位引流的目的及操作过程,消除顾虑,以取得患者的合作。依病变部位不同,采取相应的体位,使病变部位处于高处,引流支气管开口向下。同时辅以拍背,以借重力作用使痰液流出。每次15～20 min,每日2～3次。引流宜在饭前进行,防止饭后引流致呕吐。必要时,对痰液黏稠者可先用生理盐水超声雾化吸入或用祛痰药(溴己新、氯化铵等)以稀释痰液,提高引流效果。

172. ABCDE 发作时可并发气胸、纵隔气肿、肺不张;长期反复发作和感染可并发慢性支气管炎、肺气肿、支气管扩张、间质性肺炎、肺纤维化和肺源性心脏病。

173. ABCE 甲状旁腺损伤后可出现Trousseau征(用力压迫患者的上臂神经,引起手的搐搦),同时血钙降低,血磷升高,同时尿钙和尿磷的排出量都减少。

174. ABCD 继发性甲亢及高功能腺瘤,应用药物或^{131}I治疗的效果不显著,同时还有恶变的可能,宜手术治疗。晚期妊娠,甲亢与妊娠间的相互影响已不大,待分娩后再手术。而妊娠早、中期影响大,且不适宜药物及^{131}I治疗应早期手术。

175. CD 皮肌炎患者抗氨酰tRNA合成酶抗体的阳性率为10%,此类抗体阳性者常表现为肺间质病变。系统性硬皮病最常见的肺部病变为肺间质纤维化,是本病的死亡原因之一。

第十四章 模拟试卷三

一、A1/A2型题

1. C 慢性病性贫血是慢性炎症、感染或肿瘤等引起的铁代谢异常的贫血,机制主要是单核-吞噬细胞系统内铁释放障碍,因此贮存铁量增多,向幼红细胞释放铁减少,导致血清铁下降,但总铁结合力不升高甚至降低。

2. E 直接法抗人球蛋白试验(Coombs试验)是测定吸附在红细胞膜上的不完全抗体和补体较敏感的方法,为诊断自身免疫性溶血性贫血的重要指标;而红细胞G6PD缺乏症时高铁血红蛋白还原试验阳性;阵发性睡眠性血红蛋白尿时酸溶血试验特异性较高;遗传性球形细胞增多症的实验室特征是外周血球形红细胞增多。

3. C 血管的止血机制包括血管收缩和分泌功能,内皮细胞释放vWF促进血小板聚集、基底胶原暴露激活FⅫ、释放ET增强血管收缩都正确。释放TF(组织因子)是启动外源性凝血。

4. B 在人体抗凝系统中,抗凝血酶(AT)是人体内最重要的抗凝物质,约占血浆生理性抗凝活性的75%。

5. C ITP患者血小板计数减少,反映血小板数量和功能指标之一的出血时间会延长,脾不大,骨髓巨核细胞数量增多或正常,巨核细胞发育成熟障碍,表现为巨核细胞体积变小,而不是变大。

6. A 白细胞介素11可促进血小板生成,其余配对错误,维生素C应是改善血管通透性(B错误),维生素K是促进凝血功能(C错误),氨甲环酸是抗纤溶(D 错误),去氨加压素是加强血管收缩、促内皮释放 FⅧ:C(E 错误)。

7. D 缺铁性贫血、巨幼细胞性贫血、溶血性贫血等属于增生性贫血,骨髓代偿性增生,网织红细胞是反映骨髓红系增生的指标,故除再生障碍性贫血网织红细胞减少外,其余几种贫血网织红细胞多增高。

8. C

9. C 冠状窦口前内缘、三尖瓣隔瓣附着缘和 Todaro 腱之间的三角区称为 Koch 三角。

10. C 左室射血分数(EF)即在每一个心动周期中,左心室射入主动脉内的血液(每搏排出量,strokevolume,SV)与左心室舒张末期容积(end-diastolicvolume,EDV)之比。

11. D 目前认为引起窦房结细胞动作电位 0 相除极的内向电流主要是由 Ca^{2+} 负载,又称为第二内向电流。引起快反应细胞 0 相除极的 Na^{+} 内流称为第一内向电流。

12. C 心室的易损期大致位于 T 波顶峰前或后 30~40 ms 内;心房也有易损期,在体表心电图上相当于 R 波降支和 S 波内。

13. C 阵发性房性心动过速的心房率常为 160~250 次/分,心房扑动的心房率常>240 次/分,两者心室律可规则、也可不规则,均可伴室内差异性传导,大多数心房扑动患者有器质性心脏病。心房扑动的 F 波特征及 F 波之间无等电位线,是两者最重要的鉴别点。

14. A 肝区含气或液平的脓腔影为肝脓肿的特征性表现。

15. B 胸腺瘤与食管相距远,一般不引起压迹。

16. A 十二指肠溃疡时,由于痉挛或瘢痕收缩,球部可变形。

17. A 肾结核易发生钙化,钙化形态不规则,可呈颗粒状、斑点状或囊状。发生肾自截时,可表现为散在云絮状、边缘模糊的钙化影。

18. C 胆囊结石的最常见检查手段是超声。

19. A 胰岛细胞瘤为富血管性,增强扫描早期均匀明显强化,大者可环形强化,且持续时间长。

20. B 早期胃癌的诊断需综合结合 X 线、胃镜、活检等材料才能诊断,胃气钡双重造影可显示胃黏膜面的细微结构,对早期胃癌具有重要诊断价值。

21. B 转移性肝癌的环形强化:肿瘤中央见无增强的低密度,边缘强化呈高密度,外周有一稍低于肝密度的水肿带,构成所谓"牛眼征"。

22. D 检查前 15~30 min 口服 2%~2.5%泛影葡胺 500~800 ml。

23. D 24. C 25. B

26. D 如果身体一直保持健康状态,满 55 周岁以前,还可争取无偿献血 10 次。

27. D 根据《医疗机构管理条例实施细则》规定,医疗机构的门诊与住院病历保存年限分别是 15 年和 30 年。

28. A

29. A 《医疗事故处理条例》中规定的医疗事故技术鉴定委员会是指县级以上地方人民政府成立的医疗事故技术鉴定委员会。

30. A 31. E 32. A 33. C 34. B 35. B

36. D

37. E 肺炎链球菌肺炎患者发病前常有淋雨受凉、过度疲劳、醉酒、上呼吸道病毒感染史。典型临床表现为急起高热、寒战、咳嗽、咳痰、呼吸急促和胸痛。体温升高前可有寒战,随之高热,达 39~40℃,呈稽留热型,伴头痛、衰弱、全身肌肉酸痛。脉率相应增速。咳嗽始为干咳,之后出现脓痰。典型铁锈色痰现已相当少见,有时痰带血丝或小血斑。气促与病变范围较广、高热以及基础肺功能减退有关。胸痛相当常见,在深呼吸或咳嗽时加重,下叶肺炎刺激膈胸膜,疼痛放射至肩部或下腹部,后者易误诊为急腹症。体检患者呈急性病容,呼吸浅速,鼻翼扇动,发绀,口角可出现疱疹。胸部体征视病变范围而异,大叶病变时有典型肺实变体征,累及胸膜时可有胸膜摩擦音。患者基础状况不同,肺炎链球菌肺炎的表现有很大差异。老年人病情常较隐匿,呼吸道症状偏少,而神经、循环和消化系统症状相对多见。脾切除者罹患肺炎链球菌肺炎病情常呈激进型,可在 12~18 h 内死亡。

38. A 肺炎克雷伯杆菌,又称肺炎杆菌或 Friedlander 杆菌,是最早被认识可引起肺炎的革兰阴性杆菌。患者起病突然,寒战、高热、咳嗽、胸痛、脓痰,砖红色胶冻痰具有特征性,部分患者有消化道症状,如恶心、呕吐、腹泻、黄疸等。部分患者见有上呼吸道感染症状。极少数患者表现为慢性病程，也可由急性病程迁延而来。

39. A

40. D 血清脂肪酶测定于起病后 24～72 h 开始升高，持续 7～10 天，所以对就诊较晚的急性胰腺炎有诊断价值。

41. E 甲状腺功能减退症，简称甲减，是由于甲状腺激素缺乏或不足或对其不反应致机体代谢活动下降而引起的一种内分泌病。临床表现有血清 TSH 增高。

42. C 甲亢可选择^{131}I 放射性核素治疗。

43. D 原发性慢性肾上腺皮质功能减退症，又称 Addison 病，是因肾上腺本身的慢性疾病而致的肾上腺皮质激素分泌不足的一种较少见的内分泌疾病，多数患者血、尿皮质醇及尿 17-羟皮质类固醇测定低于正常。故选 D。

44. D 非甾体抗炎药通过抑制环氧化酶、减少前列腺素的产生发挥治疗作用。

45. C 艾滋病潜伏期一般为 2～10 年。少数感染者，潜伏期后可有发热、全身不适、咽痛、肌痛、关节痛、皮疹等表现。所有感染者都经过数月至数年的无症状期，窗口期一般为数周到 6 个月。

46. A 休克的实质是由于急性组织灌注量不足，由此而引起微循环障碍、组织缺氧，其本质不是血压下降，其他各项均正确。

47. D 有机磷农药中毒时出现呼出气多有蒜味、瞳孔针尖样缩小、大汗淋漓、腺体分泌增多、肌纤维颤动、意识障碍等中毒表现。故选 D。

48. E 根据最新《国际复苏指南》(2008)，心室颤动电除颤应首次 360J 非同步除颤。

49. C 患者为青年女性，发病前 2 周有上呼吸道感染史，2 天来的主要表现为胸闷、气短，心室率增快，心电图伴有 ST-T 改变，心肌酶谱(特别是 CK-MB)升高，未提及既往有心血管系统疾病史，综上应考虑急性心肌炎的可能性最大。患者无心绞痛症状，心肌梗死、心绞痛可不考虑；患者无心前区疼痛、无心包摩擦音，且心肌酶中CK-MB 增高，不支持急性心包炎；由于既往无特殊病史，且患者为急性发病，不应首先考虑扩张型心肌病。

50. A 肺源性心脏病时出现肺动脉高压及右心室肥大。胸正位片表现为右下肺动脉增宽，其横径应≥15 mm；心电图表现为右心室肥大 R+S>1.05 mV，D 项尚未达到诊断标准。

51. A 肺炎克雷伯杆菌肺炎多见于体弱、有慢性心肺疾病的患者，常为院内获得性感染，临床表现可有起病急、高热、咳嗽等，但痰液常为黏稠脓性、量多、带血、灰绿或砖红色、胶冻状，青霉素无效。金黄色葡萄球菌肺炎的临床症状常较重，起病多急骤，高热、寒战，痰常为脓性，X 线常呈肺段或肺叶实变，或呈叶状浸润，其中有单个或多发的液气囊腔。病毒性肺炎的 X 线表现多为间质改变，青霉素治疗无效。肺炎支原体肺炎通常起病较缓慢，表现乏力、咽痛、肌痛等，X 线显示肺部多种形态的浸润影，青霉素治疗无效。肺炎链球菌肺炎的临床特点为急性发病。

52. B COPD 的临床特点主要有吸烟史，慢性咳嗽、咳痰，逐渐发展为活动后气短，双肺干湿啰音。而肺间质纤维化的主要特点为活动后呼吸困难，双肺爆裂音。支气管扩张的特点为长期大量咳嗽、咳痰、肺内固定湿啰音；肺炎的临床过程往往有急性发热、咳嗽、咳痰、病变部位湿啰音或管状呼吸音。支气管哮喘的临床特点为反复的喘息、胸闷或咳嗽，发作时散在呼气相为主的哮鸣音。

53. A 垂体泌乳素腺瘤通常是稀疏颗粒的单激素分泌性腺瘤。泌乳素腺瘤是由分泌催乳素或生长激素的一种瘤细胞或由分泌混合型多激素的两种或多种瘤细胞组成。典型症状：表现为闭经-溢乳-不育三联症，符合题意。

54. C 原发性慢性肾上腺皮质功能减退症又称 Addison 病，比较少见，当两侧肾上腺绝大部分被破坏，出现种种皮质激素不足的表现，称肾上腺皮质功能减退症。临床表现：①发病缓慢，可能在多年后才引起注意。②色素沉着，皮肤和黏膜色素沉着，多呈弥漫性，以暴露部，经常摩擦部位和指(趾)甲根部、瘢痕、乳晕、外生殖器、肛门周围、牙龈、口腔黏膜、结膜为明显。③乏力，程度与病情轻重程度相平行，轻者仅劳动耐力差，重者卧床不起。系电解质紊乱，脱水，蛋白质和糖代谢紊乱所致。④胃肠道症状，如食欲不振、恶心、呕吐、上腹、右下腹或无定位腹痛，有时有腹泻或便秘。多喜高钠饮食。经常伴有消瘦。水货道症状多见于病程久，病情严重者。⑤心血管症状，由于缺钠、脱水和皮质激素不足，患者多有低血压(收缩压及舒张压均下降)和直立性低血压。心脏较小,心率减慢,心音低钝。⑥低血糖表现,由于体内胰岛素拮抗物质缺乏和胃肠功能紊乱,患者血糖经常偏低,但因病情发展缓慢,多能耐受,症状不明显。仅有饥饿感、出汗、头痛、软弱、不安。⑦精神症状,精神不振、表情淡漠、记忆力减退、头晕、嗜睡。部分患者有失眠,烦躁,甚至谵妄和精神失常。其实本题可以采取排除法。

55. A 典型的强直性脊柱炎的表现是病初常表现为下腰部疼痛,少数患者以髋部、膝或踝关节痛为首发症状,疼痛特点是静止痛或久坐时加重,活动后减轻。X线检查有典型的"竹节样"表现和骶髂关节虫蚀样破坏。骶髂关节是该病最早累及的部位。

56. E 最准确的PR间期的测量方法应采用12导联同步心电图,自最早的P波起点测量至最早的QRS波群起点(P波和QRS波群不一定在同一导联上)。如果采用单导联心电图测量PR间期,应选择一个有最大P波和最宽的QRS波群时限的导联进行测量。

57. C R峰时间(过去称类本位曲折时间或室壁激动时间)指QRS起点至R波顶端垂直线的间距。测量方法是:如有R′波,则应测量至R′峰;如R峰呈切迹,应测量至切迹第二峰。正常成人R峰时间在V_1、V_2导联一般不超过0.04 s,在V_5、V_6导联一般不超过0.05 s。R峰时间可用于诊断束支阻滞。若V_5、V_6导联R峰时间>0.06 s,可见于完全性左束支阻滞。

58. E 正常人V_1、V_2导联不应出现Q波,但偶尔可出现QS波。

59. D 正常人ST段下移一般不超过0.05 mV。

60. E 正常人V_1导联T波可倒置,尤其见于女性。正常人V_3导联T波倒置则极少见。

61. C 一般正常男性T波的振幅大于女性,尤其在胸导联。

62. C T波低平通常指以R波为主的导联,T波振幅小于同导联R波的1/10。

63. B V_2导联除T波终点清楚外,QRS波群的起点与V_1接近,一般较V_6导联提前约20 ms。因此,在V_2导联测量最能反映实际的QT间期。

64. C 心率快则U波振幅降低。当心率明显增快时,U波振幅明显降低而不易测定。

65. A U波倒置与左心室舒张期延长或舒张功能不全有关。低血钾延长3相动作电位时程,可使U波振幅增加,一般不引起U波倒置。

66. B 胆总管重度扩张并且在胰头下方突然截断消失,考虑胰头癌,胰头癌常早期侵犯胆总管下端。

67. B 上段胆管癌,包括左、右肝管,汇合部,肝总管的肿瘤,肿瘤位于肝门,因此也称肝门部癌,占肝外胆管癌的50%。

68. C 肿瘤对比增强CT多表现不均匀强化,30%肿瘤对比增强有随时间延长而逐渐增加的趋势,即动脉期肿瘤强化不明显,延长期扫描逐渐明显强化。

69. A Budd-Chiari综合征的肝尾叶大小正常。

70. B 慢性胰腺炎X线平片可出现胰腺钙化和胰腺结石形成,呈斑点状,胰石多位于主胰管内,大小不等。

71. E 细菌性肝脓肿增强扫描脓肿边缘有不同程度的强化。

72. E 龛影周围黏膜皱襞纠集,呈辐射状为胃良性溃疡的表现,胃溃疡恶变时周围黏膜皱襞呈杵状增粗或中断;其余四项均为胃溃疡恶变的征象。

73. C 结肠癌表现为不规则的充盈缺损;溃疡型结肠炎表现为"线样征";增殖型肠结核表现为管腔变形、缩短,黏膜紊乱增粗,可呈多个大小不一的充盈缺损。

74. B

75. D 胆囊腺肌增生,胆囊壁缺乏黏膜肌层,黏膜上皮超长增生直接夹入肌层,甚至深达浆膜下,形成胆囊壁内憩室样变,即罗-阿氏孔窦,增大和增深,与胆囊相通,一般2~3 cm大小。胆囊缩小、变形,壁增厚。病变可累及胆囊全壁,或呈节段性。少数憩室内并发小结石。

76. B β受体阻滞剂的药理作用:(1)β受体阻断作用。①心血管系统:阻断心脏β_1受体,抑制心脏,使心肌耗氧量下降,血压稍降低。②支气管平滑肌:β受体阻滞剂阻断支气管平滑肌的β_2受体,使之收缩而增加呼吸道阻力,从而诱发或加重哮喘。③代谢:抑制交感神经兴奋所引起的脂肪分解,与α受体阻滞剂合用时则可拮抗肾上腺素的升高血糖的作用。④肾素:β受体阻滞剂通过阻断肾小球旁细胞的β_1受体而抑制肾素的释放。(2)内在拟交感活性。(3)膜稳定作用。(4)其他：普萘洛尔有抗血小板聚集作用。β受体阻滞剂尚有降低眼内压作用。

77. C 高血压、低血钾伴肢体发作性无力，可能为原发性醛固酮增多症。

78. E 有典型甲亢症状、严重心律失常，可诊断甲亢性心脏病。

79. D 患者的症状符合心源性呼吸困难的临床特征。

80. B 根据病情分析，患者处于休克状态，其病因可以肯定为急性广泛前壁心肌梗死所致，临床表现为典型的心源性休克。此时其他原因均不予考虑。

81. E 患者有窦性心动过缓及阵发性心房颤动，阿托品试验心率无增快，应考虑有病态窦房结综合征(快慢综合征)，在处理上应采取安置心脏起搏器。

82. E 患者有心肌梗死史，胸骨后疼痛伴晕厥，应考虑是由于心肌缺血导致电不稳定而发生室性心律失常，导致低心排血量、脑缺血，从而发生晕厥。

83. C 以上心律失常中三度房室传导阻滞是最可能发生阿-斯综合征的。心房颤动患者只有出现极缓慢的心室率时才有可能出现阿-斯综合征。完全右束支传导阻滞和完全左束支传导阻滞一般不会造成缓慢的心率，阵发性室上性心动过速一般不出现阿-斯综合征。

84. C 患者为老年男性，突发快速心室率的心房颤动，治疗原则应是尽快降低心室率。利多卡因、硝酸甘油对转复心房颤动心律及减慢心室率无效。目前心房颤动伴快速心室率仍将洋地黄类作为首选药物。

85. C 一度房室传导阻滞是指房室传导时间延长，超过正常范围，但每个心房激动仍能传入心室，亦称房室传导延迟。在心电图上，P－R间期达到或超过0.21 s，每个P波后均有QRS波。

86. E 慢性肺心病引起右心室肥厚、扩大的先决条件是肺功能和结构的不可逆性改变，发生反复的气道感染和低氧血症，导致一系列体液因子和肺血管的变化，使肺血管阻力增加，肺动脉血管的结构重塑，产生肺动脉高压。所以急性加重期应积极控制感染，通畅呼吸道，改善呼吸功能，纠正缺氧和二氧化碳潴留，控制呼吸和心力衰竭，积极处理并发症。参考痰菌培养及药敏试验选择抗生素，常用的有青霉素类、氨基糖苷类、喹诺酮类及头孢菌素类抗感染药，且必须注意继发真菌感染。

87. D 反复咳嗽、咳痰、气促、心悸、水肿，近1周来症状加重。查体：呼吸急促，双肺可闻及干湿啰音，P_2亢进，三尖瓣区闻及3/6级收缩期杂音。以上为肺源性心脏病的典型症状和体征，诊断为肺源性心脏病。肝右肋下4 cm，压痛(＋)，肝颈回流征阳性，下肢水肿，说明已进入肺、心功能失代偿期，即右心衰竭。患者一般在积极控制感染、改善呼吸功能后心衰便能得到改善。一般不需要加用利尿药，但对治疗无效的较重者，可适当选用利尿、强心剂、血管扩张剂。答案选D。

88. A 肺结核患者从呼吸道排出含有结核菌的飞沫，大飞沫迅速落下，小飞沫与空气接触后水分急剧蒸发形成飞沫核，小于5μm的含菌微滴核可进入易感者肺泡造成感染。所以答案A是正确选择。

89. B 题干所述均为急性肺脓肿典型的症状体征，故选B。

90. C 支气管舒张试验用以测定气道可逆性，有效的支气管舒张药可使发作时的气道痉挛得以改善，肺功能指标好转。常用吸入型的支气管舒张剂有沙丁胺醇、特布他林及异丙托溴铵等。支气管舒张试验阳性诊断标准：①FEV_1较用药前增加12%或以上，且绝对值增加200 ml或以上；②PEF较治疗前增加60 L/min或增加≥20%。FEV_1及PEF为呼气流速指标，用于检查通气功能；支气管激发试验用以测定气道反应性，可能诱发或加重哮喘。

91. B 喘息性支气管炎的特点是慢性咳嗽、咳痰，伴有喘息；支气管哮喘为发作性喘息，典型体征为哮鸣音及呼气相延长，但较轻或极重患者可无哮鸣音，发作间期症状、体征消失。

92. D 超敏反应是指机体对某些抗原初次应答后，再次接受相同抗原刺激时，发生的一种以机体生理功能紊乱或组织细胞损伤为主的特异性免疫应答。超敏反应俗称变态反应或过敏反应，分为四型：Ⅰ型超敏反应，即速发型超敏反应；Ⅱ型超敏反应，即细胞毒型或细胞溶解型超敏反应；Ⅲ型超敏反应，即免疫复合物型或血管型超敏反应；Ⅳ型超敏反应，即迟发型超敏反应。色苷酸钠及尼多酸钠是非糖皮质激素抗炎药物，可部分抑制 IgE 介导的肥大细胞释放介质，对其他炎症细胞释放介质亦有选择性抑制作用。能预防变应原引起的速发和迟发反应，以及运动和过度通气引起的气道收缩。

93. E　引起慢性肺心病失代偿的最常见诱因是急性呼吸道感染，主要表现为呼吸衰竭和心力衰竭(主要为右心衰竭)。

94. A　在慢性肺心病急性加重期，积极控制感染，畅通呼吸道，控制呼吸和心力衰竭以改善肺、心功能是治疗的关键。其中积极控制感染是最重要的环节之一。

95. C　发绀是严重缺氧的典型表现。当还原血红蛋白绝对值增加或血氧饱和度低于 85%时即可出现口唇、口腔黏膜和甲床青紫现象。

96. E　患者有突然加重的呼吸困难，并伴有明显的发绀，患侧肺部听诊呼吸音减弱，应考虑自发性气胸。COPD 患者的呼吸困难多呈长期缓慢性进行性加重。急性心肌梗死的患者常有高血压/冠状动脉粥样硬化性心脏病史。

97. A　根据患者持续咳嗽咳痰，连续两年以上并除外其他慢性气道疾病可诊断为慢支。慢支患者咳痰一般为白色泡沫痰或黏液痰，急性发作伴有细菌感染时咳黄色脓性痰，可有肺部散在干、湿啰音。支气管哮喘其临床特征为反复发作性伴有哮鸣音的呼气性呼吸困难，一般无慢性咳嗽咳痰史，发作时两肺满布哮鸣音。排除 B。支气管扩张症其临床特征为慢性咳嗽伴大量脓痰和反复咯血，病变部位常有固定的湿啰音，可有杵状指，排除 C，肺结核常有发热、盗汗、乏力、消瘦等结核中毒症状，排除 D。肺癌常有刺激性咳嗽或慢性咳嗽性质发生改变，反复发生或持续痰中带血以及胸痛等临床症状，排除 E。所以本例患者诊断为慢支急性发作。

98. B　慢性支气管炎的诊断主要依靠病史和症状。凡咳嗽、咳痰或伴有喘息，每年发病持续 3 个月，连续 2 年或 2 年以上，并排除其他心、肺疾患时，可做出诊断。如每年发病持续不足 3 个月而有明确的客观检查依据，亦可做出诊断。

99. C　患者突然发病，胸部刺痛，呼吸困难，左肺呼吸音减弱，考虑并发气胸。

100. B　哮喘持续状态的治疗：①低浓度持续吸氧；②纠正脱水；③平喘药联合应用，激素联合氨茶碱静脉给药，并使用 β_2 受体激动剂等；④积极控制感染；⑤纠正酸碱失衡及电解质紊乱；⑥防治并发症；⑦必要时进行机械呼吸。

101. B　患者有上感症状，但上感时不会有哮鸣音；急性发病、年轻，不符合慢性支气管炎喘息型；心肌炎除心率增快＞100 次/分外，还应有心电图改变和血清学依据。故正确诊断应为支气管哮喘。

102. D　本例已经出现肾功能恶化，但双肾稍增大，提示急性肾衰竭，积极的处理手段是通过肾活检明确病理类型，选择适当的治疗方案并有助于判断预后。

103. D　2003 年 2 月 28 日是传染性非典型肺炎(SARS)流行期间，患者为医务人员，属 SARS 高危人群，有症状，有肺部 X 线改变，病情进展快，符合传染性非典型肺炎(SARS)临床表现。

104. E　CT 示两肺上叶结节状影，双肺野弥漫性网状病变。

105. C　静脉曲张型支气管扩张 CT 可表现为串珠状征象，内可见液平。

106. A　患者上腹痛 10 余年，腹泻，血糖正常，血清 CCK-PZ 浓度显著升高，结肠镜检查为正常黏膜，考虑慢性胰腺炎。

107. E　**108.** B　**109.** E　**110.** B　**111.** E

112. E　**113.** E　**114.** C　**115.** D

116. E　垂体加压素试验用于鉴别中枢性尿崩症和肾性尿崩症。限水试验阳性者做此试验，两试验可连续进行，结束限水试验时，皮下注射垂体后叶加压素 2.5～5 U，以后每小时测尿比重、尿量及血压。尿比重＞1.016 为垂体性尿崩症。

117. D　尿崩症是患者完全或部分丧失尿液浓缩功能，主要表现为多饮、多尿和排出稀释性尿。造成尿崩症的原因很多，其中较多见的是由于抗利尿激素(ADH，又名精氨酸加压素，AVP)分泌或释放不足引起者，称中枢性尿崩症。

118. C　皮质醇增多症是各种原因造成肾上腺分泌过多糖皮质激素(主要是皮质醇)所致病症的总称，其中最多见者为垂体促肾上腺皮质激素(ACTH)分泌亢进所引起的临床类型。故选 C。

119. A　此题考查考生对原发性醛固酮增多症临床表现以及病理生理的了解,皮质醇增多症时可表现为高血压、低血钾及肾素活性降低,诊断原发性醛固酮增多症必须除外血浆皮质醇水平的升高。

120. A　抗利尿激素(又称血管升压素)是由下丘脑的视上核和室旁核的神经细胞分泌的 9 肽激素,经下丘脑-垂体束到达神经垂体后叶后释放出来。其主要作用是提高远端小管(远曲小管和集合管)对水的通透性,促进水的吸收,是尿液浓缩和稀释的关键性调节激素。此外,该激素还能增强内髓部集合管对尿素的通透性。

121. A　垂体后叶储存的激素是抗利尿激素和缩宫素。

122. D　FT_3、FT_4 和 TSH 均升高提示垂体性甲亢。垂体性甲亢是指促甲状腺激素(TSH)分泌过多引起的甲亢,多数由于垂体瘤引起,少数由下丘脑-垂体功能紊乱导致。因此,此时应做头颅 MRI 检查垂体状况。

123. B　调节抗利尿激素的主要因素是血浆晶体渗透压、循环血量和动脉血压,其中以血浆晶体渗透压最为敏感。大量出汗、呕吐或腹泻使机体失水时,血浆晶体渗透压升高,即可引起抗利尿激素分泌增多,使肾脏对水的重吸收增强,导致尿液浓缩和尿量减少,故选 B。相反,饮大量清水后,血浆晶体渗透压下降,抗利尿激素分泌减少,使机体内多余的水排出体外,致尿量增加,故 D 错误。循环血量的改变也能反射性地影响抗利尿激素的释放。血量过多时,左心房扩张,刺激了容量感受器,传入冲动经迷走神经传入中枢,抑制了下丘脑-神经垂体系统释放抗利尿激素,从而引起排尿增多,血量恢复正常。血量减少时,发生相反的变化。A 和 E 是一个意思,能刺激抗利尿激素分泌,但不如 B 强。血浆胶体渗透压与抗利尿激素分泌无关,故不选 C。此外,动脉血压升高可刺激颈动脉窦压力感受器,反射性地抑制抗利尿激素的释放。

124. D　功能性垂体腺瘤分为:①PRL 型,表现为闭经、溢乳、不育;②GH 型,表现为巨人症、面容改变、肢端肥大症;③ACTH 型,表现为高血压、向心性肥胖、满月脸;④TSH 型,表现为饥饿、多食、多汗、畏寒、情绪烦躁等。催乳素瘤最常见,占 1/3 以上。

125. A　原发性甲状腺功能减退症血清 FT_4、TT_4 值可降低,也可正常,而血清 TSH 多升高,血清 TSH 水平在 TRH 兴奋剂试验后,反应比正常人高。继发性甲状腺功能减退症则是由于垂体或下丘脑疾病致 TSH 生成减少。

二、A3/A4 型题

126. C　预激综合征最主要的心电图特征:①PR 间期(实质为 Pδ 间期)缩短至 0.12 s 以下,大多为 0.10 s;②QRS 时限延长达 0.11 s 以上;③QRS 波群起始部粗钝,与其余部分形成顿挫,即所谓预激;④继发性 ST－T 波改变。

127. D　预激是一种房室传导的异常现象,冲动经附加通道下传,提早兴奋心室的一部分或全部,引起部分心室肌提前激动。有预激现象者称为预激综合征,常合并室上性阵发性心动过速发作。

128. D　胺碘酮减慢旁路的传导,可使心室率减慢或使房颤和房扑转复为窦性心律。

129. E　PE 的症状缺乏特异性,症状表现取决于栓子的大小、数量、栓塞的部位及患者是否存在心、肺等器官的基础疾病。多数患者因呼吸困难、胸痛、先兆晕厥、晕厥和咯血而被疑诊 PE。胸痛是 PE 常见症状,多因远端 PE 引起的胸膜刺激所致。但应与急性冠脉综合征或主动脉夹层引起的胸痛相鉴别。既往存在心衰或肺部疾病的患者,呼吸困难加重可能是 PE 的唯一症状。咯血提示肺梗死,多在肺梗死后 24 h 内发生,呈鲜红色,或数日内发生可为暗红色。晕厥虽不常见,但有时却是急性 PE 的唯一或首发症状。PE 也可以完全没有症状,只是在诊断其他疾病或者尸检时意外发现。

130. H　CT 可直观判断肺动脉栓塞的程度和形态,以及累及的部位及范围,是诊断 PE 的重要无创检查技术,但其对亚段及以远肺动脉内血栓的敏感性较差。联合 CT 静脉和肺动脉造影可使 PE 诊断的敏感性增强。但 CT 静脉造影明显增加放射剂量,对于年轻女性需慎重。加压静脉超声成像(compression venous ultrasonography, CUS)与 CT 静脉造影对 DVT(深部静脉血栓)患者的诊断价值相似,建议采用超声代替 CT 静脉造影。

131. C 在急性 PE 起病 48 h 内即开始行溶栓治疗，能够取得最大的疗效，但对于那些有症状的急性 PE 患者在 6～14 天内行溶栓治疗仍有一定作用。

132. B 急性 PE 患者推荐抗凝治疗，目的在于预防早期死亡和 VTE(静脉血栓栓塞)复发。

133. B

134. E 多考虑吻合口瘢痕形成，治疗上当行胃肠减压、输液、应用糖皮质激素和新斯的明。

135. B 胃大部切除术后的营养并发症主要有体重减轻、腹泻、脂肪泻、骨病等。

136. E

137. C 肾脏 CT 检查：①能查明肿块的位置、大小、形态、侵犯范围；可识别肿块为囊性、实质性、脂肪性或钙化性病变，以作出定性诊断。②当静脉尿路造影检查显示为失功能肾时，CT 可确定病变的部位、性质或先天性发育异常。③能查出普通 X 线检查不能显影的细小钙化、结石或阴性结石。④对肾结核的诊断有较大价值，可显示肾内破坏、钙化及肾周脓肿等情况。⑤可判断肾脏损伤的部位、范围和肾周血肿，以及术后并发症。故本例不适合。

138. A 肾活检通常情况下叫作肾穿刺。由于肾脏疾病的种类繁多，病因及发病机制复杂，许多肾脏疾病的临床表现与肾脏的组织学改变并不完全一致。为了明确疾病的病因病理，进一步确诊患者的具体病种，就需要做肾穿刺活检术。

139. B 局灶节段性肾小球硬化症(FSGS)的确诊有赖于肾活检病理诊断，由于 FSGS 是局灶、节段性病变，当肾活检取材不佳，尤其未取到皮髓交界组织时，可能误诊。若肾小球病变与肾小管间质病变程度不符，肾小管萎缩、间质纤维化突出，肾小球体积大小不一，或为对糖皮质激素治疗反应差的肾病综合征，即使未见到硬化的肾小球，仍应考虑本病，必要时需行重复肾活检。

140. D 水肿、高血压、蛋白尿、血尿、肌酐升高，应考虑肾脏疾病，可用糖皮质激素、细胞毒类药物或中药治疗。因无明显细菌感染征象，故不用青霉素治疗。

141. D 糖皮质激素治疗 2 月，若病情无好转，应考虑的治疗措施是减少激素用量。

142. B 肾脏疾病与预后关系比较密切的是肾活检结果，肾功能情况，高血压情况，蛋白尿程度。

143. D 对昏迷患者，我们应注意酮症酸中毒昏迷的可能，呼吸中有丙酮味(烂苹果味)是最特异的体征，可帮助诊断。

144. A 怀疑酮症酸中毒时可查血糖、尿糖、尿酮以确诊或排除。

145. D 在抢救治疗酮症酸中毒过程中，开始治疗时不能给予葡萄糖液，当血糖下降至 13.9 mmol/L (250 mg/dl)时改用 5%葡萄糖液，并按每 2～4 g葡萄糖加入 1 U 短效胰岛素。

146. C 增生性贫血(红系以中幼红为主)骨髓象，红细胞脆性试验 5%，结合患者其他临床表现考虑自身免疫性溶血性贫血。

147. D Coombs 试验可用于检测溶血性贫血。

148. E 治疗自身免疫性溶血性贫血首选肾上腺皮质激素。

149. D 中毒型细菌性痢疾是急性细菌性痢疾的危重型。起病急骤，突发高热、病情严重，迅速恶化并出现惊厥、昏迷和休克。根据题干信息及病史，可考虑为中毒型细菌性痢疾。

150. D 大便常规病初可正常，以后出现脓血黏液便、镜检有成堆脓细胞、红细胞和吞噬细胞。大便培养中可分离出志贺菌属痢疾杆菌。

三、X 型题

151. ABCE 老年单纯收缩期高血压，收缩压宜降至 140 ～ 150 mmHg，同时舒张压不得低于70 mmHg。

152. ACDE β受体阻滞剂适用于不同严重程度的高血压，尤其是心率较快的中青年患者。禁忌证为：①支气管哮喘；②严重心动过缓、房室传导阻滞；③重度心力衰竭、急性肺水肿。

153. ABCDE

154. ABCDE 结核菌素试验是基于Ⅳ型变态反应原理的一种皮肤试验，用来检测机体有无感染过结核杆菌。临床意义：对于不同的人群有不同的意义。(1)婴幼儿：常用于卡介苗接种的选择和监测。①阴性：应该及时接种卡介苗；②阳性：常表示已感染结核菌并产生抗体而不需要接种卡介苗；一般在接种卡介苗 3 个月以后,应做结核菌素试验,了解机体对卡介苗是否产生免疫力。假如结核菌素阳性,表示卡介苗接种成功,反之需重新再进行卡介苗接种。③强阳性:未接种卡介苗的儿童,如果皮试呈强阳性时,常表示体内有活动性结核灶,应及时进行结核菌检查、影像学检查、血沉等检查以确定诊断和治疗。(2)成年人。①阴性:表示未受结核菌感染;值得注意的是假阴性情况,在临床上有感染结核的确切依据而患者PPD试验却阴性,这种情况常见于以下疾病:初次感染结核菌4~8周以内、重度营养不良、恶性肿瘤、机体免疫缺陷性疾病(先天性免疫缺陷症、艾滋病)、免疫抑制剂使用者等,个别老年人因机体变态反应功能低下也常呈阴性反应,所以阴性也不表示没有结核感染。②阳性:表示曾经感染结核,但现在不一定患病;③强阳性:常提示有活动性结核灶,应及时进行结核菌检查、影像学检查、血沉等检查以确定诊断和治疗。④如果2年内PPD试验结果由阴性(-)转为阳性(+),或反应强度从原来硬结直径<10 mm增至>10 mm,提示新近感染过结核菌,或可能存在活动性病灶。

155. BDE 结核病灶中的菌群不均一,初治结核菌中大部分对一线抗结核药物敏感,但有少量天然耐药菌,如使用单一抗结核药物,敏感菌被杀灭,耐药菌大量生长而取代成为主要菌群,会造成临床耐药病例。联合用药具有交叉杀灭细菌的作用,可有效防止耐药的产生。此外,病灶中的结核菌的代谢状态也可影响化疗的结果。现在普遍认为,结核病灶中存在4种不同状态的菌群,A群为持续生长繁殖菌,B群为间断繁殖菌,C群为酸性环境中半休眠状态菌,D群为完全休眠菌。一线抗结核药物并非对所有代谢状态的细菌有效,例如链霉素对C群菌完全无效,只有吡嗪酰胺对此菌群作用最强。B、C群结核菌可保持在体内很长时间,化疗药物应使用足够的疗程才能杀灭。因此,如果使用的化疗药物不当或者疗程不够时,B、C群结核菌往往不能被完全消灭,很容易造成复发。结核菌素试验在注射后48~72 h判断结果,慢性纤维空洞型肺结核有传染性。

156. BD 肺结核患者痰菌阴性反应的意义:①未受过结核感染;②结核变态反应初期(初次感染后4~8周内);③机体免疫反应受抑制时,呈假阴性反应,如重症结核病、麻疹等;④技术误差或结素效价不足。

157. AB 慢性胃炎大多数患者没有明显上腹压痛。A项明显错误。

158. BCDE

159. BDE 急性胃黏膜病变不宜使用解热镇痛药;不必禁食。

160. AB 胃肠道症状主要表现有食欲不振、恶心、呕吐、口腔有尿味。消化道出血也较常见,其发生率比正常人明显增高,多是由于胃黏膜糜烂或消化性溃疡,尤以前者为最常见。

161. AC

162. ACD B、E为治愈标志。

163. BD 气管三角出现多发、质硬、固定淋巴结,考虑为转移癌,最常见的来源是喉癌及甲状腺癌。

164. BCD 测定血清抗甲状腺球蛋白抗体和血清抗甲状腺微粒体抗体可诊断桥本甲状腺炎,甲状腺细针穿刺细胞学检查有助于诊断的确立。

165. BCDE 由于二氧化碳透过血脑屏障的弥散能力快于碳酸氢根,快速补碱后脑脊液pH呈反常性降低,引起脑细胞酸中毒。其余选项均正确。

166. ABCE **167.** BD **168.** BCD

169. AB 当传染性非典型肺炎患者 $PaCO_2<70$ mmHg, $SpO_2<93\%$时,即可氧疗。

170. ACD **171.** ABCDE **172.** BCE

173. ABC 所有选项均为糖尿病酮症酸中毒患者可能出现的症状,但在早期仅表现为多尿,烦渴多饮,病情进展可出现呼吸有烂苹果味、皮肤弹性差、嗜睡、血压下降。

174. ABDE SS外分泌腺体以外的表现包括皮肤、骨骼肌肉、肾、肺、消化系统、神经系统及血液系统损害。

175. ACDE 感染性休克首先是病因治疗,原则是在休克未纠正以前,应着重治疗休克,同时治疗感染;在休克纠正后,则应着重治疗感染。控制感染时对病原菌尚未确定的患者,可根据临床判断最可能的致病菌种应用抗菌药,或选用广谱抗菌药。

附录一

住院医师规范化培训内容与标准——内科培训细则

内科学是一门涉及面广、整体性强的临床医学，它与临床各科关系密切，更是临床各科的基础。通过内科住院医师规范化培训，不仅要掌握呼吸、心血管、消化、泌尿、血液、内分泌等六大系统以及感染、代谢与营养、风湿免疫、理化因素等导致的疾病知识，还应对其他相关学科（如神经病学、急救医学等）所涉及的知识有一定的了解。

一、培训目标

能够掌握正确的临床工作方法、准确采集病史、规范体格检查、正确书写病历；掌握内科常见疾病的诊疗常规和临床路径；基本掌握门、急诊常见疾病的诊断和处理；熟悉各轮转科室诊疗常规（包括诊疗技术）。培训结束时，住院医师能够具有良好的职业道德和人际沟通能力，具有独立从事内科临床工作的能力。

二、培训方法

采取在内科范围内各三级学科（专业）科室及其他相关科室轮转的形式进行。通过管理患者，参加门、急诊工作和各种教学活动（教学查房、病例讨论、专业讲座等），完成规定的病种和基本技能操作数量，学习内科的专业理论知识；认真填写《住院医师规范化培训登记手册》；规范书写病历，在轮转每个亚专业科室时手写2份住院病历；低年资住院医师参与见习/实习医生的内科临床教学工作，高年资医师指导低年资医师。

内科范围内的各三级学科（专业）科室及其他相关科室轮转具体安排如下，其中必选科室的轮转时间合计29个月，可选科室的轮转时间合计4个月。

（一）必选的轮转科室及时间

轮转科室	时间/月	轮转科室	时间/月
心血管内科（含心电图室）	4	肾脏内科	2
呼吸内科	3	血液内科	2

(续表)

轮转科室	时间/月	轮转科室	时间/月
消化内科	3	内分泌科	2
感染科	2	神经内科	2
风湿免疫科	2	急诊科	3
内科门诊(包括内科各亚专业)	2	重症监护病房	2

(二)可选择的轮转科室

轮转科室	轮转科室
医学影像科(含超声科和核医学科)	皮肤科
老年病房	肿瘤内科(含放疗科)
基层实践	

三、培训内容与要求

(一)心血管内科(4个月)

1. 轮转目的

掌握：心血管系统的解剖和生理；心脏传导系统的解剖和功能特点；心律失常的机制和分类；常见心血管疾病的发病机制、临床表现、诊断与鉴别诊断及治疗；心血管疾病急、重症的诊断和治疗；心血管疾病常用药物的合理应用；常见心脏病X线诊断；常见典型心电图诊断；电复律技术。

了解：心脏电生理的基本知识、心包穿刺术、心脏起搏术、动态心电图、动态血压、超声心动图。

2. 基本要求

(1) 学习病种及例数要求：

病种	最低例数	病种	最低例数
慢性心力衰竭	5	常见心律失常	10
高血压	10	心脏瓣膜病	3
心肌炎与心肌病	2	冠心病、心绞痛	8
血脂异常	5	急性心肌梗死	5
常见心脏病急症的诊断与处理	6		

要求管理住院病人数不少于50例，其中全程管理不少于25例。

(2) 基本技能要求：

操作技术名称	最低例数
常见心脏病X射线图像的诊断	20(能正确描述)
电复律	2

(续表)

操作技术名称	最低例数
12 导联心电图操作及常见典型心电图诊断 包括：左右心室肥大、左右心房肥大、左右束支传导阻滞、心肌梗死、低血钾、高血钾、窦性心律失常、预激综合征、逸搏心律、房室传导阻滞、期前收缩、阵发性室上性心动过速、心房颤动、心房扑动、室性心动过速、心室颤动	50(独立写报告)

3. 较高要求

在基本要求的基础上还应学习以下疾病和技能。

(1) 学习病种：

病　　种	病　　种
心脏压塞	肺血管病
心包疾病	常见的成人先天性心脏病
感染性心内膜炎	主动脉疾病

(2) 临床知识、技能要求：

操作技术名称	操作技术名称
心包穿刺术(了解)	动态心电图(参与)
临时及永久心脏起搏术(了解)	常见超声心动图(了解)
冠状动脉介入诊治(了解)	心脏核素检查(了解)
动态血压(参与)	

(3) 外语、教学、科研等能力的要求：相关文献综述或读书报告 1 篇。

(二) 呼吸内科(3 个月)

1. 轮转目的

掌握：呼吸系统解剖和生理；呼吸系统常见疾病的发病机制、临床表现、诊断与鉴别诊断及治疗；无创通气技术；肺通气功能测定；动脉血气分析的操作与判读；胸部 X 线检查及呼吸系统常见疾病的 CT 判读；支气管镜检查与治疗的适应证和禁忌证。

熟悉：雾化治疗药物原理及方法。

了解：结节病、肺真菌病、肺部良性肿瘤、睡眠呼吸紊乱等疾病的有关知识；支气管镜检查、支气管肺泡灌洗、支气管黏膜及肺活检、经皮肺活检及多导睡眠呼吸监测等。

2. 基本要求

(1) 学习病种及例数要求：

病　　种	最低例数	病　　种	最低例数
上呼吸道感染(包括门诊)	5	肺炎(包括社区获得性和医院获得性)	5
急性支气管炎(包括门诊)	5	肺结核(包括门诊)	1

(续表)

病　　种	最低例数	病　　种	最低例数
慢性咳嗽(包括门诊)	5	支气管肺癌	1
慢性支气管炎(包括门诊)	5	胸腔积液	2
慢性阻塞性肺疾病(COPD)	3	肺脓肿	1
肺心病	2	肺栓塞	1
支气管扩张症	2	自发性气胸	1
支气管哮喘	2	咯血	1
呼吸衰竭	5	肺间质病	1

要求管理住院病人数不少于30例,其中全程管理不少于15例。

(2) 基本技能要求:

操作技术名称	最低例数	操作技术名称	最低例数
胸部X线判读	50	痰液标本留置	5
胸腔穿刺	3	体位引流	2
动脉血气分析判读	5	雾化治疗	5
肺功能判读	5	氧疗	10
结核菌素试验	5	吸痰	5
动脉采血	5	胸部CT判读	20

3. 较高要求

在基本要求的基础上还应学习以下疾病和技能。

(1) 病种要求:

病　　种	病　　种
结节病	肺部良性肿瘤
肺真菌病	睡眠呼吸暂停低通气综合征

(2) 临床知识、技能要求:

操作技术名称	操作技术名称
支气管镜检查(见习)	肺功能(参与)
支气管肺泡灌洗(见习)	机械通气的应用(参与)
经支气管镜肺活检(见习)	经皮肺活检(见习)
多导睡眠呼吸监测(参与)	

(3) 外语、教学、科研等能力的要求:相关文献综述或读书报告1篇,参与教学、科研活动。

(三) 消化内科(3个月)

1. 轮转目的

掌握：常见消化系统疾病的病因、发病机制、诊断方法、鉴别诊断和治疗；消化系统疾病急、重症的诊断与处理；消化道内镜的适应证和禁忌证；X射线检查的适应证和禁忌证；常用消化系统药物的药理作用及临床应用。

了解：肠结核与克罗恩病的鉴别；结核性腹膜炎的鉴别；慢性腹泻的常见病因及处理；慢性肝病病因及治疗；典型消化道内镜常见病例图像的识别；其他诊疗技术。

2. 基本要求

(1) 学习病种及例数要求：

病　种	最低例数	病　种	最低例数
胃食管反流性疾病	2	食管癌	1
慢性胃炎	3	功能性胃肠病	5
消化性溃疡	3	胃癌	3
结肠癌	1	急性胰腺炎	2
肝炎后肝硬化	2	慢性胰腺炎	1
原发性肝癌	2	肝性脑病	1
黄疸	2	急性胆道感染	1
腹水	3	上消化道出血常见疾病(包括急性胃黏膜病变、消化性溃疡出血、食管胃底静脉曲张破裂出血)	3
炎症性肠病(包括溃疡性结肠炎和克罗恩病)	2		

要求管理住院病人数量不少于30例，其中全程管理不少于15例。有些病例可在门诊完成。

(2) 基本技能要求：

病种	最低例数	病种	最低例数
腹腔穿刺术	5	鼻饲、胃液分析	3
三腔两囊管插管技术	1	典型消化系统X线检查及上腹部CT(读片)	20

3. 较高要求

在基本要求的基础上还应学习以下疾病和技能。

(1) 学习病种：

病　种	病　种
腹腔结核(肠结核与结核性腹膜炎)	慢性腹泻
肝脓肿	胰腺癌

(2) 临床知识、技能要求：

操作技术名称	操作技术名称
胃镜检查术(见习) 内镜下逆行胰胆管造影术(ERCP)(见习) 腹腔积液浓缩回输(了解)	肝穿刺活检(见习) 结肠镜检查术(见习)

(3) 外语、教学、科研等能力的要求：相关文献综述或读书报告1篇；参与教学、科研活动。

(四) 血液内科(2个月)

1. 轮转目的

掌握：各类贫血的病因、临床表现、诊断与鉴别诊断、治疗方法的要点；溶血性贫血分类及血管内和血管外溶血的特点；正常的止血和凝血机制；出血性疾病的分类、出血特点及诊治原则；急、慢性白血病的临床表现、实验室检查、诊断、常用治疗药物及治疗方案；淋巴瘤分类、分期、诊断及治疗；多发性骨髓瘤的诊断及治疗；骨髓穿刺及活检术的适应证、禁忌证；骨髓细胞形态学检查；输血的指征。

了解：骨髓增生异常综合征(MDS)的分类及治疗原则；弥散性血管内凝血(DIC)的实验室检查及抢救措施；输血的指征及各种输血反应的处理；骨髓增生性疾病及常见凝血功能障碍性疾病的临床表现、诊断与鉴别诊断；细胞遗传学、分子生物学在血液病中的应用；各种溶血、出凝血实验室检查的原理、检查方法及临床意义。

2. 基本要求

(1) 学习病种及例数要求：

病　　种	最低例数	病　　种	最低例数
缺铁性贫血	5	急性白血病	5
再生障碍性贫血	2	慢性白血病	2
巨幼细胞贫血	2	淋巴瘤	2
溶血性贫血	1	多发性骨髓瘤	1
特发性血小板减少性紫癜	1	白细胞减少及粒细胞缺乏症	5
过敏性紫癜	1		

要求管理住院病人数不少于12例，其中全程管理不少于6例；门诊不少于20例。

(2) 基本技能要求：

操作技术名称	最低例数	操作技术名称	最低例数
骨髓穿刺	6	骨髓活检术	1

3. 较高要求

在基本要求的基础上还应学习以下疾病和技能。

(1) 学习病种：

病　种	病　种
先天性凝血因子缺乏症 弥散性血管内凝血(DIC) 凝血功能障碍性疾病	骨髓增生异常综合征(MDS) 骨髓增生性疾病(包括真性红细胞增多症、原发性骨髓纤维化、原发性血小板增多症)

(2) 临床知识、技能要求：

操作技术名称	操作技术名称
血涂片及骨髓涂片技术(参与) 鞘内注射技术(见习)	输血及输血反应处理(参与)

(3) 外语、教学、科研等能力的要求：相关文献综述或读书报告1篇；参与教学、科研活动。

(五) 肾脏内科(2个月)

1. 轮转目的

掌握：肾单位和肾脏生理功能；肾小球疾病的病因、发病机制、临床分型、临床表现、诊断与鉴别诊断及治疗；皮质激素、免疫抑制药和抗凝药的应用；急、慢性肾盂肾炎的诊断与鉴别诊断及治疗；急、慢性肾衰竭的病因、发病机制、诊断和治疗；非透析疗法中营养治疗的目的和要求；血液、腹膜透析疗法的适应证；肾穿刺适应证；肾功能检查的运用和结果判断。

了解：肾小球疾病的病理分型；肾小管疾病和间质性肾炎的病因、发病机制和诊治原则；肾脏移植的抗排异治疗；其他临床诊疗技术。

2. 基本要求

(1) 学习病种及例数要求：

病　种	最低例数
肾病综合征	2
尿路感染及急性肾盂肾炎	2
急性肾损伤	1
继发性肾小球疾病(包括狼疮性肾炎、过敏性紫癜性肾炎、高血压肾损害、缺血性肾脏病、糖尿病肾病)	4
慢性肾脏病及终末期肾衰竭	3(其中替代治疗2例)
原发肾小球肾炎(包括IgA肾病、急性肾炎、急进性肾炎、慢性肾炎、隐匿性肾炎)	4
肾间质小管病(包括急性间质性肾炎、慢性间质小管病)	2

要求管理住院病人数不少于20例，其中全程管理不少于10例(部分病例可在门诊学习)。

(2) 基本技能要求：

操作技术名称	最低例数	操作技术名称	最低例数
肾穿刺的适应证及围术期管理	2	透析管路的围术期管理	3

3. 较高要求

在基本要求的基础上还应学习以下疾病和技能。

(1) 学习病种：遗传性肾脏疾病。

(2) 外语、教学、科研等能力的要求：相关文献综述或读书报告1篇；参与教学、科研活动。

(六) 内分泌科(2个月)

1. 轮转目的

掌握：糖尿病分类、病因、诊断标准、临床表现、慢性并发症及治疗方法；糖尿病急性并发症的诊断及处理；口服葡萄糖耐量实验的方法及意义；原发性醛固酮增多症、皮质醇增多症及嗜铬细胞瘤的临床表现、诊断及处理；甲状腺功能亢进症及甲状腺功能减退症的病因学、临床表现、诊断与鉴别诊断及治疗；激素的分泌与调节；代谢综合征的概念。

了解：内分泌其他疾病的诊断及治疗原则；激素的免疫测定原理、步骤及临床意义；内分泌功能试验(包括兴奋、抑制试验)的原理、步骤及意义。

2. 基本要求

(1) 学习病种及例数要求：

病　　种	最低例数	病　　种	最低例数
糖尿病(部分病例可在门诊学习)	20	甲状腺结节	5
糖尿病酮症酸中毒/糖尿病高渗性昏迷	1	各型甲状腺炎	5
皮质醇增多症/嗜铬细胞瘤/原发性醛固酮增多症	1	甲状腺功能亢进症/Graves病	5
痛风	2	甲状腺功能减退症	4

要求管理住院病人数不少于26例，其中全程管理不少于13例。

(2) 基本技能要求：

操作技术名称	最低例数	操作技术名称	最低例数
口服葡萄糖耐量试验	5	糖尿病营养食谱处方	10
各类激素血尿浓度测定标本采集	5	腰围、臀围测定	10

3. 较高要求

基本要求的基础上还应学习以下疾病和技能。

(1) 学习病种：

病　种	病　种
高脂血症及高脂蛋白血症	尿崩症
甲状腺危象	泌乳素瘤
原发性肾上腺皮质功能低下症(Addison 病)	骨质疏松症

(2) 临床知识、技能要求：地塞米松抑制试验；禁水加压素试验。

(3) 外语、教学、科研等能力的要求：相关文献综述或读书报告 1 篇；参与教学、科研活动。

(七) 风湿免疫科(2 个月)

1. 轮转目的

掌握：常见风湿性疾病的临床表现、诊断依据、鉴别诊断及治疗原则；风湿性疾病相关的实验室检查的临床意义；常用抗风湿药物的作用机制、使用方法及不良反应。

了解：常见风湿性疾病自身抗体及相关项目的检测原理；关节的正常结构和常见关节疾病的影像学表现；风湿性疾病与其他系统疾病的交互关系，树立疾病诊治的整体观念。

2. 基本要求

(1) 学习病种及例数要求：

病　种	最低例数	病　种	最低例数
系统性红斑狼疮	5	强直性脊柱炎	2
类风湿关节炎	3	干燥综合征	2
骨关节炎	5		

要求管理住院病人数不少于 20 例，其中全程管理不少于 10 例。

(2) 基本技能要求：掌握各种风湿性疾病相关抗体检测的结果判断及临床意义；关节腔穿刺术；关节的基本检查法。

3. 较高要求

在基本要求的基础上还应学习以下疾病和技能。

(1) 学习病种：

病　种	病　种
成人 Still 病	银屑病关节炎
炎性肌病	贝赫切特(Behcet)病
系统性硬化症	系统性血管炎
反应性关节炎	骨质疏松

(2) 临床知识、技能要求：各种关节炎的病理特征；关节滑液分析及临床意义；正确辨认类风湿关节炎(RA)、骨关节炎(OA)、强直性脊柱炎(AS)等风湿性疾病的影像学特点。

(3) 外语、教学、科研等能力的要求：相关文献综述或读书报告 1 篇；参与教学、科研活动。

(八) 感染科(2个月)

1. 轮转目的

掌握：病毒性肝炎的病原学知识、临床表现、诊断依据、鉴别诊断及治疗；慢性乙型肝炎和丙型肝炎的抗病毒治疗；人类获得性免疫缺陷综合征的病原学知识、自然史、临床表现、初筛和确认、抗病毒治疗、机会感染的诊断和治疗；重型肝炎的诊断和治疗；伤寒、菌痢、阿米巴病、细菌性食物中毒等肠道传染病传播途径的共同性、诊断依据、鉴别诊断及特异治疗；脓毒血症与感染性休克的发病机制及抗休克治疗；抗菌药物的选择、进展及临床应用；寄生虫病的诊断和治疗；不明原因发热的诊断与鉴别诊断；法定传染病报告与处理程序。

了解：厌氧菌感染的概况与治疗药物的选择；医院内感染的临床流行病学与防治；抗病毒药物的作用机制和选择；艾滋病抗病毒治疗的耐药检测原理、方法和判读；肝穿刺的适应证、禁忌证；人工肝支持治疗的适应证、原理和方法。

2. 基本要求

(1) 学习病种及例数要求：

病　　种	最低例数	病　　种	最低例数
病毒性肝炎(部分病例可在门诊学习)	10	发热待查	3
细菌性痢疾(包括门诊)	3	败血症、感染性休克	2
细菌性食物中毒	1	中枢性神经系统感染	2
艾滋病(HIV/AIDS)	1		
以下根据本地区差异选择,例数不作具体要求			
乙型脑炎		流行性腮腺炎	
流行性脑脊髓膜炎		麻疹	
疟疾		伤寒	
霍乱		肝脓肿	
钩端螺旋体病		阿米巴病	
流行性出血热		血吸虫病	
包虫病		肝吸虫病	
黑热病		囊虫病	

要求管理住院病人数不少于12例,其中全程管理不少于6例。

(2) 基本技能要求：消毒隔离的程序,各种体液(血液、痰液、浆膜腔积液)的病原微生物培养及药敏试验的临床意义。

3. 较高要求

在基本要求的基础上还应学习以下疾病和技能。

(1) 学习病种：

病　　种	病　　种
传染性单核细胞增多症	布鲁菌病
医院内感染	狂犬病
弓形虫病	

(2) 临床知识、技能要求：肝穿刺操作(见习)。

(3) 外语、教学、科研等能力的要求：相关文献综述或读书报告1篇；参与教学、科研活动。

(九) 神经内科(2个月，含心理咨询门诊2周)

1. 轮转目的

掌握：出血性和缺血性脑卒中的常见病因、临床表现、诊断与鉴别诊断及治疗原则；腰椎穿刺术的适应证、禁忌证及常见并发症；抑郁、焦虑的临床表现和筛查方法(包括抑郁自评量表SDS、焦虑自评量表SAS)及常规药物治疗方法。

了解：神经系统损害的主要症状、体征、定位与定性诊断原则；12对脑神经的应用解剖；感觉和运动障碍的分类、定位和定性诊断；急性炎症性脱髓鞘性多发性神经病的临床表现、诊断与鉴别诊断及治疗原则；帕金森病的病理和临床表现；癫痫的病因、分类、发病机制、临床表现、诊断要点及癫痫持续状态的抢救；重症肌无力的发病机制和临床表现；急性脊髓炎的治疗和护理；锥体外系统的主要组成部分和病变时出现的症状；脑电图和肌电图的临床应用；常见的幻觉、妄想、谵妄状态的临床表现。

2. 基本要求

(1) 学习病种及例数要求：

病　　种	最低例数	病　　种	最低例数
脑出血	2	三叉神经痛	3
脑梗死	7	面神经炎	3
蛛网膜下腔出血	1	偏头痛	5
抑郁性障碍	2	帕金森病	5
广泛性焦虑障碍	2		

要求管理住院病人数不少于15例，其中全程管理不少于5例。

(2) 基本技能要求：

操作技术名称	最低例数	操作技术名称	最低例数
腰椎穿刺术操作	3	焦虑自评量表(SAS)	3
抑郁自评量表(SDS)	3		

3. 较高要求

在基本要求的基础上还应学习以下疾病和技能。

(1) 病种：癫痫和癫痫持续状态、帕金森综合征、周期性瘫痪、重症肌无力、急性脊髓炎、脊髓压迫症、多发性神经炎、多发性硬化、急性炎症性脱髓鞘性多发性神经病。

(2) 临床知识、技能要求：脑电图(参与)，肌电图(参与)。

(3) 外语、教学、科研等能力的要求：相关文献综述或读书报告1篇；参与教学、科研活动。

(十) 急诊科(3个月)

1. 轮转目的

掌握：急、危、重症患者的生命支持理论；基础生命支持(BLS)、高级心脏生命支持(ACLS)、基础创伤生命支持(BTLS)及高级创伤生命支持(ATLS)等心肺复苏(CPR)的基础理论和进展；常见急症的病因鉴别、临床表现及处理规范;常见急症辅助检查的选择指征、结果判断及临床意义;常用急救药物(心肺复苏及血管活性药、强心利尿药、解痉平喘药、镇痛药、止血药、抗心律失常药等)的临床指征、作用、不良反应及具体应用方法。

了解:多器官功能障碍综合征(MODS)的发病机制、病因、诊断标准及处理原则;再灌注损伤的机制及临床意义;各种危象(如高血压危象、甲状腺危象等)、水电解质及酸碱平衡严重紊乱的处理原则。

2. 基本要求

(1) 学习病种及例数要求:

病　　种	最低例数	病　　种	最低例数
常见急性发热	20	急腹症	20
急性胸痛	20	呼吸困难	5
晕厥	5	昏迷	5
休克	5	心脏呼吸骤停	3
各种中毒	5	出血(咯血、呕血、血尿等)	10
致命性(恶性)心律失常	3		

在完成上述病种和例数的同时,还要求接诊和治疗患者的总数不少于150例。

(2) 基本技能要求:

病　　种	最低例数	病　　种	最低例数
心肺复苏术	5	胸腹腔穿刺术	3
电击除颤术	5	三腔两囊管压迫止血术	1
气管插管术	1	呼吸机使用	5
动、静脉穿刺术	10	洗胃术	5
危重病人生命支持技术(包括心肺复苏和创伤病人生命支持)	5	导尿术	5

在完成上述病种及例数的同时,还要求操作的总数不少于65例。

3. 较高要求

在基本要求的基础上还应学习以下疾病和技能。

(1) 病种要求:多器官功能障碍综合征。

(2) 临床知识、技能要求:呼吸机常用机械通气的模式。

(3) 外语、教学、科研等能力的要求:相关文献综述或读书报告1篇;参与教学、科研活动。

(十一) 重症监护病房(2个月)

1. 轮转目的

掌握:常见危、重症的诊断和紧急处理;常用急救药物(心肺复苏及血管活性药、降压药、抗心律失常药、解痉平喘药、抗癫痫药等)的指征、不良反应和临床应用;感染和抗菌药物的临床应用;输血指征;营养支持的适应证和临床应用;动脉血气分析;全身炎症反应综合征。

了解:全身炎症反应综合征(SIRS)和多器官功能障碍综合征(MODS)的理论和进展。

2. 基本要求

(1) 学习病种及例数要求：

病 种	最低例数	病 种	最低例数
重症肺炎	2	各种休克	2
颅内高压	1	多脏器功能不全	2
昏迷	2	急性肾功能衰竭	2
弥散性血管内凝血	1	急性呼吸衰竭、急性呼吸窘迫综合征	2
严重水电解质紊乱、酸碱平衡失调	10		

要求管理住院病人数不少于10例，其中全程管理不少于5例。

(2) 基本技能要求：

操作技术名称	最低例数	操作技术名称	最低例数
心肺复苏术(包括除颤仪使用)	5	气管插管	3
高级心脏生命支持(ACLS)	5	呼吸机使用	10

3. 较高要求

在基本要求的基础上还应学习以下疾病和技能。

(1) 病种要求：外科术后监护、呼吸监护和脑监护。

(2) 临床知识、技能要求：

病 种	病 种
深静脉穿刺术(操作)	气管插管或气管切开术(参与)
动脉穿刺术(操作)	主动脉内气囊反搏术(参与)
机械通气(操作)	胸腔引流术(参与)
心包穿刺术(参与)	头颅、胸、腹CT读片

(3) 外语、教学、科研等能力的要求：相关文献综述或读书报告1篇；参与教学、科研活动。

(十二) 教学、科研能力培训

3年内应参加一定的临床教学、科研活动；写出具有一定水平的本专科文献综述或读书报告1篇。

附录二

内科住院医师规范化培训结业理论考核大纲

大纲一级	大纲二级	大纲三级	大纲四级	掌握程度
公共理论	1. 政策法规	1. 卫生法基本理论		了解
		2. 医疗机构管理法律制度		了解
		3. 执业医师法律制度		了解
		4. 医疗事故与损害法律制度		了解
		5. 母婴保健法律制度		了解
		6. 传染病防治法律制度		了解
		7. 药品及处方管理法律制度		了解
		8. 血液管理法律制度		了解
		9. 突发公共卫生事件的应急处理条例		了解
	2. 循证医学与临床科研设计			了解
	3. 医学伦理学	1. 医学伦理学的理论基础和规范体系		了解
		2. 医患关系伦理		了解
		3. 临床诊疗中的伦理问题		了解
		4. 死亡医学伦理		了解
		5. 生命科学发展中的伦理问题		了解
		6. 健康伦理		了解
		7. 医学道德的评价、监督和修养		了解

（续表）

大纲一级	大纲二级	大纲三级	大纲四级	掌握程度
专业理论	1. 本专业相关基础理论知识	心血管系统	1. 心血管系统的应用解剖和生理	掌握
			2. 心脏电生理基本知识	了解
		呼吸系统	1. 呼吸系统应用解剖和生理	掌握
			2. 呼吸衰竭的病理生理	
			3. 呼吸的调控	了解
		消化系统	消化系统应用解剖和生理	掌握
		血液系统	1. 造血器官及血细胞的生成	掌握
			2. 正常止血和凝血机制	
			3. 血型系统	了解
		泌尿系统	1. 肾脏生理功能	掌握
			2. 上下尿路解剖及功能	
		内分泌系统	常见激素的分泌与调节	掌握
		风湿免疫病	关节的正常结构	了解
		感染性疾病	传染源、传播途径和易感人群	掌握
	2. 本专业基本理论知识	心血管系统	1. 心血管系统常见症状（胸痛、呼吸困难、心悸、晕厥、水肿、发绀的诊断和鉴别诊断思路）	掌握
			2. 心血管疾病常用药物（降压药物和抗心律失常药物）的药理机制和合理应用）	
			3. 心肺复苏的基本理论	
		呼吸系统	1. 呼吸系统常见症状（呼吸困难、咯血、咳嗽、咳痰）的诊断和鉴别诊断思路	掌握
			2. 呼吸系统疾病常用药物（抗生素抗结核药、支气管舒张药、吸入激素）的药理机制和合理应用	
			3. 肺通气功能障碍分类及特征	
		消化系统	1. 消化系统常见症状（腹痛、腹泻黄疸、恶心呕吐、呕血、黑便）的诊断和鉴别诊断思路	掌握
			2. 消化道内镜检查和治疗的适应证和禁忌证	

(续表)

大纲一级	大纲二级	大纲三级	大纲四级	掌握程度
专业理论	2. 本专业基本理论知识	消化系统	3. 消化道造影检查的适应证和禁忌证	掌握
			4. 消化系统常用药物(抑酸药、动力药)的药理机制和合理应用	
			5. 常见肝功能异常的诊断和鉴别诊断思路	了解
		血液系统	1. 全血细胞减少的诊断和鉴别诊断思路	掌握
			2. 贫血的分类	
			3. 溶血性贫血的分类及血管内和血管外溶血的特点	
			4. 常见出血性疾病的分类	
			5. 造血干细胞移植的临床应用	了解
		泌尿系统	1. 泌尿系统常见症状(血尿、蛋白尿少尿/无尿)的诊断及鉴别诊断思路	掌握
			2. 慢性肾脏病的诊断、分期	
			3. 泌尿系统常用药物(RAAS抑制剂、糖皮质激素、免疫抑制剂)的药理机制和合理应用	
			4. 肾小球疾病的病理分型、肾脏替代治疗	了解
		内分泌系统	1. 内分泌代谢性疾病的分类和发病机制	掌握
			2. 内分泌腺体功能亢进/减退的分类和发病机制	
			3. 内分泌系统常用药物(糖尿病治疗药物、甲状腺疾病治疗药物)的药理机制和合理应用	
			4. 常见内分泌激素测定的临床意义;内分泌功能试验(兴奋、抑制试验)的原理、步骤及意义	了解
		风湿免疫病	1. 风湿性疾病相关的实验室检查(尤其是自身抗体)的临床意义	掌握
			2. 常用抗风湿药物(NSAIDs、糖皮质激素、免疫抑制剂、生物制剂)的药理机制和合理应用	

（续表）

大纲一级	大纲二级	大纲三级	大纲四级	掌握程度
专业理论	2. 本专业基本理论知识	风湿免疫病	3. 常见关节炎的诊断与鉴别诊断思路	了解
			4. 常见风湿性疾病自身抗体及相关项目的检测原理	
			5. 常见关节疾病的影像学表现	
		感染性疾病	1. 发热的诊断与鉴别诊断思路	掌握
			2. 传染病的消毒、隔离和防护的基本知识	
			3. 常用抗病毒药物、抗生素、抗寄生虫药物的药理机制和合理应用	了解
			4. 法定传染病报告与处理程序	
			5. 医院内感染的诊断和防控（包括标准防护）	
		重症医学	1. 意识障碍的诊断与鉴别诊断思路	掌握
			2. 基础血流动力学监测	
			3. 营养支持的临床应用	
			4. 多器官功能障碍综合征（MODS）	了解
	3. 临床常见疾病	心血管系统	1. 急性心力衰竭	掌握
			2. 慢性心力衰竭	
			3. 原发性高血压	
			4. 冠心病（急性冠脉综合征及并发症）	
			5. 心肌炎与心肌病	
			6. 常见心律失常	
			7. 心脏瓣膜病	
			8. 感染性心内膜炎	
			9. 主动脉夹层	
			10. 心包疾病	
			11. 肺血管病（含肺动脉高压）	了解
			12. 常见外周动脉血管病	
			13. 常见成人先天性心脏病	
		呼吸系统	1. 上呼吸道感染及急性气管-支气管炎	掌握
			2. 慢性阻塞性肺疾病和慢性肺源性心脏病	
			3. 支气管扩张	掌握

(续表)

大纲一级	大纲二级	大纲三级	大纲四级	掌握程度
专业理论	3. 临床常见疾病	呼吸系统	4. 支气管哮喘	掌握
			5. 急性呼吸衰竭/急性呼吸窘迫综合征(ARDS)	
			6. 慢性呼吸衰竭	
			7. 肺炎(社区获得性肺炎、医院获得性肺炎)	
			8. 肺结核	
			9. 支气管肺癌	
			10. 胸腔积液	
			11. 肺脓肿	
			12. 肺血栓栓塞	
			13. 自发性气胸	
			14. 弥漫性肺间质疾病(结节病)、肺真菌病、睡眠呼吸暂停低通气综合征	了解
		消化系统	1. 胃食管反流病	掌握
			2. 慢性胃炎	
			3. 消化性溃疡	
			4. 急慢性肝炎	
			5. 酒精性及非酒精性脂肪性肝病	
			6. 肝硬化及其常见并发症	
			7. 急性胰腺炎	
			8. 炎症性肠病(溃疡性结肠炎和克罗恩病)	
			9. 肠结核	
			10. 肠易激综合征	
			11. 腹腔积液	
			12. 上消化道出血(急性胃黏膜病变、消化性溃疡、胃癌、食管胃底静脉曲张破裂等)	
			13. 消化系统恶性肿瘤的诊断(食管癌、胃癌、结肠癌、肝癌、胰腺癌	
			14. 慢性腹泻、下消化道出血(包括缺血性肠病)、慢性胰腺炎、胃肠道息肉病、胆石病、胆囊炎	了解

（续表）

大纲一级	大纲二级	大纲三级	大纲四级	掌握程度
专业理论	3. 临床常见疾病	血液系统	1. 缺铁性贫血	掌握
			2. 再生障碍性贫血	
			3. 巨幼细胞贫血	
			4. 自身免疫性溶血性贫血	
			5. 急慢性白血病	
			6. 淋巴瘤	
			7. 多发性骨髓瘤	掌握
			8. 白细胞减少及粒细胞缺乏症	
			9. 特发性血小板减少性紫癜	
			10. 弥散性血管内凝血(DIC)	
			11. 凝血功能障碍性疾病、过敏性紫癜、骨髓增生异常综合征(MDS)、骨髓增生性肿瘤(真性红细胞增多症、原发性骨髓纤维化、原发性血小板增多症)、脾功能亢进	了解
		泌尿系统	1. 肾小球肾炎(急性肾炎、急进性肾炎、慢性肾炎)	掌握
			2. IgA 肾病	
			3. 肾病综合征	
			4. 继发性肾小球疾病	
			5. 间质性肾炎	
			6. 尿路感染	
			7. 急性肾损伤/急性肾衰竭	
			8. 慢性肾脏病及终末期肾衰竭	
			9. 原发性/继发性肾脏病的病理诊断及分型、遗传性肾脏疾病、肾小管疾病、血液透析/腹膜透析常见并发症的处理	了解
		内分泌系统	1. 糖尿病	掌握
			2. 糖尿病急性并发症(糖尿病酮症酸中毒/高血糖高渗综合征/糖尿病低血糖)	
			3. 皮质醇增多症	
			4. 原发性醛固酮增多症	
			5. 甲状腺功能亢进症(重点 Graves 病)	

(续表)

大纲一级	大纲二级	大纲三级	大纲四级	掌握程度
专业理论	3. 临床常见疾病	内分泌系统	6. 甲状腺功能减退症	掌握
			7. 肾上腺皮质功能减退症	
			8. 脂代谢紊乱	
			9. 甲状腺肿大/结节、甲状旁腺功能亢进症和甲状旁腺功能减退症、垂体疾病、低血糖症、骨质疏松、抗利尿激素分泌不当综合征(SIADH)	了解
		风湿免疫病	1. 系统性红斑狼疮	掌握
			2. 类风湿关节炎	
			3. 干燥综合征	
			4. 强直性脊柱炎	
			5. 痛风	
			6. 多肌炎/皮肌炎、抗磷脂综合征、系统性硬化症、常见系统性血管炎(大动脉炎、ANCA相关性血管炎、白塞病)、反应性关节炎、骨关节炎)	了解
		感染性疾病	1. 乙型病毒性肝炎	掌握
			2. 丙型病毒性肝炎	
			3. 感染性腹泻(细菌性痢疾、细菌性食物中毒)	
			4. 艾滋病	
			5. 流行性脑脊髓膜炎	
			6. 布鲁菌病	
			7. 霍乱、肾综合征出血热、乙型病毒性脑炎、流行性腮腺炎、麻疹、伤寒、传染性单核细胞增多症、钩端螺旋体病、常见寄生虫病(疟疾、包虫病、黑热病、阿米巴病、血吸虫病、肝吸虫病、囊虫病、弓形虫病)、狂犬病	了解
		重症医学	1. 酸碱失衡及电解质紊乱的诊断与治疗	掌握
			2. 脓毒症、感染性休克的诊断与治疗原则	
			3. 多器官功能障碍综合征(MODS)	了解
		理化因素所致疾病及中毒	1. 有机磷农药中毒	掌握
			2. CO中毒	

（续表）

大纲一级	大纲二级	大纲三级	大纲四级	掌握程度
专业理论	3. 临床常见疾病	理化因素所致疾病及中毒	3. 镇静剂中毒	掌握
			4. 中暑、溺水、吸毒	了解
基本技能	本专业基本技能	心血管系统	1. 心肺复苏术（基础生命支持）	掌握
			2. 电除颤	
			3. 心电图操作及常见心电图判读（心室肥厚、心房肥大、束支传导阻滞、心肌梗死、低血钾、高血钾、窦性心律失常、预激综合征、逸搏心律、房室传导阻滞、期前收缩、阵发性室上性心动过速、心房颤动、心房扑动、室性心动过速、心室颤动）	
			4. 常见心脏病超声心动图、运动心电图、动态心电图及动态血压检查结果判读	
			5. 常见心血管系统X线片检查结果判读［心房和（或）心室扩大、心包积液、肺水肿、肺动脉高压］	
			6. 心包穿刺术、电复律术、心脏起搏术、冠脉造影及PCI术、射频消融术	了解
		呼吸系统	1. 胸部常见疾病X线片和CT检查判读：肺实变、气胸、胸腔积液、肺不张、肺气肿	掌握
			2. 动脉血气分析标本采集及结果判读	
			3. 常见肺通气功能障碍判读：阻塞性通气功能障碍、限制性通气功能障碍、混合性通气功能障碍	
			4. 胸腔穿刺术及胸腔积液检查结果判读	
			5. 氧疗	
			6. 吸入疗法	
			7. 支气管镜检查（适应证、支气管肺泡灌洗液检查、支气管黏膜及肺活检）、支气管镜介入治疗、胸膜固定术、辅助机械通气技术	了解
		消化系统	1. 消化系统常见疾病X线及CT检查结果判读	掌握
			2. 腹腔穿刺术及腹腔积液检查结果判读	
			3. 三腔两囊管操作	

(续表)

大纲一级	大纲二级	大纲三级	大纲四级	掌握程度
基本技能	本专业基本技能	消化系统	4. 胃镜检查、结肠镜检查、内镜下逆行胰胆管造影术(ERCP)、肝穿刺活检	了解
		血液系统	1. 血涂片,及正常血涂片和常见外周血涂片异常阅片	掌握
			2. 骨髓穿刺术、制片及正常骨髓象	
			3. 输血及输血反应处理	
			4. 常见血液疾病骨髓涂片阅片、流式细胞术、骨髓活检术	了解
		泌尿系统	1. 尿常规及常用肾功能检查结果判读	掌握
			2. 酸碱失衡及电解质紊乱的判读	
			3. 肾穿刺术及肾脏病理报告、肾图结果判读	了解
		内分泌系统	1. 口服糖耐量试验	掌握
			2. 激素测定(甲状腺功能、RAAS、ACTH-皮质醇节律及地塞米松抑制试验)结果判读	
			3. 禁水加压素试验、糖尿病营养食谱处方	了解
		风湿免疫病	1. 关节基本检查法	掌握
			2. 掌握各种风湿性疾病相关抗体检测的结果判断及临床意义	
			3. 关节穿刺术及滑液检查结果判读	了解
		感染性疾病	1. 穿脱隔离衣、手卫生	掌握
			2. 腹腔穿刺、腰椎穿刺术及检查结果判读	
			3. 体液(血液、痰液、脑脊液、浆膜腔积液)的病原微生物检查	了解
			4. 肝脏穿刺术	
		重症医学	1. 心肺复苏术(除颤)	掌握
			2. 气管插管	
			3. 呼吸机临床应用基础(无创通气)	
			4. 高级生命支持(ACLS)、中心静脉插管、动脉穿刺术、无创通气的临床应用、机械通气的临床应用、气管切开	了解

附录三

内科住院医师规范化培训结业实践技能考核指导标准

考站设计	考核内容	考核形式与方法	时间/分钟	分值/分	备注
第一站：门诊接诊	病史采集的内容和相关技巧，以及诊断及鉴别诊断	利用标准化患者模拟门诊接诊情境进行考核，要求完成病史采集，重点查体，并结合所给阳性体征进行诊断和鉴别诊断评价病史采集和重点查体的内容和相关技巧，以及进行初步诊断和鉴别诊断的能力	15	15	
第二站：急诊处理	病史采集的内容和相关技巧，以及诊断及鉴别诊断	利用标准化患者模拟急诊情境进行考核，要求根据患者临床情况进行快速有效的处理，包括必要的重点病史采集，简要查体，以及急诊处理。考核学员处理急重症患者的合理临床程序	15	15	
第三站：临床思维 1	搜集信息、病例特点总结和诊断及鉴别诊断思路	采用信息（补充病史、重点体检、辅助检查）分步呈递的方式，通过标准化问题模拟临床分析和决策经过。重点考核信息搜集能力、病例特点总结、诊断与鉴别诊断思路	15	15	
第四站：临床思维 2	搜集信息、初步诊断及辅助检查和治疗计划制定	采用信息（补充病史、重点体检、辅助检查）分步递呈的方式，通过标准化问题模拟临床分析和决策经过。重点考核信息搜集能力、初步诊断及辅助检查及治疗计划的制定	15	15	
第五站：综合技能	操作全程考核及辅助检查判读	根据提供的临床情境，选择检查方法，并和患者（志愿者）进行沟通；利用模具进行相关操作考核（可结合病情对相关结果进行判读）	15	20	
第六站：心电图及 X 线片判读	考核常见重要心电图及 X 线（X 线片及 CT）	结合所提供的简要病史，对所提供的心电图（5 份）进行诊断，X 线资料（3 份）进行简要描述和诊断	15	20	
合计	——	——	90	100	

1. 考站设计，考核内容等可根据基地实际情况进行调整
2. 六站总分 100 分，60 分通过